国家卫生健康委员会"十四五"规划教材

全国高等职业教育教材

供老年保健与管理专业用

老年人康复保健技术

主　编　谭燕泉

副主编　汪　洋　赵守彰　谢明夫

编　者（以姓氏笔画为序）

王晓丽（南京城市职业学院）

石淑霞（安徽医学高等专科学校）

江　浩（南京中医药大学南京中医院）

汪　洋（湖北中医药高等专科学校）

张　迪（苏州卫生职业技术学院）

陈文莉（东南大学附属中大医院康复医学科）

赵守彰（辽宁医药职业学院）

谢明夫（菏泽医学专科学校）

谭燕泉（南京城市职业学院）

糜　迅（南京卫生高等职业技术学校）

U0284675

人民卫生出版社

·北京·

图书在版编目（CIP）数据

老年人康复保健技术 / 谭燕泉主编 . —北京：人民卫生出版社，2022.10（2025.1重印）

ISBN 978-7-117-32783-1

Ⅰ. ①老… Ⅱ. ①谭… Ⅲ. ①老年病–康复训练–高等职业教育–教材②老年人–保健–高等职业教育–教材 Ⅳ. ①R592.09②R161.7

中国版本图书馆 CIP 数据核字（2021）第 267769 号

人卫智网	www.ipmph.com	医学教育、学术、考试、健康，购书智慧智能综合服务平台
人卫官网	www.pmph.com	人卫官方资讯发布平台

老年人康复保健技术
Laonianren Kangfu Baojian Jishu

主　　编：谭燕泉
出版发行：人民卫生出版社（中继线 010-59780011）
地　　址：北京市朝阳区潘家园南里 19 号
邮　　编：100021
E - mail：pmph @ pmph.com
购书热线：010-59787592　010-59787584　010-65264830
印　　刷：中农印务有限公司
经　　销：新华书店
开　　本：850×1168　1/16　印张：18
字　　数：570 千字
版　　次：2022 年 10 月第 1 版
印　　次：2025 年 1 月第 5 次印刷
标准书号：ISBN 978-7-117-32783-1
定　　价：75.00 元

打击盗版举报电话：010-59787491　E-mail：WQ @ pmph.com
质量问题联系电话：010-59787234　E-mail：zhiliang @ pmph.com
数字融合服务电话：4001118166　E-mail：zengzhi @ pmph.com

随着社会的发展,人们的生活水平不断提高,人口老龄化已经成为世界上大多数国家人口发展过程中的普遍现象。社会迫切需要大批的经过专业教育,具有良好职业素质,具有扎实的老年护理与保健知识,具有较强的操作技能和管理水平的高素质技术技能型人才。

老年保健与管理专业作为培养国家紧缺型养老服务技术技能人才的新专业,于2015年列入教育部《普通高等学校高等职业教育(专科)专业目录》。2019年以来,《国家职业教育改革实施方案》和《国务院办公厅关于推进养老服务发展的意见》等一系列文件的颁布为高等职业教育老年保健与管理专业的发展提出了要求并指明了方向。

为推动老年保健与管理专业的发展和学科建设,规范老年保健与管理专业的教学模式,适应新时期老年保健与管理专业人才培养的需要,在2019年8月教育部公布了《高等职业学校老年保健与管理专业教学标准》以后,人民卫生出版社在全国广泛调研论证的基础上,启动了全国高等职业教育老年保健与管理专业第一轮规划教材编写工作。

本套教材编写紧密对接新时代健康中国高质量卫生人才培养需求,坚持立德树人,德技并修,推动思想政治教育与技术技能培养融合统一,深入贯彻课程思政,在编写内容中体现人文关怀和尊老敬老的中华传统美德。教材遵循技术技能型人才成长规律,编写人员不仅包括开设老年保健与管理专业院校的一线教学专家,还包括来自企业的一线行业专家,充分发挥校企合作的优势,体现"双元"的职业教育教材编写模式。教材编写团队精心组织教材内容,优化教材结构,积极落实卫生职业教育改革发展的最新成果,创新编写模式,从而推动现代信息技术与教育教学深度融合。

本轮教材编写的基本原则:

1. **符合现代职业教育对高素质老年保健与管理专业人才的需求** 教材融传授知识、培养能力、提高技能、提升素质为一体,注重职业教育人才德能并重、知行合一和崇高职业精神的培养。重视培养学生的创新、获取信息及终身学习的能力,突出教材的启发性,为建设创新型国家提供人才支撑。

2. **体现衔接与贯通的职教改革发展思路** 教材立足高职专科层次学生来源及就业面向,实现教材内容的好教、好学、好用。突出教材的有机衔接与科学过渡作用,并将职业道德、人文素养教育贯穿培养全过程,为中高衔接、高本衔接的贯通人才培养通道做好准备。

3. **与职业技能等级证书标准紧密接轨** 职业技能等级证书标准以岗位需求为导向,注重多个学科的交融与交叉,是教学应达到的基本要求。因此教材内容和结构设计与职业技能等级证书考核要求和标准紧密结合,从而促进与1+X证书制度的有效融合,提高学生职业素养和技能水平,提升养老服务与管理人才培养质量。

本套教材共9种,供高等职业教育老年保健与管理专业以及相关专业选用。

前　言

　　人口老龄化是贯穿我国21世纪的基本国情,积极应对人口老龄化是国家的一项长期战略任务。面对老年人多样化健康服务需求,社会对老年保健与管理专业人才的需求愈发迫切。《老年人康复保健技术》是高等职业教育老年保健与管理专业的核心课程,其内容对促进健康老龄化、培养老年保健与管理专业人才必备的素质和能力有重要作用。

　　本教材从老年保健、老年照护等养老职业岗位和特点出发,以岗位需求为导向,以养老服务工作者综合职业能力为标准,以养老机构实际工作为典型任务,整合编写内容。在编写中,充分考虑老年人生理退变和疾病状态的康复保健需求,选取中西医老年康复保健技术作为主要内容;突出养生康复保健技术的综合应用,融合传统康复治疗与现代康复治疗于一体,以维护和改善老年人自理能力、提高生活质量为宗旨;注重学生情感、态度的养成,关注学生能力的培养和"以人为本"理念的建立;结合老年人康复保健工作实际,力求知识体系的完整,使内容符合老年人康复保健的需求。

　　本教材由经验丰富的"双师型"教师、临床专家共同编写完成,得到了相关专家的大力支持和帮助,在此一并表示感谢! 但因时间仓促、编者能力水平有限,书中谬误、疏漏之处在所难免,恳请读者提出宝贵的意见和建议,以便修订完善。

谭燕泉

2021 年 12 月

目 录

第一章　绪论

第一章
数字内容

学习目标

1. 掌握康复保健的概念和内容。
2. 熟悉康复保健的方法。
3. 了解康复保健的服务对象和服务方式。
4. 具有为老年人开展健康教育的能力,能够帮助老年人选择适宜的康复保健服务方式。
5. 建立康复保健意识,培养"老吾老,以及人之老"观念。

第一节　康复保健的概念与内容

一、康复保健的概念

康复保健是整合了中西医学理论和技术的概念,是针对老年人或亚健康人群进行疾病预防和身心功能恢复为目的的、促进身体健康的综合技术。一般而言,保健以增强体质、预防疾病为目的;康复重点在于减轻病损和改善健康状况。保健与康复是两个概念、两种技术的结合与应用,在实施过程中两者相互依存、不可孤立、难以分割。

保健的概念有广义和狭义之分。在狭义上,保健一般是针对健康人群而言,是指通过传统康复保健技术、各类养生方法增强体质、预防疾病,从而达到身心俱健的一种颐养生命的活动。保,即保养、调养之意;健,即健康、健壮之意。保健往往与养生相随相伴,根据生命发展的规律,采取能够保养生命、延年益寿的方法所进行的保健活动,具有顺应自然、辨证施养、形神共养、动静适宜等特点,主要是通过康复保健方法维护和促进身心健康。广义上的保健,则涉及生命的各种状态,如健康状态、亚健康状态、病而尚无并发症状态。值得一提的是,通常说到保健,往往与养生保健联系在一起,在这一点上显现了中医学的特色和优势。

康复是通过综合、协调地应用各种措施,消除或减轻病、伤、残者身心和社会功能障碍,达到或保持最佳功能水平,同时改善其与环境的关系,增强自立能力,达到个体最佳生存状态并重返社会。换而言之,康复是一种健康策略,使存在或可能存在健康问题的人群通过积极的功能训练和综合措施,在一定的生活环境中能够获得或维持最佳的功能。它以消除或减轻人的功能障碍、弥补和重建人的功能缺失、改善和提高人的各方面功能为目的。这里所述的康复,通常是指现代康复医学的范畴,但现代康复医学治疗方法中也涵盖了中医传统康复治疗技术。

二、康复保健的内容

（一）保健的内容

中医学已经走过了数千年，为中华民族的繁荣昌盛作出了巨大贡献，这不仅体现在疾病的治疗上，在保健和预防方面更是独树一帜。中医学早已认识到保健对于预防疾病的重要性，《黄帝内经》就提出了"治未病"的思想，这里的"未病"包含无病状态、病而未发、病而未传等含义。"治未病"的保健预防思想主要包括未病先防和既病防变两个方面内容，这是世界上最早提出的预防疾病的保健思想。

1. 未病先防　未病先防是指采取一定的措施防止疾病的发生。疾病的发生主要有两方面的因素：一是内在因素，发病源自人体正气不足；二是外邪侵袭，是发病的重要条件。因此，未病先防应通过各种养生保健措施内养正气、增强抗病能力，从而有效防止外来病邪的侵害。

（1）顺应自然：即中医学的"天人合一"理念。人生活于天地之间，作为自然界中的一部分与之息息相应，《素问·宝命全形论》记载："人以天地之气生，四时之法成。"大自然的昼夜交替、日月运行、四时气候、地理环境等变化都对人体的生理、病理产生影响。因此，要顺应四季气候的自然变化进行养生保健与生活调摄。《素问·四气调神大论》中指出："春夏养阳，秋冬养阴，以从其根。"这里的"从其根"，就是指遵循四季的变化规律。养生保健也要顺应自然昼夜晨昏的变化。昼为阳，夜为阴，昼夜阴阳消长，人体也会发生相应的变化。孙思邈在《备急千金要方·养性》中提出："善摄生者，卧起有四时之早晚，兴居有至和之常制。"指导人们应根据昼夜晨昏对人体的影响合理安排日常生活、学习工作和睡眠休息的时间，顺应四时之气的变化规律和自然环境特点，做好衣食住行与自然界顺应性的调整，使人体与自然界形成高度协调的统一体，避免邪气的侵害，预防疾病的发生，达到养生保健、延年益寿的目的。

（2）形神共养："形"即形体结构，"神"即精神、意识和思维活动等，形是神的物质基础，神是形的具体表现。中医学认为，人体就是形与神的统一体。《素问·上古天真论》指出："形与神俱，而尽终其天年。"善养生者，必须注意形与神的协调统一。精神情志活动与脏腑气血即为形与神的关系，如遇强烈或持久的精神刺激，可直接损伤内脏，导致气机紊乱、气血阴阳失调、疾病的发生。在疾病过程中，不良的情绪刺激会加重病情，因此既要重视形体的保健，也要重视精神的调养。中医学在养生保健方面特别强调形神合一的调养。我们在日常生活中注意保持乐观的态度、愉快的心情和良好的心态，使机体正气充足、气血平和、气机调畅，增强人体抗病能力，这对预防疾病的发生、发展和促进康复有着重要的意义。

（3）辨证施养：体现在多方面，有因人、因时、因地的"三因"制宜，根据老年人个体体质的差异，在不同季节和所处环境进行针对性、个性化的养生保健，根据人的体质、年龄、性别、生活习惯以及时令、地域的不同，制订相应的养生方案。在药食的辨证施养方面，对于膳食调养与中药进补，《养老奉亲书》指出："善治药者，不如善治食。"强调在药物与食物的选择中膳食调养的重要性，善于食养优于用药，合理饮食不仅可以强身健体，还能调整体质、防病治病。饮食施养也是中医学独具特色的养生术。

（4）动静相宜：动与静既矛盾又统一，是人体生命活动不可分割的两种形式。只有适度的动与静维持机体动静和谐的状态，才能保证人体正常的生理功能。动静之间单方面太过或不及，会导致气血运行逆乱或运行迟滞而影响人体健康。华佗模仿虎、鹿、熊、猿、鸟五种动物的动作创立"五禽戏"以强身健体。因此，日常生活中通过劳逸结合保持动静适宜，将适时的脑力活动与适宜的运动有机结合。老年人可选择适合的运动项目如太极拳、八段锦等，在活动中动静兼修，通过持之以恒运动，在"静中有动""动中求静"中练形养神，以疏通经络、畅通气血、平衡人体阴阳，从而增强体质，达到养生保健、形神共养的目的。

（5）康养保健：艾灸、推拿、热敷、拔罐、刮痧、针刺等中医传统的保健技术是老年人的重要养生手段，适时、得当的运用可以促进老年人功能障碍的改善或恢复，有利于生活自理能力及生存质量的提高。它是中医学养生保健和治疗的重要组成部分，因其"简、便、效、廉"的优势，广泛运用于养生保健领域和常见病、多发病、慢性病等的防治上，发挥着巨大作用。

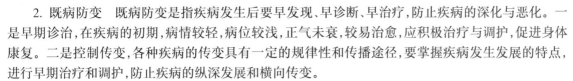

2. 既病防变 既病防变是指疾病发生后要早发现、早诊断、早治疗,防止疾病的深化与恶化。一是早期诊治,在疾病的初期,病情较轻,病位较浅,正气未衰,较易治愈,应积极治疗与调护,促进身体康复。二是控制传变,各种疾病的传变具有一定的规律性和传播途径,要掌握疾病发生发展的特点,进行早期治疗和调护,防止疾病的纵深发展和横向传变。

（二）康复的内容

康复是综合、协调应用医学、教育和辅具等各种方法,通过功能障碍的评定、康复计划的制订、康复治疗方案的实施以及辅助器具的选配等,使病、伤、残者已经受损或丧失的功能尽快地、最大可能地得到改善和恢复,在身体上、精神上和家庭中的能力得到尽可能恢复,回归家庭生活和社会活动。对于老年人特别是高龄残障者,他们的康复目的更加侧重于延长寿命,更加着眼于提高生活质量。基于这一点,如何防止老年人功能下降、防止因残障导致生活质量下降,让老年人尽可能地长久生活在家庭中尽享天伦,是康复服务的基本内容。

1. 老年人功能障碍的评定 内容包括生活自理能力、认知功能、感觉功能、言语功能、心肺功能、肢体运动功能、躯体平衡与协调能力、心理情绪状态、社会参与能力等多方面的功能评定。

2. 老年期常见疾病康复计划的制订 内容包括脑卒中、阿尔茨海默病、帕金森病、糖尿病、肥胖、慢性阻塞性肺疾病、支气管哮喘、高血压、冠心病、慢性肾病、骨质疏松症、颈椎病、肩周炎、下腰痛、骨性关节炎、类风湿关节炎、人工关节置换术后、脊髓损伤、老年尿失禁、失眠、便秘、疼痛等老年人常见疾病康复计划的制订。

3. 老年人康复治疗方案的实施 包括老年人心肺功能训练、肢体活动能力训练、耐力与协调性训练、步行训练、认知训练、语言训练、生活自理能力训练、心理辅导、体育运动锻炼等不同的康复训练方法。

4. 辅助器具的选择适配 包括颈托、腕手矫形器、肘矫形器、膝踝足矫形器、膝矫形器、踝足矫形器、8字弹力带、吸能足垫、特制的矫形鞋、硬性腰围、软围腰、万能袖带等。

5. 康复治疗与训练效果评估 对康复治疗和训练效果进行评估,判断老年人功能恢复的情况,对下一步是否继续进行康复治疗与训练作出判断,给出合理建议。

6. 老年人康复三级预防方案的制订和落实 常见的有高血压、糖尿病、心脑血管疾病和恶性肿瘤的预防等。做好防止残损发生的一级预防、防止残疾发生的二级预防和残疾已发生需采取各种积极的措施防止残疾恶化的三级预防,提高老年人晚年生活的幸福指数。

第二节 老年人康复保健的方法

一、传统康复保健的方法

（一）情志调适

情志即情感,是人在认识客观事物时心理活动的综合反映。情志调适是指受到外界刺激引起情感异常变化所进行的恢复情感常态的心理调适方法。情志调适的方法主要有修德养神、调志摄神。主动的修德养神是以调神修德为核心,是一个人与社会和谐互动的利他主义精神、良好平适情绪的修炼。调志摄神以情志相胜、移情法来制约和排解不良情绪,调适心理平衡,达到形与神俱、尽终天年的养生保健方法。《素问·阴阳应象大论》中记载"人有五脏化五气,以生喜怒悲忧恐",提出了怒、喜、思、忧、恐五志,即五种情志活动;又指出肝"在志为怒"、心"在志为喜"、脾"在志为思"、肺"在志为忧"、肾"在志为恐"。宋代陈言在五种情志活动基础上进行总结,将"五志"确定为"七情",即喜、怒、忧、思、悲、恐、惊,完整概括和表达了人的情感内容,一直沿用至今。情志调适应考虑"七情"与五脏的归属关系,在中医学基本理论指导下通过情志的适度调适和节制,内养脏腑,外养容颜。

对于老年人而言,情志调适更为重要。随着年事已高、体质渐衰,老年人渴望得到更多的关心、关注和陪伴,但是儿女忙于事业,加之各有自己的小家庭,陪伴老年人的时间减少,由此老年人产生孤独、失落、被遗弃、无用等感觉,若同时罹患疾病,徒增焦虑、恐惧、不安、悲哀、失助、愤怒和绝望等一系列的心理情志活动。因此,老年保健与管理人员应该做到与老年人的相处中真诚相待,视老年人为自己的亲人长辈,用真诚的理解、尊重、体贴和热情周到的服务帮助老年人减缓心理压力,以乐观积极的态度乐享晚年生活。

（二）体质调养

体质是指人体生命过程中在先天禀赋和后天获得的基础上所形成的形态结构、生理功能和心理状态方面综合的相对稳定的固有特质,是人类在生长发育过程中所形成的与自然、社会环境相适应的人体个性特征。人的体质因受先天禀赋、后天滋养、生活作息、环境条件等多种因素影响而各不相同,体质类型也各有偏颇。中医体质学者在中医理论指导下历经近40年的研究,总结出根据人体形态结构、生理功能、心理特点及反应状态所作的中医体质分类,包括平和质、气虚质、阳虚质、阴虚质、痰湿质、湿热质、血瘀质、气郁质、特禀质九种类型。其中,平和质之外的八种体质类型均为偏颇体质。体质调养就是针对个体体质的偏颇,在专业人员的指导下通过情志调适、饮食调护、功法运动、雅趣养生、传统康养等方法,改善、纠正体质偏颇,达到气血平和、阴阳平衡、宁心静志和延年益寿。

（三）药食调护

药食调护是利用药物与食物同源的特点,在中医理论的指导下根据药食的性味、归经、宜忌及其功能作用,合理选择食物与药物调配,药食可单用,也可配比制作药膳,以辨证施用、营养均衡为原则。药食调护是老年人延年益寿的康复保健方法之一。老年人的药食调护需辨证施用,包括辨证施食和辨药施食两部分内容。

1. 辨证施食　辨证施食是在辨证的基础上结合食物的四气五味给予老年人补虚泻实、调整阴阳的饮食调护。这是食物单用的辨证施食方法,也是最主要的饮食调护方法。如寒证宜温热,宜食温热性食物,忌寒凉、生冷之品;热证宜寒凉,宜食寒凉和平性食物,忌辛辣、温热之品;虚证宜补虚益损,进食补益类食物,其中阳虚者宜温补,忌用寒凉,阴虚者宜清补,忌用温热之品,气血虚者可根据病证的不同辨证施食;实证宜疏利,应根据病情的表里寒热和轻重缓急辨证施食,一般不宜施补。

2. 辨药施食　辨药施食是根据老年人的用药情况,选择与其所服药物的性味一致的食物进行药食调护。药与食的性味相合,有利于提高药效,发挥药物防病保健作用;反之,药物与食物的性味不相一致,则不易发挥预防疾病的抗病保健作用,还会造成药与食在性能上产生拮抗而降低药效,不利于疾病的康复。同时,也可针对老年人的体质情况将性味一致的食物和药物按照个体所需进行配制,做成药膳进补,达到增强体质、防病延年的目的。

（四）传统功法

传统功法是中医学的组成部分,古称"导引",是一种肢体运动与呼吸、自我按摩相结合的保健与防治疾病的方法。传统功法主要有太极拳、八段锦、五禽戏、易筋经、少林内功等。我国传统功法源远流长,从春秋战国时代《庄子》中记述的"吹呴呼吸""吐故纳新""熊经鸟伸",到西汉的《导引图》、东汉华佗的"五禽戏"、唐宋时代的"八段锦"、明末清初的太极拳以及现代王子平的"却病延年二十势""练功十八法"等,一脉相承,逐步完善,在医学领域的应用日益广泛。传统功法以活动躯体四肢而练形,以锻炼呼吸而练气,并且以意导气、气率血行,从而使周身筋脉舒缓、气血畅通,达到强身健体、延年祛病的目的。

（五）应时起居

应时起居是指顺应自然变化的规律,合理安排生活起居、工作学习、运动锻炼的一种保健与养生的措施。主要方法有起居有常、子午睡眠、卧时神静、宽衣而寐等,其中起居有常最为重要。《素问·上古天真论》中有"起居有常,不妄作劳"才能"形与神俱,而尽终其天年,度百岁乃去",指出有规律的作息、适度劳逸的结合对健康的重要性。对于老年人,应根据自身具体情况制订科学的作息时间,安排适度的休息和活动,以良好的生活习惯安享天年。

（六）传统康复保健技术

传统康复保健技术是指通过中医传统保健技术的应用,激发五脏六腑的功能以及调节全身机能,发挥平衡阴阳、调和气血、排毒祛病作用的中医综合保健方法。老年人的传统康复保健技术主要有艾

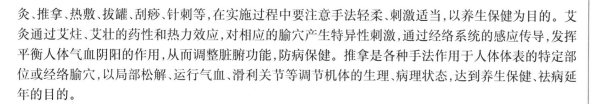

灸、推拿、热敷、拔罐、刮痧、针刺等,在实施过程中要注意手法轻柔、刺激适当,以养生保健为目的。艾灸通过艾炷、艾壮的药性和热力效应,对相应的腧穴产生特异性刺激,通过经络系统的感应传导,发挥平衡人体气血阴阳的作用,从而调整脏腑功能,防病保健。推拿是各种手法作用于人体体表的特定部位或经络腧穴,以局部松解、运行气血、滑利关节等调节机体的生理、病理状态,达到养生保健、祛病延年的目的。

二、现代康复保健的方法

康复功能评定是对老年人的功能状况及水平进行客观、定性或定量的描述,对结果进行合理解释,可分为初期、中期和末期三个阶段的评定,分别是首次了解老年人功能状况、经过一段康复训练后的功能改变以及康复治疗结束时的总体功能情况的评估。评定的内容包括躯体功能、精神功能、言语功能和社会功能评定四个方面。开展康复评定具有重要的临床意义,通过评价康复训练与治疗的效果,可以判断老年人功能障碍的部位、性质和障碍程度等,确定下一步康复治疗方案及具体措施,提出今后重返家庭或进一步康复治疗的建议。以下对常用的现代康复方法与治疗手段进行介绍。

(一)物理治疗

物理治疗包括运动治疗和物理因子治疗。运动治疗是物理治疗的核心部分,主要是通过运动(力学方法)对人体局部或全身性的功能障碍或病变进行预防、改善和功能恢复的一种治疗方法。物理因子治疗是使用声、光、冷、热、电、磁、水、蜡等物理因子治疗手段促进患者的功能恢复。

(二)作业治疗

作业治疗是指针对老年人或病、伤、残者的功能障碍,指导其参与选择性、功能性活动的治疗方法。重点是改善认知功能、肢体功能和日常生活活动能力,要求老年人或患者主动参与,同时注重辅具的使用,并进行康复环境改造,以减轻功能受限的程度,达到提高生活质量的目的。如选用手工艺品制作、苗圃种植、书画学习、纺织刺绣、陶艺制作等改善老年人功能。

(三)言语治疗

言语治疗是指针对脑卒中、颅脑外伤后、头颈部肿瘤等引起的交流能力障碍和发声障碍等进行评定,通过言语训练或借助交流替代设备对言语障碍者进行针对性训练和矫治,改善其言语功能,实现个体之间最大能力交流的一种治疗方法。吞咽障碍的治疗与言语治疗具有高度相关性,归类在言语治疗的范畴中。

(四)心理治疗

心理治疗是指在建立良好的治疗关系基础上,通过观察、谈话、实验和心理测验法(智力、人格、神经心理等)对老年人或患者的心理异常进行诊断,运用精神支持疗法、行为疗法、脱敏疗法、松弛疗法、音乐疗法、催眠疗法和心理咨询等心理治疗的理论和技术,消除或缓解心理、情绪、认知行为方面的问题或障碍,促进人格向健康、协调的方向发展。

(五)康复护理

康复护理是采用与日常生活活动有密切联系的训练方法,帮助老年人进行生活自理能力的训练、健康教育等,预防各种并发症和继发性功能障碍,减轻机体功能障碍或残疾对生活的影响。如对卧床老年人进行肢体的被动运动,防止肌肉萎缩和关节僵直;通过教会脑卒中后肢体功能障碍的老年人使用自助辅具,经反复训练能够完成自我进食,提高自理生活能力;通过膀胱护理和再训练,使老年人的尿失禁得以改善。在这些训练过程中,通过老年人的主动参与,将被动接受他人的护理转变为自我照料,既维护了老年人的尊严,又改善和维持了老年人的功能。

(六)康复工程

康复工程是指应用工程学原理和方法,通过代偿或补偿的方法来矫治畸形、弥补功能缺陷和预防功能进一步退化,使老年人或患者能最大限度地实现生活能力的自理。康复工程是生物医学工程的重要组成部分,对某些难以治愈的身体器官缺陷和功能障碍是一种重要治疗手段和功能替代,在最大限度上代偿或重建躯体功能。康复工程的应用主要包括假肢、矫形器、助行器及自助器具等,以及设计无障碍建筑和环境改造等。

第三节　老年人康复保健的服务对象与服务方式

一、老年人康复保健的服务对象

人口老龄化是贯穿我国 21 世纪的基本国情,积极应对人口老龄化是国家的一项长期战略任务。第七次全国人口普查显示,我国目前 60 岁及以上人口突破 2.64 亿人,占总人口 18.70%,其中 65 岁及以上人口为 1.9 亿人,占 13.50%。人口老龄化问题日趋严重,老年人群已成为康复保健的主要服务对象。相比其他国家,我国人口老龄化具有"未富先老""未备先老"的特点,这给我国的老年人康复保健工作带来了巨大的压力。身体功能障碍或疾病与人的老龄化呈成正比关系,年龄越大,各种功能障碍或疾病的发生率越高。对于老年人特别是高龄残障者的康复保健,以提高生活质量为核心。老年人康复保健的主要对象包括:①功能障碍的老年人,如半失能和失能的老年人;②患病的老年人,尤其是患有慢性疾病的老年人;③体弱和高龄老年人,如没有明确的疾病但体力明显低下的老年人。

二、老年人康复保健的服务方式

老年人康复保健的服务方式可分为以下三种:

1. 机构康复保健　包括综合医院的康复医学科(中心)、传统康复科(或针灸推拿科),或者各级中医院健康管理中心、推拿科、针灸科,各级康复医院以及特殊的康复机构等。具有经过正规训练的各类专业人员,专业技术水平高,能够解决老年人或病、伤、残者的各种康复保健问题。

2. 社区康复保健　主要是依靠社区卫生服务中心为社区内的老年人或病、伤、残者就地进行康复保健服务。社区康复保健由社区、家庭和老年人(含患者)三方主动参与,以医疗、教育、社会、职业等全面康复保健为目标。

3. 家庭康复保健　这是一种由具有经验的专业人员(含康复保健人员)进入老年人或病、伤、残者家庭提供的康复保健服务,通常由社区承担,服务数量和内容均有一定限制。

三、老年保健与管理人员在康复保健中的作用

老年保健与管理人员在康复保健工作中发挥着重要作用,具体包括计划与管理、健康教育与健康促进、协调与联络、调查与科研等。

(一)计划与管理作用

在医护人员的指导下,老年保健与管理人员运用专业知识和技能,根据老年人的身体状况、家庭情况和所在社区的软硬件环境,为老年人制订康复保健计划和措施;在实施的过程中帮助老年人按计划进行组织、协调与控制,督促老年人按计划进行康复保健。

(二)健康教育与健康促进作用

健康教育与健康促进作用主要体现在三个方面:一是对老年人进行健康教育和健康促进的指导,提供相关知识,帮助老年人了解自身身体状况;二是促进和改善老年人的健康态度和健康行为,做好老年人的健康管理;三是在养老机构、社区和家庭的康复保健工作中帮助老年人建立健康档案,进行生活能力评估,做好老年人身心照护,配合医护人员做好老年人养生保健与康复治疗工作,提高生活自理能力,维护身心健康。

(三)协调与联络作用

随着老年人的不断增龄,感知觉功能退化、记忆力减退、言语能力下降,与其他人交流和沟通的能力下降,需要老年保健与管理人员成为其协调者、联络人,维持有效沟通,为老年人获得更好的服务提供保障。如在老年人身患疾病时,帮助其转诊、就医等。

(四)调查与科研

调查与科研是老年保健与管理专业发展不可缺少的一项重要内容,作为老年人健康的维护者,在做好老年人的身心照护和康复保健工作的同时,积极开展老年人健康的相关调查研究工作,能够将研究成果应用到实际工作中,指导并改进老年保健、服务与管理工作,提高老年人的生活质量,使老年保

健与管理工作的整体水平不断进步。

四、老年人康复保健工作者的职业定位、工作内容及要求

老年人康复保健事业以维持和促进老年人健康为目的,为老年人提供健康教育与咨询、疾病预防以及功能训练等综合性服务,在维护老年人的健康和提高生活质量方面具有重要意义。作为老年人康复保健工作者,应明确自己的职业定位、岗位职责、服务目标和应遵循的服务原则,为老年人提供全面、优质的服务,使老有所养、老有所医、老有所为、老有所学、老有所乐。

（一）职业定位

1. 老年康复保健服务　依据《中华人民共和国老年人权益保障法》,通过建立政府主导、多部门协作、全社会共同参与的老年人康复保健服务体系,以养老服务机构、社区卫生服务中心为老年人提供康复保健所需的场所、仪器设备、技术人员等保障,满足老年人健康保健和疾病康复的需求。

2. 岗位职业定位　接受过老年人照护、失智老年人照护、老年人保健和老年人康体指导相关的专业教育或社会培训,能够指导老年人进行生活能力训练、活动能力训练、传统功法训练,并具有为老年人提供安全防护的能力。

（二）岗位职责

1. 康复保健服务职责

（1）生活能力训练:能指导老年人穿脱衣训练（穿脱上衣、裤子、鞋袜）;能指导老年人进食训练（吞咽动作、摄食动作）;能指导老年人洗漱训练（自行洗漱、安全洗浴）;能指导老年人如厕训练（床椅间转移、轮椅与坐便器间转移、使用坐便器）。

（2）活动能力训练:能指导老年人进行床上活动（体位摆放、安全翻身、安全坐起）;能指导老年人被动活动（如关节生理范围内的运动）;能指导老年人进行呼吸训练（简易呼吸体操、腹式呼吸）,指导老年人咳嗽;能对老年人进行健康体操指导（头颈部体操、肩部体操和腰部体操）。

（3）传统功法训练:能指导老年人进行太极拳、八段锦、五禽戏等传统功法训练。

（4）安全防护:能识别康复服务对象或康复服务过程中潜在的危险因素,对老年人进行安全保护;能运用安全防护常见方法防止老年人癫痫发作、摔伤跌倒、低血糖发生等。

2. 配合医务人员完成康复保健服务

（1）为老年人提供健康保健知识和相关信息,进行康复保健宣教和康复训练指导。

（2）做好老年人生活能力评估,协助医务人员做好健康评估、康复功能评估和训练记录,并按要求做好建档、归档和资料保存工作。

（3）在康复保健训练过程中保持与老年人良好的交流与沟通,及时了解老年人对康复保健服务的需要,训练中密切观察老年人生命体征和情绪变化,发现问题及时向医务人员报告。

3. 其他工作任务

（1）指导和协助老年护理员做好老年人康复保健工作。

（2）指导和协助老年护理员做好老年人个人卫生、居室通风、环境消杀等工作。

（3）在进行康复训练时严格按照专业操作规范开展工作,避免因训练造成老年人的身体伤害。

（4）做好康复训练设备的常规维护,保障仪器的正常运行和使用。

（三）老年人康复保健服务的目标

1. 维持和提高生活自理能力　随着年龄增加,老年人的身体机能状态不断减退,生活自理能力下降,对家庭成员的依赖增加。老年人康复保健服务的重要目标就是维持和提高老年人的生活自理能力,减缓功能衰退,能够自己照顾自己,维护个人尊严,减少家庭和社会的负担。

2. 提高生活质量　鼓励老年人主动参与社区组织的各项活动,如手工制作、苗圃种植、陶艺手工、服装展演以及琴棋书画等,既满足了个人需求、圆了年轻时未了的梦,又在这些活动中锻炼了肢体功能、愉悦了心情,促进身心功能恢复,提高了生活品质。

3. 预防老年人的病、伤、残　基于残疾可以预防这一事实,应科学做好康复保健的三级预防工作。由社区卫生服务机构进行健康教育,积极控制慢性病和老年病,减少因病致残的发生,同时开展老年人的心理疏导,确保他们的身心健康。

（四）老年人康复保健服务原则

1. 确保康复保健安全有效　对老年人而言,年长体弱会带来很多安全隐患,因此安全是第一保障。随着老年人的不断增龄,骨质疏松、关节功能障碍等问题愈加严重,加之外界的无障碍设施不到位,可能给老年人带来伤害。康复的目的是改善功能、恢复肢体活动,在康复保健的过程中不可因康复训练而对老年人的人身安全构成威胁。应确保康复保健的实施安全、有效,最大程度上提高老年人的身体功能。

2. 主动参与　康复训练以主动参与为原则。如患有脑卒中的老年人,其运动功能丧失,存在神经损伤导致的肢体功能障碍,运动功能训练多为肢体的被动强制性训练,或以器械训练肢体运动为主,效果不佳,而且容易使已恢复的功能倒退,甚至引发膝关节过伸导致损伤。康复训练即是要引导老年人由被动训练转变为主动训练,以利于康复治疗与保健效果的发挥。

3. 充分利用适宜的辅助器具　在老年康复保健服务中,针对肢体已经丧失的功能,选配和充分利用辅助器具可以让功能得以延续。但要注意记录老年人使用过程中的问题及感受,观察使用过程中的效果和安全性,及时向医护人员进行反馈和改进,以辅助器的充分利用、延续老年人自身功能为原则。

4. 排除老年人多病共存对康复的影响　多种疾病共存是老年人患病的一大特点,这些共存的疾病会给身体带来相互影响。在处理多个疾病引起的功能障碍问题时,要全面考虑几种疾病共存的现状,综合评估功能障碍,找出问题根源,解决主要矛盾,以排除老年人多病共存对康复的影响为原则。

5. 社区为本　老年人的生活半径基本以围绕社区活动为主,社区可以为居家老人提供康复服务,这既是社会责任的体现,也是对老年人活动范围和生活成本的考虑。让老年人参与社区的一些简便、适用、有效的康复活动和训练,充分利用社区的人力、物力、财力进行康复保健,同时应有较为完善的转诊系统和康复中心的支持,在全面康复的基础上促使老年人的功能恢复,维持和提高其生活自理能力。

（五）老年人康复保健工作者的素质要求

1. 热爱祖国,遵纪守法,能够承担起老年人健康守护者的责任。

2. 遵守国家养老服务领域及康复保健行业的相关法律法规。

3. 尊重每一位老年人的尊严和权利,保护其隐私。

4. 充分认识老年人康复保健服务的目的和原则,能够为老年人提供科学、高效、精湛的康复保健服务。

5. 有耐心、细心和较强的责任心,心怀仁爱之心,能吃苦耐劳,具有奉献精神。

6. 充满活力,心理健康,有较强的亲和力和与老年人沟通的能力。

7. 掌握老年人康复保健专业理论和技术技能,提高老年人康复保健服务水平,促进老年人康复保健服务事业的发展。

8. 具有高度职业责任感和良好的职业精神、爱岗敬业和创新创业意识。

9. 必须诚实取得合理的执业报酬,不得接受老年人及其家属的不当馈赠。

10. 在康复保健服务工作中要拒绝、谴责或检举有违伦理的行为,以维护老年人健康与行业信誉。

（谭燕泉）

思考题

1. 康复保健的概念是什么?
2. 简述康复保健的内容。
3. 简述传统康复保健与现代康复保健的方法。
4. 说出康复保健的服务对象、服务方式以及老年保健与管理人员在康复保健中的作用。

第二章　传统康复基本理论

02章

第二章
数字内容

学习目标

1. 掌握常见腧穴的定位和主治作用。
2. 熟悉九种体质类型的特征和表现。
3. 了解阴阳五行、藏象、经络、病因和诊法等传统康复基本理论。
4. 运用传统康复基本理论帮助老年人找出身体可能存在的健康问题。
5. 逐步建立中医辨证思维，具备为老年人进行体质辨识的能力。

传统康复基本理论是在中医临床实践中逐步形成和发展起来的，是建立在中国古代哲学基础上的医养活动与哲学的结合产物。这里的传统康复基本理论即中医学基础知识，包括阴阳、五行、藏象、经络、腧穴、病因、诊法和体质辨识等。

第一节　阴　　阳

阴阳是我国古代的唯物论和辩证法，萌生于商周时期，成熟于战国秦汉时期。阴阳作为一种学说，让人们借以认识世界上一切事物的对立统一关系，是中国古代朴素的世界观和方法论。

一、阴阳的概念

阴阳是对自然界相互关联的事物或现象对立双方属性的概括。阴和阳既可以代表两种相互对立的事物，也可以代表同一事物内部所存在的相互对立的两个方面。故《类经·阴阳类》中记载："阴阳者，一分为二也。"

阴阳的最初含义是朴素的，来自自然现象。向阳的地方光明、温暖，背阳的地方黑暗、寒冷，于是古人就以黑暗与光明、寒冷与温暖划分阴阳，朝向日光则为阳，背向日光则为阴，将日月、昼夜、上下、天地、水火、内外、升降、动静、雌雄等相互对立的事物和现象以阴阳加以概括，并对自然界的事物和现象进行了阴阳属性的归类：凡是外向的、上升的、温热的、运动的、明亮的、兴奋的、亢进的、无形的，都属于阳；内守的、下降的、寒冷的、静止的、晦暗的、抑制的、衰退的、有形的，都属于阴（表 2-1）。

表 2-1　自然界事物和现象的阴阳属性归类表

属性	空间	时间	季节	温度	湿度	亮度	性状	重量	运动形式
阳	天 上 外 南	白天	春 夏	温 热	干燥	明亮	清	轻	升 动 亢进 兴奋
阴	地 下 内 北	黑夜	秋 冬	凉 寒	湿润	晦暗	浊	重	降 静 衰退 抑制

二、阴阳的基本内容

（一）阴阳的对立制约

阴阳的对立制约是指属性相反的阴阳双方在一个统一体内的相互斗争、制约和排斥。自然界一切事物或现象都存在着相互对立的阴阳两个方面。就对立而言，如昼与夜、上与下、水与火、动与静、升与降。制约就是抑制，如水可以灭火，火可以使水沸腾。阴阳的相反导致阴阳相互对立制约，阴阳制约的结果使事物之间达到动态平衡。这说明了阴阳是代表事物和现象中相互对立、不可分割的两个方面。阴阳既是对立的，又是统一的，对立是统一的前提，统一是对立的结果。阴阳的对立是绝对的，但是对立的双方是相互制约、相互推动的，维持着事物在动态变化中达到平衡状态。如《素问·生气通天论》说："阴平阳秘，精神乃治。"具体到人体，我们体中的阳气推动和促进机体功能活动，阴精则能调控和制约这种活动的强度，只有阳气与阴精相互制约达到协调平衡，人体才能健康无病。

（二）阴阳的互根互用

阴阳的互根互用是指相互对立的阴阳双方具有相互依存、相互为用的关系。互根，即相互依存，互为根本；互用，即相互滋生、促进和助长。阴阳双方均以对方存在作为自己存在的前提条件。就自然界的寒热而言，热为阳，寒为阴，没有热则无所谓寒；反之，没有寒也无所谓热。阴阳的这种相互依存关系称为阴阳互根。人体也是如此，如《素问·阴阳应象大论》中说："阴在内，阳之守也；阳在外，阴之使也。"说明人体内有了物质基础（阴），功能（阳）才能得以发挥。双方都以对方的存在为条件，否则就会出现"阴阳离决，精气乃绝"而死亡。

（三）阴阳的消长平衡

阴阳的消长平衡是指相互对立的阴阳双方在彼此你消我长的运动变化中保持着相对的平衡状态。消，即减少、损耗；长，即增长、增加。消长是指事物的盛衰变化。阴阳对立双方一长一消、一盛一衰、一进一退，始终处于不断变化的状态，从而维持阴阳的相对平衡。如果这种"消长"超出一定限度，打破了平衡，便将会出现阴阳某一方面的偏盛或偏衰，则发生疾病。如《素问·阴阳应象大论》中说："阴胜则阳病，阳胜则阴病，阴胜则寒，阳胜则热。"

（四）阴阳的相互转化

阴阳的相互转化是指阴阳对立双方在一定条件下可以各自向其相反的方向转化，即"物极必反"。《素问·阴阳应象大论》中说："寒极生热，热极生寒。"这里的"极"，就是阴阳转化必备的条件，是量变到质变的过程。如一年四季的寒暑交替，酷夏之后转秋凉，严寒过后转春暖；急性热病高热突然体温下降、四肢厥冷等。

三、阴阳在中医学中的应用

阴阳学说贯穿于中医学的各个领域，用来说明人体的组织结构、生理功能、病理变化，并指导养生和临床的诊断与治疗。

（一）说明人体的组织结构

阴阳学说在阐释人体的组织结构时认为人体是一个有机整体，人体内部存在着阴阳对立统一的现象，其组织结构可以用阴阳两方面加以概括。就部位来说，上属阳，下属阴，外属阳，内属阴，体表属阳，内脏属阴；就躯干的背腹而言，背为阳，腹为阴；就脏腑来分，六腑属阳，五脏属阴。五脏之中又分阴阳，居于上部的心、肺属阳，居于下部的肝、脾、肾属阴。根据阴阳的无限可分性，每个脏又可以再分阴阳，如心有心阴、心阳，肾有肾阴、肾阳等。

（二）说明人体的生理功能

正常的生命活动就是阴阳两个方面保持对立统一协调关系的结果。生命活动的基本规律可概括为物质（阴精）和功能（阳气）的矛盾运动。人体的生理活动以物质为基础，没有物质就无以产生功能；而功能活动的结果又不断促进物质的代谢。

（三）说明人体的病理变化

阴或阳的任何一方亢盛必然导致另一方的相对不足。阴邪致病是指阴绝对偏盛，阴长则阳消，阴偏盛必然导致阳衰,表现为实寒证,即"阴胜则阳病""阴胜则寒"。阳邪致病是阳的绝对亢盛,阳长则阴消,阳偏胜必然导致阴伤,表现为实热证,即"阳胜则阴病""阳胜则热"。反之,阴或阳任何一方的不足必然导致另一方的相对亢盛。如阴虚(阴液不足)不能制阳,则阳相对偏亢,出现阴虚阳亢的虚热证,即"阴虚则热";阳虚(阳气虚损)不能制阴,则阴相对偏亢,出现阳虚阴盛的虚寒证,即"阳虚则寒"。

(四)用于疾病的诊断

由于疾病发生、发展、变化的根本原因就是阴阳失调,都可用阴证和阳证加以概括。故《素问·阴阳应象大论》说:"善诊者,察色按脉,先别阴阳。"辨别色泽的阴阳,则黄、赤色属阳,青、白、黑色属阴;色泽鲜明属阳,晦暗属阴。辨别声息的阴阳,则语声高亢洪亮者属阳,语声低微无力者属阴;呼吸有力而声高气粗者属阳,呼吸微弱而声低气怯者属阴。

(五)用于指导养生和疾病的防治

疾病的本质就是阴阳失调的结果,因此治疗的根本原则就是调整阴阳,补偏救弊,恢复阴阳的相对平衡。在指导养生方面,应考虑养生与自然界四时气候变化相应,保持人与自然界的协调统一。如《素问·四气调神大论》所说:"春夏养阳,秋冬养阴。"在指导疾病治疗方面,以调整阴阳相对平衡为原则,阴阳偏盛者要"泻其有余",阴阳偏衰者要"补其不足"。

第二节 五 行

五行学说形成于战国时期,最早见于《尚书·洪范》。五行学说是古代哲学思想之一,是以木、火、土、金、水五种物质的特性及其"相生""相克"的规律来认识世界、解释世界和探求宇宙规律的一种世界观和方法论。

一、五行的概念

(一)五行的概念

"五",指构成世界的木、火、土、金、水五种基本物质;"行",为运动和变化之意。"五行"就是指木、火、土、金、水五种物质的运动变化。

(二)五行的特性

五行的特性来自木、火、土、金、水,但超越这五种具体事物本身的特性,更具抽象的特征和更广泛的含义。

1. "木曰曲直" "曲",屈也;"直",即伸展。"曲直",指树木的枝条具有生长、柔和、能曲又能直的特性,因而引申为凡是具有生长、升发、条达、舒畅等特性的事物或现象都归属于木。

2. "火曰炎上" "炎",为焚烧、燃烧、热烈之义;"上",即上升。"炎上",指火具有温热、上升、升腾的特性,因而引申为凡是具有温热、向上等特性的事物和现象都归属于火。

3. "土爰稼穑" "爰",通"曰";"稼",即种植谷物;"穑",即收获谷物。"稼穑",指人类种植谷物和收获谷物的农事活动,因而引申为凡是具有生化、承载、受纳等特性的事物和现象都归属于土。

4. "金曰从革" "从",由也,说明金的来源;"革",即变革。"从革",即说明通过变革而产生,绝大多数金属都是由矿石经过冶炼而产生的。金的质地沉重,常用于杀戮,因而引申为凡是具有收敛、下降、肃杀、清洁等特性的事物和现象都归属于金。

5. "水曰润下" "润",即滋润、濡润;"下",即向下、下行。"润下",是指水滋润下行的特点,因而引申为凡是具有寒凉、滋润、下行、闭藏等特性的事物和现象都归属于水。

(三)事物的五行分类

五行学说以五行的特性为依据,将人体脏腑、组织、生理、病理现象以及与人类生活有关的自然界事物和现象按照事物的不同性质、作用与形态分别归属于五行之中,借以阐述人体脏腑组织之间的复杂联系及与外界环境之间的相互关系(表2-2)。

表 2-2　自然界与人体五行归类表

自然界							五行	人体							
五音	五味	五色	五化	五气	五方	五季		五脏	五腑	五官	五体	五华	五志	五液	五脉
角	酸	青	生	风	东	春	木	肝	胆	目	筋	爪	怒	泪	弦
徵	苦	赤	长	暑	南	夏	火	心	小肠	舌	脉	面	喜	汗	洪
宫	甘	黄	化	湿	中	长夏	土	脾	胃	口	肉	唇	思	涎	缓
商	辛	白	收	燥	西	秋	金	肺	大肠	鼻	皮	毛	悲	涕	浮
羽	咸	黑	藏	寒	北	冬	水	肾	膀胱	耳	骨	发	恐	唾	沉

二、五行学说的基本内容

五行学说的基本内容主要包括五行的生克乘侮。五行的生克乘侮即五行的相生、相克和相乘、相侮。

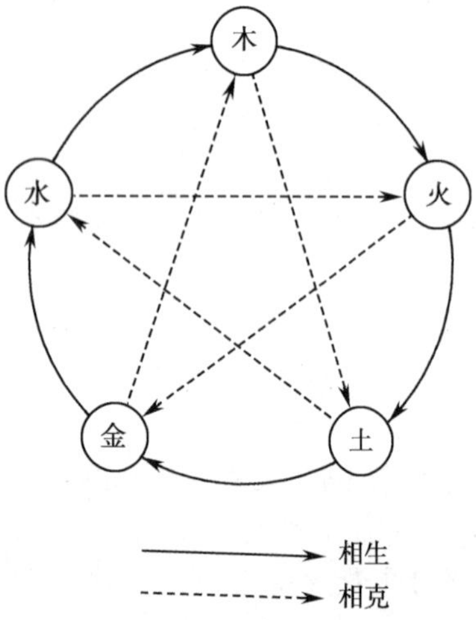

图 2-1　五行生克规律示意图
相生
相克

（一）五行生克

五行生克是指五行的相生和相克。

1. 五行相生　五行相生是指木、火、土、金、水之间存在着有序的相互资生、促进和助长的关系（图 2-1）。

五行相生的次序是：木生火、火生土、土生金、金生水、水生木。在相生关系中，任何一行都有"生我"和"我生"两种关系，《难经》比喻为"母子"关系，"生我"者为"母"，"我生"者为"子"。以火为例，由于木生火，故"生我"者为木；火生土，故"我生"者为土。这样，木为火之"母"，而土为火之"子"。

2. 五行相克　五行相克是指木、火、土、金、水之间存在着有序的相互克制、抑制和制约的关系（图 2-1）。

五行相克的次序是：木克土、土克水、水克火、火克金、金克木。在相克关系中，任何一行都有"克我"和"我克"两方面的关系。这种关系称之为"所不胜"和"所胜"的关系，"克我者"为我的"所不胜"，"我克者"为我的"所胜"。以木为例，"克我者"为金，则金为木之"所不胜"；"我克者"为土，则土为木之"所胜"。

由于五行之间存在着相生相克的关系，所以对五行中的任何一行来说，都必然存在"生我""我生""克我""我克"四个方面的联系。五行的生克关系是自然界一切事物不可分割的两个方面。没有生，就没有事物的发生和成长；没有克，也就不能维持事物的正常协调和发展。以"木"为例，"生我"者为水，"我生"者为火，而水能克火。在相克的关系中，"克我"和"我克"两者之间又存在着相生的关系。仍以"木"为例，"克我"者为金，"我克"者为土，而土能生金。五行学说就是借用相生和相克关系来说明事物之间相互资生和制约的联系，从而维持事物的正常协调和平衡，这种相生相克关系的调节作用被称为"制化"。

（二）五行乘侮

五行乘侮是指五行的相乘和相侮，是五行中正常的生克制化关系遭到破坏后出现的异常相克现象。

1. 相乘　乘，即以强凌弱或乘虚侵袭，指五行中的某一行对其所胜一行的过度克制超过了正常制约范围而出现的异常相克的病理现象。相乘次序与相克次序一致,即木乘土、土乘水、水乘火、火乘金、金乘木(图2-2)。但相克为生理现象,相乘为病理现象。

2. 相侮　侮,即欺侮、欺凌之意,这里指"反侮",指五行之中的某一行对其所不胜一行的反向克制的病理过程。相侮的次序与相克的次序相反,即木侮金、金侮火、火侮水、水侮土、土侮木(图2-2)。

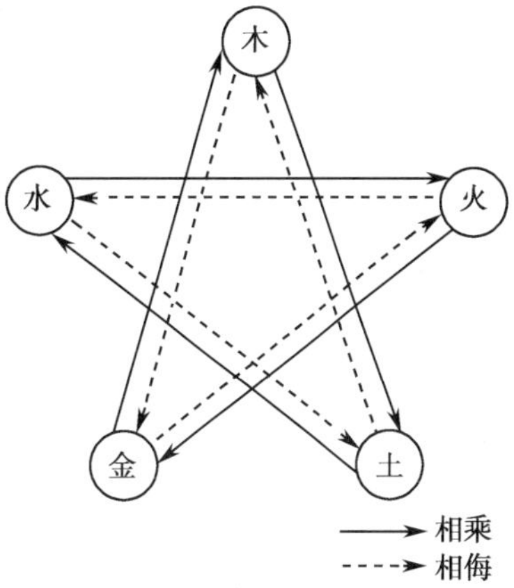

图 2-2　五行乘侮规律示意图

三、五行学说在中医学中的应用

中医学应用五行学说理论构建以五脏为中心的天人合一系统,以五行学说的思想解释人体的生理功能和病理变化,并用以指导疾病的诊断和防治。

（一）说明五脏的生理功能与相互关系

1. 说明五脏的生理功能　五行学说将人体五脏分别归属于五行,以五行的特性来说明五脏的生理功能及其相互关系。如肝喜条达而恶抑郁,具有疏泄的功能,木的特性可曲可直,有生发的特性,故肝属木;心阳具有温煦的作用,火性温热,其性上炎,故心属火;脾运化水谷精微,具有营养五脏六腑、四肢百骸的功能,土有生化万物的特性,故脾属土;肺性清肃,肺气以肃降为顺,金具有清肃、收敛的特性,故肺属金;肾主藏精、主水,具有滋润周身的作用,水具有滋润下行的特性,故肾属水。

2. 说明五脏之间的相互联系　五脏的功能活动既相互资生,又相互制约,这种相互联系的关系是利用五行学说的生克制化理论来说明的。如肝木藏血以济心,肾水藏精以滋养肝木,心火之热可以温养脾土,脾土之谷以养肺,肺金肃降以助肾水。

（二）说明五脏病变的相互影响

五脏不仅生理上相互联系,病理上也相互影响,具有一脏有病传至他脏的病理上的相互影响,即"传变"。

1. 相生关系的传变　包括"母病及子"(疾病由母脏传于子脏)和"子病及母"(疾病由子脏传于母脏)。

2. 相克关系的传变　包括"相乘"和"相侮"两个方面,如肝木亢盛、横犯脾土的"相乘"传变称为"木旺乘土",脾土虚衰不能制约肾水、被肾所侮的"相侮"传变称为"土虚水侮"。

（三）用于疾病的诊断

通过望、闻、问、切四诊搜集资料,用五行的归类和生克乘侮规律推断疾病的发生和演变。如面色发青,喜食酸味,脉弦,多见于肝病;面现赤色,口苦,心烦,脉洪,多为心火亢盛。

（四）用于疾病的治疗

人体在发生疾病时,一脏病变若波及他脏,在治疗时除对病脏进行治疗外,还应根据五行的生克乘侮规律来调整各脏腑之间的相互关系,泻其有余,补其不足,控制疾病的传变。正如《难经》中所说:"见肝之病,则知肝当传之于脾,当先实脾。"

第三节　藏　象

藏,即脏,是指隐藏于体内的内脏。象,指征象、现象,即人体内脏生理活动及病理变化反映于外的征象、现象。藏象是指人体脏腑气血生理功能和病理变化的外在表现。脏腑即内脏的总称。藏象学说是研究人体脏腑的生理功能、病理变化及其相互关系的学说。

脏腑根据功能特点可分为五脏、六腑、奇恒之腑三类。五脏,即心、肺、脾、肝、肾;六腑,即胆、胃、小肠、大肠、膀胱、三焦;奇恒之腑,即脑、髓、骨、脉、胆、女子胞。五脏多为实体性器官,生理功能是化生和贮藏精气,生理特性为"藏而不泻"。六腑多为空腔性器官,生理功能是受盛和传化水谷,生理特性为"泻而不藏"。奇恒之腑形态似腑,多为空腔器官,生理功能似脏贮藏精气,生理特性也像脏"藏而不泻"。

一、五脏

五脏即心、肺、脾、肝、肾的合称。五脏是人体内最重要的脏器。五脏各有不同的生理功能和生理特性,五脏之间相互协调、依存和制约,共同完成人体的生命活动。这里主要阐述五脏的生理功能和生理联系。

（一）心

心位于胸中,心包卫护于外。心为五脏之首,是人体生命活动的主宰。心为"君主之官"。

1. 生理功能　主血脉,主神志。心主血脉是指心具有推动血液在脉管中运行以营养全身的功能。

（1）心主血脉:包括主血和主脉两个方面。血,即血液;脉,即脉管,又称经脉,是血液运行的通道。心推动血液在脉管中运行,周流不息,如环无端,维持全身各脏腑的生理功能。

（2）心主神志:又称心主神明或心藏神,是指心主管人的精神、意识、思维活动。中医学认为,人的精神、意识、思维分属于五脏,为心所主,表明心主宰整个人体的生命活动。心藏神的功能正常,则精力充沛,神志清晰,思维敏捷,反应灵敏。

2. 生理联系　心开窍于舌,其华在面,在志为喜,在液为汗。心与小肠相表里。心与自然界的夏气相通应。

（二）肺

肺位于胸腔之内,左右各一,上通喉咙。"肺为华盖","肺为水之上源"。

1. 生理功能　主气司呼吸,主宣发肃降,主通调水道,朝百脉、主治节。

（1）肺主气:包括主呼吸之气和一身之气。主呼吸之气是指肺具有主持人体呼吸的作用,完成体内外气体的交换。若肺呼吸的功能正常,则气道通畅,呼吸调匀。主一身之气是指肺吸入的自然界清气与脾运化的水谷精气结合在胸中,通过肺有节律的一呼一吸将其通过气机的升降出入运动调节和布散全身的功能。

（2）主宣发肃降:是指肺向上升宣和向外布散的作用。

（3）通调水道:是指肺具有疏通和调节水液运行的作用,从而推动水液输布、运行和排泄。

（4）肺朝百脉、主治节:肺朝百脉是指全身的血液通过百脉会聚于肺,通过肺的呼吸进行气体交换,然后将富有清气的血液输布至全身。肺主治节是指肺辅助君主心,对全身之气血津液的治理、调节作用。

2. 生理联系　肺外合皮毛,开窍于鼻,在志为忧,在液为涕。肺与大肠相表里。肺与自然界的秋气相通应。

（三）脾

脾居膈下,位于中焦。"脾为后天之本","脾为气血生化之源"。

1. 生理功能　主运化,升清,主统血。

（1）主运化:是指脾具有把饮食物转化为水谷精微和津液,并将其吸收、转输到全身各脏腑的生理功能。脾的运化功能包括运化水谷和运化水液两个方面:一是运化水谷,将水谷消化和吸收转化为水谷精微,转运输送至全身,以营养五脏六腑、四肢百骸、皮毛筋肉等;二是运化水液,脾有吸收、输布水液并防止其在体内停滞的作用,发挥其对人体的滋润濡养作用。

（2）主升清:升,即上升;清,即清阳,指水谷精微等营养物质。脾主升清是指脾气将水谷精微等轻清物质上输于心肺头目,升举内脏,维持内脏位置相对恒定的功能。

（3）主统血:统,即统摄、控制。脾主统血是指脾气有统摄血液在脉管中运行而不溢出脉外的功能。

2. 生理联系　脾开窍于口,其华在唇,主肌肉四肢,在志为思,在液为涎。脾与胃相表里。脾与自然界的长夏之气相通应。

（四）肝

肝位于腹部,横膈之下,右胁之内。以疏为顺,司郁怒。

1. 生理功能　主疏泄,主藏血。

（1）主疏泄:是指肝具有疏通、宣泄、条达、升发的特性,调畅人体全身气机的功能,包括调畅全身气机、协调气血运行、调节精神情志、促进消化吸收、调理冲任二脉。

（2）主藏血：是指肝具有贮藏血液和调节血量的功能。

2. 生理联系　肝开窍于目，主筋，其华在爪，在志为怒，在液为泪。肝与胆相表里。肝与自然界的春气相通应。

知识拓展

肝与春气相通应

春季为一年之始，生机勃发，阳气渐生，肝主疏泄、喜条达，与春气相通应。春季的身体调养应顺从春气的生发和肝气的条达之性。如肝调节的精神情志主要是郁和怒，适度有节之怒有疏展肝气之效；若大怒则伤肝，导致肝气升发太过，表现为烦躁易怒，激动亢奋，乃至血随气逆，发生呕血、咯血或中风昏厥。肝气旺于春，春季尤其要制怒。饮食亦然，肝主疏泄，有疏通、宣散、升发的特性，春季宜食宣发性味的新鲜蔬菜和野菜。

（五）肾

肾有两枚，位于腰部，脊柱两侧，左右各一，故有"腰为肾之府"。肾为"先天之本"，肾为"水脏"。

1. 生理功能　主藏精，主生长发育与生殖，主水，主纳气。

（1）主藏精：是指肾对构成人体、维持人体生命活动和生殖繁衍的精华、精微物质有收藏功能。精由"先天之精"和"后天之精"组成。先天之精禀受于父母，与生俱来，是构成胚胎的原始物质，又称"生殖之精"，故称肾为"先天之本"。即从中医学角度，肾与生殖密切相关，肾不是一个简单的现代医学的解剖概念或单纯的一个泌尿器官。后天之精指人出生以后由脾胃摄取食物化生为水谷之精灌溉五脏六腑，又称"水谷之精"。

（2）主水：是指肾脏具有主持和调节全身水液输布和排泄的功能。

（3）主纳气：纳，即固摄、受纳。纳气，即吸气。肾主纳气是指肾具有摄纳肺吸入之气而调节呼吸的作用。

2. 生理联系　肾主骨、生髓、充脑，其华在发，开窍于耳和二阴，在志为恐，在液为唾。肾与膀胱相表里。肾与自然界的冬气相通应。肾藏精，精生髓，髓有骨髓、脊髓、脑髓之分；髓居骨中，滋养骨骼，齿为骨之余，骨的生长发育、齿的坚固与否均与肾精密切相关。

二、六腑

六腑是胆、胃、小肠、大肠、膀胱、三焦的总称。六腑的主要功能特点是"传化物"，"泻而不藏"，具有通降下行的特性。饮食物入口，通过食管入胃，经胃腐熟，下传于小肠，小肠泌别清浊，清者上输，布散全身，浊者下降，糟粕下移大肠，形成粪便排出体外，多余的水液经三焦注入肾与膀胱，生成尿液排出体外。六腑传化的特点是虚实更替，纳新排故。每一腑都必须适时排空内容物才能保持六腑通畅、功能协调，故有"六腑以通为用，以降为顺"之说。

（一）胆

胆既是六腑，又为奇恒之腑。胆附于肝，位于右胁下。胆是中空的囊状体，内藏胆汁。胆汁是精汁，是一种清净、味苦、黄绿色的液体，有助消化的作用，所以胆有"中精之腑""中清之腑"之称。胆的主要生理功能是贮藏排泄胆汁和主决断。

（二）胃

胃位于中焦，上口为贲门接食管，下口为幽门通小肠。胃分为上、中、下三部，分别称为上脘、中脘、下脘，统称胃脘。胃的主要生理功能是主受纳和腐熟水谷，主降浊。

（三）小肠

小肠位于腹中，上接幽门与胃相通，下接阑门与大肠相连。小肠的主要生理功能是主受盛化物和泌别清浊。

（四）大肠

大肠位于腹中，上于阑门与小肠相接，下接肛门。大肠的主要生理功能是传化糟粕和主津。

（五）膀胱

膀胱位于小腹，上有输尿管与肾相通，下有尿道与前阴相连。膀胱的主要生理功能是贮存和排泄尿液。

（六）三焦

三焦是上焦、中焦、下焦的合称。三焦的概念有两种。一是指六腑之一，是分布于胸腹腔的一个大腑，在人体五脏六腑中唯有三焦最大，可包容其他脏腑，无脏与之相匹配，故亦称"孤府"。二是指人体部位划分的概念，膈以上为上焦，膈以下、脐以上为中焦，脐以下为下焦。上焦包括心肺，中焦包括脾胃和肝胆，下焦包括肾、大小肠、膀胱、女子胞等。由于肝肾同源，生理和病理上关系密切，常将肝肾一并划归下焦。因此，三焦列为一腑主要是根据脏腑生理、病理联系及所处部位特点建立起来的独特系统概念。三焦的主要生理功能有通行元气、运行水液。

 知识拓展

六腑以通为补

疾病时病变在六腑，可以用通泄的方法来治疗。"补"不是用补益药调补脏腑，而是恢复六腑之"通"和"降"的功能。因为六腑的生理特点为宜通不宜滞，六腑的病变多表现为传化不通，经过通降治疗使六腑通畅、恢复生理状态就是对六腑最好的补，疾病自然能祛。

三、奇恒之腑

奇恒之腑包括脑、髓、骨、脉、胆及女子胞，其中脉、髓、骨、胆在前已述，此处仅介绍脑与女子胞。

（一）脑

脑位于颅腔之内，与脊髓相通，由髓汇集而成，"脑为髓之海"。脑的主要生理功能是主精神、意识、思维和感觉。人的精神、意识、思维及情志活动等均与脑密切相关。脑的功能正常，则精神饱满、意识清楚、思维敏捷、记忆力强、语言清晰、情志正常，以及视物精明、听力聪颖、嗅觉灵敏、感觉正常；若脑有病变，则精神、意识、思维活动异常，出现精神萎靡、记忆力差、意识不清、思维迟钝、精神情志异常，以及听觉失聪、视物不明、嗅觉不灵、感觉迟钝。如髓海不充，可见头晕、目眩、耳鸣，甚至痴呆。

（二）女子胞

女子胞位于小腹，又称胞宫、子宫。女子胞的主要生理功能是主持月经和孕育胎儿。女子胞是女性生殖功能发育成熟后产生月经的主要器官。女子到了 14 岁左右，肾中精气旺盛，天癸至，月经来潮，女子胞具备了生殖和养育胎儿的能力，成为保护胎元和孕育胎儿的主要器官；到 49 岁左右，肾中精气渐衰，天癸渐绝，气血渐衰，月经紊乱，终至绝经。

第四节 经 络

经络是人体气血津液运行的通路，以其经脉和络脉构成复杂的经络系统，并广泛分布于人体各部。

一、经络的概念

经络是运行气血、联络脏腑肢节、沟通内外上下、调节人体功能的一种特殊的通路系统。经络是经脉和络脉的总称。经，又称经脉，有路径之意。经脉贯通上下，沟通内外，是经络系统中纵行的主干。经脉大多循行于人体的深部，且有一定的循行部位。络，又称络脉，有网络之意。络脉纵横交错，网络全身，无处不至。《灵枢·脉度》曰："经脉为里，支而横者为络。"络脉是经脉别出的分支，较经脉细小。

二、经络系统的组成

人体的经络系统,是由经脉、络脉及其连属部分组成。经脉包括十二正经和奇经八脉,以及附属于十二经脉的十二经别。络脉则可分为十五别络、孙络、浮络(图 2-3)。

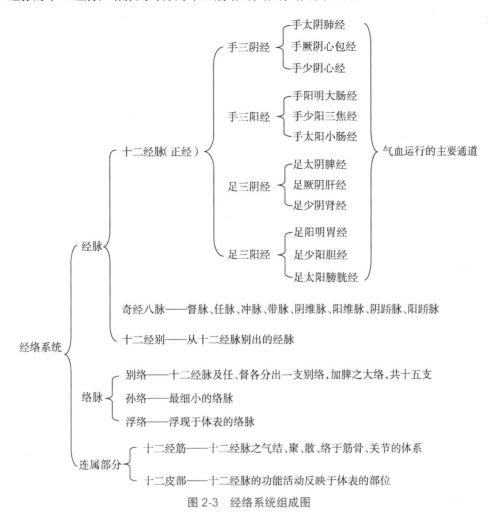

图 2-3 经络系统组成图

三、十二经脉

十二经脉是经络系统中的核心和重点内容,又称十二正经。十二经脉是手三阴(肺、心包、心)经、手三阳(大肠、三焦、小肠)经、足三阳(胃、胆、膀胱)经、足三阴(脾、肝、肾)经的合称。

(一)十二经脉的命名

十二经脉以所属脏腑的名称和循行的主要部位而定,每一条经脉的名称均包括手足、阴阳与脏腑三个部分。

1. 手足 上为手,下为足,分布于上肢的经脉在经脉名称之前冠以"手"字,分布于下肢的经脉在经脉名称之前冠以"足"字。

2. 阴阳 内为阴,外为阳。阴阳理论贯穿于整个中医理论,经络系统亦以阴阳来命名。分布于肢体内侧面的经脉为阴经,分布于肢体外侧面的经脉为阳经。手和足上的阴经、阳经各有三条,相互之间具有相对应的表里相合关系,即肢体内侧面的前、中、后,分别称为太阴、厥阴、少阴;肢体外侧面的前、中、后分别称为阳明、少阳、太阳。

3. 脏腑 脏为阴,腑为阳,每一阴经分别隶属于一脏,每一阳经分别隶属于一腑,各经都以脏腑命名。

依据上述命名原则,十二经脉的具体名称见表 2-3。

表2-3 十二经脉名称分类及四肢分布规律表

	阴经（属脏）	阳经（属腑）	主要循行部位（阴经行于内侧,阳经行于外侧）	
手	太阴肺经	阳明大肠经	上肢	前线
	厥阴心包经	少阳三焦经		中线
	少阴心经	太阳小肠经		后线
足	太阴脾经	阳明胃经	下肢	前线
	厥阴肝经	少阳胆经		中线
	少阴肾经	太阳膀胱经		后线

（二）十二经脉的循行

十二经脉在人体有一定的循行方向,相互衔接,彼此沟通,构成一个周而复始、如环无端的流注系统。以下按照手三阴、手三阳经,足三阴、足三阳经的排列顺序对十二经脉的循行进行介绍。

 知识拓展

十二经脉流注次序

肺经大肠胃,脾心小肠合,膀胱肾心包,三焦胆肝回,肝经复入肺,循行不休止。

也有十二经脉流注次序歌诀为:肺大胃脾心小肠,膀肾包焦胆肝详。

1. 手太阴肺经（图2-4） 手太阴肺经起于中焦,隶属于肺而联络大肠,在体表主要循行于上肢内侧,止于拇指桡侧端（少商）。

2. 手少阴心经（图2-5） 手少阴心经起于心中,隶属于心而联络小肠,在体表主要循行于上肢内侧,止于小指末端（少冲）。

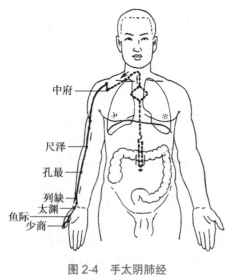

图2-4 手太阴肺经

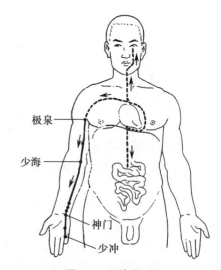

图2-5 手少阴心经

3. 手厥阴心包经（图2-6） 手厥阴心包经起于胸中,隶属心包络而联络三焦,在体表主要循行于胸胁、上肢内侧,止于中指指端（中冲）。

4. 手阳明大肠经（图2-7） 手阳明大肠经起于示指末端（商阳）,隶属于大肠而联络肺,在体表主要循行于上肢外侧、肩及面部,止于鼻翼两侧（迎香）。

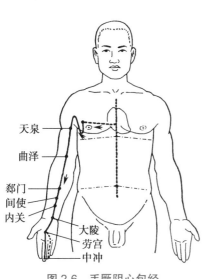

图 2-6　手厥阴心包经

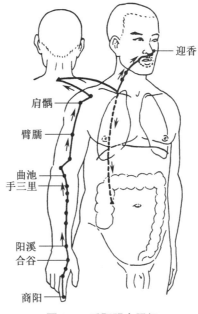

图 2-7　手阳明大肠经

5. 手太阳小肠经（图 2-8）　手太阳小肠经起于小指尺侧端（少泽），隶属于小肠而联络心，在体表主要循行于上肢外侧、肩胛、面部，止于目外眦，转入耳中（听宫）。

6. 手少阳三焦经（图 2-9）　手少阳三焦经起于无名指末端（关冲），隶属于三焦而联络心包，在体表主要循行于上肢外侧、肩、项，止于眉梢处（丝竹空）。

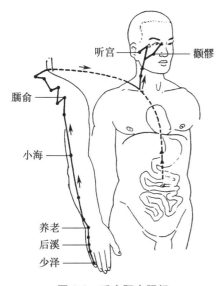

图 2-8　手太阳小肠经

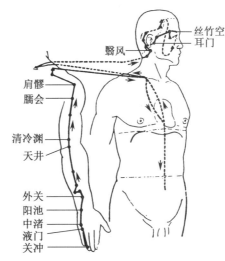

图 2-9　手少阳三焦经

7. 足太阴脾经（图 2-10）　足太阴脾经起于足大趾末端（隐白），隶属于脾而联络胃，在体表主要循行于足大趾、下肢内侧及腹胸部，止于大包。

8. 足少阴肾经（图 2-11）　足少阴肾经起于足小趾之下，斜向足心（涌泉），隶属于肾而联络膀胱，在体表主要循行于下肢内侧、腹胸部，止于俞府。

9. 足厥阴肝经（图 2-12）　足厥阴肝经起于足大趾上毫毛部（大敦），隶属于肝而联络胆，在体表主要循行于下肢内侧、少腹、胁肋，止于期门。

10. 足阳明胃经（图 2-13）　足阳明胃经起于鼻翼两侧，隶属于胃而联络脾，在体表主要循行于头面部、胸腹及下肢外侧，止于足第二足趾外侧端（厉兑）。

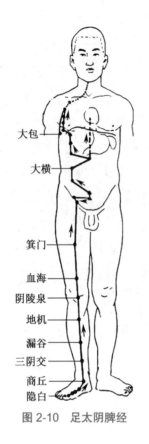

大包
大横
箕门
血海
阴陵泉
地机
漏谷
三阴交
商丘
隐白

图 2-10 足太阴脾经

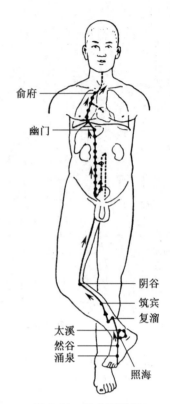

俞府
幽门
阴谷
筑宾
复溜
太溪
然谷
涌泉
照海

图 2-11 足少阴肾经

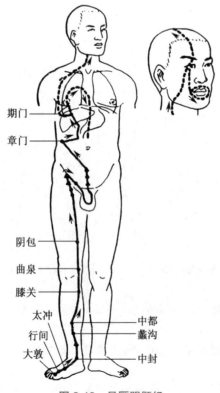

期门
章门
阴包
曲泉
膝关
太冲
行间
大敦
中都
蠡沟
中封

图 2-12 足厥阴肝经

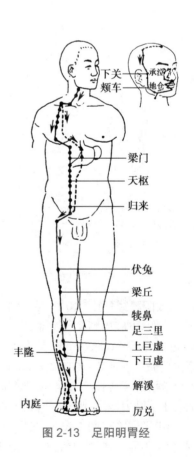

下关
颊车
承泣
地仓
梁门
天枢
归来
伏兔
梁丘
犊鼻
足三里
上巨虚
下巨虚
丰隆
解溪
内庭
厉兑

图 2-13 足阳明胃经

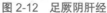

11. 足太阳膀胱经（图 2-14） 足太阳膀胱经起于目内眦（睛明），隶属于膀胱而联络肾,主要循行于头项、腰背脊柱旁、下肢外侧,止于至足小趾外侧端（至阴）。

12. 足少阳胆经（图 2-15） 足少阳胆经起于目外眦（瞳子髎），隶属于胆而联络肝,在体表主要循行于额角、耳、肩、胁肋、下肢外侧,止于足第四趾外侧端（足窍阴）。

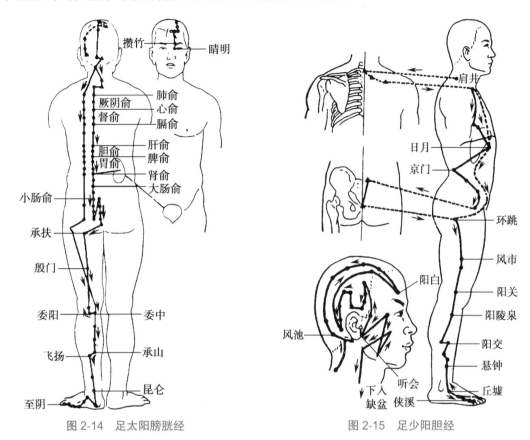

图 2-14 足太阳膀胱经   图 2-15 足少阳胆经

 知识拓展

十二经脉的走向交接规律

手之三阴胸内手,交于手三阳;手之三阳手外头,交于足三阳;足之三阳头外足,交于足三阴;足之三阴足内腹,交于手三阴。

四、奇经八脉

（一）奇经八脉的命名

奇者,异也。因异于十二正经,故称“奇经”。奇经共有八条,故称奇经八脉。八脉包含任脉、督脉、冲脉、带脉、阴跷脉、阳跷脉、阴维脉、阳维脉。它们既不直属脏腑,又无表里配合。其生理功能主要是对十二经脉的气血运行起着溢蓄、调节作用。

（二）奇经八脉的循行

1. 督脉（图 2-16） 督脉起于胞中,下出会阴,沿人体后正中线上行至头面,能总督一身阳经,称为“阳脉之海”。督脉行于脊里,上行入脑,并从脊里分出属肾,与脑、髓、肾的功能活动密切相关。

2. 任脉（图 2-17） 任脉起于胞中,下出会阴,沿人体前正中线上行,抵颏部,能总任一身阴经,称为“阴脉之海”。任脉起于胞中,与女子妊娠有关,有“任主胞胎”之说。

3. 冲脉 冲脉起于胞中,下出会阴,并足少阴肾经挟脐上行,贯穿全身,为诸经气血要冲,能调节十二经气血,故称“十二经脉之海”“血海”。

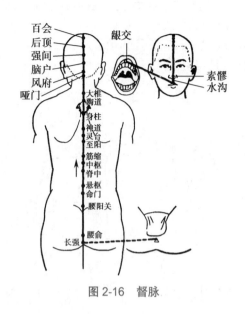

图 2-16 督脉

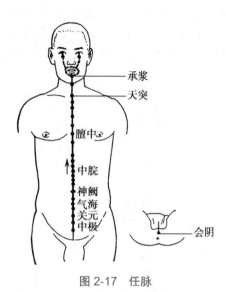

图 2-17 任脉

任、督、冲三脉均起于胞中,同出会阴,分为三岔,别道而行,称为"一源三歧"。

4. 带脉 带脉起于季肋,斜向下行至带脉穴,绕身一周,状如束带,能约束纵行的诸脉,又主司女子带下。

5. 阴跷脉、阳跷脉 阴跷脉起于内踝,经下肢内侧、腹、胸上行,至目内眦与阳跷脉会合;阳跷脉起于足外踝下,经下肢外侧、腹、胸、肩、颈外侧上行,至目内眦与阴跷脉会合。

6. 阴维脉、阳维脉 阴维脉起于下肢内侧,沿下肢内侧、腰、胸上行,至咽喉与任脉会合;阳维脉起于外踝下,经下肢外侧、躯干外侧上行,至颈后与督脉会合。

第五节 腧 穴

一、腧穴的概念与分类

(一)腧穴的概念

腧穴又称穴位,是人体脏腑经络之气输注于体表的特殊部位。腧穴既是疾病的反应点,又是使用针灸、按摩等方法治疗疾病的施术部位。

(二)腧穴的分类

腧穴通常分为经穴、奇穴、阿是穴三类。

1. 十四经穴 十四经穴简称"经穴",为分布在十二经脉和任督二脉上的腧穴,共有 361 穴,其中十二经的腧穴都是左右对称的双穴,有 309 对,任脉和督脉的腧穴是分布于人体的前后正中线上的单穴,共有 52 个。它们有名称、固定的位置、经脉的归属,具有主治本经病的共同作用,是腧穴中的主要部分。

2. 奇穴 奇穴是指既有一定的穴名,又有明确的位置,但尚未列入十四经系统的腧穴,又称"经外奇穴"。奇穴的分布比较分散,对某些病症有一定的特异治疗作用,如四缝穴治小儿疳积,阑尾穴治阑尾炎等。奇穴有名称、固定的位置,但是没有经脉的归属,随着经络学说的不断完善,奇穴大多逐渐归入正经。

3. 阿是穴 阿是穴又称"压痛点""不定穴""天应穴",古代称为"以痛为腧"。这些穴位既无具体名称,又无固定位置,也没有经脉的归属,而以压痛点或其他反应点作为腧穴,多位于病变部位的附近。

二、腧穴的作用

(一)近治作用

所有腧穴均能治疗该穴所在部位及邻近组织、器官的局部病症。如肩部的肩髃、肩髎等穴均能治肩臂挛痛不遂。

（二）远治作用

在十四经穴中，尤其是十二经脉在四肢肘膝关节以下的腧穴，不仅能治疗局部病症，还可治疗本经循行所及的远隔部位的组织器官脏腑的病症，有的甚至可影响全身的功能。如合谷穴不仅可治上肢病，还可治颈部及头面部疾病，同时还可治疗外感发热病；足三里穴不但可治疗下肢病，而且对调整消化系统功能甚至人体抵抗力等方面都具有一定的作用。

（三）特殊作用

腧穴具有双重性作用，即良性调整作用和特异作用。良性调整作用如针刺天枢穴既可治泄泻，又可治便秘；内关穴在心动过缓时可提高心率，心动过速时又可减慢心率。特异作用如水沟开窍醒脑，大椎退热，至阴矫正胎位等。

三、腧穴的定位方法

腧穴的定位方法有解剖标志法、手指同身寸法、简便取穴法和骨度分寸法，这里仅介绍前三种取穴方法。

（一）解剖标志法

解剖标志法是以人体解剖学的各种体表标志为依据来确定腧穴位置的方法，俗称自然标志定位法。可分为固定标志和活动标志两种。

1. 固定标志　固定标志是不受人体活动影响而固定不移的标志，包括五官、毛发、指（趾）甲、乳头、肚脐及各种骨节突起和凹陷部。如两眉之间取"印堂"、两乳之间取"膻中"等。

2. 活动标志　活动标志是必须采取相应的动作或姿势才能出现的标志。如张口于耳屏前方凹陷处取"听宫"；屈肘成直角，在纹头与肱骨外上髁内缘之间定"曲池"等。

（二）手指同身寸法

手指同身寸法是以本人的手指为标准进行测量定穴的方法。临床常用以下三种（图 2-18）：

1. 中指同身寸　中指同身寸是以中指中节屈曲时内侧两端横纹头之间作为 1 寸取穴。

2. 拇指同身寸　拇指同身寸是以拇指指关节的横度作为 1 寸取穴。

3. 横指同身寸　横指同身寸又名"一夫法"，是将示指、中指、环指和小指并拢，以中指中节横纹处为准，四指横量为 3 寸取穴。

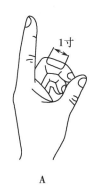 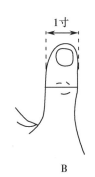 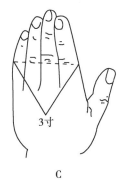

A　　　　　　　　　B　　　　　　　　　C

图 2-18　手指同身寸示意图

A. 中指同身寸；B. 拇指同身寸；C. 横指同身寸。

（三）简便取穴法

简便取穴法是一种简便易行的取穴方法。如立正姿势，垂手中指端取风市；两手虎口自然平直交叉，在示指端到达处取列缺（图 2-19）；两耳尖连线中点取百会等。

常用腧穴见表 2-4。

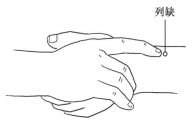

图 2-19　列缺穴的简便取穴示意图

表 2-4　常用腧穴表

经脉	穴名	定位	主治
手太阴肺经	尺泽	肘横纹中,肱二头肌腱桡侧凹陷中	咳嗽、咯血、气喘、咽喉肿痛、肘臂挛痛
	列缺	桡骨茎突上方,腕横纹上 1.5 寸 简便取穴法:两手虎口交叉,一手示指按在桡骨茎突上,指尖下凹陷中是穴	头痛项强、咳喘、咽痛、手腕无力、齿痛、口眼㖞斜
手少阴心经	少海	屈肘,肘横纹内端与肱骨内上髁连线的中点	心痛、头项痛、腋胁痛、瘰疬、肘臂挛痛
	神门	腕横纹尺侧端,尺侧腕屈肌腱的桡侧凹陷中	心痛、心烦、惊悸、怔忡、健忘、失眠、癫狂痫、胸胁痛
手厥阴心包经	曲泽	肘横纹中,肱二头肌腱尺侧	心痛、心烦、胃痛、呕吐、泄泻、热病、肘臂挛痛
	内关	腕横纹上 2 寸,掌长肌腱与桡侧腕屈肌腱之间	心痛、心悸、胸闷、胃痛、呕吐、癫痫、热病、上肢痹痛、偏瘫、失眠、眩晕、偏头痛
手阳明大肠经	合谷	在手背,第 2 掌骨桡侧的中点处	头痛、目赤肿痛、齿痛、鼻衄、牙关紧闭、口眼㖞斜、耳聋、热病无汗、多汗、腹痛
	曲池	屈肘成直角,当肘横纹外端与肱骨外上髁连线的中点	咽喉肿痛、齿痛、目赤肿痛、瘰疬、瘾疹、热病、上肢不遂
	肩髃	肩峰端下缘,当肩峰与肱骨大结节之间,三角肌上部中央。上臂外展时,肩部出现两个凹陷,前方的凹陷中是穴	肩臂挛痛不遂、瘰疬、瘾疹
手太阳小肠经	后溪	握拳,第五掌指关节后尺侧,赤白肉际处	头项强痛、目赤、耳聋、咽喉肿痛、腰背痛、癫狂痫、手指及肘臂挛痛
	小海	屈肘,当尺骨鹰嘴与肱骨内上髁之间凹陷中	肘臂挛痛、癫痫
	天宗	肩胛骨冈下窝的中央	肩胛痛、气喘
	听宫	耳屏前,下颌骨髁突的后缘,张口凹陷处	耳鸣、耳聋、聤耳、齿痛、癫狂痫
手少阳三焦经	中渚	握掌,第四、五掌骨小头后缘之间凹陷中,液门穴后 1 寸	头痛目赤、耳鸣耳聋、咽喉肿痛、热病、手指不能屈伸
	外关	腕背横纹上 2 寸,桡、尺骨之间	热病、头痛、目赤肿痛、耳鸣耳聋、瘰疬、胁肋痛、上肢痹痛
	肩髎	肩峰后上方,上臂外展当肩髃穴后寸许的凹陷中	肩臂挛痛不遂
	翳风	乳突前下方,平耳垂后下缘的凹陷中	耳鸣耳聋、口眼㖞斜、牙关紧闭、齿痛、颊肿、瘰疬
	耳门	耳屏上切迹前,下颌骨髁突后缘凹陷中	耳鸣、耳聋、聤耳、齿痛
足太阴脾经	三阴交	内踝高点上 3 寸,胫骨内侧面后缘	腹胀、肠鸣、泄泻、阳痿、阴挺、遗尿、疝气、失眠、下肢痿痹、脚气
	阴陵泉	胫骨内侧髁下缘凹陷中	腹胀、泄泻、水肿、黄疸、小便不利或失禁、膝痛
	血海	髌骨内上缘上 2 寸 简便取穴法:患者屈膝,医者以左手掌心按于患者右膝髌骨上缘,二至五指向上伸直,拇指约成 45° 角斜置,拇指尖下是穴	瘾疹、湿疹、丹毒

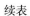

续表

经脉	穴名	定位	主治
足少阴肾经	涌泉	足底,蜷足时足前部凹陷处,约当足底第二、三趾缝纹头端与足跟连线的前1/3与后2/3交点	头痛、头昏、失眠、目眩、失音、便秘、小便不利、癫狂、昏厥
	太溪	内踝高点与跟腱之间凹陷处	遗精、阳痿、小便频数、便秘、消渴、咯血、气喘、失眠、腰痛、耳鸣、耳聋、足跟痛
	照海	内踝下缘凹陷中	尿频、癃闭、便秘、癫痫、失眠
足厥阴肝经	行间	足背,第一、二趾间缝纹端	头痛、目眩、目赤肿痛、青盲、口㖞、胁痛、疝气、小便不利、癫痫、中风
	太冲	足背,第一、二跖骨结合部前的凹陷中	头痛、眩晕、目赤肿痛、口㖞、胁痛、遗尿、疝气、癫痫、呃逆、下肢痿痹
足阳明胃经	四白	目正视,瞳孔直下,当眶下孔凹陷中	目赤痛痒、目翳、眼睑瞤动、口眼㖞斜、头痛眩晕
	地仓	口角旁0.4寸,瞳孔直下	口㖞、流涎、眼睑瞤动
	颊车	下颌角前上方1横指凹陷中,咀嚼时咬肌隆起最高点处	口㖞、齿痛、颊肿、口噤不语
	下关	颧弓与下颌切迹之间的凹陷中。合口有孔,张口即闭	耳聋、耳鸣、聤耳、齿痛、口噤、口眼㖞斜
	天枢	脐旁2寸	腹胀、肠鸣、绕脐痛、便秘、泄泻、痢疾
	犊鼻	髌骨下缘,髌韧带外侧凹陷中	膝痛,下肢麻痹屈伸不利、脚气
	足三里	犊鼻穴下3寸,胫骨前嵴外1横指处	胃痛、呕吐、噎膈、泄泻、痢疾、便秘、水肿、癫狂、下肢痿痹、虚劳羸瘦。本穴有强壮作用,为保健要穴
足太阳膀胱经	睛明	目内眦向鼻侧旁开0.1寸处	目赤肿痛、流泪、视物不清、夜盲、色盲
	肺俞	第3胸椎棘突下旁开1.5寸	咳嗽、气喘、咯血、骨蒸、潮热、盗汗、鼻塞
	心俞	第5胸椎棘突下旁开1.5寸	心痛、惊悸、咳嗽、咯血、失眠、健忘、盗汗、梦遗、癫痫
	肝俞	第9胸椎棘突下旁开1.5寸	黄疸、胁痛、咯血、目赤、目眩、雀目、癫狂痫、脊背痛
	脾俞	第11胸椎棘突下旁开1.5寸	腹胀、黄疸、呕吐、泄泻、痢疾、便血、水肿、背痛
	肾俞	第2腰椎棘突下旁开1.5寸	遗尿、遗精、水肿、耳鸣、耳聋、腰痛
	委中	腘横纹中央	腰痛、背痛、下肢痿痹、腹痛、吐泻、小便不利、遗尿、丹毒
	承山	腓肠肌两肌腹之间凹陷的顶端	痔疾、便秘、腰腿拘急挛痛等
足少阳胆经	听会	耳屏间切迹前,下颌骨髁突后缘,张口呈凹陷处	耳鸣、耳聋、齿痛、口㖞
	风池	胸锁乳突肌与斜方肌之间凹陷中,平风府穴处	头痛、眩晕、目赤肿痛、鼻渊、鼻衄、耳鸣、颈项强痛、感冒、癫痫、中风、热病、瘿气
	肩井	大椎穴(督脉)与肩峰连线的中点	颈项强痛、上肢不遂、瘰疬

续表

经脉	穴名	定位	主治
足少阳胆经	环跳	股骨大转子高点与骶管裂孔连线的外 1/3 与内 2/3 交界处	下肢痿痹、腰痛
	风市	大腿外侧正中,腘横纹水平线上 7 寸 简便取穴法:患者以手贴于腿外,中指尖下是穴	下肢痿痹、遍身瘙痒、脚气
	阳陵泉	腓骨小头前下方凹陷中	胁痛、口苦、呕吐、下肢痿痹、黄疸、脚气
督脉	命门	第 2 腰椎棘突下	阳痿、遗精、带下、泄泻、腰脊强痛等
	大椎	第 7 颈椎棘突下	热病、疟疾、喘咳、骨蒸、盗汗、癫痫、头痛项强、风疹
	百会	后发际正中直上 7 寸 简便取穴法:耳尖直上,头项正中	头痛、眩晕、中风、失语、癫狂、脱肛、阴挺、不寐
任脉	中极	前正中线上,脐下 4 寸	遗尿、尿频、尿闭、泄泻、腹痛、遗精、阳痿、疝气、带下、虚劳羸瘦。本穴有强壮作用,为保健要穴
	关元	前正中线上,脐下 3 寸	遗尿、尿频、尿闭、泄泻、腹痛、遗精、阳痿、疝气、带下、虚劳羸瘦。本穴有强壮作用,为保健要穴
	气海	前正中线上,脐下 1.5 寸	腹痛、泄泻、便秘、遗尿、疝气、遗精、虚脱。本穴有强壮作用,为保健要穴
	神阙	脐的中间	腹痛、肠鸣、腹胀、水肿、久痢脱肛、溺水及中风等各种脱证
	中脘	前正中线上,脐上 4 寸	胃痛、呕吐、吞酸、泄泻、黄疸、癫狂
	膻中	胸部,当前正中线上,平第 4 肋间,两乳头连线的中点	气喘、胸痛、胸闷、心悸、呃逆、噎膈
	承浆	颏唇沟的中点	口㖞、齿龈肿痛、流涎、暴喑、癫狂
经外奇穴	四神聪	百会穴前后左右各 1 寸处	头痛、眩晕、失眠、健忘、癫痫
	印堂	两眉头连线的中点	头痛、眩晕、鼻衄、鼻渊、失眠
	太阳	眉梢与目外眦之间的向后约 1 寸凹陷中	头痛、目疾
	八邪	在手背侧,微握拳,第 1~5 指间纹头端,左右共 8 穴(图 2-20)	烦热、手指麻木、手指拘挛、手背红肿
	落枕	在手背侧第 2、3 掌骨间,指掌关节后约 0.5 寸处(图 2-21)	落枕、手臂痛、胃痛
	八风	在足背侧,第 1~5 趾缝纹头端,左右共 8 穴	脚气、趾痛、足背肿痛
	鹤顶	髌骨上缘正中凹陷中	膝痛、足胫无力、瘫痪
	阑尾穴	足三里穴下约 2 寸处(图 2-22)	急慢性阑尾炎、消化不良、下肢瘫痪
	胆囊穴	阳陵泉穴下 1~2 寸处	急慢性胆囊炎、胆石症、胆道蛔虫症、下肢痿痹

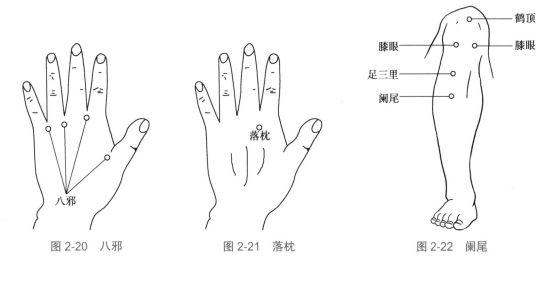

图 2-20　八邪　　　　　图 2-21　落枕　　　　　　图 2-22　阑尾

第六节　病　因

病因是指引起人体发生疾病的原因。病因的种类繁多,直接致病因素有六气异常、疬气传染、七情内伤、饮食失宜、劳逸失度、跌仆损伤及虫兽伤等。此外,在疾病发生发展过程中的病理性产物如痰饮、瘀血、结石等为继发病因。归纳起来,病因可分为外感病因、内伤病因、继发病因、其他病因四大类(图 2-23)。

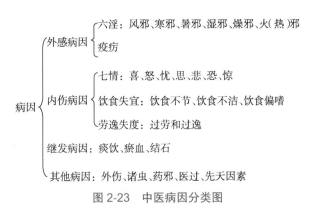

图 2-23　中医病因分类图

一、六淫

六淫又称外感六淫,是外感病因之一。当自然界气候异常变化或人体抗病能力下降时,六淫从口鼻、肌表侵犯人体,导致外感病的发生。

六淫是风、寒、暑、湿、燥、火(热)六种外感病邪的统称。淫有太过和浸淫之意,引申为异常。由于六淫是致病邪气,所以又称"六邪"。在正常情况下,风、寒、暑、湿、燥、火称为"六气",是自然界六种不同的气候变化,是万物生长化收藏和人类赖以生存的必要条件。但当气候变化异常,如六气太过或不及,或非其时而有其气,如春暖乍寒、秋凉反热等异常气候变化超过了人体的适应能力,或自身的正气不足、抵御外邪能力下降,六气成为病因,即为"六淫"。六淫致病具有外感性、季节性、地域性、相兼性、转化性等共同特点。

(一)风邪

风是春季的主气,但一年四季皆有风,所以风邪致病四季常有,以春季为多见。

1. 风为阳邪,轻扬开泄,易袭阳位　风邪具有轻扬、升发、向外的特性,属于阳邪;风邪侵犯人体,可使腠理开张而有汗出;常侵犯人体的上部(头面)、肌表、肩背等阳位。风邪袭表常出现恶风、汗出、头痛、身背项痛、鼻塞咽痒等症。

2. **风性善行而数变** 风邪致病具有病位游移、行无定处的特性,且具有起病急、变化快的特点。如风、寒、湿三气杂至而引起的痹证,关节游走性疼痛,痛无定处。

3. **风性主动** 风邪致病具有动摇不定的特征。临床常见眩晕、四肢抽搐、角弓反张、颈项强直、口眼㖞斜、两目上视等症。

4. **风为百病之长** 风邪是六淫之首,其他病邪常依附于风邪侵犯人体,如风寒、风湿、风热等;风邪四季皆有,发病机会多,成为外邪致病的先导。

（二）寒邪

寒是冬季的主气,所以寒邪常见于冬季。但寒邪致病也可见于其他季节,如气温骤降、冒雨淋水、汗出吹风或贪凉露宿等。寒邪伤于肌表者称为"伤寒",寒邪直中于脏腑者称为"中寒"。

1. **寒为阴邪,易伤阳气** 寒为阴气盛的表现,故寒为阴邪。寒邪侵入人体,阳气不足以驱除寒邪,易伤人体阳气,可见恶寒、发热、无汗、鼻塞、流涕等症;寒邪直中脾胃,损伤脾阳,可见脘腹冷痛、呕吐、腹泻等症;寒邪直中少阴,心肾阳虚,可见恶寒蜷卧、手足厥冷、下利清谷、小便清长、脉微细或迟等。

2. **寒性凝滞,主痛** 人体气血津液得温则行,遇寒则凝。人体遇寒易使气血津液凝结,经脉阻滞不通,不通则痛,引起各种痛证。

3. **寒性收引** 寒邪侵袭人体可致气机收敛,经络、筋脉、肌肉收缩挛急。寒邪袭表可使腠理闭塞、汗孔闭合,可见恶寒、发热、无汗等症;寒邪客于经络关节,可见肢体关节屈伸不利、挛急作痛。

（三）暑邪

夏至之后、立秋之前多暑邪,暑邪致病具有明显的季节性。感受暑邪发病,发病缓、病情轻者为伤暑,发病急、病情重者为中暑。

1. **暑为阳邪,其性炎热** 暑为夏季炎热之气所化,为阳邪,致病多表现为高热、烦渴、汗出、面赤、脉洪大等。

2. **暑性升散,易扰心神,易伤津耗气** 暑邪升散的特点是容易上扰心神或侵犯头目,可见心烦胸闷、头晕、目眩、面赤等症;或可见腠理开泄而多汗,汗出伤津,可见口渴喜饮、小便短赤等津伤之症;气随津泄,可见气短、乏力等气虚之症;严重者甚至津气耗伤太过,突然昏仆,不省人事,多为中暑。

3. **暑多挟湿** 夏季多雨而潮湿,暑邪常兼挟湿邪。临床可见除发热、烦渴等暑热症状外,还常伴有四肢困倦、胸闷呕恶、便溏等湿滞症状。

（四）湿邪

湿邪为致病具有重浊、黏滞、趋下等特征的外邪。湿是长夏的主气,长夏时值夏秋之交,湿气最盛。

1. **湿为阴邪,易阻气机,易伤阳气** 湿与水同类,为阴邪。湿邪侵犯人体,容易阻遏气机,出现胸闷脘痞、小便短涩、便溏等症。湿为阴邪,阴胜则阳病,致脾阳不振,水湿内停,常出现纳谷不香、脘痞腹胀、腹泻水肿等症。

2. **湿性重浊** 湿邪致病可见头重如裹、肢体困重等沉重感为特征的临床表现。湿邪致病可致人体的分泌物和排泄物秽浊不清,如面垢眵多、大便溏泄、小便混浊、妇女白带过多、湿疹湿疮、流脓渗水等。

3. **湿性黏滞** 出现症状的黏滞性,如大便黏滞不爽、小便短涩不畅、舌苔黏腻等;同时有病程的缠绵性,如湿温、湿痹、湿疹等,常起病缓慢,反复发作,缠绵难愈,病程较长。

4. **湿性趋下,易袭阴位** 湿性下注易伤及人体下部。如以下肢多见的水肿、脚气等病,小便混浊,泄泻,下痢,妇女带下病等。

（五）燥邪

燥是秋季的主气。

1. **燥性干涩,易伤津液** 燥邪其性干燥,最易损伤人体的津液,可见口鼻干燥、咽干口渴、皮肤干涩皲裂、小便短少、大便干结等各种干燥症状。

2. 燥易伤肺　肺为娇脏,开窍于鼻,外合皮毛。燥邪多从口鼻而入,最易伤肺,可见干咳少痰、痰黏难咳、痰中带血等症。

（六）火（热）邪

火（热）旺于夏季,不受季节气候的限制,四季皆有。热邪致病多见于外感热病的全身性弥漫性发热表现;火邪致病多见内脏病变反映于体表的口舌生疮、目赤肿痛等局部表现。

1. 火热为阳邪,其性炎上　火热之性燔灼、升腾,属阳邪。阳胜则热,可见高热、烦渴、汗出、脉洪数等症。火热趋上易侵害头面部,常见头痛、目赤肿痛、口舌生疮、咽喉肿痛等症。

2. 火热易扰心神　火热之邪易影响心神,轻者心神不宁而心烦、失眠,重者可扰乱心神,出现神昏谵语、狂躁不安等症。

3. 火热易伤津耗气　火热易耗伤津液,气随津脱,致伤津耗气,多出现咽干舌燥、口渴喜冷饮、小便短赤、大便秘结、少气懒言、肢体乏力等津气耗伤之症。

4. 火热易生风动血　火热燔灼,劫耗津血,使筋脉失于濡养而肝风内动或热极生风,可见高热神昏、四肢抽搐、牙关紧闭、角弓反张、两目上视等症;火热灼伤血络,迫血妄行,可见咯血、吐血、衄血、便血、尿血、月经过多、崩漏等症。

5. 火热易致肿疡　火热壅于局部,气滞血瘀,血败肉腐,可致痈肿疮疡。

二、疫疠

疫疠是一类具有强烈致病性和传染性的外感致病因素,又称疠气、戾气、异气、疫气、毒气、乖戾之气等。疫疠与六淫同属于外感病因,具有强烈的传染性。疫疠引起的疾病称为疫病、瘟病或瘟疫病。如大头瘟、疫痢、白喉、烂喉丹痧（猩红热）、天花、霍乱等,都属于感染疫疠引起的疫病,实际上包括了现代医学许多传染病。

疫疠的致病特点具有发病急骤、病情危重、传染性强、易于流行、一气一病、症状相似等特点。疫疠发生与流行的因素包括自然气候的反常变化、环境卫生不良、预防隔离措施不力,社会因素对疫疠的发生与流行也有一定的影响。

三、七情

七情属于内伤致病因素,七情致病直接影响相应的内脏,病由内生,故称"内伤七情"。

七情是指人的喜、怒、忧、思、悲、恐、惊七种情志活动。七情是人体正常的生理表现,但当人受到突然强烈或长期持久的精神刺激,超过了人体正常的承受和调节能力,导致脏腑功能紊乱、气血阴阳失调,疾病遂生。

（一）七情与脏腑气血的关系

五脏气血与情志活动密切相关。喜、怒、思、忧、恐简称"五志",分属于五脏,心在志为喜,肝在志为怒,脾在志为思,肺在志为忧,肾在志为恐。不同的情志变化直接影响脏腑气血的运行。

（二）七情的致病特点

1. 直接伤及内脏　七情分属于五脏,情志活动太过或不及会直接损伤相应的内脏,惊喜伤心,怒伤肝,悲忧伤肺,思伤脾,恐伤肾。七情致病以心、肝、脾三脏最为多见。

2. 影响脏腑气机　七情致病常常影响脏腑气机,导致气血运行紊乱。

（1）怒则气上:大怒导致肝气上逆,血随气逆,可见头胀头痛、面红目赤、呕血或卒然昏倒等。

（2）喜则气缓:暴喜可致心气涣散不收,神不守舍,出现乏力、倦怠、精神不能集中,甚至失神、狂乱等。

（3）思则气结:过度思虑损伤心脾,导致气机郁结,脾不健运,出现纳呆、腹胀、便溏,甚至形体消瘦等。思发于脾而成于心,故有"思虑伤心脾",可以出现失眠多梦。

（4）悲则气消:过度悲忧伤肺,肺气不足,可见胸闷气短、倦怠乏力、呼吸微弱、意志消沉、精神萎靡等。

（5）忧则气郁:过度忧愁伤肺,出现少气息微、声低乏力、胸满咳嗽、精神忧郁等。

（6）惊则气乱:突然受惊损伤心肾,导致心气紊乱,肾气不固,可见惊悸不安、心烦失眠,甚至精神错乱、二便失禁等。

（7）恐则气下：精神过度恐惧伤肾，肾气不固，气陷于下，可见二便失禁、遗精等。

3. 多发为情志病　强烈或持久的情志刺激可导致精神失常，如郁证、癫狂等，都称为情志病。

4. 影响病情变化　七情致病影响疾病的发展、预后和转归，因此做好情志调适、精神养生对老年人的保健与康复具有十分重要的意义。

四、饮食、劳逸

饮食和劳逸是人类赖以生存和保持健康的必要条件，饮食要有节制，劳动和休息需要合理安排，否则也会成为致病因素。

（一）饮食失宜

饮食致病因素是内伤病因之一，又称"饮食内伤"。

1. 饮食不节　饮食无节制，食不定量，过饥、过饱或饥饱无常，导致脾胃损伤，脾失健运，可见脘腹胀满、纳呆厌食、嗳腐吞酸、呕吐腹泻等。

2. 饮食不洁　进食生冷不洁的食物导致脾胃损伤、胃肠功能紊乱，出现腹痛、吐泻、痢疾等，或引起寄生虫病。老年人进食或误食有毒食物可致食物中毒、腹痛吐泻，严重者昏迷甚至危及生命。

3. 饮食偏嗜　特别喜好某种性味的食物或专食某种食物可导致阴阳失调或营养缺乏而发生疾病。五味偏嗜、食类偏嗜、寒热偏嗜、烟酒偏嗜都会对人体脏腑造成不同程度的损害。应对老年人进行健康教育，引导其建立良好的生活方式，颐养天年。

（二）劳逸失度

合理的劳动和休息是生存和保持健康的基本条件。长时间的过度劳累或过度安逸可致脏腑功能和气血津液的失常而引起疾病。劳逸失度也是内伤病因之一，包括过劳和过逸。

1. 过劳　包括劳力、劳神和房劳三个方面的过度。

（1）劳力过度：老年人不宜从事体力劳动，更不可过劳。由于年龄增长，体力劳动要耗气，劳力过度则易伤气，可见倦怠乏力、气短懒言、精神疲惫、形体消瘦、内脏下垂等症。

（2）劳神过度：长期用脑太过，思虑劳神，暗耗心血，损伤脾气，可见心悸、失眠、多梦、健忘、纳呆、腹胀、便溏等心脾两伤的表现。

（3）房劳过度：适度房事对老年人身心有益。根据年龄不同，60岁以上的长者，一个月至数月一次为适度。过度耗伤肾中精气可见腰膝酸软、精神萎靡、眩晕耳鸣等。

2. 过逸　体力过逸或卧床过久使人体气血运行不畅，可见筋骨柔脆、食少乏力、虚胖臃肿、动则气喘汗出等症，还可继发眩晕、中风、胸痹等病。

五、痰饮、瘀血

痰饮和瘀血是疾病过程中所形成的病理产物，成为新的继发致病因素。

（一）痰饮

痰饮是人体水液代谢障碍所形成的病理产物。就形质而言，稠浊者为痰，清稀者为饮。由于痰饮均为津液在体内停滞而成，因此很难截然分开，故常统称为痰饮。痰饮多由外感六淫、内伤七情、饮食失宜、劳逸失度等病因使肺、脾、肾、三焦等脏腑气化功能失常、水液代谢障碍，导致水津停滞而成。致病特点如下：

（1）阻碍气血运行：痰饮为有形之邪，阻碍气血运行。如痰饮阻肺，可见胸闷、咳嗽、气喘等症。

（2）影响水液代谢：痰饮是水液代谢障碍的产物，形成之后影响水液代谢。如痰湿困脾，脾失水运，可致腹胀腹泻或肢体水肿。

（3）病势缠绵难愈：痰饮皆由体内水湿积聚而成，具有重浊黏滞之性，病程较长，反复发作，缠绵难愈。

（4）易蒙蔽心神：痰随气上逆行，易于蒙蔽清窍，扰乱心神，出现神志失常的病证。

有形之痰和无形之痰

痰饮之痰分为有形之痰和无形之痰。前者视之可见、触之可及、闻之有声,如咳出之痰、喉中痰鸣等。后者仅见其征象,为无形之痰,在病因上推测为痰,以治痰的方法治疗可见良好的疗效,如眩晕、癫狂、痴呆等。因此,中医对"痰"的认识主要是以临床征象为依据来进行分析的。

（二）瘀血

瘀血是血液运行障碍凝聚停滞而形成的病理产物。气虚、气滞、血寒、血热是导致血液运行不畅而凝滞的主要原因。中医学认为,"气为血之帅",气行则血行,气滞则血瘀。瘀血形成,便失去正常血液的濡养作用并阻碍气血运行。临床表现有以下共同特点:

（1）疼痛:多为刺痛,拒按,痛处固定不移,多夜间痛甚。

（2）肿块:固定不移,在体表为局部青紫肿胀,在体内多为癥块,质硬,位置固定不移。

（3）出血:血色紫暗或夹有瘀块。大便出血则色黑如漆。

（4）望诊:面部、口唇、爪甲青紫;舌质紫暗,或有瘀斑、瘀点,或舌下静脉曲张。久瘀可见面色黧黑、肌肤甲错等。

（5）脉诊:常见脉沉弦、细涩或结代等。

第七节　诊　　法

诊法是中医诊察疾病的基本方法,包括望诊、闻诊、问诊、切诊四个方面,简称"四诊"。通过望、闻、问、切四诊收集病史资料,对老年人做出正确诊断,制订适当的保健与康复措施。在诊断时必须坚持"四诊合参",根据四诊所收集的临床资料,从不同的角度全面了解和诊察疾病,兼顾望、闻、问、切进行辨证,方能确定正确的施治方案。

一、望诊

望诊是医生运用视觉观察患者的神色、形态、局部表现、舌象、分泌物和排泄物等的异常变化来诊察病情的方法。

（一）望神

望神是观察患者表现于外的精神状态和意识思维活动的诊断方法。具体观察患者的目光、神志、语言、呼吸、面色、表情和动作等几个方面。首先观察目神,《灵枢·大惑论》有"五脏六腑之精气,皆上注于目"。因此,观察目神的得失为重点,结合神志、言语、面色、表情、体态等变化,判断患者脏腑精气的盛衰和预后情况。具体表现由轻到重有得神、少神、失神、假神、神乱,分别对应脏腑精气尚好、脏腑精气虚弱、脏腑精气虚衰、阴阳离决和神志异常五种情况。

（二）望色

望色是观察患者皮肤颜色与光泽变化来诊察疾病的方法。颜色就是色调变化,光泽则是明暗度变化。望色主要是观察面部色泽,其变化提示脏腑精气的盛衰、疾病的性质、病情的轻重和预后,兼顾肌肤、口唇、爪甲等。中国人肤色特征是红黄隐隐、明润含蓄,疾病时常见的病色有白、黄、赤、青、黑五种。

1. 白色　白色主虚证、寒证、失血证。白为气血不足之候。

2. 黄色　黄色主虚证、湿证。黄为脾虚不运的征象。

3. 赤色　赤色主热证。赤为血液充盈皮肤脉络的表现。

4. 青色　青色主寒证、痛证、瘀血、惊风。青为气血不通、经脉瘀阻的表现。

5. 黑色　黑色主肾虚、水饮、瘀血。黑为阴寒水盛或气血凝滞的表现。

（三）望形态

望形态是观察患者形体强弱、胖瘦以及站卧行等活动情况来诊察疾病的方法。

1. 形体 发育良好、形体强壮、肌肉充实是气血旺盛、内脏坚实的表现；发育不良、形体衰弱、肌肉瘦削是体质虚弱的表现。

2. 形态 患者站立、坐卧、行走等体态姿势反映疾病情况。喜动、揭衣掀被、不欲近火者为阳证、热证、实证；喜静、蜷卧添衣加被而欲近火者属阴证。咳喘、坐而仰首多是痰涎壅盛的肺实证；坐而俯首、气短不足以息多是肺虚或肾不纳气证。半身不遂、口眼㖞斜多是中风；关节肿胀、屈伸不利多属痹证；四肢痿弱无力、不能持物多属痿证。

（四）望头颈、五官

望头颈、五官主要观察头的动态和头发色泽的变化。

1. 头的动态 老年人不自主双手震颤，点头或摇头动作，伴有注意力集中、精神紧张，疲劳、饥饿时加重，多为肝肾阴精亏损所致的虚风内动，为现代医学的特发性震颤。老年人头一直摇，考虑是帕金森病，属于中医肝虚生风、肾精亏虚。

2. 望五官 观察五官形色的变化来测知五脏的病变。

（1）望目：目为肝之窍，五脏六腑之精气皆上注于目。如目赤红肿多属风热或肝火；眼胞浮肿为水湿内停；白睛发黄为黄疸；目窠凹陷为伤津耗液；瞳仁散大为肾精枯竭。

（2）望耳：耳为肾之窍，脏腑的许多经脉上络于耳。耳轮瘦薄、色淡白为肾气不足；耳轮红赤、肿胀为邪毒壅盛；耳轮干枯、甚则焦黑多为肾气衰竭、肾水亏极之象。

（3）望鼻：鼻为肺之窍，主要反映肺的情况。鼻流清涕为外感风寒；鼻流浊涕多属外感风热；久流浊涕而黄稠腥臭者为热证；鼻中出血为鼻衄。

3. 望口唇 口唇主要反映脾胃的情况。唇色淡白为血虚；口唇青紫为血瘀；唇色嫩红为阴虚火旺；唇色深红而干为实热；口唇燥裂为燥热伤津；口角㖞斜多为中风。

4. 望齿龈 齿为骨之余，龈为胃之络。牙齿干燥多为津液已伤；牙龈红肿多为胃火上炎；中老年人牙齿松动、稀疏示肾气渐衰。

5. 望咽喉 咽为饮食纳入之道，喉为气体出入之路。咽喉红肿而痛为有实热；红肿溃烂为肺胃热盛。

（五）望皮肤

望皮肤是从皮肤色泽、形态的变化以及斑疹方面进行鉴别。形色变化上，皮肤虚浮肿胀，按之凹陷有压痕，为水湿证；皮肤干瘪枯槁，为津液耗伤；皮肤、面目俱黄者，多为黄疸。斑疹是斑和疹的合称。色深红或青紫，多点大成片，平摊于皮肤，摸之不碍手，压之不退色者，称为"斑"；色红，点小如粟，高出于皮肤，摸之碍手，压之退色者，称为"疹"。外感热病斑疹多为外感邪热郁于肺胃致病；内伤杂病斑疹多属血热。

（六）望分泌物与排泄物

分泌物是指官窍所分泌的液体，排泄物是人体排出于体外的代谢废物。分泌物与排泄物包括痰、涎、涕、唾、泪及二便、经、带、汗液和呕吐物等。排泄物及分泌物色白清稀者多为寒证、虚证；色黄稠黏者多属热证、实证；夹带血丝或有血块多属热伤脉络或瘀血所致；饮食不化，有食物残渣，伴气味臭秽酸腐，多因湿热或食积。

（七）望舌

望舌是通过观察舌质和舌苔的形态、色泽、润燥等方面的变化测知病情变化的一种独具特色的诊法。舌质是舌的肌肉脉络组织，又称舌体。舌苔是舌面上附着的苔状物，由胃气上蒸而成。正常的舌象是舌质淡红，舌体柔软，不胖不瘦，活动自如，舌苔薄白，干湿适中，其形态为"淡红舌薄白苔"。中医学在长期临床实践中发现脏腑功能与舌面不同位置有着一定的关联性，舌面反映着相关脏腑的病理变化，如舌尖属心肺，舌边属肝胆，舌中属脾胃，舌根属肾（图2-24）。

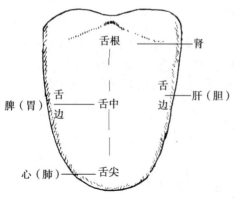

图 2-24 舌诊脏腑部位分属图

1. 望舌质　主要观察舌质的颜色、舌形、舌态等方面的变化，以判断脏腑气血的盛衰和疾病转归预后，对判断老年人体质状况具有重要意义。

（1）望舌色：淡白舌，较正常舌色浅淡，主虚证、寒证；红绛舌，舌色较正常舌色红，呈鲜红色为红舌，若舌色深红为绛舌，两者皆主热证；青紫舌，全舌青紫或泛现青紫，主血瘀证、寒证、热证。

（2）望舌形：舌质纹理粗糙为老舌，主实证；舌质纹理细腻为嫩舌，主虚证；齿痕舌，为脾虚湿盛而致舌体胖大，受齿缘压迫舌边见齿痕；瘦薄舌，为气血阴液不足，不能充盈舌体，舌体瘦小而薄；芒刺舌，为邪热内盛而舌乳头肥大、高起如刺，摸之棘手，如舌边芒刺为肝胆实火，舌中芒刺为胃肠热盛，舌尖芒刺为心火亢盛；裂纹舌，为热盛伤阴或血虚不润时，舌面上有各种形状、深浅不一的明显裂纹。

（3）望舌态：强硬舌，舌体强硬，伸缩运动不自如，以致言语謇涩，为热病或中风以及中风先兆；痿软舌，舌体软弱，屈伸无力，新病为热灼津伤，久病是气血亏虚；颤动舌，舌体震颤抖动，不能自主，若见舌质红绛为热极生风，舌质淡白属血虚生风；喎斜舌，舌体伸出偏斜于一侧，多为中风或中风先兆；吐弄舌，疫毒攻心致舌吐出口外，动风先兆或小儿弱智见弄舌，舌微露出口又立即收回；短缩舌，舌体紧缩不伸，舌淡或青紫为寒凝，舌红绛而干缩为热盛伤津，舌淡白胖嫩为气血两虚。

2. 望舌苔　通过观察舌的苔色、苔质的变化，以测知病位的深浅、病邪的性质和病情的进退等情况。

（1）望苔色：白苔主表证、寒证，其中薄白苔为表证，白厚苔为寒证，白腻苔多属湿浊或食积，苔白如积粉为暑湿内蕴证。黄苔主里证、热证。灰黑苔主里热、里寒之重证。

（2）望苔质：厚薄苔反映病邪深浅，薄苔主表证，厚苔主里证。润燥苔反映津液盈亏，苔润为津液未伤，苔燥多为热盛伤津、阴液亏虚。腐腻苔反映湿浊情况，苔质颗粒粗大、疏松厚如豆腐渣浮在舌面，易于刮脱的腐苔，多见于食积或痰浊证；苔质颗粒细小、细腻致密如一层油腻状黏液，刮之不去的腻苔，多见于痰饮、湿浊等证。剥脱苔反映胃之气阴的存亡，舌面的苔状物全部或部分剥落或剥脱处光滑无苔，为胃之气阴两伤；若舌苔全部剥落，舌面光洁如镜，是胃阴枯竭、胃气将绝的征兆。

二、闻诊

闻诊是通过听声音和嗅气味来诊察疾病的方法。听声音是指用听觉辨别患者的语言、呼吸、咳嗽、呃逆、嗳气的异常来判断疾病。嗅气味是指嗅患者产生和散发的口气、体气及排泄物的气味以诊察病情的方法。

（一）听声音

1. 语言　从语声强弱和语言错乱两个内容进行病情诊察。声高躁动多言属实证、热证，语微少气懒言属虚证、寒证，语音重浊为外感表证。语言错乱病变在心，神志不清、言语错乱、声高有力的谵语为热扰心神之实证；神志模糊、语言重复、断续无常、声音低弱者为郑声，乃心气大伤、神无所依之虚证；喃喃自语、喋喋不休、见人则止者为独语，是心气不足的虚证，或痰蒙心窍；笑骂狂言、语无伦次、喜怒无常、登高而歌、弃衣而走、不避亲疏者为狂证，多为痰火扰心；舌强语謇、言语不清多见于中风。

2. 呼吸　气粗而快、声高有力多属邪热实证；呼吸气微而慢多属内伤虚证。呼吸困难，短促急迫，甚则张口抬肩、鼻翼翕动、不能平卧者，为喘证。喘气时喉中有哮鸣声称为哮。

3. 咳嗽　咳声重浊有力多属实证；咳声低微无力多为虚证；咳声重浊、痰白清稀为外感风寒；痰黄黏稠多属肺热；咳声低微、痰多易出为寒湿或痰饮；干咳无痰或少痰多属燥邪犯肺或阴虚肺燥。

4. 呃逆　俗称"打呃"。呃声高亢、短而有力属实热证；呃声沉长、声弱无力属虚寒证；若久病呃逆，时作时止，呃声低怯，多为胃气将绝的征兆。

5. 嗳气　为胃中气体上逆咽喉的声音，正常多见于饱食之后。嗳气酸腐为食滞内停；嗳声响亮，嗳气或矢气之后腹胀得减，为肝气犯胃之证。

（二）嗅气味

1. 口、鼻气　口气臭秽属胃热；口气酸馊多是胃有宿食；口气腐臭多属牙疳或内痈；鼻出臭气多因风热蕴阻之鼻渊。

2. 汗气　汗出腥膻是风湿热邪久蕴皮肤；腋下随汗散发阵阵臊臭气味者是湿热内蕴所致，可见于狐臭病。

3. 痰、涕之气　咳吐浊痰脓血，腥臭异常，属肺痈；痰黄稠味腥者为肺热；痰涎清稀味咸，无特异气味，属寒证；鼻流浊涕腥秽如鱼脑为鼻渊；鼻流清涕无气味为外感风寒。

4. 二便气　大便酸臭难闻者多属肠有郁热；大便溏泻而腥者多属脾胃虚寒；小便黄赤浑浊、有臊臭味者多属膀胱湿热；尿甜有烂苹果样气味者为消渴病。

三、问诊

问诊是医生或保健人员通过询问老年人、陪护人等，了解疾病发生、发展、治疗过程以及现有症状和既往病史的诊察疾病的方法。

（一）问寒热

询问来诊者有无怕冷或发热的感觉。

1. 恶寒发热　恶寒发热是指恶寒与发热同时出现，为外感表证。若恶寒重、发热轻，为外感风寒；发热重、恶寒轻，为外感风热；发热轻而恶风，为外感风邪，俗称伤风。

2. 但寒不热　但感畏寒而无发热，称但寒不热，多属里寒证。新病畏寒多为寒邪直中，久病畏寒多为虚寒。

3. 但热不寒　患者发热不恶寒或反恶热称为但热不寒。

（1）壮热：高热不退为壮热，多属里实热证。

（2）微热：发热较正常体温稍高，为微热，又称低热。多见于气虚发热和温热病后期。

（3）潮热：如大海潮汐定时发热或定时热甚为潮热。日晡潮热多为阳明腑实证；阴虚潮热，午后或入夜加重，兼见五心烦热或骨蒸痨热；湿温潮热、午后热盛、身热不扬者，兼头身困重，见于湿温病。

（4）寒热往来：是指恶寒与发热交替发作，多为半表半里证。可见于少阳病或疟疾。

（二）问汗

问汗是诊察患者有汗无汗、汗出的部位、时间、性质和汗量等异常出汗情况。

1. 表证辨汗　表证无汗多为外感风寒表实证；表证有汗多为表虚证或表热证。

2. 里证辨汗

（1）自汗：白天汗出不已，动则更甚，称自汗。多为气虚或阳虚。

（2）盗汗：睡时汗出，醒则汗止，称盗汗，多为阴虚。

（3）大汗：身热大汗，多为实热证；大汗淋漓，伴有脉微肢冷、神疲气弱者，多为亡阳证。

（4）战汗：先有全身寒冷战抖而后汗出者称为战汗，常为病情变化的转折点，多见于外感热病。若汗出热退，脉静身凉，是邪去正复的佳兆；反之，汗出身热不减，烦躁不安，脉来急疾，是邪盛正衰的危候。

（三）问疼痛

重点询问疼痛的部位、性质、程度、持续时间及喜恶等。

1. 胀痛　痛而有胀感为胀痛，多属气滞。

2. 刺痛　痛如针刺或刀割为刺痛，多属瘀血。

3. 冷痛　痛处寒凉，得暖则舒为冷痛，多为阳虚寒凝。

4. 灼痛　痛处发热，有灼烧感为灼痛，多为阳热亢盛或阴虚生热。

5. 重痛　痛有沉重感，多为湿盛阻遏气机。

6. 掣痛　痛有抽掣牵引感为掣痛，多因筋脉失养，阻滞不通，经脉拘急。

7. 窜痛　痛无定处，游走攻窜，多为风中经络关节或气滞。

8. 隐痛　疼痛隐隐，绵绵不休喜按，多为虚证。

9. 绞痛　疼痛剧烈如刀绞，来势凶猛拒按，多为实证。

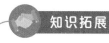

知识拓展

"不通则痛"与"不荣则痛"

金元时期李东垣首次提出"痛则不通"的病机理论学说,确立了"痛随利减,当通其络,则疼痛去矣"的以通治痛的原则。清代叶天士的《临证指南医案》提出"久痛入络"的病机理论,王清任的《医林改错》、唐容川的《血证论》都阐述了瘀血致痛的病机。疼痛的产生是气血经脉运行不畅所致。疼痛有虚实之分:疼痛较剧而局部拒按为实证,其病机为"不通则痛";虚证疼痛较轻,绵绵而痛,病机则为血脉不通,失于荣养,"不荣而痛"。

（四）问饮食与口味

饮食是维持人体生命活动的物质基础,问饮食口味主要反映脾胃功能和疾病的寒热虚实。

1. 口渴与饮水　口渴与否反映人体津液的盈亏和输布情况。口不渴属寒证,示津液未伤。口渴多饮为实证,渴喜冷饮为热盛伤津,渴喜热饮为寒湿内停;渴不多饮,为津液未伤,输布障碍;多饮多尿见于消渴。

2. 食欲与食量　食欲与食量反映脾胃功能盛衰。久病纳呆属脾胃气虚;新病纳呆多为食积。多食易饥者多为胃火炽盛;多食伴多饮多尿者见于消渴证;饥不欲食多为胃阴不足;厌食油腻、胁胀呕恶为肝胆湿热;不欲饮食、脘腹胀满、嗳腐吞酸为食滞胃脘;喜热食或食后常感饱胀多是脾胃虚寒。

3. 口味　口淡无味多见于脾虚停湿;口甜多见于脾蕴湿热;口苦多为肝胆湿热;口腻见于脾胃湿困;口臭多见于胃火炽盛,饮食积滞;口酸见于肝胃不和;口咸见于肾虚;口腥见于肺胃血络损伤,咳血呕血。

（五）问睡眠

睡眠障碍主要是失眠与嗜睡。正常睡眠的生理规律一旦打破,人体的脏腑功能会随之失常。

1. 失眠　失眠又称不寐,为入睡困难或睡而易醒,甚至彻夜不眠,常伴有多梦。失眠有虚实之分:虚证多为气血不足、髓海失养而失眠;实证有心火亢盛、肝郁化火、宿食停滞等证,多为痰火扰心。

2. 嗜睡　睡意深浓,常常不自主入睡,不分昼夜,但睡中易醒,醒来欲寐,整日精神疲倦。多见于痰湿困脾。

（六）问二便

1. 大便

（1）便秘:若新病腹满胀痛,大便燥结,或发热口渴,多为实证、热证;久病、年老体弱多为气虚、血虚。

（2）泄泻:泻如稀水、色淡黄而味腥臭多为寒湿泄泻;腹痛而泻、里急后重、下痢脓血为大肠湿热;大便酸臭多沫、泻后痛减多为食积;长期黎明前腹痛泄泻称"五更泻"或"黎明泻",为脾肾阳虚,多见于老年人。

2. 小便　小便清长为寒证;小便短赤为热证;小便黄赤,尿频、尿急、尿痛,为膀胱湿热;口渴多饮、多尿而消瘦者为消渴病。

四、切诊

切诊包括脉诊和按诊两个部分,两者同是医生运用指端的触觉,在患者体表一定部位进行触、摸、按、压以诊察疾病的方法。

（一）脉诊

脉诊是医生运用手指的触觉切按患者动脉,探测脉象,了解气血运行状态、脏腑病理变化的诊察方法,又称切脉、把脉、候脉、持脉。

1. 诊脉的部位　临床诊脉的常用部位是手腕部的寸口脉,即桡动脉的腕后浅表部分。寸口脉分

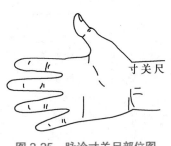

图 2-25　脉诊寸关尺部位图

为寸、关、尺三部。正对腕后高骨（桡骨茎突）为关部，关之前为寸部，关之后为尺部（图 2-25）。两手各有寸、关、尺三部，共称六脉。三部六脉分候脏腑：为左寸候心（膻中），左关候肝，左尺候肾；右寸候肺，右关候脾，右尺候肾（命门）。

2. 诊脉的方法

（1）体位：坐位或仰卧位，手臂与心脏同一水平，前臂平伸，掌心向上，腕下垫脉枕。诊脉时应先让患者稍事休息，令其气血平和。

（2）布指：以中指定关位，示指按寸部，环指按尺部。三指微屈呈弓形，指腹平齐切按脉体。

（3）指力：诊脉时以轻、中、重三种指力体察脉象，又称"举、寻、按"。浮取轻按为"举"；稍加指力，不浮不沉，不轻不重，中取为"寻"；沉取重按为"按"。寸、关、尺三部每部有浮、中、沉三候，合称三部九候。

3. 正常脉象　正常脉象又称"平脉"或"常脉"。平脉特征是：三部有脉，浮沉适中，节律均匀，和缓有力，一息四五至（一呼一吸称为一息）。

4. 常见病脉与主病　疾病反映于脉象的变化即为病脉（表 2-5）。诊察病脉是对可能的诊断作出进一步的证实，临床上病与脉密切结合，做到四诊合参。

表 2-5　常见病脉与主病表

脉名	脉象	主病
浮脉	轻取即得，重按稍减而不空，如水浮木	表证。浮而有力为表实，浮而无力为表虚
沉脉	轻取不应，重按始得	里证。有力为里实，无力为里虚
迟脉	脉来迟缓，一息不足四至（每分钟不足 60 次）	寒证。有力为实寒证，无力为虚寒证
数脉	脉来急促，一息超过五至（每分钟 90 次以上）	热证。有力为实热，无力为虚热
虚脉	三部脉轻取重按均无力，为无力脉的总称	虚证。多为气血两虚
实脉	三部脉轻取重按均有力，为有力脉的总称	实证
滑脉	往来流利，应指圆滑，如盘滚珠	痰饮，食滞，实热，亦为青壮年的常脉和妇人的孕脉
涩脉	往来艰涩不畅，如轻刀刮竹	气滞、血瘀、精伤、血少
洪脉	脉形宽大，有如波涛汹涌，来盛去衰	热盛
细脉	脉细如线，应指明显	主诸虚劳损，以阴血虚为主；又主湿证
濡脉	浮而细软，重按即无	诸虚证，湿证
弦脉	端直而长，如按琴弦	肝胆病，痰饮，痛证
紧脉	脉来绷急，应指紧张有力，状如牵绳转索	寒证，痛证
代脉	脉来迟缓无力，时有一止，止有定数	脏气衰微，风证，痛证，惊恐，跌仆损伤
结脉	脉来缓慢，时有一止，止无定数	阴盛气结，寒痰瘀血
促脉	脉来急促，时有一止，止无定数	阳热实热，气血痰饮，宿食停滞

（二）按诊

按诊即触诊，是以手直接触、摸、按、压患者体表某些部位，以了解局部冷热、软硬、压痛、痞块或其他异常变化，推断体内疾病部位、性质和病情轻重等情况的一种诊断方法。

1. 按肌肤　通过触按肌肤诊察寒热、润燥、肿胀等情况。灼热为热证，清冷为寒证，汗出湿润，干燥津伤，肌肤甲错为内有瘀血，肿胀发亮为水肿等。

2. 按手足　主要是体察寒热。手足俱凉为阳虚寒证，手足俱热为热证，手足心热为阴虚；掌心热甚为内伤，掌背热甚为外感。

3. 按胸胁　了解心、肺、肝的病变。前胸高起、按之气喘者为肺胀，胸胁按之胀痛为痰热气结或水饮内停，胁下肿块或软或硬多为气滞血瘀，右胁肋下触之凸凹不平肿块提示肝癌。

4. 按脘腹　检查有无压痛及包块。疼痛喜按、柔软为虚证，疼痛拒按、坚硬为实证；腹中肿块坚实有形、推移难动为血瘀；腹中肿块时聚时散，按之无定形，窜痛不定，多为气滞；腹中包块聚散游移、指下蠕动为虫积；左少腹累累硬块、时痛时止为肠中宿便；右少腹作痛，按之痛剧，有包块应指，多为肠痈。

5. 按腧穴　主要诊察有无压痛、结节、条索状样改变来推断相关脏腑的疾病情况。如肺俞穴摸到结节或压痛提示肺病，肝俞穴有压痛提示肝病，肝俞、胆俞有压痛提示黄疸，胃俞和足三里有压痛提示胃病，上巨虚（阑尾穴）有压痛提示肠痈等。

第八节　体 质 辨 识

体质辨识是具有鲜明中医特点的认识人体功能状态的方法论，是中医学具有鲜明特点的整体观念和辨证施治的具体应用。人体是一个有机整体，并与自然相融合，即"天人合一"，依据四诊（望、闻、问、切）收集的有关身体状况的所有资料进行老年人的体质辨识，目的是认识个体不同的体质类型，制订适宜的康复保健原则，为老年人个性化的康复保健工作奠定基础。

一、体质的概念

"体质"一词在《内经》里面有"素""质"等表述。具体来说，体质是指人体在形态结构、生理功能和心理状态等方面的相对稳定的特性，是人类在生长发育过程中所形成的与自然、社会环境相适应的人体个性特征。

二、体质类型

中医体质学认为，体质现象作为人类生命活动的一种重要表现形式，与健康和疾病有着密切关系。而每个人的体质类型在无干预状态下会保持相对稳定，体质很大程度上决定了健康状况，决定了对某些疾病的易感性，也决定了患病之后的反映形式以及治疗效果和预后转归。体质类型归纳为九种，即平和质、气虚质、阳虚质、阴虚质、痰湿质、湿热质、血瘀质、气郁质、特禀质。

三、体质辨识

对老年人进行体质类型的辨识，根据不同体质类型以及自身特点"因人制宜"选择适宜的养生保健方法进行体质调养，实现个性化、有针对性的养生保健和疾病预防，以增强体质、维护老年人的身体健康。

（一）平和质（A型）

1. 总体特征　机能协调，七情和谐，又称"健康派"。阴阳气血调和，以体态适中、面色红润、精力充沛等为主要特征。平和质是一种身体和谐、自稳能力强的体质。《内经》中称"阴阳平和之人"。

2. 形体特征　体形匀称健壮。

3. 心理特征　性格随和开朗。情绪稳定，不会轻易郁闷或动怒。

4. 常见表现　面色肤色润泽，头发稠密有光泽，目光有神，嗅觉灵敏，鼻色明润，唇色红润，不易疲劳，精力充沛，耐受寒热，睡眠良好，胃纳佳，二便正常，舌色淡红，苔薄白，脉和缓有力。

5. 发病倾向　平素患病较少。

6. 对外界环境适应能力 对自然环境和社会环境适应能力较强。

7. 康复保健原则 注意养生,饮食有节,劳逸结合,坚持锻炼,生活规律。

（二）气虚质（B型）

1. 总体特征 气力不足,功能低下,又称"气短派"。元气不足,以疲乏、气短、自汗等气虚表现为主要特征。

2. 形体特征 肌肉松软不实。

3. 心理特征 性格内向,不喜冒险。

4. 常见表现 平素精神不振,语音低弱,气短懒言,容易疲乏,易出汗,目光少神,头晕健忘,口淡,唇色少华,毛发不荣,舌体胖大,舌边有齿痕,脉虚弱。

5. 发病倾向 易患感冒、内脏下垂等病。

6. 对外界环境适应能力 不耐受风、寒、暑、湿邪。

7. 康复保健原则 培补元气,健脾补气。

（三）阳虚质（C型）

1. 总体特征 火力不足,畏寒怕冷,又称"怕冷派"。阳气不足,以畏寒怕冷、手足不温等虚寒表现为主要特征。

2. 形体特征 多形体白胖,肌肉松软不实。

3. 心理特征 性格多沉静、内向。

4. 常见表现 平素畏冷,手足不温,喜热饮食,精神不振,睡眠偏多,大便溏薄,小便清长,面色柔白,毛发易落,舌淡胖嫩边有齿痕,苔润,脉沉迟而弱。

5. 发病倾向 易患痰饮、肿胀、泄泻、阳痿等病;感邪易从寒化。

6. 对外界环境适应能力 耐夏不耐冬,不耐受寒邪,易感风、寒、湿邪。

7. 康复保健原则 温阳补肾,益火之源。

（四）阴虚质（D型）

1. 总体特征 烦热躁动,口燥咽干,又称"缺水派"。阴液亏少,以口燥咽干、手足心热等虚热表现为主要特征。

2. 形体特征 体形偏瘦长。

3. 心理特征 性情急躁,外向好动,活泼。

4. 常见表现 手足心热,口燥咽干,鼻微干,口渴喜冷饮,大便干燥,舌红少津少苔。常兼面色潮红,有烘热感,两目干涩,视物模糊,唇红微干,皮肤偏干,易生皱纹,眩晕耳鸣,睡眠差,脉细数。

5. 发病倾向 易患阴虚燥热的病变如虚劳、失精、不寐等病;或病后易表现为阴虚。感邪易从热化。

6. 对外界环境适应能力 耐冬不耐夏;不耐受暑、热、燥邪。

7. 康复保健原则 滋补肾阴,壮水制火。

（五）痰湿质（E型）

1. 总体特征 下肢沉重,容易发胖,又称"痰派"。痰湿凝聚,以形体肥胖、腹部肥满、口黏苔腻等痰湿表现为主要特征。

2. 形体特征 体形肥胖,腹部肥满松软。

3. 心理特征 性格偏温和稳重,恭谦和达,多善于忍耐。

4. 常见表现 面部皮肤油脂较多,多汗且黏,胸闷,痰多,面色淡黄而黯,眼胞微浮,容易困倦,身重不爽,口黏腻或甜,喜食肥甘甜黏,舌体胖大,舌苔白腻,脉滑。

5. 发病倾向 易患消渴、中风、胸痹等病证。

6. 对外界环境适应能力 对梅雨季节及湿重环境适应能力差。

7. 康复保健原则 健脾利湿,化痰泄浊。

（六）湿热质（F型）

1. 总体特征 湿热相兼,排泄不畅,又称"长痘派"。湿热内蕴,以面垢油光、口苦、苔黄腻等湿热表现为主要特征。

2. 形体特征 形体偏胖或苍瘦。

3. 心理特征 性格多急躁易怒。

4. 常见表现 面垢油光,易生痤疮,口苦口干,身重困倦,大便黏滞不畅或燥结,小便短赤,男性易阴囊潮湿,女性易带下增多,舌质偏红,苔黄腻,脉滑数。

5. 发病倾向 易患疮疖、黄疸、热淋等病证。

6. 对外界环境适应能力 对夏末秋初湿热气候、湿重或气温偏高环境较难适应。

7. 康复保健原则 分消湿浊,清泄伏火。

（七）血瘀质（G型）

1. 总体特征 面色晦暗,易生肿瘤,又称"长斑派"。血行不畅,以肤色晦黯、舌质紫黯等血瘀表现为主要特征。

2. 形体特征 胖瘦均见,瘦人居多。

3. 心理特征 易烦,急躁,健忘。

4. 常见表现 肤色晦黯,色素沉着,容易出现瘀斑,易患疼痛,口唇黯淡或紫,舌黯或有瘀点,舌下络脉紫黯或增粗,脉细涩或结代。眼眶黯黑,鼻部黯滞,发易脱落,肌肤干,女性多见痛经、闭经,或有血块,或经色紫黑有块,或崩漏,或有出血倾向,或吐血。

5. 发病倾向 易患痛证、血证、中风、胸痹等病证。

6. 对外界环境适应能力 不耐受寒邪。

7. 康复保健原则 活血化瘀,疏利通络。

（八）气郁质（H型）

1. 总体特征 气机不畅,情绪抑郁,又称"郁闷派"。气机郁滞,以神情抑郁、忧虑脆弱等气郁表现为主要特征。

2. 形体特征 形体瘦者为多。

3. 心理特征 性格内向不稳定,忧郁脆弱,敏感多疑。

4. 常见表现 神情抑郁,情感脆弱,敏感多疑,烦闷不乐,胸胁胀满,多伴善太息,或嗳气呃逆,或咽间有异物梗喉,或乳房胀痛,睡眠较差,食欲减退,健忘痰多,舌淡红,苔薄白,脉弦。

5. 发病倾向 易患脏躁、梅核气、百合病、不寐、惊恐及抑郁证等病证。

6. 对外界环境适应能力 对精神刺激适应能力较差;不适应阴雨天气。

7. 康复保健原则 疏肝理气,开郁散结。

（九）特禀质（I型）

1. 总体特征 先天缺陷,易致过敏,又称"过敏派"。先天失常,以生理缺陷、过敏反应等为主要特征。

2. 形体特征 过敏体质一般无特殊;先天禀赋异常或有畸形,或有生理缺陷。

3. 心理特征 因体质特异情况而不同。

4. 常见表现 过敏体质者常见哮喘、风团、咽痒、鼻塞、喷嚏等表现;患遗传性疾病者有垂直遗传、先天性、家族性特征;患胎传性疾病者具有母体影响胎儿个体生长发育及相关疾病等特征。

5. 发病倾向 过敏体质者易患哮喘、荨麻疹、花粉症及药物过敏等;遗传性疾病如血友病、先天愚型等;胎传性疾病如五迟(立迟、行迟、发迟、齿迟和语迟)、五软(头软、项软、手足软、肌肉软、口软)、解颅、胎惊等。

6. 对外界环境适应能力 适应能力差,易引发宿疾。

7. 康复保健原则 临床过敏质者或益气固表,或凉血消风,总以纠正过敏质为法。对于先天性、遗传性疾病或生理缺陷,一般无特殊调治方法。或从亲代调治,防止疾病遗传。

体质辨识的目的是发现老年人体质的偏颇,便于针对性地进行养生保健服务,方法有情志调适、药食调养、功法运动、规律作息以及针推等传统养生保健技术的应用,维护老年人的身体健康,达到益寿延年的目的。

（谭燕泉）

思考题

1. 简述阴阳、五行、藏象、经络、腧穴、六淫的概念。
2. 简述阴阳的基本内容。
3. 简述五脏的生理功能和生理联系。
4. 说出十二经脉名称、分类及在四肢的分布规律。
5. 简述六淫的致病特点。

第三章　传统养生原则与方法

03章

第三章
数字内容

学习目标

1. 掌握常用的传统养生方法。
2. 熟悉传统养生原则。
3. 了解养生概念和养生观。
4. 运用传统养生方法为老年人提供精神、饮食、起居等养生保健指导。
5. 建立以人为本的观念,具备为不同体质类型的老年人提供养生保健的能力。

导入情景

　　某老年女性,71岁。10年前确诊为糖尿病,一直口服降糖药物治疗。随着年龄的增长,记忆力明显不如前几年,会经常忘记服药,出现头痛、头晕、口渴、口苦、乏力、小便量增多等表现。近几天到社区检测,血糖持续偏高,且感觉症状较之前加重,每天有明显的饥饿感,人也想得很多,每天忧心忡忡,一周时间体重减轻了2.5kg。因为她担心吃东西会使血糖升高而不敢正常进食,加之情绪不好,影响到晚间睡眠。

　　工作任务

　　1. 针对该老年人目前的状况,适合选择的养生方法有哪些?

　　2. 如果对该老年人进行养生指导,应从哪几个方面入手?

　　传统养生核心重在防病,属于中医学"治未病"范畴。中医养生是指通过各种方法颐养生命、增强体质、预防疾病,从而达到延年益寿的一种医事活动。养生来自生活、源于实践,是中华民族历经数千年医家对养生体验和经验的研究与总结,同时汇集我国各族人民的养生智慧,形成了博大精深的中医养生理论体系和丰富多彩的养生方法。随着中华民族的伟大复兴和健康事业的发展,人们对生活品质的不断追求,卫生健康工作重心由医疗前移至预防保健,中医养生的价值更为凸显。中医养生是一个贯穿全生命周期的调摄身心、养护生命、祛病延年的过程,目的是人类追求身心健康与长寿,实现人与自然环境和社会环境的和谐与统一。

　　养生,古称摄生、道生、保生、卫生等,最早见于《庄子》。养,有保养、调养、修养、培养、护养等意义;生,即人的生命。概括而言,养生就是围绕保养人的生命所进行的促进健康的活动。养生的本质是人类为了自身良好的生存与发展,根据人体生、长、壮、老、已这一不可逆的自然规律进行贯穿整个生命过程的身心养护活动,以达到益寿延年的目的。

第一节 传统养生观

在古往今来的养生实践中,中医学凝集了中国古代哲学、天文、地理、历史等学术思想,汇聚了历代医家的养生智慧和经验,是医学实践与哲学的融合,其应用进一步推进了中医理论的深化和完善。《黄帝内经》的整体观念认为人与自然、人与社会和人的自身为一个整体,认识到人类却病延年的根本在于人体与自然、社会的和谐与统一以及人体自身的调适,强调精神情志、饮食起居、导引运动、针灸药饵、环境时序等在养生中的重要性。中医养生观包括生命观、寿夭观、健康观、预防观、和谐观、权衡观等基本观念。

一、生命观

《素问·宝命全形论》记载:"天地合气,命之曰人。"中医学认为生命存在的性质是物质性的,生命由物质化生,生命活动的本质是物质的运动。

(一)生命物质观

中医学对生命的认识首先是人体的存在,以精、气、神为形成生命的三大要素。精是生命的物质基础,气是生命的动力,神是生命的主宰。

(二)生命运动观

生命的特点是具有活动性。精、气、神三者协调统一,共同维持"形与神俱"的正常生命状态,为人体生命活动的精充、气足、神旺提供根本保证。

二、寿夭观

(一)寿夭是自然规律

生、长、壮、老、已是人的生命必然过程,有开始也有终结,这是生命过程的自然规律,是人体生长发育中一系列不可逆转的量变和质变过程。"天年"也称之"寿",早衰而亡则称为"夭"。现实生活中能自然安享"天年"的人为数不多,年寿的个体差异也很大。这与先天禀赋的体质、后天的滋养、自然环境、社会因素、个人行为、疾病损伤等因素相关,在一定程度上决定了个体的寿夭。

(二)人体自然寿数

古有"上寿百二十年,中寿百岁,下寿八十"之说,提出人的寿限可以是 120 岁,这与现代研究并公认的人类寿命 110~150 岁基本相同。究其中医养生的目的,也是延年益寿,而非追求"长生不老""返老还童",站在提高生命生活质量的角度"却病益寿""尽享天年",以期达到健康长寿、安享晚年的自然寿数。

知识拓展

遗传禀赋和先天因素与寿夭的关系

现代研究证明,人的寿夭与遗传和先天因素密切相关。有科学家在世界范围内研究了 9 000 多个子女,结果证实:父母长寿的,子女也长寿。而由于"禀气",即禀赋于父母的某些特殊体质或先天生理解剖学上的缺陷,往往直接影响到人的寿命长短。例如,患有先天性心房间隔缺损或动脉导管未闭的人,如果未经治疗,则寿命很少超过 40 岁;而有法洛四联症先天性心脏畸形的人,70%~75% 寿命不超过 10 岁。

三、健康观

(一)中医学四维健康观

中医以"形与神俱"的观点认识健康的概念。正如《素问·上古天真论》中所说:"志闲而少欲,心安而不惧,形劳而不倦,气从以顺……美其食,任其服,乐其俗,高下不相慕……嗜欲不能劳其目,淫邪不能惑其心,愚智贤不肖不惧于物。"从形体、心理、道德和社会的四个维度认识健康,进行养生指导。宋代程颐在《伊川易传》中指出:"大至于天地养育万物,圣人养贤以及万民,与人之养生、养形、养德、养人,皆颐养之道也。动息节宣,以养生也;饮食衣服,以养形也;威仪行义,以养德也;推己及物,以养人也。"明确提出颐养之道在养形、养性、养德基础上兼顾环境、社会和谐等都是养生的重要内容。健康状态是躯体健康、心理适宜、道德美好和自然环境与社会的和谐。

(二)世界卫生组织的健康观

世界卫生组织(WHO)在 1947 年宪章中指出"健康是一种生理、心理和社会适应的完满状态,而不只是没有疾病和虚弱的状态。"1999 年又将道德健康纳入健康概念,因此现代医学对于健康的认识也形成了"四维健康"概念:健康,不仅是没有疾病,而是一种躯体上、心理上、社会适应和道德上的完好状态。孔子提出"仁者寿""大德必得其寿",即认为道德修养是健康的最高层次,是人类长寿的必要条件。

四、预防观

《黄帝内经》说:"圣人不治已病治未病,不治已乱治未乱,此之谓也。夫病已成而后药之,乱已成而后治之,譬犹渴而穿井,斗而铸锥,不亦晚乎?"阐释了"治未病"的预防思想。

(一)未病预防

未病预防即养生保健、防病于先的思想。

(二)既病防变

治病于初始,强调潜病状态的治疗和早期发现与治疗,是防止疾病向纵深发展和横向传变的治疗原则。针对疾病的预防和早期治疗观是中国传统思想"居安思危""图难于其易,为大于其细"的哲学思想在医疗实践活动中的具体应用。

五、和谐观

在中国传统文化中,"和谐"理念源远流长、代代相承,体现了中国传统文化的基本价值,是中国传统文化的人文精髓和核心。中医学的"和谐观"是一个整体观念,是人与自然、人体自身和人与社会的相互协调适应,达到人与自然、社会之间和顺融洽的状态,是以人类的健康和长寿为目标的一种有效的养生方式。《尔雅》提出"谐,和也",说明和、谐本同义,有相应、和合、协调、融洽、适中等诸多意义。《道德经》说:"万物负阴而抱阳,冲气以为和。"以道家的太极思想阐释了万物皆有阴阳的相反,却有机结合在一起、达到阴阳和合的大圆满的状态。《中庸》则指出:"和也者,天下之达道也。"说明"和"是天下人们共行的普遍规则,达到"和"的境界,天地各在其位,万物各得其所,生命脉脉相承、生生不息。中医养生学吸纳了传统"和"的思想并加以发挥,形成了养生学的和谐观念。

(1)人与自然的和谐:即"天人一体""天人相应""天人合一"的人与自然的和谐共生与共存的观点。

(2)人体自身的和谐:即人体的五脏中心论、形气神的和谐统一。

(3)人与社会的和谐:人作为社会的一员,时刻接受着自然以外的社会性因素的影响,同时其自身的一举一动也对周围的人和环境产生影响。

六、权衡观

"权衡",原指称量物体轻重的器具。权指称锤,衡指称杆,其意义引申为调整平衡、比较轻重、计算得失等。中医借用这种度量物体重量的常见方法,形象地比喻人与自然的调节和适应过程,如同"权"与"衡"之间的游移调节、轻重增减的变化过程,从而保证人体内外环境的动态平衡。权衡观作为一种基本的理论观点,认为世间万物存在的理想状态是一种相对稳定的动态平衡。人与自然的权衡机制是通过阴阳的对立制约、互根互用、消长转化以及五行之间的生克制化来实现的。

(一)自然、生命的权衡自稳

自然、生命的权衡自稳包括自然寒、暑、温、凉、风、雨、燥、湿、雾、露、冰、雹等气象的权衡自稳,自然生态物种、生存环境的权衡自稳，以及人体自身结构、功能和生命自然生衰的权衡自稳。

（二）养生保健的权衡自稳

养生保健的权衡自稳包括情志权衡、劳逸权衡、膳食权衡。中医养生立足于权衡观，以顺应天地阴阳的变化，主动调节人体与自然的和谐统一，顺应人体气血运行规律，协调脏腑生理功能，和畅气血周营不息，保持人体形气神的统一，达到阴平阳秘、阴阳自和的健康状态。

第二节　传统养生原则

中医养生在"天人合一"的哲学思想指导下，形成了因人、因时、因地制宜的养生原则。由于每个人的先天禀赋、生活环境、职业特点等不尽相同，养生要考虑个体间的差异。因人而异，是指养生考虑体质差异；因时而异，是指养生顺乎自然变化；因地而异，是指养生重视环境的影响等。只有把握个性，针对个体差异和季节、环境、社会的影响审因施养，制订针对个体、适合不同人的个性化方案实施养生，才能达到"审因施养""辨体施养"的益寿延年、摄生保健目的。

一、因人施养

因人施养就是根据各自年龄、性别、体质、职业等特点的不同，运用适宜的个性养生方法达到健康长寿的目的。在养生保健的过程中，根据个体独有的体质条件，以辩证思想为指导，实施一人一法、因人施养的个性化养生。

（一）年龄因素

不同年龄段的人群生理特点不同。如胎孕期、儿童期、青春期、青年期、中年期和老年期不同时期需要的营养保障不同。

（二）性别因素

性别不同的人群生理特点各异。例如，应考虑妇女的经、带、胎、产等生理情况，在妊娠期峻下、破血、滑利、走窜伤胎或有毒药物均应禁用或慎用。

（三）体质因素

体质的强弱盛衰养生各异，根据体质辨识的 9 种体质类型进行针对性、个性化养生。除了"健康派"的平和质以外，根据气虚质、阳虚质、阴虚质、痰湿质、湿热质、血瘀质、气郁质、特禀质等几种类型的体质特征确定不同的康复保健原则，实施不同的养生方法。

（四）其他因素

因职业不同和生活习惯的差异，在衣、食、住、行等各个方面因人而异，针对性地选择相应的摄生保健方法，做到"辨人施养"。如考虑教师用脑和久站的工作特点，在选择运动健身时瑜伽、游泳等减重项目为首选，可减少因长久站立工作对脊椎、膝关节等的压力和下肢静脉回流的不畅，既舒缓、伸展全身，又放松精神。

二、因时施养

因时施养就是按照时令节气的阴阳变化规律，运用相应的养生手段保证健康长寿的方法。这种"天人相应，顺应自然"的养生方法是中国养生学的一大特色。

（一）重视人与自然的关系

在养生上体现为顺应自然节律进行养生。正如《灵枢·本神》所说："故智者之养生也，必顺四时而适寒暑，和喜怒而安居处，节阴阳而调刚柔，如是则僻邪不至，长生久视。"因时施养就是按照自然的变化规律和特点，调节人体各部机能，从而达到健康长寿的目的。

（二）顺应四时阴阳变化养生

中医养生学认为，人体的一切生理和心理活动都顺应着四时阴阳消长、转化的客观规律而发生变化。《素问·四气调神大论》说："夫四时阴阳者，万物之根本也。所以圣人春夏养阳，秋冬养阴，以从其根，故与万物沉浮于生长之门。逆其根，则伐其本，坏其真矣。故阴阳四时者，万物之始终也，死生之本也，逆之则灾害生，从之则苛疾不起，是谓得道。"阐释了"春夏养阳，秋冬养阴"的养生保健原则，顺应四时阴阳变化的养生保健是关键。春夏两季，天气由寒转暖、由暖转暑，是人体阳气生长之时，故应以调养阳气为主；秋冬两季，气候逐渐变凉，是人体阳气收敛、阴精潜藏于内之时，故应以保养阴精为主。

三、因地施养

因地施养就是根据不同地区的地理特点、气候条件和生活习惯，运用与之相适应的养生手段保证健康长寿的方法。

（一）地理特点

我国地域广阔，各地的自然条件均不相同，由于人的生存受制于地理环境，人体因适应其环境而形成不同体质，故有强、弱、盛、衰之分，病有虚、实、寒、热之别。因此中医学认为"不用地之理，则灾害至矣"，针对不同地域人的生理特性和病变特点的不同，养生时"因地施养"，进行"因地异质"的"辨体施养"，顺应不同地理环境进行调养。

（二）气候条件

南北因地理位置的差异而气候不同，在养生保健的方法和调养用药上根据当地气候及生活习惯有所变化。北方多燥寒，故宜温阳养生和进补温润之品；南方多湿热，故宜低温养生和用凉燥之品。这就是"一方水土养一方人"。因为地理位置和生态环境的差异，各地生活习惯和饮食结构亦差异较大。

（三）生活习惯

由于地域的自然环境差异，在饮食养生上要充分利用当地食物疗效的优势。如东南沿海地区潮湿温暖，宜食清淡、除湿的食物；西北高原地区寒冷干燥，宜食性温热、散寒、生津的食物。在风景秀丽、空气新鲜、日照充足、冬暖夏凉之地，适宜人居，在这种环境下生活能够放松身心，有助于呼吸、循环、内分泌和免疫系统的调节和功能改善，并对治疗慢性病、职业病有很好的康复效果。养生应充分利用有利的自然条件和资源，顺应自然规律的变化，顺地利，享人和，增进健康，延年益寿。

第三节 传统养生方法

中医养生学术体系涉及预防保健、天文气象、哲学人文、心理行为、社会伦理等诸多领域，是前人养生智慧和经验的总结，早在先秦时期的《道德经》《庄子》等典籍中就有专门的论述。其体系完善于《黄帝内经》，总结了秦汉以前的养生成就，奠定了中医养生学理论基础，为后世人们的养生提供了理论指导。中医养生学术体系认为人存在于自然、存在于社会，在养生保健中注重人与自然的顺应。

以下对最常用的精神、饮食、起居、雅趣、环境五方面的养生保健方法做简要介绍。

一、精神养生

精神养生是指在中医养生学基本理论指导下的主动修德养神、调志摄神，以保护和增强人的精神心理健康为目的的精神养生过程。中医养生学既重视养形，更强调养神。养神得当，则人体七情调和，脏腑协调，气顺血充，阴平阳秘，健康少疾。正如《素问·上古天真论》所说："恬淡虚无，真气从之。精神内守，病安从来。"

（一）修德养神

从中医学角度来看，道德修养与脏腑阴阳协调具有内在联系，如《黄帝内经》有："修身为德，则阴阳气和。"说明了德行高尚的人之所以能健康长寿，其秘诀在于阴阳和谐。现代医学研究表明，道德修养较高的人大脑皮质的兴奋和抑制相对稳定，体内的酶和乙酰胆碱等活性物质分泌正常，具有较好的神经系统功能的调节能力，有利于健康长寿。

1. 重视道德修养，长存仁爱之心　这是与他人保持和谐的人际关系的基础，能够精神愉悦而有益于健康长寿。

2. 胸怀坦荡，光明磊落　胸怀坦然自若，心神安宁，生活在舒心如意的气氛中，就会安然幸福。

3. 性善好施，助人为乐　这样可以激发他人对助人者的友爱感激之情，助人者在"予人玫瑰，手留余香"中感受到助人的幸福感。

4. 豁达开朗，明辨事理　与人宽宏大度，胸怀博大，于事心安，不计较个人得失，对事物明辨事理，以理智的态度处事，鲜有烦恼、忧愁等不良情绪，有益于身心健康。

道德高尚的人往往能集以上特点于一身，以德养性，使得"精神内守"，保持心理健康，维持机体和环境协调平衡，达到形体健壮、少病延年的目的。

（二）调志摄神

情志活动适度，调和而有节制，有利于机体脏腑组织生理功能的正常发挥；良好的性情状态、稳定的情绪情感有助于人体新陈代谢的协调平衡，维持机体自稳态，提高免疫功能和抗病能力。

1. 情志相胜法　情志相胜法是根据情志之间存在的五行生克制化规律，以转移和干扰原来对机体有害的情志，恢复或重建精神平和的状态，达到对不良情绪进行制约和克制的目的。金元医家张子和在《儒门事亲》中讲到："悲可以治怒，以怆恻苦楚之言感之；喜可以治悲，以谑浪亵狎之言娱之；恐可以治喜，以恐惧死亡之言怖之；怒可以治思，以污辱欺罔之言触之；思可以治恐，以虑彼志此之言夺之。凡此五者，必诡诈谲怪，无所不至，然后可以动人耳目，易人听视。"记载了喜伤心者以恐胜之，思伤脾者以怒胜之，悲伤肺者以喜胜之，恐伤肾者以思胜之，怒伤肝者以悲胜之的情志相胜法。《医苑典故趣拾》中记载了"悲伤肺者以喜胜之"的病案，讲的是清代一位巡抚，情志抑郁，成天愁眉苦脸，家人特请名医诊治。名医问明病由并按脉许久，诊断为月经不调。这位巡抚听罢，嗤之以鼻，大笑不止，连声说道："我堂堂男子，焉能月经不调，真是荒唐至极"。此后，每每自己想起，乐而不止，与家人和亲朋好友提起此事，哄笑一番，从此抑郁全消。这是名医故意以常识性错误引其发笑，"以喜胜悲"，从而达到了治疗目的的一则经典病例。

2. 移情法　移情法是采取一定的方法和措施改变人的情绪和意志，或改变周围环境，脱离不良刺激因素，从而摆脱不良情绪的困扰。《续名医类案》中载有："失志不遂之病，非排遣性情不可。"我们在生活中往往因将注意力集中于某一事件上而整日纠缠不休，产生苦闷、烦恼、忧愁、紧张、恐惧等不良情志，无法自拔。若能发掘自我情趣爱好，以分散注意力，转移思想焦点，或改变周围环境，与产生不良情绪的因素脱离，情绪问题也就随之解决。

3. 升华法　升华法是用顽强的意志战胜不良情绪的干扰，用理智将其化作行动的动力，投身于事业或生活中。如司马迁虽惨受宫刑，但他以坚强不屈的精神全力投入《史记》的撰写中，把身心创伤这一不良刺激转化为奋发努力的行动，以舒志解愁，调整情志，缓解心理压力和转移不幸遭遇所带来的心灵创伤和痛苦心境。

4. 暗示法　暗示法是用含蓄、间接的语言和方法诱导患者不经逻辑的思维和判断直接接受被灌输的观念，主动树立某种信念，或改变情绪行为，达到缓解不良情绪的目的。《素问·调经论》记载了暗示法临床应用的实例："按摩勿释，出针视之，曰我将深之，适人必革，精气自伏，邪气散乱。"说明医生针刺之前，先在患者的患处进行反复按摩，进针前展示针具，告诉患者进针很深，其目的是引起患者注意，从而集中注意力，使精气深伏于内，邪气散乱而外泄，提高针刺的疗效。《三国演义》中曹操"望梅止渴"的典故，也是暗示法的经典应用。

5. 开导法　开导法是通过语言交流，以浅显易懂的道理劝说引导，以主动解除消极情绪的一种调畅情志方法。《灵枢·师传》说："人之情，莫不恶死而乐生，告之以其败，语之以其善，导之以其所便，开之以其所苦，虽有无道之人，恶有不听者乎。"意思是人之常情，没有不愿意活着而愿意死的，说明了不良情绪状态和行为对人体健康的危害，指出只要措施得当，及时调节、摆脱不良情绪和行为，指导患者调养的具体措施，用已得病者的痛苦来劝诫患者，让其充分表达与释放内心的苦闷与压抑，即使有不通情理的人，哪里还会不听从劝告呢。因此，当一个人在生活中受到挫折或遭遇不幸时，可找自己的知心朋友、亲人倾诉苦衷，以便从亲人、朋友的开导、劝告、同情和安慰中得到精神支持。开导法最常用的方法有解释、鼓励、安慰等。

6. 疏泄法　疏泄法是将积聚、压抑在心中的不良情绪通过适当的方法宣泄和排解出去，以尽快恢复心理平衡的一种心理疏导方法。疏泄法是中医学"郁则发之""结则散之"的防治思想的具体应用。疏泄法分为直接疏泄和间接疏泄，如哭泣是一种直接疏泄法，倾诉、赋诗、写作等方式是间接疏泄法。在面临较大的情感压力时，及时适当地发泄情绪，以缓解紧张与压力，放松心情，维护机体内环境的稳定尤为重要。不良情绪和压力会影响脏腑功能,导致气血失和而患病。研究表明,因痛苦的感情变化而流出的泪水中含有对身体有害的物质,当这些有害物质随眼泪排出体外后,悲伤、痛苦的情绪也会随之得到缓解。

 知识拓展

恬淡虚无

精神养生要做到恬淡虚无、淡泊名利。"恬淡",是道家之语,即内无所蓄、外无所逐,寓意为心神宁静而不妄为。"虚无",即虚极静笃,心于自然,意谓心无杂念。《素问·阴阳应象大论》进一步指出:"为无为之事,乐恬憺之能,从欲快志于虚无之守,故寿命无穷,与天地终,此圣人之治身也。"恬淡虚无指摒除杂念,畅遂情志,神静淡泊,以使心神保持"清静"之态。另外,《黄帝内经》以及后世医家主张的恬淡虚无,并非要世人胸无大志,碌碌平生,而是要人排除私欲,不为名利所困扰,而宜孜孜不倦于事业,以期有所成就,造福于社会和人类。

二、饮食养生

饮食养生,即食养,又称饮食调养,是指在中医理论的指导下利用食物的特性合理摄取食物,以达到增进健康、益寿延年目的的养生方法。《素问·平人气象论》指出:"人以水谷为本,故人绝水谷则死。"食物是人体赖以生存和维持健康必不可缺的物质,饮食可以吃出健康,也能吃出疾病,因此应根据不同季节、气候特点和体质情况进行辨证择食。

（一）饮食养生原则

"药食同源"是饮食养生的基本原则,即饮食养生与中药防治疾病所遵循的原则一致。中医学认为,食物同中药一样具有四气、五味和升降沉浮的特性,在疾病发展过程中饮食调养得当则祛病疗伤、促进康复,反之会加重病情。饮食养生应以人为本,进行综合审因施食。还要注意"和五味""有节制"的合理搭配,全面膳食,不可过饱、过饥,以食量适中为原则。

1. 审因施食 中医学养生讲究因人、因时、因地,综合"审因施食"。个体有年龄、性别、体质的差异,时有四季的不同、昼夜的交替,地有山川和平原,气候有燥寒与潮热等,这些都是影响择食的因素。

（1）因人施食:根据个体年龄、性别、体质等生理特点进行饮食养生。如老年人脏腑功能渐衰,牙齿松动脱落,气血化源不足,故食宜熟软、易消化,并进食多补益。正如《寿亲养老新书》中所说:"老人之食,大抵宜其温热熟软,忌其新硬生冷。"从老年人体质角度考虑,脾胃虚弱者宜食山药、大枣、芡实、薏仁等,肾阳虚衰者宜食羊肉、狗肉等血肉有情之品。只有辨证施食,才能调节机体的脏腑功能、平衡阴阳,促进内环境趋向平衡、稳定,这是饮食养生的重要原则。

（2）因时施食:根据四时季节和昼夜晨昏的时序规律进行饮食养生。《饮膳正要》中记载:"春气温,宜食麦以凉之……夏气热,宜食菽以寒之……秋气燥,宜食麻以润其燥……冬气寒,宜食黍以热性治其寒。"总结了四时食养的原则。在一年四季不同气候的饮食养生中依据温热寒凉进行食物性质的选择,春温宜平淡或清润食物,夏热宜寒凉食物,秋燥宜滋阴食物,冬寒宜温热补益食物。在一日之内顺时食养方面,一向有"晨吃三片姜,如喝人参汤""上床萝卜下床姜,不劳医生开药方"的古训。

（3）因地施食:我国地域辽阔,各地海拔差异明显,气候寒热四季分明,还存在水土性质的差异,在饮食养生方面应遵守因地制宜的原则。如我国东南地势低,气候温暖潮湿,宜食清淡通利或甘凉之品;西北地势较高,气候寒冷干燥,宜食温热滋润之品。由于各地水土性质不同,有些地方容易形成地方病如地方性甲状腺肿、大骨节病、克山病等,应因地制宜进行食养预防。

2. 全面膳食 食物的种类繁多,所含的营养成分也各不相同,只有做到全面膳食、合理搭配,才能满足生理活动及从事体力劳动和脑力劳动所需的各种营养的需求,保证人体的新陈代谢,吃出健康,延年益寿。

（1）全面膳食：《素问·脏气法时论》提出"五谷为养，五果为助，五畜为益，五菜为充，气味合而服之，以补精益气"的全面膳食、合理搭配的饮食养生原则，主张人们的饮食以谷类为主食，肉类为辅助，蔬菜、水果为补充。现代营养学认为，碳水化合物、脂类、蛋白质、维生素、膳食纤维、矿物质、水是人体必需的主要营养素。《中国居民膳食指南》中，成年人每日每人膳食标准是：谷类、薯类及杂豆类 250~400g，水 1 500~1 700ml；蔬菜 300~500g，水果 200~350g；动物性食物120~200g；奶类及奶制品 300g 以上，大豆坚果类食物 25~35g；油脂每天 25~30g，盐控制在每天5g 以内。指南建议每天摄入食物种类 12 种以上，每周超过 25 种，并强调食物的多样化。《内经》中的饮食养生原则与指南一致，强调全面膳食的重要性。对于老年人而言，机体对碳水化合物的需要逐渐降低，因此不宜进食大量的碳水化合物，以免出现血糖波动等不良反应。有冠心病的老年人也应该注意，特别是晚上不宜大量进食，可多食用水果、含膳食纤维多的蔬菜和粗杂粮，以防便秘，减少肠道疾病的发生。蛋白质是生命活动的基础，是细胞构成的主要成分，老年人蛋白质宜选优质蛋白。大豆的蛋白质含量高、质量好，豆浆、豆腐、豆干、豆腐皮等是较好的蛋白质来源。

（2）合理搭配：做到"谨和五味"。食物有辛、甘、苦、酸、咸五味之分，五味分别入五脏，与脏腑生理功能密切相关。正如《素问·至真要大论》中所说："夫五味入胃，各归所喜。故酸先入肝，苦先入心，甘先入脾，辛先入肺，咸先入肾。"所谓谨和五味，就是根据人体的生理需要，合理摄取食物，达到营养全身、健康长寿的目的。《素问·生气通天论》说："是故，谨和五味，骨正筋柔，气血以流，腠理以密，如是则骨气以精，谨道如法，长有天命。"合理搭配还需考虑食物寒热属性的相互协调，不可一味食寒或过多食热。此外，食物入口温度的寒热不适也极易造成脾胃损伤。脾胃为"后天之本""气血生化之源"，一旦损伤，日久则人体阴阳失调、百病而生。

3. 饮食有节　《黄帝内经》中有"饮食有节，度百岁乃去""饮食自倍，脾胃乃伤"的记载。饮食有节是指饮食适时和适量。同时，还需注意养勿过偏，即饮食调养以平衡适度为准则，不宜食补太过。

（1）饮食有节：节，就是度，指饮食要有节制，即适时适量。《吕氏春秋》说："食能以时，身必无灾。"说明规律进食可确保身体健康。一般的饮食习惯是一日早、中、晚三餐，每餐间隔时间为 4~6 小时。早餐宜安排在 6:30—8:30，中餐在 11:30—13:30，晚餐在 17:30—19:30。这种时间安排与饮食物在胃肠中消化和吸收的时间比较吻合，符合饮食养生的要求。一日三餐，进食有节：早餐要精，即保证营养充足，量宜少；中餐要好，即饮食的质与量均满足较好；晚餐要少，即控制晚餐的饮食量。比较合理的三餐分配是：早餐占全天总热能的 30%，中餐 40%，晚餐占 30%。饮食有节还强调不能饥饱无常，过饥则化源不足、精气匮乏，过饱则脾胃负担过重，影响运化功能。《备急千金要方》说："不欲极饥而食，食不可过饱；不欲极渴而饮，饮不可过多。"纵观历代养生家的观点，均强调饮食不可过饱，通常食至七、八分饱为饮食适量的标准。

（2）养勿过偏：饮食调养避免过偏。过偏者认为"补"即是养，于是饮食强调营养，凡进食必进补，甚至天天使用补益药物，以求益寿延年。事实上，食补太过则营养过剩，药补太过则阴阳偏盛，会使机体脏腑功能失调、新陈代谢功能紊乱，也就失去了养生的本意。

（二）饮食养生作用

民以食为天，饮食是人体精、气、神的营养基础，从食物的不同性味对机体某一部分选择性作用的"归经"角度来看，不同食物对于人体脏腑、经络发挥着选择性的滋养、调整作用。

1. 滋养作用　饮食的最基本作用是对人体的滋养作用，也是人体赖以生存的根本。《难经》指出："人赖饮食以生，五谷之味，熏肤、充身、泽毛。"饮食水谷进入人体，通过胃的受纳腐熟，脾的运化转输，成为水谷精微滋养脏腑组织、脑髓筋脉乃至筋骨、肌肤和皮毛等，维持正常的生命活动，是人体生命的基本保障。

有滋养作用的食物大多味甘性平、营养丰富，能有效补充人体的气血、阴阳、津液。现代营养学研究表明，具有滋养作用的粮食、水果、蔬菜、禽蛋、肉、乳等食物含有丰富的碳水化合物、维生素、脂类、蛋白质等营养素，可直接补充体内物质的不足，有效防止多种营养不良性疾病，如缺铁引起贫血。

2. 调整作用　中医养生学认为，脏腑、经络、气血津液等物质或功能必须保持相对稳定和协调，才能维持"阴平阳秘"的正常生理状态。因此,保持人体阴阳的协调平衡就是养生最重要的法则。对机体阴阳失调所导致的偏颇状态或病理现象,可利用饮食的性味进行调整。如对阴虚阳盛者,宜育阴潜阳;阳衰阴盛者,可扶阳抑阴;阴阳俱虚者,以阴阳平补等方法达到调整作用。阴虚者宜清补,选用甲鱼、海参、银耳、百合、黑木耳、藕等甘凉、咸寒类食品养阴生津;阳虚者宜温补,选用羊肉、牛肉、核桃仁、韭菜、干姜等甘温、辛热类食品补助阳气;偏寒体质或寒性疾病可选用温热性质的食物,如辣椒、生姜、胡椒、茴香等温里散寒;偏热体质或热性疾病可选用寒凉性质的食物,如西瓜、梨子、绿豆、绿茶等清热、生津、利尿。

3. 预防作用　人体正气旺盛就能抗御邪气的侵袭,使机体处于健康状态,反之则易发生疾病。正如《素问·遗篇刺法论》所说:"正气存内,邪不可干。"饮食水谷提供给人体的营养和能量,使得五脏六腑功能旺盛,血脉气血充盈,机体处于良好的功能状态,有效抵御外邪侵袭。中医提倡在日常生活中发挥某些食物的特殊功效,直接用于疾病的预防。如食用动物的肝脏预防夜盲症,海带预防甲状腺肿大,麦麸谷皮预防脚气病,蔬菜和水果预防坏血病,甜菜汁和樱桃汁预防麻疹,煎服鲜白萝卜、鲜橄榄预防白喉,多食用生大蒜预防肠癌,食用葱白、生姜等预防感冒,夏季食用绿豆汤预防中暑,生山楂、红茶、燕麦片可降低血脂、预防动脉硬化,玉米粥可预防心血管病,薏苡仁粥、苦瓜、马齿苋等可预防癌症,苦瓜还能预防糖尿病等。

4. 延缓衰老作用　中医学认为,先天禀赋是衰老发生的根本原因,脾肾亏虚是加速衰老的重要因素。人的衰老进程和寿命长短取决于先天禀赋,《灵枢·天年》中记载了该观点"以母为基,以父为楯"。《养老奉亲书》说:"高年之人,真气耗竭,五脏衰弱,全仰饮食以资气血。"说明人至老年,气血不充,脏腑虚衰,不可避免地出现脾肾亏虚,这是衰老的生理特征。因此,中医养生延缓衰老所确立的基本原则是补肾健脾益气。分析历代食疗和保健食谱所含成分,进行统计可以发现,其食物均为滋养调补脾肾之品,如山药、枸杞子、薏苡仁、龙眼肉、核桃仁、芝麻、红枣、桑椹、牛奶、甲鱼等。注重饮食养生,达到抗衰防老、益寿延年的目的,是历代医家十分重视的养生环节。

（三）食物性能

食物和中药均为天然之品,饮食养生侧重于利用食物的性能来滋养五脏六腑和预防疾病,而中药治疗则利用其性能来调整脏腑功能、恢复阴阳平衡和治疗疾病,两者在性能上是相通的。同样,食物和中药一样具有"四气""五味""升降浮沉""归经"和"功效"等属性。

1. 食物四气　四气又称四性,即寒、热、温、凉四种不同的食物性质。寒凉属阴,具有寒性或凉性的食物多具有清热、解毒、泻火、凉血、滋阴等作用。温热属阳,具有温性或热性的食物大多具有散寒、助阳、温经、通络等作用。此外,还有一些作用较为平和的平性食物,寒热之性不甚明显。它们的性质虽为平性,但也有偏温、偏凉之分,平性仅是相对的属性,而不是食物绝对性的概念。

2. 食物五味　食物五味即食物辛、甘、苦、酸、咸五种不同的滋味,是食物效用的抽象归纳。实际上有些食物还具有淡味或涩味,但中医认为"淡附于甘""涩乃酸之变味",所以食物仍然归类为五味。就其作用而言,《素问·脏气法时论》中记载"酸收、苦降、甘补、辛散、咸软",说明了酸味(含涩味)食物具有收敛、固涩的作用,苦味食物具有泻热坚阴、燥湿降逆的作用,甘味食物具有补益、和中、缓急的作用,辛味食物具有发散、行气、行血的作用,咸味食物具有软坚散结、泻下通便的作用,淡味食物具有渗湿、利尿作用。

3. 食物的升降浮沉　升为食味的上升,降为食味的下降,浮表示食味的发散,沉表示食味的泄利。食物升降浮沉的性能与食物本身的性味密不可分,具有温、热性能和辛、甘之味的食物多具有升、浮的性能,具有寒、凉性能和酸、苦、咸、涩味的食物多具有沉、降的性能。

4. 食物归经　食物归经指食物对于机体某一部分的选择性作用,即主要对某经或某几经发生的突出作用。如《素问·至真要大论》所说:"夫五味入胃,各归其所喜……物化之常也。"一般情况下,辛味食物归肺经,用辛味发散性食物葱、姜等治疗表证、肺气不宣咳嗽症状;甘味食物归脾经,用甘味补虚性食物红枣、蜂王浆等治疗贫血、体弱症状;酸味食物归肝经,用酸味食物乌梅、山楂等治疗肝胆脏腑等方面疾患;苦味食物归心经,用苦味食物苦瓜、绿茶等治疗心火上炎或移热小肠证;咸味食物归肾经,用咸味食物甲鱼、昆布、海藻等治疗肝肾不足,以及消耗性疾患甲亢、糖尿病等。

饮食是供给机体营养物质的源泉,是维持人体生长、发育,完成各种生理功能,保证生命活动不可缺少的物质条件。《汉书·郦食其传》有"民以食为天"之说,强调饮食对人体的重要性。食养食疗是中医养生不可忽视的重要内容,在饮食调养中应将食物的四性、五味、升降浮沉、归经等多种性能进行综合应用,才会取得良好的养生效果。

三、起居养生

这里的起居包括劳作、休息和睡眠。起居养生是在中医理论指导下顺应自然变化的规律,合理安排日常生活的作息时间,以达到有利于身心健康的养生方法。早在《内经》中就记载有"起居有常"的论述,汉代王充在《论衡·偶会》中阐述了"作与日相应,息与夜相得也。"强调起居以天地自然为法则,顺应自然昼夜变化规律,才能养生延年。

（一）日常起居养生

遵循"因天之序"的自然规律,日出而作,日落而息。因为人体的正气在白昼渐升、黑夜渐减,人体的机能状态春夏生发、秋冬敛藏。养生顺应自然的起居有利于身体的生发、生长、收敛、收藏,达到健康长寿的目的。

1. 起居有常与失常 起居有常,循规生活,顺应自然的变化进行劳作、休息和睡眠,保养生命健康。

（1）起居有常:起卧作息和日常生活遵循自然界和人体的生理常度,可以提高人体对自然环境的适应能力,避免疾病的发生。《素问·上古天真论》记载"食饮有节,起居有常,不妄作劳,故能形与神俱,而尽终其天年,度百岁乃去。"可见,自古以来我国人民对合理规律的作息十分重视。清代名医张隐庵提出:"起居有常,养其神也……不妄作劳,养其精也。夫神气去,形独居,人乃死。能调养其神气,故能与形俱存,而尽终其天年。"说明起居有常是调养神气的关键。若能起居有常,合理作息,就能保养神气,表现为面色红润光泽,目光炯炯,神采奕奕,生命力旺盛;反之,若起居无常,有悖于自然规律和人体常度安排作息,长此以往则神气衰败,表现为面色晦暗,精神萎靡,目光无神,生命力渐衰,严重影响人体健康。

（2）起居失常:《黄帝内经》指出"起居无节"致人体"半百而衰也"。《素问·生气通天论》说:"起居如惊,神气乃浮。"日常生活中,若起居作息无规律,恣意妄行,会引起机体损伤,导致早衰或折寿。葛洪《抱朴子·极言》告诫人们"定息失时,伤也"。人的生活规律一旦遭到破坏,或颠覆了夜卧昼作的生活规律,都会导致精神衰退、脏腑受损以及身体各组织器官功能紊乱,终至疾病发生。特别是老年人,随着年龄的不断增长,身体的形态、结构及其功能开始出现一系列退化,人体对外界变化的适应能力减退,抵抗能力下降,生活起居失常更会加速衰老和推进老化进程,对身体的损害更为明显,甚至导致早亡。

2. 科学合理起居,延年益寿 一天昼夜变化中,平旦之时阳气始生,到日中之时阳气至盛,黄昏时分阳气渐弱,阴气趋长,深夜之时则阳消而阴盛。科学作息应在白昼阳气至盛之时从事日常活动,而到夜晚阳气衰微的时候安卧休眠,顺应"日出而作,日入而息"的自然和人体相应的规律,达到保持人体阴阳平衡协调的作用。正如孙思邈所说:"善摄生者,卧起有四时之早晚,兴居有至和之常制。"说明人类要根据季节变化和个人的具体情况制订出符合自然规律变化和人体生理需要的作息制度,养成按时起居的习惯,使人体的生理功能保持在稳定平衡的良好状态中。

现代医学也已证实,人的生命活动要遵循一定周期或节律变化。有规律的周期性变化是宇宙间的普遍现象,从天体运行到人体生命活动都有内在规律或节律。人的情绪、体力、智力等都有一定的时间规律,体力、情绪和智力的节律周期分别为23、28和33天,每个周期又分为旺盛和衰退两个阶段。人的体温也会随时间而变化,在凌晨2~6时最低,下午2~8时最高。规律的生活作息可使大脑皮质对人体的调节功能形成有节律的条件反射系统,这是健康长寿的必要条件。因此,建立合理的作息制度,形成规律的生活习惯,人体脏腑组织器官的生命活动才能与之适应,发挥出最佳的功能状态,有益于身心健康。

（二）劳作养生

从古至今,劳动作为人类生存和发展的最重要手段之一,是人身体和心智健康的源泉。中医养生重在生活化,把养生的理念与日常生活相融合,在生活和工作中适当劳作以养生保健。东汉末年医学家华佗认为："动则谷气易消,血脉流利,病不能生。"

1. 劳作适度与失度

（1）适度劳作,循规养生:《素问·上古天真论》中记载有"形劳而不倦",认为人体在日常生活中适当活动或劳作,以不过度疲倦为度,这样才会对身体有保健作用。正如《吕氏春秋》所述:"流水不腐,户枢不蠹,动也。"因此,合理适当劳作,从事一些体力劳动,有利于人体气血运行,舒缓筋骨,增强体质,磨炼意志,从而保持较强的生命活动能力。现代医学研究认为,合理的劳作对心血管、呼吸、运动、内分泌和神经系统等有很好的功能促进作用,增强血液循环,改善呼吸和消化功能,提高基础代谢率,并通过兴奋大脑皮质提升机体各部的调节能力。随着现代科技与人工智能的发展,人的体力劳动日趋减少,劳动强度大幅降低,随之而来的是人们安逸少动,导致机体器官功能下降,免疫力降低,易发生疾病。因此,只有适度劳作,动静结合,才能有益于人体健康长寿。尤其对于老年人来说,没有绝对的"静"或"动",只有动静结合,以"常欲小劳"益于身体。

（2）劳作失度,损害健康:《素问·宣明五气》中记载有"久视伤血,久卧伤气,久坐伤肉,久立伤骨,久行伤筋。"告诫人们在日常的工作和劳作中应以适度劳作为原则,避免过劳伤身。孙思邈提出的"养性之道,常欲小劳,但莫大疲及强所不能堪耳",倡导劳逸结合的生活方式。现代实验证明,疲劳是降低机体抗病能力的很重要的因素。只有适度劳作、合理休息,才是增强机体免疫能力的重要手段。过劳伤人,过度安逸同样可以致病。《素问》中的"久卧伤气,久坐伤肉",张景岳解释道:"久卧则阳气不伸,故伤气;久坐则血脉滞于四体,故伤肉。"说明缺乏适度劳作和体育锻炼的人易致人体气机阻滞、血运不畅,进而影响脏腑功能,使得机体功能衰退,甚至危及生命。

2. 合理劳作,养生有道　养生的核心是劳逸结合,做到体力劳动、脑力劳动与运动结合相宜。从事体力劳动的人群,由于职业性质和工种不同,难以在主观上选择劳动条件,要注意把握适宜的劳动强度。工作之余安排好业余生活,根据不同爱好自行选择不同调养、休息的形式,如看戏、观景、钓鱼、散步、聊天等,使自己的体力、精力和心理状态等得到充分恢复和调整。从事脑力劳动者,建议多进行一些体育锻炼,如习练太极拳、瑜伽、健身等,动以养形,结合琴棋书画等,静以养神,做到动静兼修、形神共养,从而达到强健体魄的目的。

（三）睡眠养生

睡眠是大脑疲劳后所发生的一种保护性反应,睡眠的质量又直接影响着我们的身心健康。人的一生近1/3的时间是在睡眠中度过的,当我们处于睡眠状态时,大脑和身体得以充分地休息、休整和恢复。从养生的角度出发,睡眠应根据自然界与人体阴阳变化的规律,采取合理的睡眠方法和措施,昼作夜卧,卧有定时,尽快恢复机体的疲劳,保持充沛的精力和体力,提高机体免疫力,达到延年益寿的目的。

睡眠质量是身体健康的一大要素。清代医家李渔指出:"养生之诀,当以睡眠居先。睡能还精,睡能养气,睡能健脾益胃,睡能坚骨强筋。"良好的睡眠可以使疲劳的大脑得到充分的休息,修补机体损耗,补充流失的能量,是生命得以延续的必要条件;良好的睡眠也是恢复体力、补充精力、调整情绪和增强机体免疫力的重要手段。睡眠质量的高低取决于睡前、入睡、醒后等环节,又与卧室、卧具等环境和物品密切相关。

1. 睡前调摄　良好充足的睡眠是保障健康的首要条件,睡眠前的各种准备是保证良好睡眠的前提。

（1）调和情志,宁心助眠:心不静则卧不宁,情志的变化会引起脏腑气血功能的紊乱,影响入睡和睡眠质量,久之导致疾病发生。《景岳全书·不寐》说:"心为事扰则神动,神动则不静,是以不寐也。"《素问·举痛论》有"怒则气上,喜则气缓,悲则气消,恐则气下,惊则气乱,思则气结"的记载。因此,睡前保持平和情绪和心境是保障睡眠的首要条件。

（2）睡前洗漱,清新入眠:睡前洗脸,清洁皮肤,畅通面部毛孔呼吸,同时给面部补充水分,促进颜面的血液循环,可以起到养护容颜的作用。睡前刷牙是保护牙齿最好的方法。《云复七签》说:"世人奉养,往往倒置,早漱口不如将卧而漱,去齿间所积,牙亦坚固。"指出临睡前刷牙漱口能将一天进食存留在口腔内的饮食残渣彻底清理干净,防止口腔残留对牙齿一夜时间的破坏,预防口臭、龋齿、牙周炎等口腔疾病的发生。泡脚助眠,每晚入睡前用热水泡脚,促进全身血液循环;同时按摩足底腧穴和反射区,具有助眠的效果,对身体大有裨益。"春天泡脚,升阳固脱;夏天泡脚,暑湿乃除;秋天泡脚,肺润肠濡;冬天泡脚,丹田温煦。"历代养生家都把每晚临睡前用热水泡脚作为养生却病、益寿延年的一项措施。脚居于人体的最下部,是血液循环的最远端位置,此处多受寒而少气血温润,有"病从足生"之说。中医学认为,人的脚上分布着数十个腧穴和人体内脏器官的反射区,泡脚可刺激这些腧穴,以疏通经脉,促进血液循环和新陈代谢,有利于消除疲劳,提高睡眠质量。泡脚的最佳时间在晚上9:00左右,此时人体肾经气血最为衰弱,此时泡脚可激发肾经经气而温煦机体,滋养肝肾,有助睡眠。泡脚以40℃左右的水温为宜,水量要没过脚踝关节。泡脚时搓摩足底部足少阴肾经的涌泉穴和脚部的"反射区",调节自主神经和内分泌功能,促进机体血液循环,有助于消除疲劳,帮助睡眠,预防心脑血管疾病的发生等。

(3)睡前忌茶饮、进食:睡前禁忌饮用茶水、咖啡等,同时控制饮水量,减少起夜排尿次数而影响睡眠质量。《景岳全书·不寐》说:"饮浓茶则不寐,心有事亦不寐者,以心气之被伐也。盖心藏神,为阳气之宅也。卫主气,司阳气之化也。凡卫气入阴则静,静则寐,正以阳有所归,故神安而寐也。而茶以阴寒之性,大制元阳,阳为阴抑,则神索不安,是以不寐也。"阐释了茶饮影响人体睡眠的机理。临睡前进食会增加胃肠负担,既影响入睡,又使热量蓄积而发胖。中医学有"胃不和则卧不宁"之说,在睡前禁忌进食也是养生方法之一。如睡前感到饥饿,可进食少许低热量饱腹食物后稍事休息再睡。

2. 入睡调摄　睡眠时应保证卧室环境避光和安静,踏实安睡,以养元气,提高睡眠质量。

(1)睡眠姿势:《寿世保元·不寐》记载了"睡不厌蜷,觉不厌舒。蜷者屈膝蜷腹,以右胁侧卧,修身养家所谓狮子眠是也。"也就是我们常说的"卧如弓",右侧卧位,四肢自然弯曲。这种睡眠的姿势有利于全身肌肉完全放松,消除疲劳,也避免了压迫左侧心脏的位置,有利于心脏血液的输出。这个姿势也是我们每个人在母体中最为原始的睡姿,是心理学中的安全睡姿。可见,养成良好的睡眠姿势对于养生而言也是非常重要的。

(2)入睡方位:《普济方》中的记载"人卧一夜当作五度反复,常逐更转。"但对睡眠方位的要求各有主张,有以四季转换定方位而睡的,如《保生要录》中有"凡卧,自立春后至立秋前,欲东其首;自立秋后至立春前,欲西其首。"有的主张一年四季都应遵循"东首而寐"。

(3)睡眠时间:中医养生学强调睡眠要适应自然界四时阴阳消长的变化,春、夏两季宜晚睡早起,秋季宜早睡早起,冬季节宜早睡晚起。每天的睡眠时间在8h左右,老年人的睡眠适当延长,60岁以上,每增加10岁,则增加1h睡眠时间。由于机体功能衰退,大脑皮质趋于萎缩,需要更多的睡眠以恢复中枢神经的疲劳,通过充足的睡眠时间和高质量的睡眠养护身心。

3. 卧室与卧具　营造一个温馨适宜的睡眠环境,选择舒适的卧具,是保障睡眠的前提,也是提高睡眠质量的基本条件之一。

(1)卧室:朝向以坐北朝南为佳,优点是冬暖夏凉。卧室面积一般以18m²左右为宜,窗户宽大以利于采光和通风。每天上午10:00和下午3:00是开窗换气的适宜时间,保持室内的空气清新。居室的设置要考虑无障碍,家具简洁明快,窗帘要避光。卧室内适当放置一些观赏品,以静雅和舒心为原则。室内可以放置净化空气、吸附甲醛等有害物质的绿植,如吊兰、绿萝、白掌等。保持卧室湿度。

(2)卧具:包括床、褥、被、枕、睡衣等。床的高矮要适中,既要方便老年人上下床,又要考虑避免潮湿之气伤身。床垫要软硬适度,比较标准的软硬度以木板床上铺垫10cm的棉垫为妥。适宜厚度和软硬度的床垫能够防止老年人骨突部位压伤,并易于放松肌肉,消除疲劳,维持脊柱正常的生理曲度。垫褥应厚而松软,选料宜用纯棉,要经常晾晒,及时拆洗,使用3年应更换1次。特别是老年人骨瘦体弱,骨突部分尤需厚褥保护,且宜柔软舒适,老人的厚褥每年以添加新絮为宜。被子宜宽大松软,薄厚适中。选料宜用纯棉、丝麻之品,以养护肌肤,利于睡眠。被子应每年拆洗,经常晾晒。枕头高矮要根据老年人各自生理条件选择,并符合颈椎的生理曲度,软硬适宜,略有弹性。还应考虑使用颈枕,以保护颈椎。睡衣的面料应选择透气性强、吸汗保暖、质地柔软的纯棉、真丝和麻织物,花色最好是自然色,款式要宽松舒适,利于身体的舒张和活动。老年人可选用衣裤套装,以防止勒绊跌伤。

四、雅趣养生

雅趣指风雅的意趣,即情趣高雅,主要包括音乐、书画、弈棋、鉴赏、垂钓、花鸟、旅游、品茗等。富有情趣的"雅趣养生"形式多样,在"乐"的基础上,有"雅",有"趣",通过陶冶性情、颐养身心的活动,激发才智,休闲身心,蓄积活力,寓养生于娱乐之中,从而达到养神健形、延年益寿的目的。

(一)音乐养生

音乐养生是指人们通过聆听美妙的音乐,使人的精神状态、脏腑功能、阴阳气血等内环境得到改善,达到调养身心、保持健康的养生方法。音乐能够调理血脉,调治身体。音乐用来养生,古往今来皆用之。一曲优美流畅的歌曲会使人心情舒畅,一曲高亢激昂的歌曲会令人精神振奋,久病之人会因悦耳的歌声而减轻疾病的痛苦。音乐对于促进心血管系统和消化系统功能、缓解肌肉紧张和神经紧张都具有良好的功效。如果能够根据自己的爱好,选择一曲美妙的音乐,对于调整情绪紧张、缓解压力、消除抑郁大有益处。在修身养性方面,琴声乐曲所形成的音乐最有力量。音乐不仅能调整心境、改变心态,更重要的是平和气血、调整阴阳,具有重要的养生意义。

研究发现,经常接触音乐节奏、律动,会对人体的脑电波、心跳、肠胃蠕动、神经感应等产生良性作用,如促进心血管系统和消化系统功能、缓解肌肉紧张和神经紧张等,进而促进人体身心健康。音乐无形的力量远远超乎个人想象,所以聆听音乐、鉴赏音乐是现代人极为普遍的生活调剂和养生方法。

1. 五脏与五音 五脏可以影响五音,五音可以调节五脏。五音的宫、商、角、徵、羽之间调和搭配,本身就是一套养身宝典。《黄帝内经》提出"五音疗疾"的理论,阐释了音乐与人体生理病理、养生保健及防治疾病的关系,认为"角为木音通于肝,徵为火音通于心,宫为土音通于脾,商为金音通于肺,羽为水音通于肾",五音对应着五行,又分别对应着五脏及七情,运用不同的音律可以调节相应的脏腑。《晋书·乐上》中记载有"闻其宫声,使人温良而宽大;闻其商声,使人方廉而好义;闻其角声,使人恻隐而仁爱;闻其徵声,使人乐养而好施;闻其羽声,使人恭俭而好礼。"说明音乐能影响人的感情变化,甚至改变主观思维。通过音乐声波产生的音频达到人体功能与乐曲振频活动的协调和谐,利于患者恢复健康。

2. 五音养五脏

(1)徵为火音通于心:心为五脏六腑之主,藏神。以《紫竹调》《喜洋洋》等欢快、明朗的养心徵调式乐曲可调整心悸心慌、失眠、烦躁等症状。徵音具有较好的调整心脏功能的作用。

(2)角为木音通于肝:肝主疏泄,在志为怒。对肝气郁结引起的情志不舒、烦躁易怒、肢体麻木、口苦、眼部干涩等,宜听《春风得意》《江南好》和钢琴曲《命运》等,有利于平调旺盛的肝气,有助于疏理肝气。

(3)宫为土音通于脾:脾主运化,在志为思。因思虑过度、饮食因素伤脾而致面色萎黄、食少腹胀、四肢倦怠、便溏、内脏下垂等,宜听宫调式乐曲《春江花月夜》《月光奏鸣曲》《月儿高》《秋湖月夜》《鸟投林》《十面埋伏》,调养气血生化之源,使脾的运化有常,有助于消化功能的发挥。

(4)商为金音通于肺:肺主气,司呼吸,主管人体呼吸功能。呼吸系统疾病引起的咳嗽、咳痰、气喘等症状,宜听商调式乐曲《阳春白雪》《阳关三叠》《黄河大合唱》的高亢悲壮、铿锵雄伟旋律,不断调整呼吸,可调补肺气,促进肺的宣发肃降。

(5)羽为水音通于肾:肾藏精,有先天和后天之精。人体精气较长时间耗损会导致面色黧黑或晦暗、腰酸膝软、形寒肢冷、阳痿早泄、小便清长等症状,《梅花三弄》《塞上曲》《昭君怨》《汉宫秋月》等羽调式乐曲清纯和缓,如行云流水,可调理肾气,培补促长肾中精气。

(二)品读养生

品读养生是指以读唱为主要方式的养生方法,包括品读诗文、吟诵歌赋、品鉴古籍书画、学唱戏曲等。中华民族有着厚重的优秀文化资源,在品鉴中增长智慧,涵养德行,陶冶情操,优化生活,达到养心怡神的目的。传统文化以书为载体(包括画卷),书是人们品鉴文化的主要方式。我们把读书人脱尘出俗的气质称为"书香气"。

品读养生的另一个方式是欣赏书画。书画是文化的载体,人们品鉴文化的主要方式就是读书和赏画。人的高雅脱俗的气质源自读书,读万卷书,行万里路,以期达到"胸藏文墨虚若谷,腹有诗书气自华"的境界,培养自身高尚的品德、质朴的气节、儒雅的风度,显现读书人的特有风骨和气质。

1. 读书颐养情志

(1)读书具有养心怡神的作用:读书需要凝心静志,排除浮躁之心。读书等于养神,历代养生医家均认为养神重于养形。通过诗词、书画、小说、散文等载体进入其情其景,在优美的文字、画卷深远的意境中寻找激扬的精神、精深的哲理,沉醉于不同的情感体验中,获得迥异的心理感受,不断提高自我素养。

(2)读书塑造气质:健康的心态和良好的素质源于品读好的书籍和文章,在读书中获得精神的升华和形体的优雅。

(3)读书调整情志:《管子》有"止怒莫若诗,去忧莫若乐",道出了诗书音乐的消怒排郁作用。

(4)读书延缓衰老:人的衰老始于大脑,脑用则进废则退,读书是延缓大脑衰老的第一法宝。

2. 读书培养情趣　人的情趣培养是伴随人的一生的长期工程。品读诗书、欣赏书画是一种习惯,在品读中培养情趣,在情趣中养生延年。

(1)读有益之书:养成读书赏画的习惯,在品鉴名画、推敲诗文、品嚼名著中吸收其精华,品味其韵味,让身心受益。

(2)赏有品之作:欣赏一部书画作品,在狂草的豪迈飞扬、隶书的率真自然、篆书的凝重含蓄和楷书的横平竖直中陶冶性情。赏画作的鸟兽态势、山水动静以及工笔画的精致和水墨画的粗犷,在细细品味后获得认识与体验,领悟作品的精彩,达到修性养心的目的。

(3)养成读书品画的习惯:自古名家兴趣广泛,读书人赏画赋诗者众多。老年人养成品读欣赏的习惯,做到勤读书、善品鉴、会欣赏,在鉴赏中提高自身修养,颐养性情。

(三)书画养生

书画养生是以书写和绘画来调理心智、陶冶性情、愉悦情绪的一种养生方法。书画是一门高尚的艺术,是人们心与神的精细表现手法,本身蕴含的美给人以无限的享受。中华民族灿烂的文化艺术是汉字书写与绘画融会互通的艺术,从甲骨文的象形字至今已走过了 3 000 多年的历史,发展到今天,它远远超脱了仅仅是一门艺术的界定,已经与养生学、生命学密切联系在一起。无论是书写,还是绘画,都需要凝神静气、心神专注其中,使人进入忘我的境界。在书写绘画落笔、运笔时,大脑皮质兴奋,神经递质分泌增加,促进了大脑的血液循环,改善了大脑的功能,从而起到养生的目的。在书画创作时宁心静气,挥毫运笔,不仅周身各部的肌肉得到有效的锻炼,脊柱和关节也达到了最佳的平衡状态,机体内外和谐,达到养生延年的目的,正所谓"寿从笔端来"。

1. 运行血气　《内经》中记载有"动则养阳,静则养阴"。当提笔写字和作画时,先构思整个布局,作品需呈现所蕴含的寓意,提笔沉思良久,这是一个静心思考、"静则养阴"的过程;舞笔落墨,手臂牵动身体协调运动,有"动则养阳"的作用。练习书法看似脑力劳动,锻炼人的思维能力,同时也是需要周身活动的体力活动。练字作画手在动,却调整了全身气血的运行,作者绝虑凝神,心正气和,身安意闲,血脉通畅,完全进入了"练功"的境地。动静结合,阴阳调和,五脏安顺,气血得以调节畅快运行,从而达到养生的目的。

2. 调节呼吸　写字作画的注意力高度集中在作品的构思上。静心凝神运笔时,呼吸与笔画的运行自然地协调配合,形成了精神、动作、呼吸三者的和谐统一,从而调节呼吸功能,改善肺的气体交换能力和大脑供血,对延缓衰老具有重要意义。字画还可以通过调息抒胸中气、散心中郁,在全神贯注中解郁、调息、养生,发挥"赏心悦目乐无穷"的效果。

3. 升华心灵　绘画与书法一样,创作时凝练神志,陶冶心情,排除杂念。在创作时,笔下呈现出的花鸟草木、山川湖泊、日月星辰以及人物百态、喜怒哀乐等惟妙惟肖地跃然纸上,使创作者的心灵得到升华。书画创作是一个培养高尚情操的理想方式,在绘画中提高艺术修养,提升品鉴能力,净化心灵,增强书画养生中的智慧含量。学习书画可以从自己的创造中得到满足感,心境也随之得到一种超然与净化,持之以恒,既提高书画技艺,又有养生延年的收获。

（四）弈棋养生

弈棋是一种专意谋略的智力竞赛。弈棋养生是指人们在对弈的过程中精神情绪专一宁静,意守棋局,在尽享弈棋乐趣中舒缓身心、锻炼思维、陶冶性情,达到延年益寿的目的。"善弈者长寿",经常弈棋者在博弈中心神集中,神情专一,杂念尽消,或谋定而动,谈笑风生,一决胜负,乐在棋中。棋是一种千变万化、奥妙无穷的文娱活动,当一招制胜,则心中得意;一着失误,牵动全局,思绪紧张,人体气血随之调整改善,脏腑功能发生变化,从而起到调养身心、维护健康的效果。

1. 启迪智慧　弈棋需要全神贯注,棋的每一步都是判断、推理、计算和决策的过程,参与者通过发挥主观能动性、增强逻辑性和辩证思维,提高计算能力、分析能力、记忆能力、战略战术能力。对于老年人而言,还可以预防老年痴呆,延年益寿。棋局变化使人精神弛张交替,这种思维的较量、智力的角逐要求弈者调动大脑、急速思维、全神参与。经常下棋可使脑神经处于活跃状态,保持老年人智力聪慧。

2. 陶冶情志　人们在对弈时精神集中,意守棋局,杂念尽消,在谈笑之间决一胜负,能够使人把注意力从日常生活的压力中摆脱出来,缓解身体和精神的疲劳;而且弈棋有凝神静气的作用,对于长期感觉孤独、内心空虚无聊的神志损伤老年人有很好的帮助。在棋逢对手、难分胜负时,博弈间宁心静气犹如练习气功中的调息、吐纳,既有益于健康,又能练就良好的性情。若是一场酣畅淋漓的棋局,会让弈者兴趣盎然,在沉思中举棋不定,或运筹帷幄,或落子如风,纵横棋局挥洒睿智。下棋是一种雅趣,更是以棋会友的修身之道。

3. 增进友谊　古往今来,以棋会友的例子不在少数。在对弈过程中,思想碰撞的火花不仅能够增进双方的友谊,还能深入彼此的内心,在对弈中学习,在对弈中受益,在对弈中交友,乐在棋中。尤其对于老年人,以棋会友,切磋技艺,能增进朋友之间的往来与交流,充实晚年生活,使人精神愉快,有所寄托,身心舒畅,老有所乐。

五、环境养生

环境养生是利用自然、居住和社会人文环境等综合条件,将有利于个体健康的因素为我所用,达到保养生命的方法。环境是影响人类生存与发展的所有外部条件的总体,包括自然环境和社会环境。自然环境主要是四季气候、地理环境和生活居住环境,社会环境包括社会政治、经济条件、卫生条件、生活方式、文化教育、家庭关系等。

（一）四季气候与养生

气候环境随着一年四季的变化呈现出春温、夏热、秋燥、冬寒的节律性转换,人体脏腑经络的气血运行、津液代谢也随之相应地发生适应性的改变。其中,温度的变化是对人体影响最显著的因素,这也与个体体质、皮肤、脂肪的情况以及着装的不同密切相关。养生应顺应四时阴阳消长节律变化进行养生,使人体生理活动与自然界变化的周期同步,保持机体与外环境的协调统一,方能起到保养身体、却病延年的目的。人体的外界环境舒适感一年四季差异较大,冬季为17.2~21.7℃,相对湿度30%~50%;夏季为18.9~23.9℃,相对湿度40%~60%。养生应遵循顺应气候环境变化为原则,强调随四时气候环境的变化同步调整养生方法。

1. 春季养生　一年之计在于春,春季是生发的季节,万象更新之始。此时春回大地,阳气升发,天气转暖,自然界万物萌发生长。春季养生在起居、情志、饮食、运动等方面需顺应春季阳气升发、万物萌发的特点。

（1）起居调养:宜晚睡早起,舒展形体,沐浴阳光,顺应春季生发之气。

（2）运动调养:选择舒缓身体的运动项目,如体操、球类运动等。

（3）膳食调养:宜食平淡清润食物,可以选择一些春季的升发、清宣的食物,如茼蒿、菊叶菜、香椿芽等。

2. 夏季养生　夏日炎炎,是一年中最为炎热的季节,阳热至极,万物茂盛。养生要顺应夏季阳盛于外的特点,注意保养阳气,做到"春夏养阳"。

（1）起居调养:夏季雨量充足,湿度大,气温高,应注意防暑降温除湿,勤开门窗,保持居室的通风。

（2）运动调养：暑热之气易耗气伤阴，大量出汗应及时补充水液，选择较为缓和的运动方式，如习练太极拳、慢跑、散步等，还应考虑避开烈日当空的时段运动。

3. 秋季养生　秋天为收获时节，"秋收"是秋天自然界的丰收，也是自然界之气和人体的阳气逐渐收敛、阴气渐长的阳消阴长过程，气候开始转凉。

（1）调整起居：宜早卧早起。早卧有助阴精收敛，早起以顺应阳气的舒展，避免秋天的肃杀之气影响人体。

（2）运动吐纳：秋高气爽，正是运动的好时机。可采用《道藏·玉轴经》中的"秋季吐纳健身法"：晨起洗漱后闭目静坐，叩齿 36 次，舌在口中搅动，待口里液满，进行漱练数遍，分三次咽下，并意送至丹田，之后缓缓做腹式深呼吸。吸气时，舌舔上腭，用鼻吸气，用意送至丹田。再将气慢慢从口中呼出，呼气时要默念"哂"字，但不要出声，反复 30 次，可起到补养肺气的作用。

4. 冬季养生　冬季是自然界天寒地冻的冰封季节，此时阴气至盛，阳气潜伏，草木枯零，蛰虫伏藏。

（1）调整起居：早睡晚起，避寒就暖，敛阳护阴，以潜藏为本。保证充足的睡眠，日出而作，利于阳气的潜藏、阴精的积蓄。

（2）锻炼身体：即"冬练三九"。坚持冬季锻炼身体，增强体质，提高机体免疫力，避免寒气对人体的损伤，有效抵抗各种寒流携带病原体的侵袭。

（二）地理环境与养生

自然地理环境因素是影响人类健康长寿的重要因素。地质地貌、土壤、气候、水文、植物等是人类生存和发展的物质基础，因此地理环境对人类健康和疾病的发生有着非常明显的影响。中医以阴阳五行理论为指导，认识地理环境对人体生命活动、病理变化的影响，并以此指导养生保健和对疾病的防治。

（三）居住条件与养生

居住条件包括室内家居条件、室外自然条件和人文条件三个方面。人的一生中的多数时间是在居住环境中度过的，居住环境的适宜度影响着我们的生活质量、健康状况等。阳光充足、气流通畅、环境优美的居住环境令人心旷神怡，从而促进健康。《孟子·尽心上》指出："居移气，养移体，大哉居乎！"说明人的所处环境可以造就一个人的气质，食居供养可以改变人的体质。但是从实际影响效果来讲，每一个人受影响的程度并不是完全一样的，这取决于个人对环境的感知力及对周围环境的适应与反应能力。

住宅依山而筑，傍水而居，这种山清水秀的居住环境空气清新，环境宜人。住宅的朝向以坐北朝南为最佳，这是因为我国地处中低纬度，位于濒临太平洋的亚洲大陆东部，为大陆性季风气候，夏热冬冷，雨热同季。冬季寒气袭人，刺骨的北风呼啸，若大门朝北，寒风直冲室内，会使室内外温度差异不大；夏季多为南风，大门朝北，南风只能绕墙而过，室内空气无法流通，室内闷热高温。居室结构要合理，保证日常通风和采光，睡眠有良好的隔音和避光，装修选用环保装饰材料等。一个良好的居住环境能够保障健康，提高老年人生活质量。

（四）社会环境与养生

社会环境是人类生存及活动范围内的社会物质、精神条件的总和。社会环境的优劣对人的体质和疾病发生产生直接的影响。李中梓在《医宗必读·富贵贫贱治病有别论》中指出："大抵富贵之人多劳心，贫贱之人多劳力；富者膏粱自奉，贫贱者黎藿苟充；富贵者曲房广厦，贫贱者陋巷茅茨；劳心则中虚而筋柔骨脆，劳力则中实而骨劲筋强；膏粱自奉者脏腑恒娇，黎藿苟充者脏腑恒固；曲房广厦者玄府疏而六淫易客，茅茨陋巷者腠理密而外邪难干。故富贵之疾，宜于补正；贫贱之疾，宜于攻邪。"分析了贫富不同的社会环境下，因劳作方式不同和经济水平的高低给身体带来直接的影响。从社会政治上分析，战争不断的国家，人民生活动荡不安，心无安处，在焦虑、压抑的情绪中生活，这种社会稳态的失常会直接导致人体免疫机制的下降，加之七情内伤和外感六淫而罹患疾病。张仲景在《伤寒论》序言中说："余宗族素多，向余二百，建安纪年以来，犹未十稔，其死亡者三分有二。"叙述了自己家族人口在战乱年代因疾病减员的情况，这也是当时社会现状的一个缩影。由此可见，无论是社会的大环境，还是经济水平的小环境，都在影响着人类的健康。养生保健问题不再是一个简单的医学问题,而是需要用社会学的基本理论和研究方法结合医学进行全面认识。人具有生物属性和社会属性,我们必须重视社会环境因素对健康和疾病的影响,从根本上提高人们的健康水平,推进生活质量的提升。

（江 浩）

1. 简述中医养生的概念。
2. 中医养生观的内容是什么?
3. 简述中医养生原则。
4. 中医常用的养生方法有哪几种?

第四章　传统康复保健技术

第四章
数字内容

📝 **学习目标**

1. 掌握传统手法、艾灸法、拔罐法的养生保健技术。
2. 熟悉刮痧法的养生保健技术。
3. 了解其他传统康复保健技术。
4. 具备运用传统康复技术为老年人提供养生保健服务的能力。

　导入情景

　　某老年男性,65岁,自由职业。主诉左侧腰骶部疼痛,活动受限13h。就诊前一天搬椅子后出现腰痛,逐渐加重,呈"歪臀跛行"的特殊姿势,不能平卧,不能直立,亦不能正坐,强迫于半蹲位。自服"消炎痛""强痛定片"无效,遂由两人搀扶就诊,门诊以"髋骨错缝"收入住院。入院症见:左侧腰骶部疼痛,活动受限明显,不能弯腰,患侧下肢站立负重、行走抬腿困难,疼痛加重时向臀部和腹股沟放射。舌质暗紫,苔薄白,脉弦紧。起病以来,神清,精神一般,纳差,眠差,二便正常,体重无明显变化。

　　工作任务

1. 请根据以上信息,对该老年人进行诊断。
2. 为明确诊断,应对该老年人进行哪些专科检查?
3. 如何对该老年人选用传统手法进行治疗?

第一节　传统手法与应用

一、推拿基础手法

　　基础手法是推拿手法中最常用、最基本的单式手法,是指能够独立存在的、单一动作的手法。这些手法在临床上可单独应用,也可与其他手法结合运用。

　　(一)手法基本要求

　　1. 持久　手法在操作过程中能够严格按照规定的技术要求和操作规范持续运用,在足够的时间内不走样,保持动作和力量的连贯性,以保证手法对人体的刺激足够累积到临界点,起到调整内脏功能、改变病理状态的作用。

2. 有力 手法发挥作用的标志是使损伤部位产生酸胀感,这样才能促进新陈代谢。手法在操作过程中必须具备一定的力度和功力,使手法具有一定的刺激量。

3. 均匀 操作时手法压力的轻重、动作的幅度、速度的快慢都必须保持相对一致,使手法操作既平稳又有节奏性。

4. 柔和 手法操作时动作稳柔灵活,手法变换时自然协调。手法轻而不浮,重而不滞。

5. 深透 受术者对手法刺激的感应和手法对疾病的治疗效应要求手法的刺激不仅作用于体表,能够克服各种阻力,又要避免对正常组织造成损伤,使手法的效应达到疾病的深处、经脉骨肉甚至脏腑。总之,持久、有力、均匀、柔和、深透的要求是密切相关、相辅相成、互相渗透的。持续运用的手法可以降低肌肉的张力和组织的黏滞性,使手法的效应能逐渐渗透到组织深部;均匀协调的动作可使手法更趋柔和,具有渗透性;力量和技巧相结合使手法达到"刚柔相济"的效果。《医宗金鉴》说:"一旦临证,机触于外,巧生于内,手随心转,法从手出。"

（二）手法操作注意事项

推拿手法作为一种外治手段,虽然对很多疾病都有良好的效果,但也可能由于施术不当等原因出现一些不良反应,所以在操作过程中必须注意以下几点:

1. 诊断要明确 手法治疗前首先要明确诊断,可用排除法或治疗性诊断。

2. 精力要集中 在手法操作过程中,术者要全神贯注,眼下视,不低头,做到手随意动、功从手出,同时还要密切注意受术者对手法的反应(如手法力量的轻重、面部的表情变化、肌肉的紧张度以及对被动运动的抵抗程度等),以随时调整手法刺激量和方法。

3. 体位要适当 对受术者而言,宜选择感觉舒适、肌肉放松、既能维持较长时间又有利于手法操作的体位;对术者而言,宜选择一个便于手法操作和运用,并能发挥最大力量的体位。

4. 手法要选择 在治疗过程中应用什么手法,就好比用药处方一样,应视疾病的性质、病变的部位辨证辨病而定。

5. 力量要适宜 手法操作必须具备一定的力量,以达到一定的刺激强度,才能获得治疗作用。临床上要掌握适宜的刺激强度,首先要了解与刺激强度有关的因素。手法刺激的强度常与手法的压力、治疗部位、着力面积、受力的方式以及操作时间有关。

二、一指禅推法

以拇指指端或螺纹面着力,通过腕部的往返摆动,使所产生的功力通过拇指持续不断地作用于施术部位或穴位上,称为一指禅推法。

【操作】

以拇指指端或螺纹面着力于体表施术部位或穴位上。拇指自然伸直,余指的掌指关节和指间关节自然屈曲。沉肩、垂肘、悬腕,前臂主动运动,带动腕关节有节律地左右摆动,使所产生的功力通过拇指指端或螺纹面轻重交替、持续不断地作用于施术部位或穴位上。手法频率每分钟120~160次。

【动作要领】

一指禅推法操作时要求术者姿势端正,精神内守,肩、肘、腕各部位贯穿一个"松"字,做到蓄力于掌,发力于指,将功力集中于拇指端。

1. 沉肩 肩部下沉,关节放松,肌肉放松。

2. 垂肘 肘关节自然下垂,略低于腕部。

3. 悬腕 手掌自然垂屈,在保持腕关节放松的基础上尽可能屈腕至90°。

4. 指实掌虚 拇指着力于治疗部位,其余四指握空拳,拇指盖住拳眼。外摆和回摆时着力轻重为3∶1,即"推三回一"。

5. 紧推慢移 紧推慢移是指一指禅推法在体表移动操作时前臂维持较快的摆动频率,但拇指指端或螺纹面移动的速度要慢。

利用拇指偏峰和指间关节进行一指禅操作的方法称为一指禅偏峰推法和一指禅屈指推法。

【注意事项】

1. 一指禅推法在操作时拇指应吸定于一点，不能随着腕部的摆动而在体表上滑动或摩擦；循经推动时应在吸定的基础上缓慢移动。

2. 一指禅推法临床操作有屈伸拇指指间关节和不屈伸拇指指间关节两种术式，前者刺激柔和，后者着力较稳、刺激较强。

【适用部位】

各部经络腧穴。

【应用】

主要适用于头痛、失眠、面瘫、近视、颈项强痛、冠心病、腰痛、胃脘痛、泄泻、便秘、月经不调等内科、妇科疾病及关节酸痛等症。

1. 一指禅推印堂法　操作：受术者取坐位。术者一手扶住受术者侧头部以固定，另一手用拇指螺纹面或偏锋在印堂穴处进行一指禅推法，操作 1~3min。适应证：眩晕、头痛、失眠、鼻渊、感冒、近视等。

2. 一指禅推神庭法　操作：受术者取坐位。术者一手扶住受术者侧头部以固定，另一手用拇指螺纹面或偏锋在神庭穴处进行一指禅推法，操作 1~3min。适应证：眩晕、头痛、失眠、心悸、感冒等。

3. 一指禅推眼眶法　操作：受术者取坐位或仰卧位，双眼微闭。术者用一指禅偏锋推法先推一侧睛明穴，然后按顺序做"∞"形的环推，操作时间约为 5min。适应证：近视、视物酸胀、干涩等眼疾以及失眠、眩晕等。

4. 一指禅推颈中法　操作：受术者坐位，术者立于受术者后方。以一手固定受术者侧头部，另一手以拇指指端或螺纹面吸定于风府穴处，用均匀柔和的一指禅推法逐渐向下推至大椎穴处，反复操作 5~7min。适应证：颈椎病、落枕、头痛、失眠、眩晕等。

5. 一指禅推膀胱经法　操作：受术者俯卧位。术者以拇指端着力于脊柱左或右侧膀胱经大杼穴处，用一指禅推法自上而下循经推至膀胱俞穴处止，反复操作 5~7 遍。适应证：冠心病及各脏腑所属诸证。

三、擦法

以第五掌指关节背侧吸附于体表施术部位，通过腕关节的屈伸运动和前臂的旋转运动，使小鱼际与手背在施术部位上做持续不断地擦动，称为擦法。

【操作】

拇指自然伸直，余指自然屈曲，无名指与小指的掌指关节屈曲约 90°，手背沿掌横弓排列呈弧面，以第五掌指关节背侧为吸点吸附于体表施术部位上。以肘关节为支点，前臂主动做推旋运动，带动腕关节做较大幅度的屈伸活动，使小鱼际和手背尺侧部在施术部位上进行持续不断地擦动。手法频率每分钟 120~160 次。

【动作要领】

1. 肩关节放松下垂，肘关节自然屈曲约 40°，上臂中段距胸壁一拳左右，腕关节放松，手指自然弯曲，不能过度屈曲或挺直。

2. 操作过程中，腕关节屈伸幅度应在 120° 左右（即前擦至极限时屈腕约 80°，回擦至极限时伸腕约 40°），使掌背部分的 1/2 面积（尺侧）依次接触治疗部位。

3. 擦法对体表产生轻重交替的刺激，前擦和回擦时着力轻重之比为 3∶1，即"擦三回一"。

由擦法变化而来，利用掌指关节和拳顶进行擦法操作称为掌指关节擦法和拳擦法。

【注意事项】

1. 在操作时应紧贴于治疗部位上擦动，不宜拖动或手背相对体表而空转，同时应尽量避免掌指关节的骨突部与脊椎棘突或其他部位关节的骨突处猛烈撞击。

2. 应尽可能增大腕关节的屈伸幅度，同时应控制好腕关节的屈伸运动，避免出现折刀样的突变动作,造成跳动感。

3. 临床使用时常结合肢体关节的被动运动,此时应注意两手动作要协调,被动运动要"轻巧、短促、随发随收"。

【适用部位】

颈项、肩背、腰臀、四肢等肌肉丰厚处。

【应用】

滚法适用面广,为伤科、内科、妇科的常用手法。

1. 滚颈项法　操作:受术者坐位,术者立于其后方。以滚法自一侧肩井穴至颈根部,沿颈肌上行至风池穴处改用掌指关节滚法,反复操作 3~5min。左侧颈部用右手操作,右侧颈部用左手操作。适应证:颈椎病、落枕等。

2. 滚大椎法　操作:受术者坐位,术者立于其后方。以一手扶住其头顶部,另一手用拳滚法在大椎穴处操作 1~2min。适应证:颈椎病、落枕、感冒等。

3. 滚肩背法　操作:受术者坐位。术者先滚肩部,从外向内至颈根部,沿肩胛内缘和脊柱间下行至肩胛下角平齐处,然后从下到上滚肩胛部,复返于肩部。按以上顺序反复操作 3~5min。最后于两肩胛内缘间操作,上起大椎穴,下至两肩胛下角平齐处,由上而下反复滚动 3~5min。适应证:颈椎病、肩周炎、背肌劳损、颈肩综合征、慢性支气管炎等。

4. 滚臀部法　操作:受术者俯卧位。术者以滚法施于受术者两侧臀部,自关元俞穴起,至承扶穴处止,以环跳穴为重点,两手交互使用,反复滚动 3~5min。适应证:腰椎间盘突出症、梨状肌损伤综合征、臀下皮神经炎、腰椎轻度滑脱、骶椎裂、头昏头痛、心悸怔忡、失眠健忘等。

5. 滚肩井法　操作:受术者坐位。术者以滚法施于一侧肩井部,由外向内反复操作 3~5min。适应证:颈椎病、肩周炎、颈部扭伤、头目昏重、四肢倦怠乏力、偏瘫、乳汁不下及各种慢性疾病。

6. 滚肩周法　操作:受术者坐位。术者一手握受术者侧腕部,另一手以滚法施于患肩的前、后、上、外部,两手相互配合,随握腕手的牵拉、旋转及不断改变患肢体位,则施治手亦相应地用滚法施术,反复操作 2~5min。适应证:肩中痛、手臂不举、牙痛、耳鸣、小便赤痛等。

7. 滚股外侧法　操作:受术者侧卧位,患侧下肢在上,屈髋屈膝,健侧下肢在下伸直。术者以滚法自患侧下肢的股外侧上部经风市穴滚至膝关节外侧,反复操作 3~5min。适应证:腰椎间盘突出症、股外侧皮神经炎、偏瘫、胸胁胀痛、口苦咽干等。

8. 滚股前法　操作:受术者仰卧位,双下肢伸直。术者以滚法施于患侧下肢股前的股四头肌处,由髋下至膝关节上往返操作 3~5min。适应证:股四头肌挛缩、偏瘫、腹胀、腹痛等。

9. 滚股后法　操作:受术者俯卧位,双下肢伸直。术者以拳滚法施于股后部,自承扶至委中穴反复操作 3~5min。适应证:腰腿痛、下肢痿痹。

10. 滚小腿后侧法　操作:受术者俯卧位,双下肢伸直。术者以滚法自患侧下肢腘窝的委中穴处沿小腿后侧下行滚至跟腱止,再按原路线返回,反复操作 3~5min。适应证:小腿腓肠肌痉挛、小腿后侧痛、腰痛、痔疾等。

四、揉法

以手掌大鱼际或掌根、全掌、手指螺纹面着力,吸定于体表施术部位上,做轻柔和缓的上下、左右或环旋动作,称为揉法。

揉法可分为掌揉法和指揉法。掌揉法又可分为大鱼际揉法、掌根揉法和(全)掌揉法;指揉法又可分为中指揉法、三指揉法和拇指揉法。

【操作】

1. 大鱼际揉法　沉肩、垂肘,腕关节放松。大拇指内收,余四指自然伸直,用大鱼际附着于施术部位上。以肘关节为支点,前臂做主动运动,带动腕关节摆动,使大鱼际在治疗部位上做轻缓柔和的上下、左右或轻度的环旋揉动,并带动该处的皮下组织一起运动。频率每分钟 120~160 次。

2. 掌根揉法　肘关节微屈,腕关节放松并略背伸,手指自然弯曲,以掌根部附着于施术部位。以肘关节为支点,前臂做主动运动,带动腕及手掌连同前臂做小幅度的回旋揉动,并带动该处的皮下组织一起运动。频率每分钟 120~160 次。

3. **中指揉法** 中指伸直,示指搭于中指远端指间关节背侧,腕关节微屈,用中指螺纹面着力于一定的治疗部位或穴位。以肘关节为支点,前臂做主动运动,通过腕关节使中指螺纹面在施术部位上做轻柔的小幅度环旋或上下、左右运动。频率每分钟 120~160 次。

4. **三指揉法** 示指、中指、无名指并拢,三指螺纹面着力,操作术式与中指揉法相同。拇指揉法是以拇指螺纹面着力于施术部位,余四指置于相应的位置以支撑助力,腕关节微悬。拇指及前臂部主动施力,使拇指螺纹面在施术部位上做轻柔的环旋揉动。频率每分钟 120~160 次。

【动作要领】

1. 所施压力要小。揉法和摩法两者区别主要在于:揉法着力较重,操作时指掌吸定一个部位,带动皮下组织运动,与体表没有摩擦动作;摩法则着力较轻,操作时指掌在体表做环旋摩擦,不带动皮下组织。为加强刺激,临床上常与按法结合使用而成按揉法。

2. 动作要灵活而有节律性。

3. 往返移动时应在吸定的基础上进行。

4. 大鱼际揉法前臂有推旋动作,腕部宜放松,而指揉法腕关节要保持一定紧张度,掌根揉法则腕关节略有背伸,松紧适度。

【注意事项】

揉法应吸定于施术部位,带动皮下组织一起运动,不能在体表上有摩擦运动,操作时向下的压力不可太大。

【适用部位】

大鱼际揉法主要适用于头面部、胸胁部;掌根揉法适用于腰背及四肢等面积大且平坦的部位;掌揉法常用于脘腹部;中指揉法、拇指揉法适用于全身各部腧穴,小儿推拿常用;三指揉法常用于小儿颈部。

【应用】

主要适用于脘腹胀痛、胸闷胁痛、便秘、泄泻、头痛、眩晕及儿科病症等,亦可用于头面部及腹部保健。

1. **揉太阳法** 操作:揉太阳法包括单手拇指揉法、中指双侧揉法、掌根揉法及大鱼际揉法。适应证:偏头痛、血管神经性头痛、额窦炎、风寒感冒头痛、外感风热、目赤肿痛等。

2. **揉前额法** 操作:受术者坐位或仰卧位,头略侧偏。术者以一手扶于受术者头顶侧部,另一手以大鱼际着力于前额部,做柔和的大鱼际揉动,时间约 2min。适应证:失眠、眩晕、偏头痛、血管神经性头痛、额窦炎、风寒感冒头痛等。

3. **掌揉颈项法** 操作:受术者坐位。术者一手扶受术者头部,以另一手掌根部着力于一侧颈部,自风府穴而下,缓慢有节律性地揉至颈根部,反复操作 2~3min。操作过程中,在痛点明显的部位宜做重点揉动。适应证:颈椎病、高血压、头痛等。

4. **揉大椎法** 操作:受术者坐位。术者掌根部、拇指螺纹面着力于大椎穴处,缓慢揉动 2~3min。适应证:颈椎病、背肌劳损、形寒肢冷等。

5. **掌揉肩背法** 操作:受术者坐位。术者以一手掌根部由一侧的颈根部经肩井穴揉至肩峰端,然后回返至肩井穴处,向下顺揉脊柱侧的膀胱经脉第一侧线和第二侧线,至肩胛下角平齐处止,反复操作 3~5min。适应证:颈椎病、颈肩综合征、背肌劳损、心悸怔忡、失眠健忘、骨蒸潮热、咳嗽、吐血、食少纳呆、脘腹疼痛等。

6. **揉天宗法** 操作:受术者坐位或俯卧位。术者以拇指螺纹面或示指、中指螺纹面及掌根部等着力于背部左或右侧肩胛骨冈下窝中央的天宗穴处,持续揉 3~5min,亦可用按揉法操作。适应证:肩胛痛、肘臂痛、肩重、肩周炎、颈椎病等。

7. **拇指双揉一线法** 操作:受术者坐位。术者以双手拇指指端或螺纹面分置于背部两侧膀胱经脉第一侧线的大杼穴处,由上而下,经风门、肺俞、厥阴俞、心俞揉至膈俞穴止,反复操作 3~5min。适应证:颈椎病、背肌劳损、心悸气短、咳嗽气喘、潮热盗汗、脘腹疼痛等。

8. **拇指双揉二线法** 操作:受术者坐位。术者以双拇指端分置于脊柱两侧膀胱经脉第二侧线的

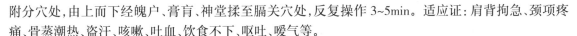

附分穴处,由上而下经魄户、膏肓、神堂揉至膈关穴处,反复操作3~5min。适应证:肩背拘急、颈项疼痛、骨蒸潮热、盗汗、咳嗽、吐血、饮食不下、呕吐、嗳气等。

9. 揉命门法 操作:受术者俯卧位。术者以一手拇指螺纹面或拳背关节处置于腰部脊柱正中的命门穴处,持续揉1~3min。适应证:腰痛、腰腹相引而痛、腰骶部酸痛、腹胀肠鸣、脐周痛等。

10. 揉腰眼法 操作:受术者坐位或俯卧位。术者以拳面关节突起部或拇指螺纹面置于侧腰部的腰眼处,持续揉3~5min。适应证:腰冷痛、腰肌劳损、遗尿、阳痿、遗精、早泄、月经不调、痛经、闭经、盆腔炎、耳聋耳鸣、水肿等。

11. 揉肩周法 操作:受术者坐位。术者以一手掌侧部自患侧颈根部始,经肩井、肩峰揉至肩胛区,反复操作1~3min,然后自肩峰揉肩前、肩后,并沿三角肌揉至肘部,反复操作3~5min。适应证:肩周炎、颈椎病等。

12. 揉股内侧法 操作:受术者仰卧位。术者以单掌或双掌置于股内侧上方阴廉、五里穴处,自上而下逐步下移,经阴包至膝下阴陵泉穴处止,反复揉动3~5min。本法操作时,自上向下的移动要缓慢而着力沉实。适应证:腹胀腹痛、腰痛、股内侧挛痛、月经不调、痛经、阳痿、早泄、遗精等。

13. 抱膝团揉法 操作:受术者仰卧位,患侧下肢屈曲。术者以两手掌侧分别置于患侧下肢的膝关节内、外侧环而抱之,施以内动之力,上下进行团揉,持续操作3~5min。适应证:增生性膝关节炎、腰膝冷痛等。

14. 双掌揉小腿后侧法 操作:受术者俯卧位,两下肢伸直。术者双手并置或重叠,以掌侧置于患侧下肢腘窝处,自上而下进行节律性揉动,至三阴交穴平高处止,反复操作3~5min。适应证:腰椎间盘突出症、小腿腓肠肌痉挛、偏瘫、头昏头重、胸胁胀痛、脘腹疼痛、恶心呕吐、月经不调、痔疾等。

五、摩法

用指或掌在体表做环形或直线往返摩动,称为摩法。分为指摩法和掌摩法两种。

【操作】

1. 指摩法 指掌部自然伸直,示指、中指、无名指和小指并拢,腕关节略屈。以示指、中指、无名指和小指指面附着于施术部位,以肘关节为支点,前臂主动运动,使指面随同腕关节做环形或直线往返摩动。

2. 掌摩法 手掌自然伸直,腕关节略背伸,将手掌平放于体表施术部位上。以肘关节为支点,前臂主动运动,使手掌随同腕关节连同前臂做环旋或直线往返摩动。

【动作要领】

1. 肩臂部放松,肘关节屈曲40°~60°。

2. 指摩法时腕关节要保持一定的紧张度,掌摩法时则腕部要放松。

3. 摩动的速度、压力宜均匀。一般指摩法宜稍轻快,掌摩法宜稍重缓。

4. 要根据病情的虚实来决定手法的摩动方向。临床一般以环摩应用较多,直摩应用相对较少。就环摩而言,传统以"顺摩为补,逆摩为泻"。故虚证宜顺时针方向摩动,实证宜逆时针方向摩动。

【注意事项】

操作时摩动的速度不宜过快,也不宜过慢;压力不宜过轻,也不宜过重。《圣济总录》有"摩法不宜急,不宜缓,不宜轻,不宜重,以中和之意取之"。

【适用部位】

全身各部,以腹部应用较多。

【应用】

主要用于脘腹胀满、消化不良、泄泻、便秘、咳嗽、气喘、月经不调、痛经、阳痿、遗精、外伤肿痛等病症。

1. 掌摩百会法 操作:受术者取坐位。术者一手扶住受术者侧头部以固定,另一手以掌心置头顶百会穴处,进行顺、逆时针各半的环旋摩动1~3min。操作时注意力要集中,高血压等肝阳上亢患者忌用。适应证:眩晕、头痛、失眠、内脏下垂、脱肛等。

2. 掌摩上腹法 操作:受术者仰卧位。术者以一手掌面置于受术者上腹部,顺时针方向环形摩动3~5min。适应证:食积、胃脘部隐痛、食欲不振、形瘦体弱等。

3. 四指摩上腹法 操作:受术者仰卧位。术者以一手或两手的示指、中指、无名指和小指并置于上腹部的巨阙、幽门穴处,自上而下呈直线摩动,摩而按之,经中脘、阴都至脐上的水分穴平高处,反复摩按5~7min。适应证:食少纳呆、腹胀腹痛、呕吐吞酸、头昏头痛、惊悸怔忡、胸闷气短等。

4. 四指横摩上腹法 操作:受术者仰卧位。术者以一手或两手的示指、中指、无名指和小指的掌侧面并置于腹部左或右侧的腹哀、章门穴处,经关门、太乙、商曲至对侧的腹哀、章门穴处,反复横摩5~7min。适应证:形寒肢冷、腹中冷、胃脘痛、腹部胀满、食少纳呆、胸闷胁痛等。

5. 横摩腹直肌法 操作:受术者仰卧位。术者以一手或两手的示指、中指、无名指和小指掌侧面并置于左或右侧腹直肌上缘,自内缘向外缘横摩,由上而下,自幽门穴平高处摩至下腹部的归来穴处,反复摩动5~7min。适应证:脘腹胀满、食少纳呆、头昏头痛、气逆上喘、尿清腰痛等。

6. 腹部斜摩法 操作:受术者仰卧位。术者以一手或两手的示指、中指、无名指和小指掌侧面并置于左或右季肋下腹哀穴处,自上向对侧内下方斜向摩动,经太乙、水分、神阙、四满、水道至归来穴处,反复摩动5~7min。适应证:腹胀腹痛、小儿消化不良、胸胁胀痛、腰痛及月经不调等。

7. 横摩脐旁法 操作:受术者仰卧位。术者以一手或两手示指、中指、无名指和小指掌侧面置于左或右侧的大横、腹结穴处,进行横向摩动,经天枢、外陵至对侧的大横、腹结穴处,反复横摩3~5min。适应证:腹胀肠鸣、食欲不振、头目眩晕、腹中冷、腰酸痛等。

8. 摩脐旁法 操作:受术者仰卧位。术者以两手的示指、中指、无名指和小指的掌侧面分别置于脐旁的天枢穴处,由上而下经外陵、大巨至水道穴处,反复摩动5~7min。适应证:胃脘痛、恶心呕吐、食欲不振、腹胀腹痛、体倦神疲等。

9. 横摩下腹法 操作:受术者仰卧位。术者以一手掌面置于受术者下腹部左或右侧髂骨内缘的五枢、府舍穴处,经水道、气海、关元至对侧的五枢、府舍穴处,反复横摩5~7min,适应证:小腹胀痛、疝气痛、老年小便困难、阳痿、遗精、早泄、月经不调、痛经、闭经、腰骶酸痛等。

10. 摩全腹法 操作:受术者仰卧位。术者以一手或两手掌面先于脐部轻摩1~3min,然后以脐为中心环形摩动,范围逐渐扩大直至摩遍全腹,至结束时再逐渐缩小摩动范围,最后归于脐部,操作时间为5~7min。适应证:腹胀腹痛、头昏重疼痛、气窜胸胁、胁肋胀痛、便秘、腹泻、月经诸症、阳痿、遗精、早泄等。

六、擦法

用指或掌贴附于体表一定部位做较快速的直线往返运动,使之摩擦生热,称为擦法。分为指擦法、掌擦法、大鱼际擦法和小鱼际擦法。

【操作】

以示指、中指、无名指和小指指面或掌面、手掌的大鱼际、小鱼际置于体表施术部位。腕关节伸直,使前臂与手掌相平。以肘或肩关节为支点,前臂或上臂做主动运动,使手的着力部分在体表做均匀的上下或左右直线往返摩擦移动,使施术部位产生一定的热量。用示指、中指、无名指和小指指面着力称指擦法,用全掌面着力称掌擦法,用手掌的大鱼际着力称大鱼际擦法,用小鱼际着力称小鱼际擦法。

【动作要领】

1. 肩关节宜放松,肘关节宜自然下垂并内收。

2. 操作时着力部分要紧贴体表,压力要适度,须直线往返运行,往返的距离多数情况下应尽力拉长,而且动作要连续不断,有如拉锯状。

3. 指擦法时应以肘关节为支点,前臂为动力源,擦动的往返距离宜小,属擦法中的特例。掌擦法、大鱼际擦法及小鱼际擦法均以肩关节为支点,上臂为动力源,擦动的往返距离宜大。

4. 擦法属于生热手法,应以操作者感觉手下所产生的热已进入到受术者的体内,并与其体内之

"热"相呼应,即透热为度。掌擦法、大鱼际擦法和小鱼际擦法手法产生的热度依次升高。

【注意事项】

1. 压力不可过大,也不可过小。擦法操作时如压力过大,则手法重滞,且易擦破皮肤;如压力过小,则不易生热。

2. 擦动时运行的线路不可歪斜。如忽左忽右、滑来滑去则不易生热。

3. 不可擦破皮肤。擦法除要掌握好手法动作要领,可使用润滑剂(如冬青膏、红花油等),既可保护皮肤,防止破皮,又可使擦的热度深透,提高手法效应。

4. 擦法操作完毕不可再于所擦之处使用其他手法,以免造成破皮。

5. 不可隔衣操作,须暴露施术部位皮肤。

【适用部位】

全身各部。指擦法接触面较小,适于颈项、肋间等部位;掌擦法接触面大,适于肩背、胸腹部;大鱼际擦法适于四肢部,尤以上肢为常用;小鱼际擦法适于肩背、脊柱两侧及腰骶部。

【应用】

擦法主要用于呼吸系统、消化系统及运动系统疾病,如咳嗽、气喘、胸闷、慢性支气管炎、肺气肿、慢性胃炎、消化不良、女子不孕、阳痿及四肢伤筋、软组织肿痛、风湿痹痛等病症。

1. 擦胸法　操作:受术者仰卧位。术者以手掌小鱼际或大鱼际、全掌横擦胸部,顺序是由上而下,透热为度。适应证:咳嗽、胸闷气短、心悸怔忡、胸胁满闷等。

2. 背部横擦法　操作:受术者俯卧位。暴露背部皮肤,术者以一手的全掌或掌根、大鱼际、小鱼际部着力于背部上界,横向擦动,透热后逐步下移至肩胛下角平齐处,擦后除拍法外,禁用其他手法。适应证:风寒感冒、项背强痛等。

3. 擦腰温肾法　操作:受术者俯卧位。术者双掌相合搓热,以一手掌根部置于腰部一侧的肾俞穴处,以肾俞穴为中心纵向擦腰,透热为度。适应证:腰肌劳损、腰椎间盘突出症、腰痛引腹、腹冷痛、泄泻、阳痿、遗精、早泄、月经不调等。

4. 横擦腰骶法　操作:受术者俯卧位。术者以一手掌侧着力于受术者腰骶部,进行横向擦动,透热为度。适应证:腰痛、腰骶部酸痛、阳痿、遗精、早泄、盆腔炎、附件炎等。

七、推法

以指、掌、拳或肘部着力于体表一定部位或穴位上做单方向的直线或弧形推动,称为推法。成人推法以单方向直线推为主,又称平推法。

【操作】

1. 指推法

(1)拇指端推法:以拇指端着力于施术部位或穴位上,余四指置于对侧或相应的位置以固定,拇指及腕部主动施力,向拇指端方向呈短距离、单向直线推进。

(2)拇指平推法:以拇指螺纹面着力于施术部位或穴位上,余四指置于其前外方以助力,腕关节略屈曲。拇指及腕部主动施力,向其示指方向呈短距离、单向直线推进。

(3)三指推法:示指、中指、无名指并拢,以指端部着力于施术部位上,腕关节略屈。前臂部主动施力,通过腕关节及掌部使示指、中指及无名指三指向指端方向做单向直线推进。

2. 掌推法　以掌根部着力于施术部位,腕关节略背伸,肘关节伸直。以肩关节为支点,上臂部主动施力,通过肘、前臂、腕使掌根部向前方做单向直线推进。

3. 拳推法　手握实拳,以示指、中指、无名指及小指四指的近侧指间关节的突起部着力于施术部位,腕关节挺劲伸直,肘关节略屈。以肘关节为支点,前臂主动施力,向前呈单向直线推进。

4. 肘推法　屈肘,以肘关节尺骨鹰嘴突起部着力于施术部位,另一侧手臂抬起,以掌部扶握屈肘侧拳顶以固定助力。以肩关节为支点,上臂部主动施力,做较缓慢的单向直线推进。

【动作要领】

1. 着力部位要紧贴体表。

2. 推进的速度宜缓慢均匀,压力要平稳适中。

3. 单向直线推进。

4. 拳、肘推法宜顺肌纤维走行方向推进。

5. 拇指端推法与拇指平推法推动的距离宜短,属推法中的特例。其他推法推动的距离宜长。

【注意事项】

1. 推进的速度不可过快,压力不可过重或过轻。

2. 不可推破皮肤。为防止推破皮肤,可使用冬青膏、滑石粉及红花油等润滑剂。

3. 不可歪曲斜推。

【适用部位】

全身各部。指推法适于头面部、颈项部、手部和足部,尤以足部推拿为常用;掌推法适于胸腹部、背腰部和四肢部;拳推法适于背腰部及四肢部;肘推法适于背、腰部脊柱两侧。

【应用】

主要用于高血压、头痛、头晕、失眠、腰腿痛、腰背部僵硬、风湿痹痛、感觉迟钝、胸闷胁胀、烦躁易怒、腹胀、便秘、食积、软组织损伤、局部肿痛等病症。

1. 推攒竹法　操作:受术者坐位或仰卧位。术者以拇指指端或螺纹面着力于攒竹穴处,先局部由内向外上方短推数次,使攒竹穴处有较强烈的酸、麻、胀感,然后自攒竹穴沿眉弓向外推至太阳穴处,可反复数次,操作时间2~3min。适应证:眼红流泪、怕热羞明之目疾初起,前额痛、眉棱骨痛、偏头痛等。

2. 推正顶法　操作:受术者坐位。术者用拇指推法从鼻尖素髎穴经鼻向上沿头部正中线经印堂、神庭、百会、强间推至哑门穴止,反复操作5~7遍。适应证:前额胀痛、神经性头痛、目赤肿痛、血虚头痛等。

3. 推偏顶法　操作:受术者坐位。术者以两手拇指螺纹面着力于头部两侧阳白穴处,自下而上经本神穴沿头部外侧线至完骨穴止,反复操作5~7遍。适应证:偏头痛、耳聋、耳鸣、各种鼻疾等。

4. 推上腹法　操作:受术者仰卧位。术者以两手拇指桡侧缘着力于剑突下鸠尾穴处,余四指分别置于腹部两侧,自鸠尾穴处始自上而下经上、中、下三脘至水分穴止,反复进行直线推动3~5min。本法亦可用双掌交叉相叠,以大鱼际及掌根部进行推动,则推动力更加沉稳着实,覆盖面亦广。适应证:胃脘痛、呕吐、呃逆上气、头昏头胀、胸闷胁胀、心悸易惊等。

5. 推侧腹法　操作:受术者仰卧或略侧卧。术者以两手拇指掌侧置于腹部左或右侧的腹哀、京门穴处,其余两手四指置于两侧,缓慢着力下推,经大横、天枢、腹结、外陵至归来穴处,反复推动3~5min。本法亦可用单手掌根推法进行操作。适应证:腹胀腹痛、头胀头痛、泄泻便秘等。

6. 推下腹法　操作:受术者仰卧位。术者以两手拇指掌侧对置于脐下阴交穴处,余四指置于腹部两侧,自上而下逐渐推动,经石门、关元、中极至曲骨穴,反复操作2~4min。适应证:小腹胀痛、月经不调、痛经、闭经、遗精、阳痿、早泄等。

7. 推全腹法　操作:受术者仰卧位。术者双掌交叉重叠,以大鱼际和掌根部着力,自上腹部推至下腹部,按先推中间、后推两边的顺序依次推遍全腹,反复操作8~10min。本法在操作过程中可闻及胃与肠间被推动后所发出的辘辘水声,推至一定时间受术者会尿意频频。适应证:腹胀满、胁胀胸闷、腹痛、便秘、轻度肠梗阻、尿潴留、腹水、水肿、少腹冷痛、腰痛等。

8. 背部分推法　操作:受术者俯卧位。术者以两手拇指螺纹面分置于脊柱两侧大杼穴平高处,余四指置其两侧助力,自内向外下方沿背部肋间隙分推至腋中线,由上而下至胃俞穴平高处,反复操作3~5min。适应证:外感风寒表证、肋间神经痛、颈椎病、背肌劳损等。

9. 双指推背法　操作:受术者俯卧位。术者立于受术者头端,以双手拇指螺纹面置于脊柱两侧大杼穴平高处,自上而下沿脊柱两侧推至胃俞穴平高处,反复操作5~7遍。适应证:项背拘急酸痛、胸胁胀闷、头昏头痛等。

10. 推膀胱经法　操作:受术者俯卧位。术者以单手掌根部或肘部自脊柱左或右侧膀胱经脉的大杼穴始下推至膀胱俞穴处,反复操作5~7遍。适应证:颈项强痛、腰背酸痛、尿黄及各脏腑所属诸证。

11. 推股外侧法　操作:受术者侧卧位,患侧下肢屈髋屈膝在上,健侧下肢伸直在下。术者以两手拇指指腹部或一手掌根部置于髋关节外侧下方,经风市穴推至膝关节外侧,反复操作1~3min。适应证:腰腿痛、股外侧疼痛、偏瘫、腰椎间盘突出症等。

12. 推股后侧法 操作:受术者俯卧位,两下肢伸直。术者以一手掌根部置于一侧下肢臀下的承扶穴处,自上而下经殷门、委中、承山推至跟腱处,反复操作3~5遍。本法操作时推动的速度宜稍缓,不可粗暴速推。适应证:偏瘫、腰椎间盘突出症、风湿性关节炎、头目昏重、尿黄等。

八、搓法

用双手掌面夹住肢体,或以单手、双手掌面着力于施术部位做交替搓动或往返搓动,称为搓法。包括夹搓法和推搓法两种。

【操作】

1. 夹搓法 以双手掌面夹住施术部位,令受术者肢体放松。以肘关节和肩关节为支点,前臂与上臂部主动施力,做相反方向的较快速搓动,并同时做上下往返移动。

2. 推搓法 以单手或双手掌面着力于施术部位,以肘关节为支点,前臂主动施力,做较快速的推去拉回的搓动。

【动作要领】

1. 操作时动作要协调、连贯。搓法含有擦、揉、摩、推等多种成分,搓动时掌面在施术部位体表有小幅度位移,受术者有较强的疏松感。

2. 搓动的速度应快,上下移动的速度宜慢。

3. 夹搓法双手用力要对称。

【注意事项】

施力不可过重。夹搓时如夹得太紧或推搓时下压力过大,会造成手法呆滞。

【适用部位】

夹搓法适于四肢部、胁肋部;推搓法适于背腰部及下肢后侧。

【应用】

主要用于肢体酸痛、关节活动不利及胸胁迸伤等病症。

1. 搓夹脊法 操作:受术者俯卧位。术者以单掌或双掌重叠,用掌根部着力于夹脊,自上而下搓动,至施术部位红软微汗为止。适应证:风寒感冒、腰背酸痛、胸胁胀闷、烦躁不安等。

2. 搓八髎法 操作:受术者俯卧位。术者以一手掌面着力于受术者骶尾部,持续搓动1~3min。适应证:肠风下血、痔疮、睾丸炎、带下黄稠、腰骶部酸痛等。

九、抹法

用拇指螺纹面或掌面在体表做上下或左右及弧形曲线的抹动,称为抹法。抹法为一指禅推拿流派的辅助手法,分指抹法与掌抹法两种。

【操作】

1. 指抹法 以单手或双手拇指螺纹面置于一定的施术部位上,余指于相应的位置以固定助力。以拇指的掌指关节为支点,拇指主动施力,做上下或左右、直线及弧形曲线的抹动。

2. 掌抹法 以单手或双手掌面置于一定的施术部位,以肘关节为支点,前臂部主动施力,腕关节放松,做上下或左右、直线及弧形曲线的抹动。

【动作要领】

1. 操作时手指螺纹面或掌面贴紧施术部位皮肤。

2. 用力均匀适中,动作和缓灵活。

3. 掌握好各种推法的操作和动作要领。抹法是各种推法的综合动作,所以各种推法操作要熟练并融会贯通,而后才能做到抹法的正确把握以至运用自如。

【注意事项】

1. 注意把抹法同推法区别开来。通常所说的推法是指平推法,其运动特点是单向、直线、有去无回。而抹法则是或上或下,或左或右,或直线往来,或曲线运转,可根据不同的部位灵活变化运用。

2. 抹动时施力既不可过轻,又不可过重。过轻则手法飘浮,抹而无功;过重则手法重滞,失去了灵活性。

【适用部位】

指抹法适于面部、手足部;掌抹法适于背腰部、四肢部。

【应用】

主要用于感冒、头痛、面瘫及肢体酸痛等病症。抹法常用于手足保健及面部保健,可涂少许润滑剂后施术。

1. 抹面法　操作:受术者仰卧位。术者坐于受术者头端,以双手拇指螺纹面着力于鼻部两侧的迎香穴处,沿上颌下缘经颧髎、下关至耳门穴止,反复抹1~3min。拇指抹面法常与拇指摩面法相配合,前者手法重,后者手法轻,可轻重交替使用。适应证:外感风寒表证、面神经麻痹、三叉神经痛等。

2. 抹印堂法　操作:受术者仰卧位。术者以拇指螺纹面置两眉间印堂穴处,自印堂向上直抹至神庭穴止,可双手交替进行,反复抹2~3min。抹动时用力应均匀一致、和缓有力。本法操作时局部应有酸胀感,治疗后有局部温热及头目清爽的感觉。适应证:感冒风寒表证及风热头痛,额窦炎所致之前额闷痛等。

3. 抹眉法　操作:受术者坐位。术者以示指、中指、无名指三指螺纹面着力于眉头内侧攒竹穴处,沿眉弓经鱼腰至眉梢丝竹空穴,反复抹动2~3min。本法操作时用力宜均匀,速度宜缓。操作顺序是由内向外,切不可由眉梢向眉头方向抹动。适应证:外感发热、目疾、头痛、心神不宁等。

十、抖法

用双手或单手握住受术者肢体远端做小幅度的上下连续抖动,称为抖法。抖法依据抖动部位以及姿势、体位的不同可分为多种,临床一般以抖上肢、抖下肢及抖腰法常用。

【操作】

1. 抖上肢法　受术者取坐位或站立位,肩臂部放松。术者站在其前外侧,身体略为前俯。用双手握住腕部,慢慢将被抖动的上肢向外前方抬起至60°左右,然后两前臂微用力做连续的小幅度的上下抖动,使抖动所产生的抖动波似波浪般传递到肩。或术者以一手按其肩部,另一手握住其腕部,做连续不断的小幅度的上下抖动,抖动中可结合肩关节前后方向的被动活动。

2. 抖下肢法　受术者仰卧位,下肢放松。术者站其足端,用双手分别握住受术者两足踝部,将两下肢抬起,离开床面约30cm,然后上臂、前臂部同时施力做连续的上下抖动,使其下肢及髋部有疏松感。两下肢可同时操作,亦可单侧操作。

3. 抖腰法　抖腰法非单纯性抖法,是牵引法与短阵性的较大幅度的抖法的结合应用。受术者俯卧位,两手拉住床头或由助手固定其两腋部。术者以两手握住其两足踝部,两臂伸直,身体后仰,与助手相对用力,牵引受术者腰部。待受术者腰部放松后,身体前倾,以准备抖动。其后随身体起立之势,瞬间用力做1~3次较大幅度的抖动,使抖动之力作用于腰部,使其产生较大幅度的波浪状运动。

【动作要领】

1. 被抖动的肢体要自然伸直,并应使肌肉处于最佳松弛状态。

2. 抖动所产生的抖动波应从肢体的远端传向近端。

3. 抖动的幅度要小,频率要快。一般抖动幅度控制在2~3cm以内;上肢部抖动频率在每分钟250次左右,下肢部抖动频率宜稍慢,一般在每分钟100次左右即可。

4. 抖腰法属于复合手法,要以拔伸牵引和较大幅度的短阵性抖动相结合,使受术者腰部放松后再行抖动,要掌握好发力时机。

【注意事项】

1. 操作时不可屏气。

2. 受术者肩、肘、腕有习惯性脱位者禁用。

3. 受术者腰部疼痛较重、活动受限、肌肉不能放松者禁用。

【适用部位】

四肢部及腰部。

【应用】

主要用于肩周炎、颈椎病、髋部伤筋、腰椎间盘突出症等颈、肩、臂、腰、腿部疼痛性疾患,为辅助治疗手法。

十一、振法

以掌或指在体表施以振动的方法,称为振法。振法分为指振法与掌振法两种。

【操作】

以示指、中指螺纹面或以掌面置于施术部位或穴位上,注意力集中于掌或指部,前臂腕屈肌群和腕伸肌群交替性静止性用力,产生快速而强烈的振动,使受术部位或穴位产生温热感或疏松感。

【动作要领】

1. 前臂与手部必须静止性用力。所谓静止性用力,是指将前臂与手部肌肉绷紧但不做主动运动。

2. 注意力要高度集中于掌指部。古有"意气相随""以意领气"之说,所以一般认为振法属内功流派手法,它是靠意念和静止力的结合完成的,无外在表现。

3. 要有较高的振动频率。振法由于手臂部肌肉的静止性用力,所以手部容易产生不自主的细微的运动,这种细微的运动就形成了振动波,与工厂的机器在运行时所发出的振动相类似。一般认为,振法的频率较高,每分钟 600~800 次。

4. 以掌指部自然压力为准,不要施加额外压力。

【注意事项】

操作时手臂部不要有主动运动,即除手臂部静止性用力外,不能故意摆动或颤动,也不要向受术部位施加压力。振法易使操作者术后感到疲乏,应注意自身保护。

【适用部位】

指振法适于全身各部穴位,掌振法适于胸腹部。

【应用】

主要用于头痛、失眠、胃下垂、胃脘痛、咳嗽、气喘、痛经、月经不调等病症,以温补为主,通调为辅。

1. 指振中脘法 操作:受术者仰卧位。术者坐其身侧,以中指螺纹面着力于中脘穴,持续振动 1~2min,以产生温热感和疏松感为佳。适应证:胃下垂、胃脘痛等。

2. 掌振小腹法 操作:受术者仰卧位。术者坐其身侧,用手掌掌面着力于脐下小腹部,前臂和手部静止性用力,持续振动 1~2min,以产生温热感和疏松感为佳。适应证:肠痉挛、痛经、月经不调等。

十二、颤法

以指或掌在施术部位做颤动的方法,称为颤法。颤法与振法易混淆,有的甚至混称为"振颤法",应加以区别。颤法可分为指颤法和掌颤法两种。

【操作】

以示指、中指两指或示指、中指、无名指三指螺纹面或掌面置于施术部位,手部和臂部肌肉绷紧,主动施力,使手臂部产生有规律的颤动,使受术部位连同操作者手臂一起颤动。

【动作要领】

1. 前臂和手部要主动颤动。振法是手臂部的肌肉静止性用力,而不做其他的主动运动。而颤法除手臂部的肌肉需要绷紧外,要进行主动的运动,这种运动形成了外在可见的颤动波。

2. 要有一定的颤动频率。颤法的运动频率一般每分钟 200~300 次。

3. 要有一定的压力。操作时对施术部位要施加合适的压力,既不可过重,又不能过轻,以适合手臂的颤动传递为宜。

【注意事项】

颤法对操作者体能的消耗较振法少,但亦应注意自我保护,不可过久施用。

【适用部位】

主要适于腹部。

【应用】

主要用于腹胀、消化不良等病症。

叠掌运颤法 操作:受术者仰卧位。术者双掌相叠置于腹部,运用内劲使双掌运而颤之,可连续操作 5~7min。本法操作过程中受术者自觉治疗部位有温热渗透感,常可闻及肠鸣声。适应证:消化不良、腹胀腹痛、便秘、轻度肠梗阻、肠扭转、肠套叠、肠粘连等。

十三、按法

以指或掌按压体表,称按法。按法具有刺激强而舒适的特点,易于接受。按法又常与揉法结合,组成"按揉"复合手法。分指按法和掌按法两种。

【操作】

1. 指按法 以拇指螺纹面着力于施术部位,余四指张开以支撑助力,拇指主动用力,垂直向下按压。达到所需的力度后要稍停片刻,"按而留之",然后松劲撤力,再做重复按压,使按压动作既平稳又有节奏性。

2. 掌按法 以单手或双手掌面置于施术部位。以肩关节为支点,利用身体上半部的重量通过上、前臂传至手掌部,垂直向下按压,原则同指按法。

【动作要领】

1. 指按法宜悬腕。当腕关节悬屈 40°~60° 时,拇指易于发力,余四指也容易支撑助力。

2. 掌按法应以肩关节为支点。当肩关节成为支点后,身体上半部的重量很容易通过上、前臂传到手掌部,使操作者不易疲劳,用力又沉稳着实。如将肘关节作为支点,则须上、前臂用力,既容易使操作者疲乏,力度又难以控制。

3. 按压的用力方向多为垂直向下或与受力面相垂直。

4. 用力要由轻到重,稳而持续,使刺激充分达到组织的深部。

5. 要有缓慢的节奏性。

【注意事项】

1. 指按法接触面积较小,刺激较强,常在按后施以揉法,有"按一揉三"之说,即重按一下、轻揉三下,形成有规律的按后予揉的连续手法操作。

2. 不可突施暴力。不论指按法还是掌按法,其用力原则均是由轻而重,再由重而轻,手法操作忌突发突止,暴起暴落。同时一定要掌握好受术者的骨质情况,诊断必须明确,以避免造成骨折。

【适用部位】

指按法适于全身各部,尤以经络、穴位常用;掌按法适于背部、腰部、下肢后侧以及胸部、腹部等面积较大而又较为平坦的部位。

【应用】

按法常用于头痛、腰背痛、下肢痛等各种痛症以及风寒感冒等病症。

1. 按下关法 操作:受术者侧卧位。术者以示指置耳后翳风穴处,拇指置耳前下关穴处,两指同时着力,持续按压 2~3min。然后分别于两穴处施行指揉法 1~2min。适应证:下颌关节功能紊乱,面神经炎所致的口眼㖞斜等。

2. 按听宫法 操作:受术者坐位。术者立于受术者背后,以两手示指端分别置于两耳前听宫穴处,同时相对点按 1~3min。操作时要掌握好力度,不可暴力戳按。适应证:面神经麻痹、三叉神经痛、耳聋、耳鸣、中耳炎等。

3. 按缺盆法 操作:受术者坐位或仰卧位,头微倾向对侧。术者以拇指指端或螺纹面于锁骨上窝

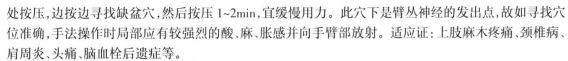

处按压,边按边寻找缺盆穴,然后按压1~2min,宜缓慢用力。此穴下是臂丛神经的发出点,故如寻找穴位准确,手法操作时局部应有较强烈的酸、麻、胀感并向手臂部放射。适应证:上肢麻木疼痛、颈椎病、肩周炎、头痛、脑血栓后遗症等。

4. 叠掌按胸法 操作:受术者仰卧位。术者双掌相叠置于胸骨上端,随受术者呼吸依次下按至胸骨下端(呼气时按压,吸气时上抬),反复操作3~5min。适应证:胸壁挫伤、胸腹胀痛、肋间神经痛、肝气窜痛等。

5. 按上腹法 操作:受术者仰卧位。术者以一手或两手的示指、中指、无名指和小指并置于季肋下缘,自上而下逐步按压幽门、阴都至肓俞穴,反复操作3~5min。本法操作时,按压腹部要有节奏性,轻重须适度。适应证:食少纳呆、胃脘痛、恶心呕吐等。

6. 按下腹法 操作:受术者仰卧位。术者以一手或两手的示指、中指、无名指和小指螺纹面并置于脐旁的肓俞穴处,自上向下逐步按压,经四满、大赫至横骨穴处,反复按压3~5min。适应证:小腹疼痛、腰骶部疼痛、下肢瘫痪、月经不调、痛经、闭经、阳痿、遗精、早泄等。

7. 按胸椎法 操作:受术者俯卧位。术者双掌相叠置于第1胸椎处,自上而下有节律地进行按压,始于第1胸椎,经第2、3、4、5、6胸椎至第7胸椎处,反复按压1~3min。本法操作时常可闻及“嚓、嚓”弹响声。适应证:背部软组织劳损、粘连、颈项肩背痛、胸闷气短等。

8. 按肩胛法 操作:受术者俯卧位。术者以单手掌根部置于肩胛骨内缘上角处,自上而下有节律地进行按压,至肩胛下角处,反复操作1~3min。本法操作时要将身体上半部重量倾注到手臂下,不可单以手臂之力按压。适应证:肩胛背痛。

9. 叠掌按腰法 操作:受术者俯卧位。术者两掌相叠置于腰部脊柱正中的腰阳关穴处,有节律地垂直向下按压3~5min。适应证:腰以下冷痛、腰椎间盘突出症、腰肌劳损、阳痿、早泄、遗精、月经不调、痛经、闭经、盆腔炎、附件炎等。

10. 按环跳法 操作:受术者俯卧位。术者以两手拇指端并置于患侧环跳穴处,有节律地进行按压,反复操作3~5min。本法操作时用力应由轻到重。适应证:腰椎间盘突出症、梨状肌损伤综合征、脑血栓后遗痛等。

十四、捏法

用拇指和其他手指在施术部位做对称性的挤压,称为捏法。捏法因拇指与其他手指配合的多寡而有三指捏法、五指捏法等名称。

【操作】

用拇指和示、中指指面,或用拇指和其余四指指面夹住肢体或肌肤,相对用力挤压,随即放松,再用力挤压、放松,重复以上挤压、放松动作并循序移动。

【动作要领】

1. 拇指与其余手指要以指面着力,施力时双方力量要对称。

2. 动作要连贯而有节奏性,用力要均匀而柔和。

【注意事项】

1. 注意不要用指端着力,如以指端着力就会失去挤压的力量。

2. 操作时注意不要含有揉的成分,如捏中含揉,则其性质即趋于拿法。

【适用部位】

四肢部、颈项部和头部。

【应用】

捏法主要用于疲劳性四肢酸痛、颈椎病等病症。

1. 捏耳垂法 操作:受术者坐位。术者立于其背后,以两手拇指与示指螺纹面分别捏住两耳垂,同时进行揉捏,操作时间1~3min。揉捏时用力宜由轻到重,揉捏后可用力垂直向下方揪抻5~7次。适应证:肾阳虚所致的水肿、形寒肢冷,气逆于上所致的头重、头昏及偏头痛、牙痛、三叉神经痛、面神经麻痹、神经衰弱,口、眼、鼻疾等。

2. 捏鼻根法 操作:受术者坐位或仰卧位。术者以一手拇指、示指端及螺纹面轻捏其两目内眦之睛明穴,然后逐渐向下沿鼻两侧捏至鼻翼上方,反复多次,可配合拇指按揉法操作。适应证:鼻炎、鼻窦炎、近视、夜盲,外感风热所致的两目红肿、羞明流泪等。

3. 捏颈肌法　操作:受术者坐位。术者以两手拇指和其余手指相配合,将颈椎一侧斜方肌捏起,自风池穴始,由上而下边捏拿边移动,至肩中俞穴,反复操作 3~5 遍,一侧做完后再做另一侧。适应证:感冒、头昏头痛、高血压、颈椎病、落枕等。

4. 捏颈项法　操作:受术者坐位。术者立于其后侧,两手拇指与其余手指分置于项部两侧,自风池穴始,节律性捏至颈根部,反复操作 5~7 遍。适应证:高血压、感冒、头痛、颈椎病、落枕等。

5. 捏上肢法　操作:受术者仰卧位,患侧上肢略外展。术者以一手拇指掌侧置于上臂外侧,余四指置于上臂内侧青灵穴处,自上而下节律性捏至腕部,反复操作 5~7 遍。适应证:颈椎病、肩周炎、头目眩晕、胸闷胸痛等。

十五、拿法

用拇指和其余手指相对用力,提捏或揉捏肌肤,称为拿法。"捏而提起谓之拿",拿法是临床常用手法之一,具有十分舒适的特点。根据拇指与其他手指配合数量的多寡而有三指拿法、五指拿法等。

【操作】

以拇指和其余手指的指面相对用力,捏住施术部位肌肤并逐渐收紧、提起,腕关节放松。以拇指同其他手指的对合力进行轻重交替、连续不断的提捏并施以揉动。

【动作要领】

1. 用拇指和其余手指的指面着力,不能用指端内扣。

2. 捏提中宜含有揉动之力,实则拿法为一复合手法,含有捏、提、揉这三种成分。

3. 腕部要放松,使动作柔和灵活、连绵不断且富有节奏感。

【注意事项】

拿法应注意动作的协调性,不可死板僵硬。初习者不可用力久拿,以防伤及腕部与手指的屈肌肌腱及腱鞘。

【适用部位】

颈项部、肩部、四肢部和头部等。

【应用】

拿法常用于颈椎病、四肢酸痛、头痛恶寒等症,临床应用比较广泛。

1. 拿风池法　操作:受术者坐位。术者站于其侧后方,一手轻扶其前额部,另一手拇指和示指、中指螺纹面分按于左右两侧风池穴上,然后逐渐用力提拿 0.5min。操作时用力要适当,动作要缓和。适应证:头痛、感冒、眩晕、落枕、颈椎病、失眠等。

2. 拿颈项法　操作:受术者坐位。术者站于其侧后方,用一手轻扶其前额部,另一手拇指和示指、中指指面分置于左右风池穴处,然后沿颈椎两侧提拿,并自上而下慢慢移动,反复操作 5~7 遍。临床常与拿风池法配合应用。适应证:头痛、感冒、眩晕、落枕、颈椎病、失眠等。

3. 拿腋下法　操作:受术者坐位或站立位。以两手分置于受术者两腋下,拇指掌侧置于腋下渊腋穴处,提拿腋下肌肉,自上而下,反复操作 2~5min。适应证:胸闷胸痛、口苦咽干、头目眩晕、心悸怔忡、胸胁苦满、肋间神经痛等。

4. 拿腹外侧法　操作:受术者侧卧位。术者以两手拇指置于腰部竖脊肌外侧,余指于下腹部外侧,以拇指和余指的对合力反复捏拿腹外侧肌肉 3~5min。适应证:胁肋部胀痛、腹胀腹泻、腰椎间盘突出症、腰肌劳损、腰椎骨质增生、急性腰扭伤等。

5. 拿肩井法　操作:受术者坐位。术者立于其对面,以双手拇指掌侧置两侧肩井穴处,余四指置于肩后部,双手着力提而拿之,或同时提拿,或交替提拿,反复操作 3~5min;亦可立于受术者背后,拇指在肩后,四指在肩前及肩井穴处进行提拿。适应证:颈椎病、肩周炎、颈部扭伤、头目昏重、四肢倦怠乏力、偏瘫及其他多种慢性疾患。

6. 拿肩法　操作:受术者坐位。术者一足踏小方凳,屈膝放平下肢股部,将患侧上臂置于股上,以双手拇指掌侧并置于患肩后部,余指置肩前部,反复拿患肩3~5min。本法亦可单手操作。适应证:肩周炎、颈椎病等。

7. 拿手三阳法 操作:受术者坐位或仰卧位。术者一手握住受术者腕部或手部,另一手自肩外侧循手三阳经依次拿至腕部,反复操作3~5min。本法操作时应沿经而行,不偏不斜。适应证:颈椎病、肩周炎、偏瘫及大肠、小肠和三焦病变等。

8. 拿手三阴法 操作:受术者坐位或仰卧位。术者一手握患侧腕部或手部,另一手自臂腋下循手三阴经依次揉拿至腕部,反复操作3~5min。适应证:颈椎病、肩周炎、肺、心和心包疾患等。

9. 拿八邪法 操作:受术者坐位。术者以一手握患侧腕部,另一手拇指与示指指腹相对合着力于掌间隙处,依次拿两手的八邪(即大都、上都、中都、下都,每手四邪,两手合为八邪),反复操作3~5min。适应证:手指疼痛、麻木、头项强痛、中风偏瘫、落枕等。

10. 拿股内侧法 操作:受术者仰卧位,两下肢略外展。术者以一手拇指置于股内侧上方阴廉穴处,余四指置于与其相对应的股内侧后方,由上而下,逐步移动,反复提拿股内收肌3~5min。适应证:股内侧挛痛、髋关节韧带损伤、腹痛、月经不调、痛经等。

11. 拿足三阳法 操作:受术者仰卧位。术者以双手示指、中指、无名指和小指并置于患侧下肢外侧的上部,两拇指则置于其股部相应的内侧,由上而下循足少阳胆经和足阳明胃经线路经膝关节拿至足跟及足背处,反复操作5~7遍。适应证:腰椎间盘突出症、梨状肌损伤综合征、偏瘫、下肢肌肉萎缩、风湿痹痛、胸胁胀痛、气逆头痛等。

12. 拿足三阴法 操作:受术者仰卧位。术者以双手示指、中指、无名指和小指掌侧并置于患侧下肢内侧上部,两拇指置于相应的股外侧上部,自上而下循足三阴经循行线路经膝关节拿至内踝处,反复操作5~7遍。适应证:风寒湿痹、偏瘫、腰腿痛、胸胁胀痛、食少纳呆、月经不调、遗精、阳痿等。

13. 拿小腿后侧法 操作:受术者俯卧位,两下肢伸直。术者以两手示指、中指、无名指和小指并置于患侧下肢小腿内侧阴陵泉穴处,两手拇指置于与其相对应的小腿外侧,自上而下提拿小腿后侧肌肉至跟腱处,反复操作3~5min。适应证:小腿腓肠肌痉挛、偏瘫、腰椎间盘突出症、胸胁胀满、头昏头重、脘腹胀痛、腰背痛、痛经、月经不调、痔疾等。

十六、捻法

用拇、示指夹住治疗部位进行搓揉捻动,称为捻法。捻法为推拿辅助手法。

【操作】

用拇指螺纹面与示指桡侧缘或螺纹面相对捏住施术部位,拇指、示指主动运动,稍用力做对称性的快速搓揉动作,如捻线状。

【动作要领】

1. 拇指与示指在捻动时揉劲宜多,搓劲宜少,两指捻动的方向相反,是一种相向运动。
2. 捻动的速度宜快,而在施术部位移动的速度宜慢。
3. 捻动时动作要灵活连贯、柔和有力。

【注意事项】

操作时注意不要使用拙力,手法不可僵硬、呆滞。

【适用部位】

四肢小关节。

【应用】

捻法常用于指间关节扭伤、类风湿关节炎、屈指肌腱腱鞘炎等。

十七、拨法

拨法是指用拇指深按于治疗部位,进行单向或往返的拨动,又称指拨法、拨络法等。拨法力量沉实、拨动有力,有较好的止痛和解除粘连的作用。

【操作】

拇指伸直,以指端着力于施术部位,其余四指置于相应位置以助力。拇指适当用力下压至一定深度,待有酸胀感时,再做与肌纤维或肌腱、韧带、经络成垂直方向的单向或来回拨动。若单手指力不足时,亦可以双拇指重叠进行操作。

【动作要领】

1. 按压力与拨动力方向互相垂直。

2. 拨动时拇指不能在皮肤表面有摩擦移动,应带动肌纤维或肌腱、韧带一起拨动。拨法与弹拨法有相似之处,区别点在于拨法对皮肤无摩擦移动,而弹拨法除对肌纤维或肌腱、韧带施以弹拨外,对皮表亦形成了较重的摩擦移动。

3. 用力要由轻而重,实而不浮。

【注意事项】

拨法在操作时应注意掌握"以痛为腧,不痛用力"的原则,即在患处先找到某一体位时最疼痛的一点,以拇指端按住此点不放,随后转动患部肢体,在运动过程中找到并保持在指面下的痛点由痛变为不痛的新体位,而后施用拨法。

【适用部位】

四肢部、颈项部、肩背部、腰部、臀部等部位。

【应用】

拨法主要用于落枕、肩周炎、腰肌劳损、网球肘等病症。

1. 拨颈项法 操作:受术者坐位。术者立于受术者侧后方,用一手轻扶前额部,另一手以拇指端按于一侧项韧带旁,自上而下缓慢拨动,反复操作5~7遍。做完一侧后再做另一侧,操作时用力要适当,动作要缓和。适应证:头痛、感冒、眩晕、落枕、颈椎病、失眠等。

2. 拨颈侧法 操作:受术者坐位。术者立于受术者侧后方,用一手轻扶前额部,另一手以拇指端置于一侧颈肌外缘上部,由上而下进行拨动,反复操作5~7遍。做完一侧后再做另一侧。适应证:心悸、呃逆、头痛、感冒、眩晕、高血压、落枕、颈椎病、失眠等。

十八、拍法

用虚掌拍打体表,称拍法。拍法可单手操作,亦可双手同时操作。

【操作】

五指并拢,掌指关节微屈,使掌心空虚。腕关节放松,前臂主动运动,上下挥臂平稳而有节奏地用虚掌拍击施术部位。用双掌拍打时宜双掌交替操作。

【动作要领】

1. 拍击时动作要平稳,要使整个掌、指周边同时接触体表,声音清脆而无疼痛。

2. 腕部要放松。上下挥臂时力量通过放松的腕关节传递到掌部,使刚劲化为柔和。

3. 直接接触皮肤拍打时,以皮肤轻度充血发红为度。

【注意事项】

1. 拍击时力量不可偏移,否则易抽击皮肤而疼痛。

2. 要掌握好适应证,对结核、肿瘤、冠心病等禁用拍法。

【适用部位】

常用于肩背部、腰骶部和下肢后侧。

【应用】

主要用于腰背筋膜劳损及腰椎间盘突出症。

1. 拍背法 操作:受术者俯卧位。术者以单掌拍击背部脊柱正中,由大椎至胃俞穴,反复拍打1~3min。或以双掌分置脊柱两侧,自上而下反复拍打。适应证:胸闷喘急、胸胁胀满、腰背酸痛、头胀痛等。

2. 拍腰骶法 操作:受术者俯卧位。术者以单掌或双掌拍打受术者腰骶部,反复操作1~3min。适应证:腰骶部疼痛、腰腿痛等。

十九、击法

用拳背、掌根、掌侧小鱼际、指尖或桑枝棒击打体表一定部位,称为击法。击法包括拳击法、掌击法、侧击法、指尖击法和桑枝棒击法。

【操作】

1. 拳击法　手握空拳,腕关节伸直。前臂主动施力,用拳背节律性平击施术部位。

2. 掌击法　手指伸直,腕关节背伸。前臂主动施力,用掌根节律性击打施术部位。

3. 侧击法　掌指部伸直,腕关节略背伸。前臂主动运动,用小鱼际部节律性击打施术部位。侧击法可单手操作,但一般多双手同时操作,左右交替进行。

4. 指尖击法　手指半屈,腕关节放松。前臂主动运动,以指端节律性击打施术部位。

5. 棒击法　手握桑枝棒一端。前臂主动运动,用棒体节律性击打施术部位。

【动作要领】

1. 击打时用力要稳,要含力蓄劲,收发自如。

2. 击打时要有反弹感,当一触及受术部位后即迅速弹起,不要停顿或拖拉。

3. 击打动作要连续而有节奏,快慢要适中。

4. 击打的力量要适中,应因人、因病而异。

【注意事项】

1. 应避免暴力击打。

2. 须严格掌握各种击法的适用部位和适应证。

【适用部位】

拳击法适用于大椎、腰骶部,掌击法适用于腰臀及下肢肌肉丰厚处,侧击法适用于肩背部、四肢部,指尖击法适用于头部,棒击法适用于背腰部、下肢部。

【应用】

击法主要用于颈腰椎疾患引起的肢体酸痛、麻木、风湿痹痛、疲劳酸痛、肌肉萎缩等病症。

1. 肩背部侧掌击法　操作:受术者坐位。术者以双手掌尺侧部同时交替击打两肩部和背部,反复操作 3~5min。本法亦可作为肩背部治疗的结束手法。适应证:颈椎病、背肌劳损等。

2. 肩背部双手合十击法　操作:受术者坐位。术者双掌合十,手腕部放松,以双手掌指尺侧部反复击打肩背部 3~5min。本法作用力小但渗透力强,可间接作用于心、肺等内脏器官。适应证:颈椎病、背肌劳损、慢性支气管炎等。

3. 肩背部空掌竖击法　操作:受术者坐位。术者双手握空拳,手腕放松,以尺侧的小鱼际及小指部同时交替击打两肩部、背部 3~5min。适应证:颈椎病、背肌劳损等。

4. 肩背部掌根击法　操作:受术者坐位。术者以单手掌根反复击打受术者肩部、背部 3~5min。适应证:背肌劳损、颈椎病等。

5. 理腰三击掌法　操作:受术者俯卧位。术者在受术者腰部以㨰、揉、按、点等手法施术后,以一手掌根部置于第 4、5 腰椎处,做连续的快速推揉并突然中止,扬掌连续进行 3 次击拍,"叭叭"有声,然后再揉再击,可反复进行 3~5 遍。适应证:腰肌劳损、腰椎间盘突出症、腰骶部酸痛、腰扭伤等。

二十、叩法

以手指的小指侧或空拳的底部击打体表一定部位,称为叩法。叩法刺激程度较击法为轻,有"轻击为叩"之说,叩法属击法范畴。

【操作】

手指自然分开,腕关节略背伸。前臂部主动运动,用小指侧节律性叩击施术部位。若操作娴熟,可发出"哒哒"声响。或手握空拳,按上述要求以拳的小鱼际部和小指部节律性击打施术部位。操作熟练者可发出"空空"的声响。

【动作要领】

叩击时节奏感要强,施力要适中。一般两手要同时操作,左右交替,如击鼓状。

【注意事项】

注意不要施重力,重力叩击就失去了叩法的作用。一般叩法施用后受术者有轻松舒适的感觉。

【适用部位】

常用于肩背、腰及四肢部。

【应用】

主要用于颈椎病及局部酸痛、倦怠疲劳等病症。

1. 空拳叩肩背法 操作:受术者坐位。术者两手握空拳,以两手手指的中节、末节及两手掌根部着力于肩背部,反复叩打3~5min。本法深透作用较差,叩击力主要作用于肌表。适应证:颈椎病、背肌劳损等。

2. 缓冲叩肩背法 操作:受术者坐位。术者两手指自然屈曲,以掌背部或小指、无名指背及第五掌指关节背侧处击打肩背部,反复操作3~5min。本法操作时,腕部必须放松,应以腕关节一屈一伸自然摆动和掌指的自然放松而将叩击力缓冲下来。适应证:背肌劳损、颈椎病等。

二十一、摇法

使关节做被动的环转运动,称摇法。包括颈项部、腰部和全身四肢关节摇法。

【操作】

1. 颈项部摇法 受术者坐位,颈项部放松。术者立于其背后或侧后方。以一手扶按其头顶后部,另一手托扶于下颌部,两手臂协调运动,反方向施力,使头颈部按顺时针或逆时针方向进行环形摇转,可反复摇转数次。

2. 肩关节摇法 肩关节摇法种类较多,可分为托肘摇肩法、握手摇肩法、大幅度摇肩法等。

3. 肘关节摇法 受术者坐位,屈肘约45°。术者以一手托握住其肘后部,另一手握住其腕部,使肘关节做顺时针或逆时针方向环转摇动。

4. 腕关节摇法 其一,受术者坐位,掌心朝下。术者双手合握其手掌部,以两拇指抚按于腕背侧,余指端扣于大小鱼际部,两手臂协调用力,在稍牵引情况下做顺时针和逆时针方向的摇转运动。其二,受术者示指、中指、无名指和小指并拢,掌心朝下。术者以一手握其腕上部,另一手握其并拢的四指部,在稍用力牵引的情况下做腕关节的顺时针和逆时针方向的摇转运动。其三,受术者五指捏拢,腕关节屈曲。术者以一手握其腕上部,另一手握其捏拢到一起的五指部,做腕关节的顺时针或逆时针方向的摇转运动。

5. 掌指关节摇法 以一手握住受术者一侧掌部,另一手以拇指和其余四指握捏住五指中的一指,在稍用力牵伸的情况下做该掌指关节的顺时针或逆时针方向的摇转运动。

6. 腰部摇法 包括仰卧位摇腰法、俯卧位摇腰法、站立位摇腰法和搽床摇腰法。

7. 髋关节摇法 受术者仰卧位,一侧屈髋屈膝。术者一手扶按其膝部,另一手握其足踝部或足跟部,将其髋、膝屈曲的角度均调整到90°左右,然后两手协调用力,使髋关节做顺时针或逆时针方向的摇转运动。

8. 膝关节摇法 受术者仰卧位,一侧下肢伸直放松,另一侧下肢屈髋屈膝。术者一手托扶其屈曲侧下肢的腘窝部,另一手握其足踝部或足跟部,按顺时针或逆时针方向环转摇动。

9. 踝关节摇法 其一,受术者仰卧位,下肢自然伸直。术者坐于其足端,用一手托握起足跟以固定,另一手握住足趾部,在稍用力拔抻的情况下做顺时针或逆时针方向的环转摇动。其二,受术者俯卧位,一侧下肢屈膝。术者以一手扶按于足跟部,另一手握住足趾部,做顺时针或逆时针方向的环转摇动。本法较仰卧位时的踝关节摇法容易操作,且摇转幅度较大。

【动作要领】

1. 摇转的幅度要在人体生理活动范围内进行,应由小到大,逐渐增加。人体各关节的活动幅度不同,因此各关节的摇转幅度亦不同。

2. 摇转的速度宜慢,尤其是刚开始操作时的速度要缓慢,可随摇转次数的增加及受术者的逐渐适应稍微增快速度。

3. 摇动时施力要协调、稳定,除被摇的关节、肢体运动外,其他部位不应随之晃动。

【注意事项】

1. 不可逾越人体关节生理活动范围进行摇转。

2. 不可突然快速摇转。

3. 对于习惯性关节脱位者禁用摇法。

4. 对椎动脉型、交感型颈椎病以及颈部外伤、颈椎骨折等病症禁用摇法。

【适用部位】

全身各关节部。

【应用】

主要适用于各种软组织损伤性疾病及运动功能障碍等病症。

第二节 艾 灸 法

灸,灼烧的意思。灸法(moxibustion)主要是借灸火的热力给人体以温热性刺激,通过经络腧穴的作用,以达到防治疾病目的的一种方法。《医学入门·针灸》说:"药之不及,针之不到,必须灸之。"说明灸法有其独特的疗效。施灸的原料很多,最初采用一般的树枝柴草取火来烧灼、烫熨,以消除病痛,后来选用艾叶(argy wormwood leaf)作为主要灸料。艾属菊科多年生草本植物,我国各地均有生长,以蕲州产者为佳,故有蕲艾之称。艾叶气味芳香,辛温味苦,容易燃烧,火力温和,故为施灸佳料,《名医别录》载:"艾味苦,微温,无毒,主灸百病。"选用干燥的艾叶捣制后除去杂质,即可成纯净细软的艾绒(moxa wool),晒干贮藏,以备应用。

一、艾灸法的作用

(一)温经散寒

《素问·异法方宜论》说:"北方者,天地所闭藏之域也,其地高陵居,风寒冰冽……藏寒生满病,其治宜灸芮。"可见灸法具有温经散寒的功能。临床上常用于治疗寒凝血滞、经络痹阻所引起的寒湿痹痛、痛经、经闭、胃脘痛、寒疝腹痛、泄泻、痢疾等。

(二)扶阳固脱

《扁鹊心书》说:"真气虚则人病,真气脱则人死,保命之法,灼艾第一。"《伤寒论·辨厥阴病脉证并治》也说:"下利,手足逆冷,无脉者,灸之。"可见阳气下陷或欲脱之危证皆可用灸法,以扶助虚脱之阳气。临床上多用于治疗脱证和中气不足、阳气下陷而引起的遗尿、脱肛、阴挺、崩漏、带下、久泄、久痢、痰饮等。

(三)消瘀散结

《灵枢·刺节真邪》记载:"脉中之血,凝而留止,弗之火调,弗能取之。"气为血帅,血随气行,气得温则行,气行则血亦行。灸能使气机通畅,营卫调和,故瘀结自散,所以临床常用于治疗气血凝滞之疾,如乳痈初起、瘰疬、瘿瘤等。

(四)防病保健

《诸病源候论》说:"河洛间土地多寒,儿喜病痉。其俗生儿三日,喜逆灸以防之,又灸颊以防噤。"《备急千金要方》说:"凡人入吴蜀地游宦,体上常须三两处灸之,勿令疮暂瘥,则瘴疠、温疟、毒气不能着人也。"《扁鹊心书》说:"人于无病时,常灸关元、气海、命门、中脘,虽未得长生,亦可保百年寿也。"《医说·针灸》也说:"若要安,三里莫要干。"说明艾灸足三里有防病保健作用,今人称之为"保健灸"。也就是说,无病施灸,可以激发人体的正气,增强抗病的能力,使人精力充沛,长盛不衰。

二、灸法的种类

灸法种类很多,常用灸法如表4-1。

表 4-1 灸法的种类

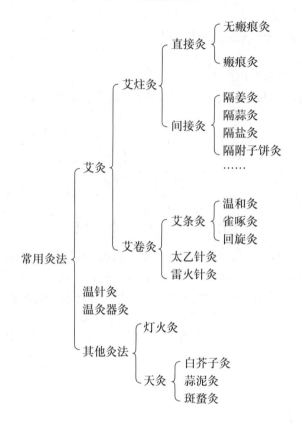

三、艾炷灸

艾炷灸(moxa-cone moxibustion)是将纯净的艾绒放在平板上用手搓捏成大小不等的圆锥形艾炷,置于施灸部位点燃而治病的方法。常用的艾炷或如麦粒,或如苍耳子,或如莲子,或如半截橄榄等(图 4-1)。艾炷灸又分直接灸与间接灸两类。

(一)直接灸

直接灸是将大小适宜的艾炷直接放在皮肤上施灸的方法(图 4-2)。古代常以阳燧映日所点燃的火来点燃艾炷,此火称为明火,以此火点艾施灸称为明灸。因把艾炷直接放在腧穴所在的皮肤表面点燃施灸,故又称着肤灸、着肉灸。若施灸时需将皮肤烧伤化脓,愈后留有瘢痕,称为瘢痕灸;若不使皮肤烧伤化脓,不留瘢痕,称为无瘢痕灸。

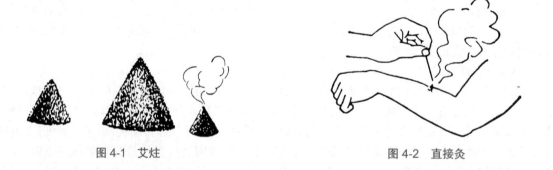

图 4-1 艾炷   图 4-2 直接灸

1. 瘢痕灸 瘢痕灸又称化脓灸,施灸时先将所灸腧穴部位涂以少量的大蒜汁,以增加黏附和刺激作用,然后将大小适宜的艾炷置于腧穴上,用火点燃艾炷施灸。每壮艾炷必须燃尽,除去灰烬后方可继续易炷再灸,待规定壮数灸完为止。施灸时由于艾火烧灼皮肤,因此可产生剧痛,此时可用手在施灸腧穴周围轻轻拍打,借以缓解疼痛。在正常情况下,灸后 1 周左右施灸部位化脓形成灸疮,5~6 周灸疮自行痊愈,结痂脱落后留下瘢痕。因此,施灸前必须征求受术者同意,方可使用本法。临床上常用于治疗哮喘、肺痨、瘰疬等慢性顽疾。

2. 无瘢痕灸　施灸时先在所灸腧穴部位涂以少量的凡士林,以使艾炷便于黏附,然后将大小适宜的(约如苍耳子大)艾炷置于腧穴上点燃施灸,当艾炷燃剩2/5或1/4而受术者感到微有灼痛时,即可易炷再灸,待将规定壮数灸完为止。一般应灸至局部皮肤出现红晕而不起疱为度。因皮肤无灼伤,故灸后不化脓,不留瘢痕。一般虚寒性疾患均可采用此法。

（二）间接灸

间接灸是指用药物或其他材料将艾炷与施灸腧穴部位的皮肤隔开进行施灸的方法,故又称隔物灸(图4-3)。所用间隔药物或材料很多,如以生姜间隔者称隔姜灸,用食盐间隔者称隔盐灸,以附子饼间隔者称隔附子饼灸。

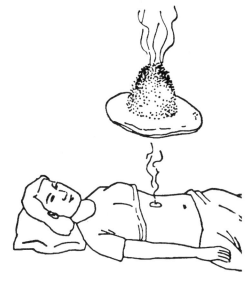

图 4-3　间接灸

1. 隔姜灸　隔姜灸是用鲜姜切成直径2~3cm、厚0.2~0.3cm的薄片,中间以针刺数孔,然后将姜片置于应灸的腧穴部位或患处,再将艾炷放在姜片上点燃施灸。当艾炷燃尽,再易炷施灸。灸完所规定的壮数,以使皮肤红润而不起疱为度。常用于因寒而致的呕吐、腹痛以及风寒痹痛等。有温胃止呕、散寒止痛的作用。

2. 隔蒜灸　用鲜大蒜头切成厚0.2~0.3cm的薄片,中间以针刺数孔(捣蒜如泥亦可),置于应灸腧穴或患处,然后将艾炷放在蒜片上点燃施灸。待艾炷燃尽,易炷再灸,直至灸完规定的壮数。此法多用于治疗瘰疬、肺痨及初起的肿疡等症。有清热解毒、杀虫等作用。

3. 隔盐灸　用干燥的食盐(以青盐为佳)填敷于脐部,或于盐上再置一薄姜片,上置大艾炷施灸。多用于治疗伤寒阴证或吐泻并作、中风脱证等。有回阳、救逆、固脱之力,但须连续施灸,不拘壮数,以期脉起、肢温、证候改善。

4. 隔附子饼灸　将附子研成粉末,用酒调和做成直径约3cm、厚约0.8cm的附子饼,中间以针刺数孔,放在应灸腧穴或患处,上面再放艾炷施灸,直至灸完所规定的壮数。多用于治疗命门火衰而致的阳痿、早泄或疮疡久溃不敛等症。有温补肾阳等作用。

四、艾卷灸

艾卷灸包括艾条灸、太乙针灸和雷火针灸。

（一）艾条灸

取纯净细软的艾绒24g,平铺在26cm长、20cm宽的细草纸上,将其卷成直径约1.5cm的圆柱形的艾卷,要求卷紧,外裹以质地柔软疏松而又坚韧的桑皮纸,用胶水或浆糊封口而成。也有在每条艾绒中掺入肉桂、干姜、丁香、独活、细辛、白芷、雄黄、苍术、没药、乳香、川椒各等分的细末6g,则成为药艾条。

施灸时,将艾条悬放在距离穴位一定高度上进行熏烤,不使艾条点燃端直接接触皮肤,称为悬起灸。若将点燃的艾条隔布或隔绵纸数层实按在穴位上,使热气透入皮肉,火灭热减后重新点火按灸,称为实按灸。《寿域神方》说:"用纸实卷艾,以纸隔之,点穴于隔纸上,用力实按之,待腹内觉热,汗出,即差(瘥)。"悬起灸根据实际操作方法不同分为温和灸、雀啄灸和回旋灸。

1. 温和灸　施灸时,将灸条的一端点燃,对准应灸的腧穴部位或患处,距皮肤 2~3cm 进行熏烤,使受术者局部有温热感而无灼痛为宜。一般每处灸 5~10min,至皮肤出现红晕为度。对于昏厥、局部感觉迟钝的受术者,术者可将中、示两指分张置于施灸部位的两侧,这样可以通过术者手指的感觉来测知受术者局部的受热程度,以便随时调节施灸的距离和防止烫伤。

2. 雀啄灸　施灸时,将艾条点燃的一端与施灸部位的皮肤并不固定在一定距离,而是如鸟雀啄食一样一上一下活动施灸。

3. 回旋灸　施灸时,艾卷点燃的一端与施灸部位的皮肤虽然保持一定的距离,但不固定,而是向左右方向移动或反复旋转地施灸。

(二)太乙针灸

用纯净细软的艾绒 150g 平铺在 40cm × 40cm 的桑皮纸上。将人参 125g、穿山甲 250g、山羊血 90g、千年健 500g、钻地风 300g、肉桂 500g、小茴香 500g、苍术 500g、甘草 1 000g、防风 2 000g、麝香少许,共为细末,取药末 24g 掺入艾绒内,紧卷成爆竹状,外用鸡蛋清封固,阴干后备用。

施灸时,将太乙针的一端烧着,用布 7 层包裹其烧着的一端,立即紧按于应灸的腧穴或患处进行灸熨,太乙针冷则再燃再熨。如此反复灸熨 7~10 次为度。此法治疗风寒湿痹、肢体顽麻、痿弱无力、半身不遂等均有效。

(三)雷火针灸

制作方法与"太乙针灸"相同,药物处方有异,用纯净细软的艾绒 125g,沉香、乳香、羌活、干姜、穿山甲各 9g,麝香少许,共为细末。

施灸方法与"太乙针灸"相同。其适应证《针灸大成·雷火针法》载:"治闪挫诸骨间痛,及寒湿气痛而畏刺者。"临床上除治上症外,大体与"太乙针灸"主治相同。

五、温灸器灸

温灸器又名灸疗器,是一种专门用于施灸的器具。用温灸器施灸的方法称温灸器灸。临床常用的有温灸盒和温灸筒。施灸时,将艾绒,或加掺药物,装入温灸器的小筒,点燃后将温灸器之盖扣好,即可置于腧穴或应灸部位进行熨灸,直到所灸部位的皮肤红润为度。有调和气血、温中散寒的作用。一般需要灸治者均可采用。对小儿、妇女及畏惧灸治者最为适宜。

知识拓展

灯　火　灸

灯火灸(burning rush moxibustion)又名灯草灸、油捻灸、十三元宵火,也称神灯照,是民间沿用已久的简便灸法。方法是用灯芯草一根,以麻油浸之,燃着后用快速动作对准穴位猛一接触,听到"叭"的一声迅速离开。如无爆焠之声,可重复 1 次。具有疏风解表、行气化痰、清神止搐等作用。多用于治疗小儿疖腮、小儿脐风和胃痛、腹痛、痧胀等病症。

六、注意事项

(一)施灸的先后顺序

古人对施灸的先后顺序有明确的要求。《千金要方·针灸上》说:"凡灸当先阳后阴……先上后下。"《明堂灸经》也指出:"先灸上,后灸下;先灸少,后灸多。"临床上一般是先灸上部,后灸下部,先灸阳部,后灸阴部,壮数是先少而后多,艾炷是先小而后大。但在特殊情况下可酌情而施,如脱肛时可先灸长强以收肛,后灸百会以举陷。

（二）施灸的补泻方法

艾灸的补泻始载于《内经》。《灵枢·背俞》说："以火补者，毋吹其火，须自灭也。以火泻之，疾吹其火，传其艾，须其火灭也"。这是古人对施灸补泻操作方法的具体载述。《针灸大成·艾灸补泻》也说："以火补者，毋吹其火，须待自灭，即按其穴。以火泻者，速吹其火，开其穴也。"在临床上可根据受术者的具体情况，结合腧穴性能酌情运用。

（三）施灸的禁忌

对实热证、阴虚发热者，一般不适宜灸疗；对颜面、五官和有大血管的部位以及关节活动部位，不宜采用瘢痕灸；孕妇的腹部和腰骶部也不宜施灸。

（四）灸后的处理

施灸后局部皮肤出现微红灼热属于正常现象，无需处理。如因施灸过量，时间过长，局部出现小水疱，只要注意不擦破，可任其自然吸收；如水疱较大，可用消毒的毫针刺破水疱，放出水液，或用注射针抽出水液，再消毒，并以纱布包敷。如用化脓灸者，在灸疮化脓期间要注意适当休息，加强营养，保持局部清洁，并可用敷料保护灸疮，以防污染，待其自然愈合。如处理不当，灸疮脓液呈黄绿色或有渗血现象者，可用消炎药膏或玉红膏涂敷。

此外，施灸时应注意艾火勿烧伤皮肤或衣物。用过的艾条、太乙针等应装入小口玻璃瓶或筒内，以防复燃。

第三节　拔　罐　法

拔罐法（cupping therapy）又称吸筒疗法，古称角法，是以罐为工具，利用燃烧排出罐内空气形成负压，使之吸附于腧穴或应拔部位的体表，产生刺激，使被拔部位的皮肤充血、瘀血，以达到防治疾病目的的方法。

罐的种类很多，目前常用的有以下四种。①竹罐：用直径3~5cm坚固无损的竹子，制成6~8cm或8~10cm长的竹管，一端留节作底，另一端作罐口，用刀刮去青皮及内膜，制成形如腰鼓的圆筒。用砂纸磨光，使罐口光滑平整。竹罐的优点是取材较容易，经济易制，轻巧价廉，不易摔碎，适于煎煮。缺点是容易燥裂、漏气，吸附力不大。②陶罐：陶罐用陶土烧制而成，有大有小，罐口光正，肚大而圆，口底较小，其状如腰鼓。优点是吸附力大，缺点是质地较重，易摔碎、损坏。③玻璃罐：玻璃罐是在陶罐的基础上改用玻璃加工而成，其形如球状，罐口平滑，分大、中、小三种型号，也可用广口瓶代替。优点是质地透明，使用时可以观察所拔部位皮肤充血、瘀血程度，便于随时掌握情况。缺点也是容易摔碎、损坏。④抽气罐：多用透明塑料制成，上面加置活塞，便于抽气。也有用特制的皮囊排气罐，其规格大小不同。新型的抽气罐使用方便，吸着力强，且较安全，不易破碎，是现代应用较多的拔罐工具。

 知识拓展

真空磁疗拔罐

真空磁疗拔罐吸收了传统罐具的优点，克服了传统拔罐的缺点，利用高科技手段使中医古老的拔罐法又焕发了青春。真空磁疗拔罐器的主要特点是罐体透明，罐内负压可根据受术者的体质情况和病情随意调整，易于观察罐内皮肤变化，便于掌握拔罐时间，而且带有磁针，具有磁疗的效果，较之传统意义上的火罐疗效一致，但使用更安全，无烫伤之忧，操作简便，不易破碎，既适用于医院，又广泛适用于家庭。

一、罐的吸附方法

罐的吸附方法是指排空罐内的空气，使之形成负压而吸附在拔罐部位的方法。常用的有以下几种方法：

（一）火吸法

火吸法是利用火在罐内燃烧时产生的热力排出罐内空气,形成负压,使罐吸附在皮肤上的方法。

1. 闪火法　用长纸条或用镊子夹酒精棉球一个,用火将纸条或酒精棉球点燃后,使火在罐内绕1~3圈后,将火退出,迅速将罐扣在应拔的部位,即可吸附在皮肤上。此法罐内无火,比较安全,是最常用的拔罐方法。但需注意,切勿将罐口烧热而烫伤皮肤。

2. 投火法　用易燃纸片或棉花点燃后投入罐内,迅速将罐扣在应拔的部位,即可吸附在皮肤上。此法由于罐内有燃烧物,容易落下烫伤皮肤,故适于侧面横拔。

3. 滴酒法　用95%酒精或白酒滴入罐内1~3滴（切勿滴酒过多,以免拔罐时流出而烧伤皮肤）,沿罐内壁摇匀,用火点燃后迅速将罐扣在应拔的部位。

4. 贴棉法　用大小适宜的酒精棉花一块贴在罐内壁的下1/3处,用火将酒精棉花点燃后迅速扣在应拔的部位。此法需注意,棉花浸酒精不宜过多,否则燃烧的酒精滴下时容易烫伤皮肤。

5. 架火法　用不易燃烧、传热的物体,如瓶盖、小酒盅等（直径要小于罐口）,置于应拔部位,然后将95%酒精数滴或酒精棉球置于瓶盖或酒盅内,用火将酒精点燃后将罐迅速扣下。

（二）煮罐吸法

一般选用竹罐,用5~10枚完好无损的竹罐放在锅内加水煮沸,然后用镊子将罐口朝下夹出,迅速用凉毛巾紧扪罐口,立即将罐扣在应拔部位,即能吸附在皮肤上。可根据病情需要,在锅中放入适量的祛风活血药物,如羌活、独活、当归、红花、麻黄、艾叶、川椒、木瓜、川乌、草乌等,称为药罐法。

（三）抽气吸罐法

先把抽气罐中的空气抽出,使其形成负压,即能吸附在应拔部位上。

以上诸法一般留10~15min,待拔罐部位的皮肤充血、瘀血时将罐取下。若罐大而吸拔力强时,可适当缩短留罐的时间,以免起疱。多用于治疗风湿痹证、感冒、咳嗽、哮喘、胃痛、呕吐、腹痛、泄泻等。

二、拔罐方法

临床拔罐时可根据不同的病情选用不同的拔罐法,常用的拔罐法有以下几种:

（一）留罐

留罐又称坐罐,即将罐吸附在体表后,使罐子吸拔留置于施术部位10~15min,然后将罐起下。此法是常用的一种方法,一般疾病均可应用,而且单罐、多罐皆可应用。

（二）走罐

走罐又称推罐,即拔罐时先在所拔部位的皮肤或罐口上涂一层凡士林等润滑剂,再将罐拔住,然后用右手握住罐子向上、下或左、右在需要施术的部位往返推动,至所拔部位的皮肤红润、充血甚或瘀血时,将罐起下。此法适用于面积较大、肌肉丰厚的部位,如脊背、腰臀、大腿等部位。

（三）闪罐

闪罐是将罐拔住后立即起下,如此反复多次地拔住起下,直至皮肤潮红、充血或瘀血为度。多用于局部皮肤麻木、疼痛或功能减退等疾患,尤其适用于不宜留罐的受术者,如小儿、年轻女性的面部。

（四）刺血拔罐

刺血拔罐又称刺络拔罐,是在应拔部位的皮肤消毒后用三棱针点刺出血或用皮肤针叩打后,再将火罐吸拔于点刺的部位使之出血,以加强刺血治疗的作用。一般刺血后拔罐留置10~15min,多用于治疗丹毒、扭伤、乳痈等。

（五）留针拔罐

留针拔罐简称针罐,是在针刺留针时将罐拔在以针为中心的部位上5~10min,待皮肤红润、充血或瘀血时将罐起下,然后将针起出。此法能起到针罐配合的作用。

三、拔罐的作用和适应范围

拔罐法具有通经活络、行气活血、消肿止痛、祛风散寒等作用,适用范围较为广泛,一般多用于风寒湿痹、腰背肩臂腿痛、关节痛、软组织闪挫扭伤、伤风感冒、头痛、咳嗽、哮喘、胃脘痛、腹痛、痛经、中风偏枯、瘀血痹阻等。

四、起罐方法和注意事项

（一）起罐方法

起罐时，一般先用左手夹住罐，右手拇指或示指从罐口旁边按压一下，使气体进入罐内即可取下。若罐的吸附力过强时，不可用力猛拔，以免擦伤皮肤。

（二）注意事项

拔罐时要选择适当体位和肌肉丰满的部位。若在体位不当、骨骼凸凹不平、毛发较多的部位，罐容易脱落。拔罐时要根据所拔部位的面积大小选择适宜的罐。应拔的部位如有皱纹，或罐稍大、不易吸拔时，可用一薄面饼置于所拔部位，以增加局部面积，即可拔住。操作时动作必须迅速才能使罐拔紧、吸附有力。用火罐时应注意勿灼伤或烫伤皮肤。若烫伤或留罐时间太长而皮肤起水疱时，小的无须处理，仅敷以消毒纱布，防止擦破即可；水疱较大时，可用消毒针将水疱液放出，消毒包敷，以防感染。皮肤有过敏、溃疡、水肿及心脏、大血管分布部位，不可拔罐。高热抽搐者以及孕妇的腹部、腰骶部位亦不可拔罐。

第四节 刮 痧 法

刮痧法（scrapping therapy）是用边缘光滑的嫩竹板、瓷器片、小汤匙、铜钱、硬币、玻璃或头发、苎麻等工具，蘸食油或清水在体表部位进行由上而下、由内向外反复刮动，用以治疗相关疾病。

刮痧法是临床常用的一种简易治疗方法，流传甚久。有学者认为刮痧是推拿手法变化而来。《保赤推拿法》说："刮者，医指挨儿皮肤，略加力而下也。"元明时期有较多的刮痧疗法记载，并称为"夏法"。及至清代，有关刮痧的描述更为详细。郭志邃《痧胀玉衡》说："刮痧法，背脊颈骨上下，又胸前胁肋两背肩臂痧，用铜钱蘸香油刮之。"吴尚先《理瀹骈文》说："阳痧腹痛，莫妙以瓷调羹蘸香油刮背，盖五脏之系，咸在于背，刮之则邪气随降，病自松解。"《串雅外编》《七十二种痧症救治法》等医籍中也有记载。由于刮痧法无需药物，见效也快，故现仍在民间广泛应用，我国南方地区更为流行。

一、刮痧板

（一）牛角类

1. 特点与功效　牛角类刮痧板临床上尤以使用水牛角为多。水牛角味辛、咸、寒，辛可发散行气、活血消肿，咸能软坚润下，寒能清热解毒、凉血定惊；且质地坚韧，光滑耐用，原料丰富，加工简便。

2. 注意事项　忌热水长时间浸泡、火烤或电烤；刮痧后需立即把刮板擦干，涂上橄榄油并存放于刮板套内。

（二）玉石类

1. 特点与功效　玉石具有润肤生肌、清热解毒、镇静安神、辟邪散浊等作用。其质地温润光滑，便于持握。因其触感舒适，适宜面部刮痧。

2. 注意事项　用完后要注意清洁；避免碰撞；避免与化学试剂接触。

（三）砭石类

1. 特点与功效　砭石采用的材质是泗滨浮石，这种石材含有多种微量元素，红外辐射频带极宽，可以疏通经络、清热排毒、软坚散结，并能使人体局部皮肤增温。用于刮痧的砭石刮痧板边厚小于3mm。

2. 注意事项　因砭石可能含有害物质，购买时需认真辨别真伪，购买经国家权威部门检测不含有害物质的砭石。

刮痧工具的材质不固定，形式多样，许多日常用具均可以作为刮痧工具使用，如铜钱、瓷汤勺、嫩竹板、棉纱线、蚌壳等，现在还有树脂、硅胶等材料制成的刮痧工具。

二、刮痧油

（一）液体类

1. 特点与功效　主要有凉开水、植物油（如芝麻油、茶籽油、菜籽油、豆油、花生油、橄榄油）、药油

（如红花油、跌打损伤油、风湿油）等，不仅可防止刮痧板划伤皮肤，还可起到滋润皮肤、开泄毛孔、活血行气的作用。另外，还可以选用具有清热解毒、活血化瘀、通络止痛等作用的中草药，煎成药液，根据病情选用。

2. 注意事项　刮痧油宜避火使用和保存，皮肤过敏者禁用，外伤、溃疡、瘢痕、恶性肿瘤局部禁用。

（二）乳膏类

1. 特点与功效　选用质地细腻的膏状物质，如凡士林、润肤霜、蛇油、扶他林乳膏等。亦可将具有活血化瘀、通络止痛、芳香开窍等作用的中药提取物制备成乳膏剂使用。

2. 注意事项　避光，阴凉干燥处保存；宜根据病情需要选择适当的刮痧介质，如扶他林乳膏有镇痛、抗炎作用，用于风湿性关节炎疗效较好。

三、刮痧的基本操作

1. 先暴露受术者的刮治部位，用干净毛巾蘸肥皂液将刮治部位洗擦干净。

2. 刮治手法　施术者用右手拿取操作工具，蘸植物油或清水后在确定的体表部位轻轻向下顺刮，或从内向外反复刮动，逐渐加重。刮时要沿同一方向刮，力量要均匀，采用腕力，一般刮 10~20 次，以出现紫红色斑点或斑块为度。

3. 刮治顺序　一般要求先刮颈项部，再刮脊椎两侧部，然后再刮胸部及四肢部位。

4. 四肢部位　从大腿开始，向下刮，每次只能刮一个方向，不能来回刮。静脉曲张者则需由下往上刮。

5. 如果有出血性疾病如血小板减少症者，无论头部还是其他部位都不能刮痧。有神经衰弱者，最好选择在白天进行头部刮痧。

6. 刮痧一般约 20min，或以受术者能耐受为度。

四、刮痧的临床应用

刮痧具有调气行血、活血化瘀、舒筋通络、驱邪排毒等功效，广泛应用于内、外、妇、儿科的多种病症及美容、保健领域，尤其是疼痛性疾病、骨关节退行性疾病如颈椎病、肩周炎的康复；对于感冒发热、咳嗽等呼吸系统病证，临床可配合拔罐应用；对于痤疮、黄褐斑等损容性疾病，可配合针灸、刺络放血等疗法；还可用于亚健康、慢性疲劳综合征等疾病的防治。

五、注意事项

1. 治疗时室内保持空气流通。如天气转凉或天冷时，要注意避免感受风寒。

2. 不能干刮。工具必须边缘光滑，没有破损。

3. 初刮时，试 3~5 下即见皮肤青紫而受术者并不觉痛，为本疗法适应证。如见皮肤发红，受术者呼痛，则非本方法适应证，应送医院诊治。

4. 要掌握手法轻重，由上而下顺刮，并时时蘸植物油或水保持润滑，以免刮伤皮肤。

5. 体位可根据需要而定，一般有仰卧位、俯卧位、仰靠位、俯靠位等，以受术者舒适为度。

6. 刮痧的条数多少应视具体情况而定，一般每处刮 2~4 条，每条长 6~10cm 即可。

7. 刮完后应擦干油或水渍，并在青紫处抹少量驱风油，让受术者休息片刻。如受术者自觉胸中郁闷、心里发热等，可胸前两侧第 3、4 肋间隙处各刮一道，即可平静。

8. 刮痧后受术者不宜发怒、烦躁或忧思焦虑，应保持情绪平静，同时忌食生冷瓜果和油腻食品。

9. 如刮痧后感觉反而更加不适，应送医院诊治。

第五节　其他传统康复保健技术

一、穴位贴敷疗法

穴位贴敷疗法是以中医经络学说为理论依据，把药物研成细末，用水、醋、酒、蛋清、蜂蜜、植物油、清凉油、药液调成糊状,或用呈凝固状的油脂(如凡士林等)、黄醋、米饭、枣泥制成软膏、丸剂或饼剂,或将中药汤剂熬成膏,或将药末撒于膏药上,再直接贴敷穴位、患处(阿是穴),用来治疗疾病的一种无创痛穴位疗法。

二、砭石疗法

砭石疗法是在古砭石疗法和民间石疗法的基础上,针对现代人的特点推出砭术的基本方法,包括"刮、推、抹、摩、擦、揉、缠、凉、划、拔、点、按、振、拿、拍、叩、刹、温、清、感、电热温烫"。其特点是具有一套以脏腑经络学说为中心的完整理论,强调整体,重视内因,采用无创性的温和刺激,扶正祛邪,以调动机体本身的防御能力战胜疾病,调和阴阳、气血、脏腑功能,使失衡的内部稳定,从而恢复身心健康。

(汪 洋)

思考题

1. 简述推拿手法的基本要求。
2. 艾灸法的作用是什么?
3. 简述拔罐的作用和适应范围。
4. 刮痧法的概念是什么?
5. 穴位贴敷疗法的概念是什么?

第五章　传统健身功法

第五章
数字内容

学习目标

1. 掌握传统健身功法八段锦和五禽戏的动作要领。
2. 熟悉八段锦的功法特点和五禽戏基本手型、步型。
3. 了解传统健身功法的康复应用和注意事项
4. 具备指导老年人运用传统健身功法进行康复训练的能力。

导入情景

　　某老年女性,61 岁,退休教师。5 年前曾因颈椎病住院治疗 1 个月,症状缓解后出院,以后在出现颈部及肩部疼痛不适时自己用颈椎牵引及自我按摩后,疼痛可以缓解。她听从医生建议,定期回学校跟随本校体育老师练习传统功法八段锦,每天练习一遍。经过半年的锻炼,现在颈椎病的症状全部消失了,身体越来越健康,每天的教学任务感觉很轻松,再也没出现以前上课后的疲劳感。她总结说:练习八段锦给了我一个好身体。

　　工作任务

1. 熟悉常见的传统功法八段锦、五禽戏。
2. 根据要求,练习八段锦和五禽戏。

　　传统健身功法是老年人常用的健身方法,是我国古代劳动人民在长期与疾病、衰老作斗争的实践过程中逐渐总结形成的,与古导引术一脉相承,可以使人体气血和畅、骨正筋柔。比较有代表性的传统健身功法有导引、五禽戏、太极拳、八段锦、易筋经和各种保健动静气功等。这种健身方法主要是通过徐缓、圆滑等有节律的肢体动作、呼吸调节、意念集中来达到身心松弛、健身祛病、延年益寿的目的。这种健身锻炼方法将身体的外部动作与内在的气血运行相统一,身体运动与健康保健相结合,是深受老年人喜爱的健身方式。本章内容主要介绍传统健身功法中的八段锦、五禽戏。

第一节　八　段　锦

　　八段锦是由八段连续动作组成的强身健体和养生延年的一种功法,主要是通过肢体躯干合理的屈伸俯仰,使全身筋脉得以伸拉舒展,具有调和脏腑气血、疏通经络和增智强体的作用。

"八段锦"一名最早见于宋代洪迈所著的《夷坚志》,在我国广为流传,深得人们喜爱,并在实践中不断加以修改、创新。就其姿势上分为立式和坐式八段锦,我们主要介绍立式八段锦。

国家体育总局对民族传统体育项目非常重视,对八段锦进行了系统整理,以传统八段锦为依据,本着去伪存真、去粗取精原则,重新加以编创,使健身气功八段锦被赋予了理性和科学的新内涵,八段锦的套路也基本被固定下来。练习方法可以用八段锦歌诀来概括总结,歌诀同时也描述了动作要领和锻炼目的:"两手托天理三焦,左右开弓似射雕;调理脾胃须单举,五劳七伤往后瞧;摇头摆尾去心火,两手攀足固肾腰;攒拳怒目增气力,背后七颠百病消"。

一、八段锦功法特点

八段锦的运动强度和动作的编排次序符合运动学和生理学规律,属于有氧运动,安全可靠。整套功法增加了预备势和收势,使套路更加完整规范,功法动作特点主要体现在以下几个方面。

(一)柔和缓慢,圆活连贯

柔和是指习练动作不僵不拘,轻松自如,舒展大方。缓慢是指习练时身体重心平稳,虚实分明,轻飘徐缓。圆活是指动作路线带有弧形,不起棱角,不直来直往,符合人体各关节自然弯曲的状态。它是以腰脊为轴,带动四肢运动,上下相随,节节贯穿。连贯是要求动作的虚实变化和姿势的转换衔接无停顿之处,既像行云流水连绵不断,又如春蚕吐丝相连无间,使人神清气爽,体态安详,从而达到疏通经络、畅通气血和强身健体的效果。

(二)松紧结合,动静相兼

松是指习练时肌肉、关节以及中枢神经系统、内脏器官的放松,在意识的主动支配下逐步达到呼吸柔和、心静体松,同时松而不懈,保持正确的姿态,并将这种放松程度不断加深。紧是指习练中适当用力,且缓慢进行,主要体现在前一动作的结束与下一动作开始之前。紧在动作中只在一瞬间,而放松须贯穿动作的始终。松、紧配合适度有助于平衡阴阳,疏通经络,分解黏滞,滑利关节,活血化瘀,强筋壮骨,增强体质。

动与静主要是指身体动作的外在表现。动就是在意念的引导下,动作轻灵活泼,节节贯穿,舒适自然。静指在动作的分节处做到沉稳,特别是在前面所讲八个动作的缓慢用力之处,在外观上看略有停顿之感,但内劲没有停,肌肉继续用力,保持牵引伸拉。适当的用力和延长作用时间能够使相应的部位受到一定的强度刺激,有助于提高锻炼效果。

(三)神与形合,气寓其中

神在中医范畴内是指人生命活动的外在体现。形与神合是生命活动的外在表现与人的形体相随,两者是相互联系、相互促进的整体。本功法每势动作以及动作之间充满了对称与和谐,体现出内实精神,外示安逸,虚实相生,刚柔相济,做到意动形随,神形兼备。

气寓其中是指通过精神的修养和形体的锻炼,促进真气在体内的运行,以达到强身健体的功效。习练本功法时呼吸应顺畅,不可强吸硬呼。

二、八段锦动作要领

预备式　全身放松,自然站立,左脚横开,与肩同宽,脚尖朝前,目视前方,两臂外开,与髋相平,两膝稍弯,两掌内收于腹前,与脐同高合抱成圆,掌心向内,指尖相距约 10cm。要求端正身形,调匀呼吸,平心静气,做好准备。

起势　两脚并步站立,两臂自然垂于体侧;身体中正,随着松腰沉髋,身体重心移至右腿;左脚向左侧开步,脚尖朝前,约与肩同宽,两臂内旋,两掌分别向两侧摆起,约与髋同高,掌心向后;目视前方,两腿膝关节稍屈;同时两臂外旋,向前合抱于腹前呈圆弧形,与脐同高,掌心向内,两掌指间距约10cm,目视前方(图 5-1)。

第一式　两手托天理三焦

两臂外旋微下落,两掌下沉,掌心向上,五指分开,在腹前交叉。两腿慢慢伸直,两手上提于胸前,随之两臂内旋向上托举,掌心翻转180°,舒胸直肘,仰头视掌,身体重心缓慢下降,两膝微屈,十指分开,两手反复上举、下落,共做 8 次(图 5-2)。

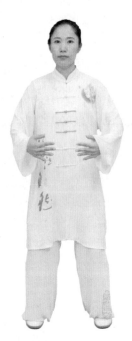

图 5-1　起势

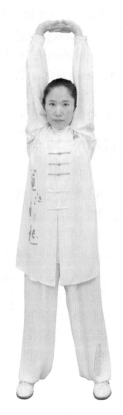

图 5-2　两手托天理三焦

　　本招式两手交叉上举,两臂分开下落,由上肢带动上、中、下三焦运动,可使三焦通畅、气血调和,通过拉长躯干与上肢各关节周围肌肉、韧带等软组织,对防治肩周炎、颈椎病等具有较好的作用。

　　第二式　左右开弓似射雕

　　身体重心右移,左脚向左侧开步站立,膝部伸直,两掌上移,左外右内,在胸部交叉,两腿缓慢屈膝半蹲成马步,右手弯曲"爪"(五指并拢,屈指内扣,手腕伸直),肘向右拉,左掌呈"八字掌"(拇、示指分开成八字,其余三指弯曲内收),左臂朝左侧推出,与肩相平,两臂呈拉弓射箭之势,动作略停,目视左掌。重心右移,右掌手指伸开复原,前臂向上、向外划弧伸出,与肩相平,掌心斜向前,左掌伸开复原,掌心斜向后,目视右掌,左脚收回,呈并步站立,同时两手分别由两侧下落,捧于腹前,指尖相对,掌心向上,目视前方。如此左右对称。本式一左一右为 1 遍,共做 4 遍(图 5-3)。

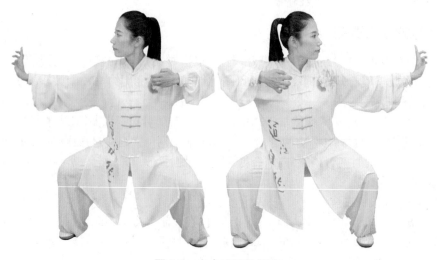

图 5-3　左右开弓似射雕

本招式主要扩胸夹脊,可疏通督脉和足太阳膀胱经经气,因刺激背俞穴而调节脏腑功能,拉弓射箭之势疏通手三阴、手三阳经脉之气,而八字掌尤其调节肺与大肠经脉。本式可有效增加前臂和手部肌肉的力量,提高手腕关节及指关节的灵活性,有利于上肢不遂的康复,同时有利于矫正不良姿势,如驼背、肩内收等,对于颈肩疾病有良好的防治作用。

第三式 调理脾胃须单举

两腿徐缓直膝起立,上托左掌至面部后外翻,上举至头左上方,肘部微屈,力贯掌根,掌心向上,指尖向右。右掌微上托,平脐后随之下按至右髋旁,指尖向前,肘关节微屈,力聚掌根,动作略挺,目视前方。松腰沉髋,重心缓缓下移,左掌经面前回落,至腹前内翻使掌心向上,右掌外旋上翻,使掌指尖相对,间隔10cm,目视前方。左右交替,本式一左一右为1遍,共做4遍。结束时两膝微屈,两掌下按于髋前(图5-4)。

本招式通过左右上肢上下对拉,一松一紧,可牵及脾胃肝胆,加强脾升胃降、疏肝利胆之功效,同时可刺激腹部及胸胁部的经络及背部腧穴等,达到调理脏腑经络的作用。此外,脊柱各小关节及肌肉也可得到锻炼,增强灵活性和稳定性,对于防治颈肩疾病有良好作用。

第四式 五劳七伤往后瞧

两腿徐缓挺膝伸直,两臂伸直,掌心向后,指尖向下,目视前方。两掌充分外旋使掌心向外后方,头转向左后方,动作略停,目视左侧斜后方,松腰沉髋,两膝微屈,两掌内旋使掌心朝下,指尖朝前,按于髋旁,同时头转回,目视前方。左右对称,本式一左一右为1遍,共做4遍。结束时两膝微屈,两掌上捧于腹前,掌心向下,指尖向前,目视前方(图5-5)。

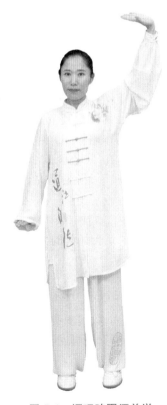

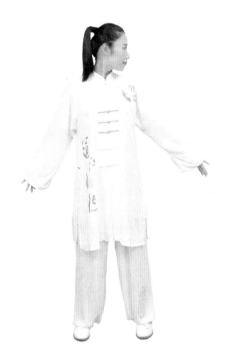

图 5-4 调理脾胃须单举　　　　　　　　图 5-5 五劳七伤往后瞧

五劳指五脏劳损,七伤指七情太过而致病。通过上肢的充分外旋,静力牵伸,起到扩展心肺的作用。"肺朝百脉,心主神志",调节心肺可达到防治劳伤五脏七情的目的。同时,"往后瞧"刺激颈部三阳、督脉之会大椎,起到振奋人体阳气、调节脏腑功能、健脑增智的作用。练习本式可增加颈部及肩关节周围肌群收缩,对于颈肩疾病及背部疾病有良好的防治作用。

第五式 摇头摆尾去心火

身体重心左移,右脚开步,直膝站立,两掌上托与胸同高,两臂内旋,两掌上托至头顶,肘关节微屈,掌心向上,指尖相对,目视前方。两腿徐缓屈膝半蹲成马步,两掌由体侧下落,双手扶于大腿上,肘关节微屈,四指内斜,目视前方。以腰为轴,以颈、尾骨为首尾,沿"右→前→左→中"方向摇转。本式一左一右为1遍,共做4遍。结束时右脚收回成开步站立,与肩同宽,同时两掌经体侧上举,指尖直立,掌心相对,随后松腰沉髋,身体重心缓缓下降,屈膝,两掌经面、胸下按至腹前,指尖相对,掌心向下,目视前方(图5-6)。

本招式通过两腿下蹲,脊柱首尾伸拉,可刺激督脉。督脉为"阳脉之海",通过摇头刺激大椎、陶道等,解表清热,祛除心肺火邪。此外,在摇头摆尾的过程中,颈椎、腰椎有较大幅度的侧屈、回旋,可使背腰部肌群参与收缩,增强关节灵活性与稳定性,对于调整颈、背、腰部疾病有良好的防治作用(图5-6)。

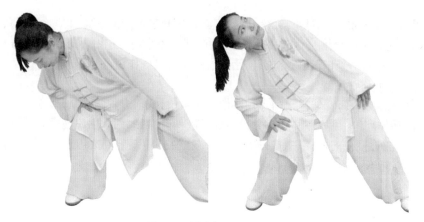

图5-6 摇头摆尾去心火

第六式 两手攀足固肾腰

直膝站立,手腕外旋使指尖朝前,两臂前上举,肘部伸直,掌心朝前,目视前方。两臂外旋使掌心相对,屈肘下按至胸,掌心向下,指尖相对,两臂外旋,使掌心朝上,两掌顺腋下后插,沿背两侧抚运至臀部,身体前俯,两掌继续沿腿后向下抚运直至足面,抬头,动作略停,目视前下方。本式一左一右为1遍,共做4遍。结束时上体直立,两臂前上举,肘部伸直,掌心朝前,目视前方,随后松腰沉髋,身体重心缓缓下降,屈膝,两掌向前下按于腹侧,掌心向下,指尖朝前,目视前方(图5-7)。

本招式大幅度前俯后伸,可伸拉背部督脉、膀胱经,刺激腰阳关、命门、肾俞、委中等,起到壮腰固肾的作用。同时,通过脊柱大幅度的前屈后伸,还可有效发展躯干前屈、后伸肌群的力量与伸展性(图5-7)。

第七式 攒拳怒目增气力

身体重心右移,左脚平开,徐缓下蹲成马步。两掌变握拳,拳眼朝上于腰侧,左拳用力向前上冲出与肩同高,拳眼向上,怒视左拳,左拳掌内旋使虎口向下,掌心向上后握固,收展于腰侧,拳眼朝上,目视前方。左右对称,本式一左一右为1遍,共做4遍。结束时身体重心右移,左脚回收成并步,拳变掌,下垂体侧,目视前方(图5-8)。

"肝主筋,开窍于目,其志为怒","怒目圆睁"可使肝经气血充盈而起到柔筋利节的作用。此式动作使筋肉关节充分伸展,长期锻炼可强筋健骨、增强气力。

第八式 背后七颠百病消

足跟上提,下颌微收,头上顶,目视前方,足跟下落,微震地面。一起一落,起落7次(图5-9)。

足趾为足三阳经与足三阴经起止交会之处,足趾用力可刺激足六经脉及其所属脏腑。"颠足"震及督脉和膀胱经,刺激背俞穴起到调节五脏六腑、疏通气血的作用,同时还可发展小腿后部肌力,拉长韧带,落地震脚可刺激下肢和脊柱,有助于解除肌肉紧张。

收势 两臂内旋90°,向两侧摆,与髋相平,掌心向后,屈肘内收,两掌相叠(男左内右外,女左外右内),覆于丹田,两臂自然下垂,两掌贴于体侧,目视前方。全身放松,气纳丹田,心情愉悦,精神乃治。

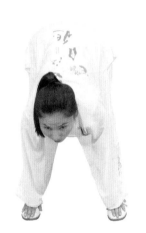
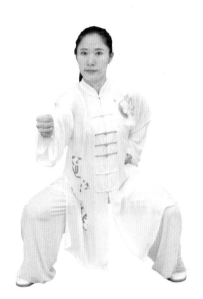
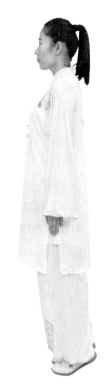

图 5-7 两手攀足固肾腰   图 5-8 攒拳怒目增气力   图 5-9 背后七颠百病消

三、康复应用和注意事项

（一）康复应用

1. 八段锦可强身健体、舒筋活络，老年人可有针对性地选择其中一式或几式进行锻炼。如脾虚气滞者可选择第二、三式，心肾不交者可选择第五、六式，肝阳上亢者可选用第四、八式，心脑血管病者选用前四式为宜，呼吸系统疾病者多练习第一、二、三、七式。

2. 循序渐进练习，可调节脏腑功能，调畅气机，有利于各种慢性疾病的康复。

（二）注意事项

1. 习练形体动作要柔和、圆活连贯、松紧结合。运动量因人而异，不可强求，以运动后不觉疲劳、微微有汗为宜。

2. 过饥、过饱皆不宜练习；血压过高者不宜练习；患有严重器质性疾病者不宜练习；妇女经期及孕妇不宜练习。

第二节 五 禽 戏

五禽戏是一种模仿禽兽动作，用以防病治病、延年益寿的医疗体育活动，又称"五禽操""五禽气功"等。五禽是指虎、鹿、熊、猿、鸟；戏为嬉戏、表演之义。五禽戏不仅外形动作要效仿虎的威武、鹿的安闲、熊的稳健、猿的机敏、鸟的轻捷，而且要内蕴"五禽"神韵，做到形神合一，以达到舒展筋骨、调畅气血、强身健体、延年益寿的目的。

本节所介绍的功法是现代编练的一套以动功为主的五禽戏功法。

一、五禽戏基本手型步型

（一）基本手型

1. 虎爪   五指张开，虎口撑圆，第一、二指指节屈曲内扣，形似老虎的利爪（图 5-10）。

2. 鹿角   拇指外展，示指与小指伸直，中指和无名指掌指关节屈曲内扣（图 5-11）。

91

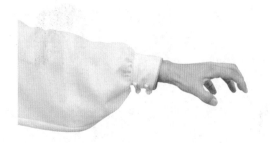

图 5-10　虎爪

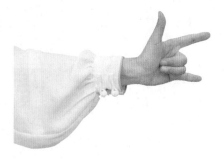

图 5-11　鹿角

3. 熊掌　拇指压在示指、中指的末端指节上,虎口撑圆,其余四指并拢屈曲(图 5-12)。
4. 猿钩　五指撮拢于指腹,手腕下屈(图 5-13)。

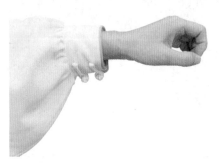

图 5-12　熊掌

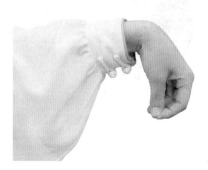

图 5-13　猿钩

5. 鸟翅　五指伸直并拢,拇指、示指、小指上翘,无名指、中指并拢略下压(图 5-14)。
6. 握固　拇指压在无名指掌侧指根处,其余四指屈握(图 5-15)。

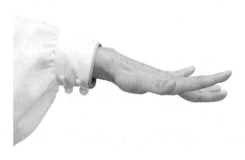

图 5-14　鸟翅

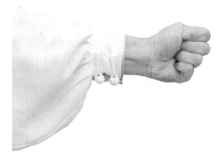

图 5-15　握固

（二）基本步型

1. 弓步　两脚略分开,左(右)向前迈一大步,横向保持一定宽度,左(右)腿屈膝前弓,膝与脚尖上下相对,右(左)腿伸直,脚跟着地,脚尖稍内扣,全脚撑地,形成左(右)弓步。

2. 虚步　右(左)脚向前方迈出,脚跟着地,脚尖上翘,膝微屈,左(右)脚尖斜向前方,脚掌着地,屈膝下蹲,臀部与脚跟上下相对,重心落在左(右)脚。

3. 丁步　两脚左右分开 10~20cm 距离,两膝略屈,右(左)脚跟抬起,脚尖点地虚点地面,置于左(右)脚足弓处,左(右)脚着地踏实。

4. 提膝　平衡左(右)腿直立站稳,上体正直,右(左)腿在体前屈膝上提,小腿自然下垂,脚尖向下。

5. 后举腿　平衡右(左)腿蹬直站稳,左(右)腿伸直,向体后举起,脚面绷平,脚尖向下。

二、五禽戏动作要领

五禽戏每式可左右交换各做一次或数次。在每式结束后做 1~2 次侧举上提吸气、下按呼气的调息动作,以调匀呼吸,为下一式做准备。

起势　两脚并拢,自然直立,两目平视前方,舌抵上腭,下颌微收,双臂自然下垂,双膝略屈。左脚横开一步,略比肩宽,放松站立,呼吸调匀,意守丹田。掌心相对,屈肘内合,成掌心向上后,上提至膻中,随上提吸气,掌心内翻向下,缓缓下按于关元穴,随下按呼气,再重复上提、下按一次。速度均匀,动作柔和连贯,然后两手垂于体侧。

（一）熊戏

熊动作虽笨拙,却憨态可掬,故要有熊稳健厚实之感。熊戏主要加强中焦脾胃的运化,增进食欲。

预备式　身体自然站立,两脚分开与肩同宽,两臂自然下垂,两眼平视前方。

熊运　两手握空拳呈"熊掌"垂于下腹部,拳眼相对,两脚站稳,上体前俯内抠,如熊前掌和颈背。以腰胯为轴,上体做顺时针转动身体,同时熊掌沿"左→上→右→下"划圈,且随上体摇晃,并可加强腰背部的活动。环视,继而逆时针转动,熊掌沿"右→上→左→下"划圈。手上升时吸气,下降时呼气（图5-16）。两拳变掌下落,自然垂于体侧,目视前方。熊运可促进脾升胃降、运化正常,防治消化不良、腹胀纳呆、便秘腹泻等症,并可加强腰背部的活动,防治腰肌劳损及软组织损伤。

熊晃　两手呈熊掌,身体重心右移,左髋上提,以髋带腿,左膝微屈,向左前方落步,目视前方,重心前移,身体右晃,左臂前靠,身体后坐,左臂后摆,同时右臂前靠。两臂随重心前后移动,交替晃动,腰部两侧亦随重心移动交替压紧、放松（图5-17）,左脚上步,开步站立,两手自然垂于体侧。两掌向身体侧前方举起,与胸同高,掌心向上,目视前方。屈肘,两掌内合下按,自然垂于体侧,目视前方。熊晃加强了肩、髋关节的活动,腰部的运动加强了中焦脏腑的运化。提髋行走、落步微震增强了髋关节周围肌肉的力量,提高了平衡能力,有助于防治老年人下肢无力、髋关节损伤、膝痛等症。

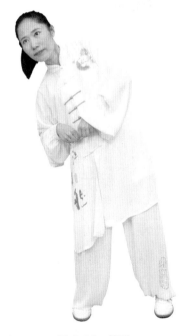
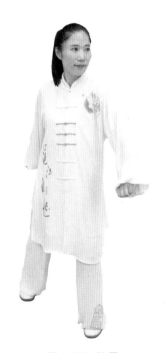

图 5-16　熊运　　　　　　　　　　　　　　　图 5-17　熊晃

（二）虎戏

动作要刚柔相济,体现虎的威猛。虎戏主要加强脊柱的活动,有利于颈背腰骶部疾病的康复,可健腰固肾。

预备式　脚跟并拢,松静站立,两臂自然下垂,目视前方。

虎举　两手掌心向下,十指撑开,由小指起依次屈指外旋握拳,拳眼朝上,两拳沿体前缓慢上提至胸前后缓缓松拳,手掌下翻,两臂上举,手掌外翻,上臂撑展,目视两掌,继而再屈指握拳,下拽至胸前,松拳变掌,沿体前下落至腹前,十指撑开,掌心向下,目视两掌（图5-18）。两手自然垂于体侧,目视前方。上举时身体上拔,提胸吸气,下拽时如下拉吊环,含胸呼气。虎举可以加强掌指关节活动,促进手部的微循

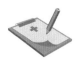

环,适宜手部活动不利、循环障碍的康复。同时,两掌一升一降,可疏通三焦气机,调理三焦功能。

虎扑　两手握空拳于体侧上提,身体由后仰变前伸,抬头,两手向上、向前划弧,十指弯曲呈"虎爪",掌心向下,身体前扑,拔腰伸膝,手变虎爪,再屈膝,虎爪下按至膝部两侧,再经体侧上提,左腿上步,脚跟着地,脚尖上翘成虚步,身体向前下扑(图5-19)。两掌向身体侧前方举起,与胸同高,掌心向上,目视前方。两臂屈肘,两掌内合下按,自然垂于体侧,目视前方。重复时可右腿上步。习练过程由慢到快,动作由柔变刚,力贯虎爪。虎扑动作后仰前伸,增强了脊柱的伸展度和柔韧性,对常见的腰部疾病有防治作用。同时,脊柱的前后伸展折叠牵动任、督两脉,起到调理阴阳、疏通经络、活跃气血的作用。

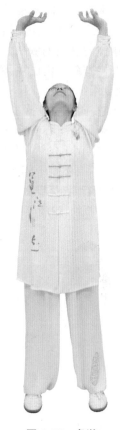

图5-18　虎举

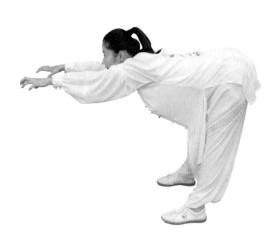

图5-19　虎扑

(三)猿戏

猿生性好动,动作敏捷,要模仿猿东张西望、爬树摘果的神态。猿戏可提高机体的敏捷度,有怡神醒脑之功。

预备式　脚跟并拢,立正姿势,两臂自然下垂,目视前方。

猿提　两手放于腹前,十指撑开,快速撮拢、屈腕、紧捏成"猿钩",耸肩缩脖,重心上提,两臂夹紧,两手上提至胸,含胸、收腹、提肛,脚跟上提,头左转90°,眼随头动,视身体左侧,头转正,两肩下沉,重心下落,松腹落肛,脚跟着地,同时两手于胸前变掌,掌心向下,下按于关元(图5-20),两掌沿体前下按落于体侧,目视前方。重复时头向右转。猿提加强了肩颈部位的活动,有助于颈椎病的康复。

猿摘　左脚朝左后方退步,脚尖点地,右腿屈膝,重心落于右腿,屈左肘,左手成"猿钩"夹于体侧。眼视右手,右手掌随头左转摆到左耳旁,而后头转向右前方,屈膝下蹲,右脚向右前方掠步,右手掌内翻,掌心朝下,随着掠步向前划弧至右前方成"猿钩",左手上前摘果后成"猿钩",左手由"猿钩"变为握固,收于头左侧,掌指分开,掌心向上,呈托桃状,右掌经体前向左划弧至左肘下捧托,目视左掌,右腿随之收回成丁步(图5-21),左脚向左横开一步,两腿直立。同时两手自然垂于体侧,两掌向身体侧前方举起,与胸同高,掌心向上,目视前方。屈肘,两掌内合下按,自然垂于体侧,目视前方。猿摘需要手眼并举、四肢协调,可提高机体的反应速度,利于神经系统疾病的康复。

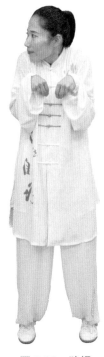

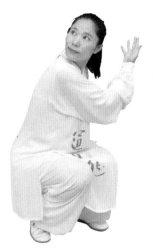

图 5-20 猿提   图 5-21 猿摘

（四）鹿戏

要有鹿安闲静怡的神态、舒展轻盈的动作。鹿戏主要活动筋肉关节，可起到疏肝理气、活血柔筋的作用。

预备式　脚跟并拢立正姿势，两臂自然下垂，目视前方。

鹿抵　两腿稍微屈曲，重心右移，左脚经右脚内侧向左前方迈步，脚跟着地，脚尖外展近90°，同时两手空拳，双臂自下而上从右侧摆起，拳心向下，当与肩等高时空拳变为鹿角，目随手动，身体稍前倾，左肘贴及腰侧，右臂充分伸拉，两手随腰部左转，头左转经左肩峰，目视右脚跟（图 5-22），随后身体右转，左脚收回，开步站立。同时两手向上、向右、向下划弧，两掌握空拳下落于体前，目视前下方。鹿抵重在运动颈、背部两侧，增强肌肉力量和活动幅度，对于腰椎小关节紊乱等有较好的防治作用。

鹿奔　左脚脚跟提起，向前迈步，屈膝，右腿伸直呈左弓步，同时两手握空拳，上肢由身体侧部自下而上划弧前伸，屈腕，高与肩平，与肩同宽，拳心向下，目视前方。重心后坐，手呈鹿角，前臂内旋，手背相对，同时含胸低头，使肩背部如横弓，弓背收腹，使腰背部如竖弓。重心前移，呈左弓步，手变空拳，重心后移，两手随左脚收回，开步直立。两拳变掌，回落于体侧，目视前方，右脚跟提起，向前迈步，形成右弓步，重复上述动作（图 5-23）。两掌向身体侧前方举起，与胸同高，掌心向上，目视前方。屈肘、两掌内合下按，自然垂于体侧，目视前方。鹿奔动作使肩关节内旋，并充分伸展了背部肌肉，利于肩背部疾病的康复，同时躯干弓背收腹，还可矫正脊柱畸形。

（五）鸟戏

要有仙鹤昂首挺拔、展翅飞翔之神韵，动作要舒展大方。练习鸟戏可起到宽胸利肺的作用。

预备式　两脚平行站立，两臂下垂，目视前方。

鸟伸　两脚与肩同宽，双膝微屈，两手于腹前相叠。双手上举至头前上方，掌心向下，指尖向前，屈腕，身体稍前倾，耸肩缩颈，挺胸塌腰，尾骶上翘，目视下方。手掌下按于腹前，双臂展开后伸，两手呈鸟翅状。与此同时，抬头松颈，右脚站稳蹬直，重心右移，左腿伸直向后抬起（图 5-24）。重复上述动作，左右相反。左脚下落，两脚开步站立，两手自然垂于体侧，目视前方。鸟伸借助手臂上举下按，身体松紧交替，起到疏通任督二脉、协调阴阳的作用。双臂展开、金鸡独立可锻炼平衡能力，加强肺的吐故纳新功能，增加肺活量，改善慢性支气管炎、肺气肿等疾病的症状。

鸟飞　两手自然下垂，于腹前相合，掌心向上，继而沉肩、起肘、抬腕，呈波浪状向两侧平举，手腕略高于肩部,掌心向下。目视前方,左腿随上肢运动屈膝提起,松肩、沉肘,两掌合于腹前,左腿随之下落,脚尖着地。两掌如前,上举至头顶,手背相对,指尖向上,再下落至腹前,左腿同前随手上提、下落(图 5-25)。左脚下落在右脚旁,全脚掌着地,两腿微屈。同时,两掌合于腹前,掌心相对,目视前下方。重复上述动作,左右相反。鸟飞动作要求上下肢配合协调,身体保持平衡,经常练习可使四肢关节灵活,身体平衡能力加强。两臂的上下运动可改变胸腔容积,配合呼吸运动可起到按摩心肺的作用,增强血氧交换能力。

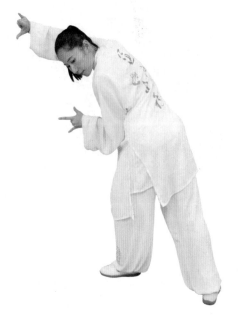

图 5-22 鹿抵

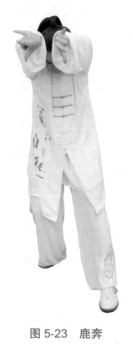

图 5-23 鹿奔

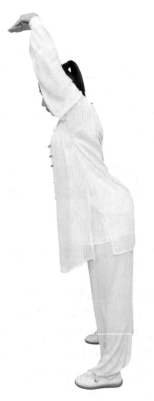

图 5-24 鸟伸

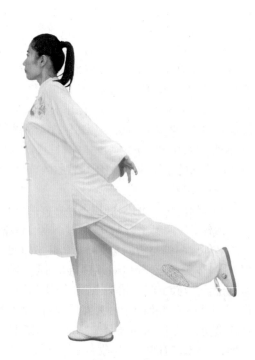

图 5-25 鸟飞

　　收势　两手垂于腹前,经体侧掌心向上举至头顶,配合吸气,变掌心向下,指尖相对,缓缓下按于丹田,配合呼气,继而两手在腹前由外向内划弧交拢,虎口交叉,叠掌于腹前。闭目养神,呼吸调匀,意守丹田,引火归原。休息片刻,缓缓睁眼,双手合掌,搓手至手心发热。浴面数次,两掌经面部、头顶、耳后、体前缓缓下落,垂于体侧,两脚收拢。

三、康复应用和注意事项

（一）康复应用

　　1. 通过躯体关节的伸展活动,有利于项背部病症的康复,如肩周炎、背阔肌筋膜炎、腰肌劳损等。

　　2. 通过模仿动物不同形态动作及气势,结合意念活动,可疏通经络、调和气血。坚持习练有助于慢性疾病的康复,如慢性胃炎、便秘、慢性支气管炎、慢性疲劳综合征、慢性盆腔炎等疾病。

（二）注意事项

　　1. 习练时要静心安神,思想集中,呼吸自然。

　　2. 手型、基本步型要尽量按要求做到位,以利气血流通。动作要刚柔相济,柔和连贯,舒展大方,速度均匀,注意一招一式的练习。

　　3. 锻炼时既可整套习练,又可分节选取某一动作进行锻炼,习练者自行掌握,灵活运用,量力而行,锻炼时掌握一定的度,以微汗出为宜。

（谢明夫）

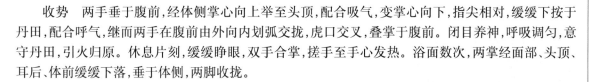

　　1. 传统立式八段锦是由哪八个招式组成的?

　　2. 五禽戏功法的注意事项有哪些?

第六章　运动治疗技术

第六章
数字内容

 学习目标

1. 掌握运动治疗技术在康复治疗中的地位和作用；运动治疗技术有关的基本概念。

2. 熟悉运动治疗技术的主要内容；关节活动度训练、肌力训练、平衡训练、呼吸训练、步行训练的机制、训练方法和注意事项。

3. 了解运动治疗技术的发展简史；我国运动治疗的现状。

4. 学会运用运动治疗技术为老年人开展健康教育；能与相关医务人员进行专业交流，帮助和指导患者进行运动治疗。

5. 具有尊老爱伤、吃苦耐劳、爱岗敬业的职业精神。

 导入情景

某老年女性，62岁，退休工程师。主诉腰骶部疼痛伴腰部活动受限1周，发病无明显诱因，既往体健，有反复腰痛发作史1年。体检：一般情况可，腰平坦，腰前屈活动明显受限，弯腰时双手触及膝关节位置，腰骶部轻压痛，L3~L5椎体边缘骨质增生。经过2个月的康复治疗，包括物理因子治疗、手法治疗以及医疗体操等，其疼痛症状显著好转，腰椎各方向活动范围明显增加。

工作任务

1. 简述导致该老年人腰骶部疼痛伴活动受限的原因。

2. 简述运动对人体的影响。

运动治疗技术是康复治疗的主要手段之一，是物理治疗的核心部分。现代康复治疗技术包括物理治疗、作业治疗、言语治疗、心理治疗和康复工程等，我国把传统中医药疗法中的有关内容也运用到临床康复治疗中，形成了具有中国特色的康复治疗方法。以往习惯把物理治疗分成运动疗法和物理因子疗法两类，简称体疗和理疗，实际上这两部分的内容同属于物理治疗的范畴。

物理治疗（physical therapy，PT）是运用力、电、光、声、水及温度等物理因子来促进人体健康、预防和治疗疾病、改善功能的专业学科。

运动治疗技术（therapeutic exercise）是指以人体运动学、生物力学和神经生理学与神经发育学为基础，采用主动和被动运动，通过改善、代偿和替代的途径，旨在改善运动组织（肌肉、骨骼、关节、韧带等)的血液循环和代谢,促进神经肌肉功能,提高肌力、耐力、心肺功能和平衡功能,减轻异常压力或施加必要的治疗压力,纠正躯体畸形和功能障碍。

第一节　关节活动度训练

关节活动度训练是指以各种方法(被动、助力、主动)维持和恢复因组织粘连(关节内外)、挛缩(肌腹、肌腱、韧带、关节囊等)、肌痉挛等多种因素导致各种类型关节功能障碍的运动治疗技术。

一、常用的方法

(一)主动运动

主动运动是患者主动用力收缩肌肉完成的关节运动或动作,以维持关节活动范围。主动运动可以促进血液循环,具有温和的牵拉作用,能松解疏松的粘连组织,牵拉挛缩不严重的组织,有助于保持和增加关节活动范围。主动运动适用范围广,不受场地限制,但在重度粘连和挛缩时治疗作用不大。最常用的是各种徒手体操,一般根据患者关节活动受限的方向和程度设计一些有针对性的动作,内容可繁可简,可以个人练习,也可以把有相同关节活动障碍的患者分组集体练习。

(二)主动助力运动

主动助力运动是在外力辅助下患者主动收缩肌肉完成的运动或动作。助力可由治疗师、患者健肢、器械、引力或水的浮力提供。这种运动常是由被动运动向主动运动过渡,目的是逐步增强肌力,建立协调动作模式。常用的有器械练习和滑轮练习。

1. 器械练习　借助杠杆原理,利用器械为助力,带动活动受限的关节进行活动。应用时应根据病情及治疗目的选择相应的器械,如肩轮、体操棒、肩梯、火棒、肋木,以及针对四肢不同关节活动障碍而专门设计的练习器械,如肩关节练习器、肘关节练习器、踝关节练习器等。器械练习可以个人练习,也可以小组集体治疗。

2. 悬吊练习　利用挂钩、绳索和吊带,以健侧肢体帮助患侧肢体活动。悬吊练习的固定方法可以分为两种:一种为垂直固定,固定点位于肢体重心的上方,主要用于支持肢体;另一种是轴向固定,固定点位于关节的上方,主要是使肢体易于活动。

3. 滑轮练习　主要用于伸展患侧的挛缩组织,改善关节的活动范围,利用滑轮和绳索,以健侧肢体帮助患侧肢体活动。如肩关节的上举训练,患者取坐位,通过滑轮用健侧肢体带动患侧受限的关节进行屈曲、伸展等活动。

(三)被动运动

被动运动可保持肌肉的生理长度和张力,维护关节正常形态和功能,维持关节的正常活动范围。常用的有徒手被动关节活动训练和器械被动关节活动训练。

1. 徒手被动关节活动训练　是患者自身或在治疗师帮助下完成关节运动,以维持和增大关节活动范围的训练方法。

(1)设备:不需要。

(2)操作方法和步骤:①患者取舒适体位,全身放松。②按病情确定运动顺序,由近端到远端(如肩到肘、髋到膝)的顺序有利于瘫痪肌的恢复,由远端到近端(如手到肘、足到膝)的顺序有利于促进肢体血液和淋巴回流。③固定肢体近端,避免代偿运动。④动作缓慢、柔和、平稳、有节律,避免冲击性运动和暴力。⑤操作在无痛范围内进行,活动范围逐渐增加,以免损伤。⑥用于增大关节活动范围的被动运动可出现酸痛或轻微的疼痛,但可耐受;不应引起肌肉明显的反射性痉挛或训练后持续疼痛。⑦从单关节开始,逐渐过渡到多关节;不仅有单方向,而且应有多方向的被动活动。⑧患者感觉功能不正常时,应在有经验的治疗师指导下完成被动运动。⑨每次训练一个动作重复10~30遍,每天进行2~3次训练。

2. 器械被动关节活动训练　利用专用器械,使关节进行持续较长时间的缓慢被动运动的训练方法。

(1)设备与用具:对不同关节进行连续被动训练,可选用各关节专用训练器械。

(2)操作方法与步骤:①开始训练的时间,可在术后即刻进行,即便手术部位敷料较厚时也应在术后 3 天内开始。②将要训练的肢体放置在训练器械的托架上并固定。③开机,选择活动范围、运动速度和训练时间。④关节活动范围,通常术后即刻常用 20°~30° 的短弧范围训练;关节活动范围可根据患者的耐受程度每日渐增,直至最大关节活动范围。⑤确定运动速度,开始时运动速度为每 1~2min 一个运动周期。⑥训练时间,根据不同的程序,使用的训练时间不同,每次训练 1~2h,也可连续训练更长时间,根据患者的耐受程度选定,每天进行 1~3 次训练。⑦训练中密切观察患者反应及连续被动运动训练器械的运转情况。⑧训练结束后关机,去除固定,将肢体从训练器械的托架上放下。

（四）持续被动运动

持续被动运动是利用机械或电动活动装置,在关节无痛范围内缓慢、连续性活动关节的一种装置。持续被动运动主要用于防治制动引起的关节挛缩,促进关节和韧带、肌腱的修复,改善局部血液、淋巴循环以消除肿胀、疼痛等症状。

1. 设备与用具　由活动关节的托架和控制运动的结构组成,包括针对下肢、上肢甚至手指等外周关节的专门设备。

2. 操作方法与步骤

（1）使用时间:可在术后即刻进行,甚至在患者仍处于麻醉状态下进行;即便手术部位敷料较厚时也应在术后 3 天内开始。

（2）确定关节运动弧的大小和位置:术后即刻常用 20°~30° 的短弧范围;关节活动度可根据患者的耐受程度,每日渐增或按照恰当的时间间隔渐增,直至最大关节活动范围。

（3）确定运动速度:可耐受的速度为每 1~2min 一个运动循环。

（4）疗程:根据不同的程序使用时间不同,可连续 24h;或每次连续 1h,每日 3 次,疗程至少 1 周,或达到满意的关节活动范围。

二、注意事项

（一）熟悉关节的结构

在进行被动运动时必须熟悉关节解剖结构、运动方向、运动平面以及各关节活动范围的正常值。

（二）早期活动

在不加重病情、疼痛的情况下,应尽早进行关节的被动活动。

（三）全范围活动

关节活动范围的训练应包括各关节,并且每个关节必须进行全方位全范围的关节活动,如肩关节的屈曲、伸展、内收、外展、外旋、内旋和环转运动。在运动关节时,要尽可能给予该关节一定的牵拉力,以减轻关节面之间的摩擦,保护关节。

（四）牵伸结合

对于跨越两个关节的肌群,应在完成逐个关节的活动后对该肌群进行牵张。对于活动受限的关节或长期处于内收、屈曲位的关节,要多做被动牵拉运动,如牵拉跟腱维持踝关节的背屈,腘绳肌牵拉训练以改善伸膝功能等。

第二节　肌 力 训 练

肌力训练是指通过主动或被动运动的方式,采用不同的肌肉收缩形式恢复或增强肌肉力量的训练。肌力训练在临床中具有防治各种肌肉萎缩、促进神经损伤后肌力恢复以及矫正关节畸形、维持关节稳定等作用。此外,肌力训练也是预防运动损伤、提高平衡和协调能力的基础。肌力训练的技术和方法有多种,如助力运动、主动运动及抗阻训练等。

一、常用的方法

（一）按不同肌力等级分类的训练方法

1. 0~1 级肌力

（1）肌肉电刺激。

（2）传递冲动训练,即主观努力收缩瘫痪肌肉,使运动冲动沿神经向肌肉传递的训练。

2. 2~3级肌力

（1）辅助训练,在治疗师或患者健肢提供的辅助下进行主动运动。

（2）减重训练,用悬挂肢体或在水中浮力协助下运动等方式,使肢体在减少重力影响的条件下进行主动运动训练。

3. 4级及以上肌力　抗阻训练。

（二）抗阻训练方法

1. 等张训练（动力性训练）

（1）基本抗阻方法：①直接举起重物,如哑铃、沙袋等。②通过滑轮及绳索提起重物。③拉弹簧、橡皮条等弹性物。④使用专门肌力训练器械,通过摩擦或电磁效应等调节阻力。⑤利用自身体重作为负荷进行练习,如俯卧撑、下蹲起立、仰卧起坐等。

（2）渐进抗阻练习法（Delorme法）：先测出待训练肌肉的10RM,每次训练做3组10次运动,各组间休息1min。第1、2、3组训练所用阻力负荷依次为1/2、3/4及1个10RM。每周复测10RM值,据此修正训练时实际负荷量,使其随肌力的增长而增加。

（3）渐减抗阻练习法（Oxford法）：同Delorme法,但把负荷顺序颠倒,使第1、2、3组训练负荷量调整为1、3/4及1/2的10RM。

2. 等长训练（静力性训练）

（1）基本方法：使肌肉对抗过大的阻力,进行关节无运动仅维持其固定姿势的收缩,结果肌肉不能明显缩短,但内部张力增加。

（2）"Tens"法则：练习中每次等长收缩持续10s（其中最初2s与最末2s分别用于肌肉的平稳收缩与放松）,休息10s,重复10遍收缩为一组训练。每次训练做10组训练,可在关节处于不同的角度下进行。

（3）多点等长训练：在整个关节活动范围内,每隔20°~30°做一组等长训练,以克服等长训练的角度特异性,使关节处于不同角度时肌力都有所增长。

（4）短促最大练习：这是一种等张和等长结合的肌肉训练方法,肌肉做抗阻等张收缩后维持最大等长收缩5~10s,然后放松,重复5次,每次增加负荷0.5kg。等长收缩不能维持5~10s者,则不加大负荷。

3. 等速训练　基本特点是由仪器限定肌肉收缩时肢体的运动速度,使受训练的肢体在运动全过程中始终保持角速度相等,做到在运动全过程任何时刻肌力都有较大的增加,从而使肌肉得到较有效的训练。不足之处：必须借助较昂贵的仪器,不易普及；较费时费力,需花一定的时间进行器械的使用培训等。

二、注意事项

（一）选择正确的运动量和训练节奏

根据肌力训练的目的和患者的肌力水平,选择适宜的训练方法。遵循超量恢复的原则施加阻力并引起适度疲劳,经过休息和恢复后,在超量恢复阶段进行下一次训练。治疗师应定期进行肌力评估,使患者看到自己的进步,有助于保持良好的治疗状态。

（二）掌握正确的负荷

阻力的恰当施加及调整是增强肌力关键。在肌肉附着部位远端施加阻力,这样较少的力量即可产生较大的力矩。也需根据患者的状况确定施加阻力的部位,如当股四头肌肌力达到4级时,可在小腿的位置施加阻力；肌力比4级稍强时,可在踝关节处施加阻力；肌力未达到4级时,可在小腿的上1/3处施加阻力。每次施加阻力的强度应渐进、平稳,并能使患者顺利完成全范围的关节活动。当患者不能完成全范围的关节活动时,可降低阻力或改变施加阻力的部位。

（三）无痛训练

如训练过程中发生疼痛,应查找原因,予以重视,并尽量避免。疼痛很可能是出现损伤或加重损伤的信号,可反射性引起脊髓前角运动神经元抑制,阻碍肌肉收缩,使肌力训练无效。

（四）对患者进行讲解和鼓励

肌力训练效果与患者主观努力密切相关。训练前应使患者充分了解肌肉练习的目的和方法,使其配合、努力训练。经常给予语言的引导和鼓励,并定期进行肌力评估,提高其信心和长期坚持训练的积极性。应使患者了解肌力增长的规律,监测运动时的自我反应,掌握正确的练习方法和动作要领。

（五）注意心血管反应

等长抗阻训练特别是对抗较大的阻力时,患者往往会憋气而引起舒张压明显升高,有造成心血管疾病发病风险。因此,有高血压、冠心病或其他心血管疾病的患者应禁止在等长抗阻训练时过分用力或憋气。

（六）避免代偿运动的出现

在肌力训练时应避免代偿动作。如当股四头肌、髂腰肌肌力较弱时,做屈髋动作可出现缝匠肌的代偿运动,表现为屈髋时伴下肢外展、外旋,因此在屈髋训练时治疗师应站在患者正前方,引导患者主动肌用力,控制大腿外展、外旋,防止缝匠肌的代偿运动;臀中肌肌力较弱时,做髋外展动作会出现腰大肌、髂肌代偿,表现为髋外展时大腿外旋,所以训练臀中肌时要将大腿置于内旋或外旋的中间位置,然后再进行外展动作。治疗师也可通过徒手或绑带固定等方法,来避免患者代偿动作的出现。

（七）做好详细的训练记录

认真记录患者的训练情况,包括训练时患者对运动强度的耐受能力、训练的时间长短、频次是否适合,训练中患者的呼吸、出汗、疲劳等状况。在训练前后随时测试患者的肌力,并据此调整训练的强度和运动时间,以达到最佳训练效果。

第三节　平　衡　训　练

平衡是指在不同的环境和情况下维持身体直立姿势及人体重心在支撑面上的能力。正常的平衡功能可以使人体在各种情况下,如静止、运动或受到外力等时,能够保持正常的体位,在随意运动中随时调整姿势,以及安全有效地对外来的干扰作出反应。人体平衡的实现有赖于在中枢神经系统控制下的感觉和运动系统的共同参与和合作。许多疾病或损伤可以引起平衡功能障碍,了解平衡障碍的性质、程度及原因是进行康复训练的基础,因此对平衡功能障碍患者应进行全面系统的评定。

支撑面是人在各种体位（坐、卧、站立、行走）下保持平衡所依靠的表面,维持平衡即保持人体重心在支撑面范围内。支撑面的大小和质地均影响身体平衡,即身体的稳定性。支撑面大,则稳定性强,不容易移动。

平衡功能分级:①一级平衡,身体不动时维持身体于某种姿势的能力,属于静态平衡。②二级平衡,运动过程中调整和控制身体姿势稳定性的能力。即被测试者能维持所要求的体位,并能在一定范围内主动移动身体重心后仍能保持稳定,属于自动态平衡。③三级平衡,身体受外力干扰使平衡受到威胁时人体作出保护性调整反应,以维持和建立新的平衡。即被测试者在受外力干扰而移动身体重心后仍能恢复并维持稳定的能力,是他动态平衡或反应性平衡。

平衡功能训练的适应证:①各种中枢神经系统损害,如脑外伤、脑血管意外、帕金森病、脑瘫、脊髓损伤等。②各种眩晕症。③各种骨科疾病或损伤,如骨折、截肢、关节置换、运动损伤及外周神经损伤等。④老年人、运动员及飞行员等。

评定常用方法有观察法、量表法和平衡仪法三种,前两者属于主观评定,简单方便,但准确性较差,后者属于客观评定,较为精确,是近年来国际上发展较快的测试方法,但设备较为复杂。

1. 观察法　通过观察对象在静止状态和运动状态下的平衡表现并作出评定。①静止状态:分别让评定对象睁眼、闭眼坐,睁眼、闭眼站,双脚并立站,脚跟碰脚尖站,单脚交替站,观察能否保持平衡。②运动状态:分别让评定对象坐、站时移动身体,脚跟碰脚尖行走,足跟行走,足尖行走,走直线,侧方行走,倒退走,走圆圈,绕过障碍物行走,观察能否保持平衡。

2. 量表法　按照量表的内容进行主观评定,然后记录并评分,较观察法更为客观。目前信度和效度较好的量表有 Berg 平衡量表（Berg balance scale, BBS）、Tinnetti 平衡与步态量表（performance

oriented mobility assessment，POMA）等。

3. 平衡仪法 平衡仪设备由受力平台、显示器、电子计算机及专用软件组成，可以通过高精度的压力传感器和计算机系统控制、分离各种感觉信息的输入，评定躯体感觉、视觉、前庭系统对于平衡及姿势控制的作用和影响。测试结果可以以数据和图形形式显示出来。此系统既可以评定平衡功能障碍的程度及病变部位，评价康复治疗的结果，又可以用于平衡训练。

一、常用的方法

平衡训练方法按患者的体位可以分为仰卧位训练、前臂支撑下的俯卧位训练、肘膝跪位训练、双膝跪位训练、半跪位训练、坐位训练、站立位训练；按是否借助器械如平衡板、训练球或平衡仪等可以分为无器械平衡训练、简易器械平衡训练和平衡仪平衡训练；按患者保持平衡的能力可以分为静态平衡训练、自动态平衡训练和他动态平衡训练，即Ⅰ、Ⅱ、Ⅲ级平衡训练；按患者的疾病类型可以分为脊髓损伤的平衡训练、脑卒中或脑外伤的平衡训练、帕金森病的平衡训练等。

（一）无器械平衡训练

无器械的平衡训练操作简便，不需要设备，在医院、社区、家庭均可进行，自主训练也可达到训练要求。

1. 仰卧位 因完成此动作时人体呈拱桥状，故又称桥式运动。双侧下肢同时完成此动作为双桥运动，单侧下肢完成此动作为单桥运动。桥式运动的目的是训练腰背肌和提高骨盆的控制能力，诱发下肢分离运动，缓解躯干及下肢的痉挛，提高躯干肌肌力和平衡能力。故应鼓励患者于病情稳定后尽早进行桥式运动。

桥式运动方法：患者仰卧位，双手放于体侧，或双手交叉十指相握，胸前上举，注意患手拇指放在最上面，以对抗拇指的内收和屈曲；下肢屈曲支撑于床面，患者将臀部抬离床面，尽量抬高，即完成伸髋、屈膝、足平踏于床面的动作（图6-1）。

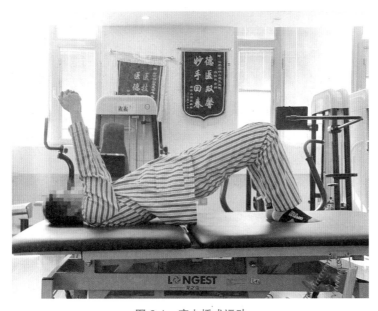

图6-1 床上桥式运动

当患者不能主动完成抬臀时，可给予适当的帮助。治疗师可将一只手放在患者的患膝上，然后向前下方拉压膝关节，另一只手拍打患侧臀部，刺激臀肌收缩，帮助患髋伸展（图6-2）。在进行桥式运动时，患者两足间的距离越大，伸髋时保持屈膝所需的分离性运动成分就越多。随着患者控制能力的改善，可逐渐调整桥式难度，如由双桥运动过渡到单桥运动。

2. 前臂支撑下的俯卧位 此种训练体位主要适合截瘫患者，是上肢和肩部的强化训练，以及持拐步行前的准备训练。

（1）静态平衡训练：患者取俯卧位，前臂支撑上肢体重，保持静态平衡（图6-3）。开始时患者保持的时间较短，随着平衡功能的逐渐改善，保持时间较长后则可以进行下一级平衡训练。

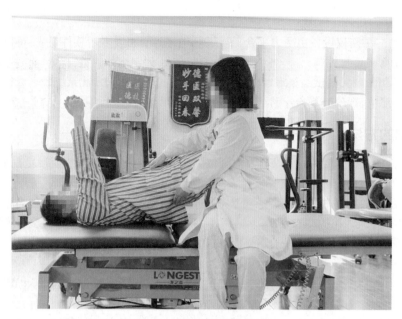

图 6-2　拍打刺激帮助伸髋

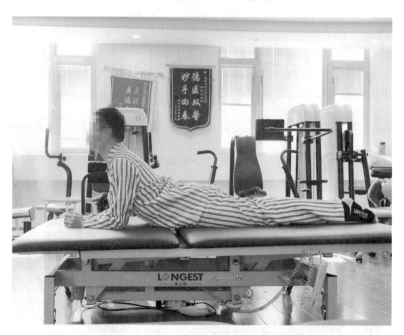

图 6-3　前臂支持下俯卧位静态平衡训练

（2）自动态平衡训练：患者取俯卧位，前臂支撑上肢体重，自己向前、后、左、右各个方向活动并自我保持平衡。

（3）他动态平衡训练：患者取俯卧位，前臂支撑上肢体重，治疗师向各个方向推动患者的肩部。训练开始时推动的力要小，既使患者失去静态平衡的状态，又能够在干扰后恢复至平衡的状态，然后逐渐增加推动的力度和范围。

3. 肘膝跪位　此种训练体位应用于截瘫患者，可强化上肢及肩部，为下一步使用腋杖或助行器做好准备。

（1）静态平衡训练：患者取肘膝跪位，由肘部和膝部作为体重支撑点，在此体位下保持平衡。当患者能较好地控制姿势体位后进行下一级平衡训练。

（2）自动态平衡训练：患者取肘膝跪位，患者自己向前、后、左、右各个方向活动身体并保持平衡，也可上、下活动躯干并保持平衡。整体活动后，指示患者将一侧上肢或下肢抬起并保持平衡。随着稳定性的增强，将一侧上肢和另一侧下肢同时抬起并保持平衡，逐渐增加训练的难度和复杂性（图 6-4）。

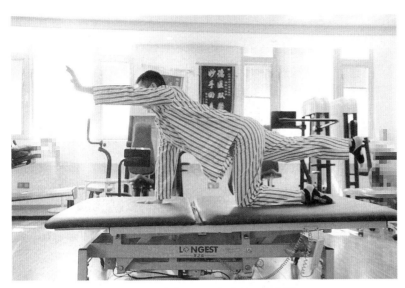

图 6-4　肘膝跪位下自动态平衡训练

（3）他动态平衡训练：患者取肘膝跪位,治疗师向各个方向推动患者,推动的力度和幅度逐渐由小到大,诱发患者躯干和四肢的翻正反应,恢复稳定位置。

4. 双膝跪位和半跪位　这两种训练体位主要适合于截瘫患者。双膝跪位平衡掌握后进行半跪位平衡训练。

（1）静态平衡训练：患者取双膝跪位或半跪位,然后保持平衡。当患者静态平衡稳定后可进行下一级平衡训练。

（2）自动态平衡训练：患者取双膝跪位或半跪位。

1）向各个方向活动：患者自己向各个方向活动身体,然后保持平衡。

2）抛接球训练：治疗师在患者的各个方向向患者抛球,患者接到球后再抛给治疗师,如此反复（图 6-5）。抛球的距离和力度可逐渐加大,以增加训练难度。

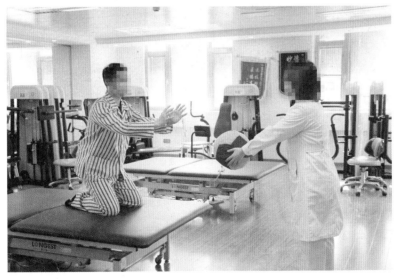

图 6-5　双膝跪位抛接球训练

（3）他动态平衡训练：患者跪于床上,治疗师向各个方向推动患者,训练患者保持平衡（图 6-6）。

5. 坐位

（1）静态平衡训练：患者取坐位,治疗师位于患者的后方。首先辅助患者保持静态平衡,然后逐渐减少辅助力量。当患者能够独立保持静态平衡后进行下一级平衡训练。

（2）自动态平衡训练：患者取坐位。

1）自主活动：可指示患者向前、后、左、右各个方向倾斜，如伸手取左右床面上的物体，或抬起手举至头顶，并保持长坐位平衡。

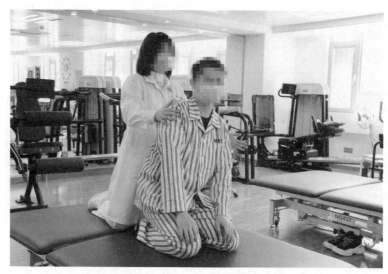

图 6-6 双膝跪位他动态平衡训练

2）触碰治疗师手中的物体：治疗师位于患者对面，手拿物体放于患者的正前方、侧前方、正上方、侧上方、正下方、侧下方等各个方向，让患者来触碰治疗师手中的物体（图 6-7）。

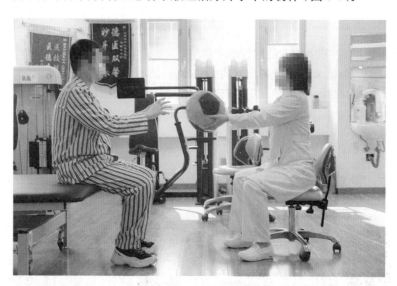

图 6-7 坐位触物训练

3）抛接球训练：在进行抛接球训练时，要注意从不同的角度向患者抛球，同时可逐渐增加抛球的距离和力度来增加训练的难度（图 6-8）。

4）平衡板上训练：患者坐于平衡板上训练。

（3）他动态平衡训练：患者坐于治疗床上，治疗师向各个方向推动患者，使患者离开原来的起始位。开始时推动幅度要小，待患者能够恢复平衡后再加大推动的幅度，并逐渐接近失衡点以增加训练难度。

6. 站立位

（1）静态平衡训练

1）辅助站立训练：患者尚不能独立站立时，需首先进行辅助站立训练，可以站于平行杠内练习，也可由治疗师扶住患者，或患者自己扶住肋木、助行架、手杖等。当平衡功能改善后，可以减少辅助的程度，如由扶助行架改为四脚拐，再改为三脚拐、单脚拐（图 6-9）。当平衡功能进一步改善不需要辅助后，可开始进行独立站立训练。

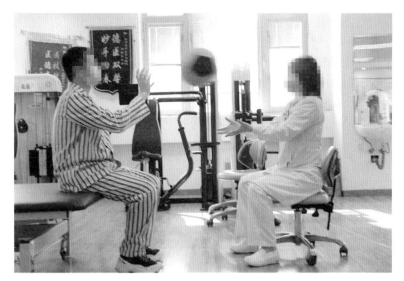

图 6-8　坐位抛接球训练

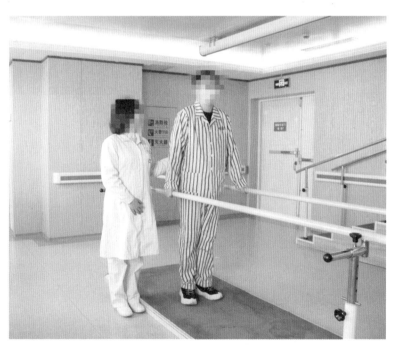

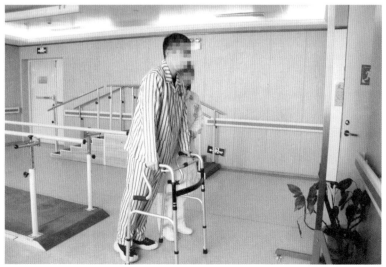

图 6-9　站立训练

2）独立站立训练：患者练习独立站立，可面对姿势镜，这样在训练时可以提供视觉反馈，协助调整姿势。独立站立并可保持平衡达到一定的时间后，可进行下一级站立平衡训练。

（2）自动态平衡训练：患者面对镜子保持独立站立位。

1）向各个方向活动：站立时足保持不动，身体交替向侧方、前方或后方倾斜并保持平衡；身体交替向左右转动并保持平衡（图6-10）。

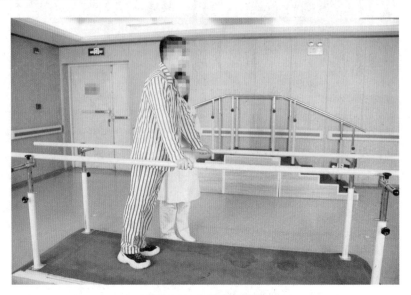

图6-10 立位动态训练

2）左、右侧下肢交替负重：左、右侧下肢交替支撑体重，每次保持5~10s（图6-11）。治疗师需要特别注意监护患者，以免发生跌倒，也应注意矫正不正确的姿势。

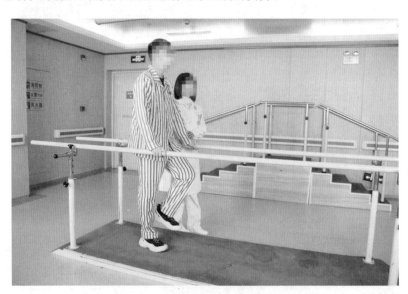

图6-11 站立位左右侧下肢交替负重

3）太极拳云手式训练：可以采用太极拳的云手式进行平衡训练。云手式是身体重心一个连续的前后左右的转移过程，同时又伴随上肢的运动，因而是一个训练平衡的实用方法。

4）触碰治疗师手中的物体：治疗师手拿物体放于患者的正前方、侧前方、正上方、侧上方、正下方、侧下方等各个方向，让患者触碰；或让患者伸手够取地上的物体（图6-12）。

（3）他动态平衡训练：患者面对镜子站立，治疗师站于患者旁边。

1）在硬面大的支撑面上训练：患者站在平地上，双足分开较大的距离，以获得较大的支撑面，治疗师站于患者旁边向不同方向推动患者。可以逐渐增加推动的力度和幅度，从而增加训练的难度。

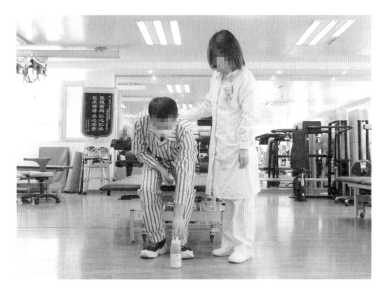

图 6-12　伸手拿物训练

2）在软而小的支撑面上训练：随着患者平衡功能的改善，可以由硬的支撑面改为小而软的支撑面，如站在软的床垫上等；也可以缩小支撑面，如并足站立或单足站立。治疗师站于患者旁边向各个方向推动患者。

7. 前庭功能训练

（1）患者双足并拢，必要时双手或单手扶墙保持平衡，然后左右转头。再单手或双手不扶墙站立，时间逐渐延长。

（2）患者步行，练习在行走中转头，必要时他人可以给予帮助。

（3）患者双足分开与肩同宽，直视前方目标，逐渐缩短双足间的距离。同时上肢前臂先伸展，然后放于体侧，再交叉于胸前。每一体位至少保持 15s，训练时间总共为 5~15min。

（4）患者在行走中进行转圈练习，从转大圈开始，逐渐缩小半径。正反方向均应练习。

8. 踝调节训练　患者直立，膝关节伸直，以踝部为轴分别向前、后、左、右做小范围的摆动，每次均返回中立位。然后练习患侧下肢站立，健侧下肢向前后、外侧小范围迈步。

9. 髋调节训练　患者单腿站立，保持平衡。然后练习单腿站立下头部、上肢一起活动，躯干向对侧屈曲等。进一步可增加难度，减小支撑面积，如足跟或足尖站立等。

10. 本体感觉训练　增加下肢的本体感受有助于及时反馈关节、肌肉的活动情况以及足底对支撑面的感受，提高患者的平衡能力。

（1）下肢开链运动：不能站立的患者，可在卧位进行双下肢交替屈曲、伸展以及内收、外展练习等。

（2）下肢闭链运动：患者背部靠墙站立，双足分开与肩同宽并保持不动，进行下蹲站起训练，速度可由慢逐渐加快，下蹲幅度逐渐加大。

（3）软垫上训练：患者在软垫上进行重心转移训练、外力干扰训练、抛接球训练和行走训练等。软垫是软的支撑面，因而在软垫上进行平衡训练有助于改善本体感觉。

（4）复杂行走练习：患者进行前进、后退、侧向走、"8"字走及"S"形走、绕过障碍物行走、上下楼梯等。速度应快慢交替。

（5）复杂地面上行走：在路线上放置高矮不同的台阶或硬度不同的小棉垫，或台阶和棉垫交替放置，让患者在上面行走。

（二）简易器械平衡训练

1. 平行杠内训练　患者可于平行杠内进行坐位及站立位训练。尤其早期训练，当姿势不稳时患者可以扶住平行杠，以避免摔倒。训练时治疗师可站于平行杠外侧给予指导。

2. 平衡板训练

（1）患者和治疗师均立于平衡板上，患者双足分开，治疗师双手放在患者骨盆处给予支撑。治疗师缓慢变换重心摇动治疗板，诱发患者头部及躯干的翻正反应以及一侧上肢外展的翻正反应。

（2）患者立于平衡板上，治疗师一脚放在平衡板上缓慢摇动，手部给予支撑。摇动幅度可根据患者情况逐渐增大。为安全考虑，平衡板训练最好在平行杠内进行。

3. 训练球训练

（1）球上双腿负重训练：患者坐于球上，治疗师位于患者对面，双手扶住患者肩部，让患者左右轻晃训练球，使双髋负重。治疗师也可用膝部挤压并轻轻振动治疗球，此训练能增强患者本体感觉的反馈。平衡性提高后可逐渐将重心前移，使下肢均匀负重。

（2）球、滚筒训练：患者坐于球上，治疗师于患者对面给予一定支撑。患者健足支撑体重，患足放在球或滚筒上，治疗师用足将球或滚筒滚动，患者患足随之完成屈伸运动。随后可使患足支撑，健足屈伸。

（三）平衡仪平衡训练

患者立于平衡仪的传感平台上，按照显示屏幕上的要求分别完成睁眼、闭眼及双足、单足等平衡训练。根据患者完成的数据，也可进行平衡功能评定，以及时了解患者的平衡功能状态。

二、注意事项

（一）循序渐进

平衡训练可从任一体位开始，待平衡能力增强，能在此体位保持稳定后，可进行下一体位的平衡训练。训练的复杂性逐渐增加，如果训练过快过急，不仅可能造成患者姿势不稳、跌倒，还会打击其康复的信心，所以不可操之过急。

（二）综合训练

存在平衡功能障碍的患者往往同时具有肌力、肌张力、关节活动度或步态等功能异常，脑卒中或脑外伤者还可能存在认知、言语等功能障碍，因此在平衡训练的同时也要进行言语、认知、步态等综合性训练，以尽可能促进平衡功能的改善。

（三）注意安全

平衡训练的过程中要密切监控，以防出现意外，让患者有安全感，避免因保护不完善，导致患者失去平衡而摔倒。但是也不应过度保护，使患者不能诱发自身的平衡反应，反而达不到训练的效果。

第四节　呼 吸 训 练

呼吸训练是指保证呼吸道通畅、提高呼吸肌功能、促进排痰和痰液引流、改善肺和支气管组织血液代谢、加强气体交换效率的训练方法。

呼吸训练的目标：改善通气；提高咳嗽机制的效率；预防肺部损害；改善呼吸肌的肌力、耐力及协调性；保持或改善胸廓的活动度；建立有效呼吸方式；促进放松；指导患者处理呼吸急促；提高患者的整体功能。

指导患者采用正确的呼吸方法，并融入日常生活活动中去。通过改善肺部通气技术进行训练，选择合适的体位，可以放松辅助呼吸肌群，减少呼吸肌耗氧量，缓解呼吸困难症状，稳定情绪，固定和放松肩带肌群，减少上胸部活动等。体位选择的基本原则是选用放松、舒适的体位，如卧位、半卧位、前倾倚靠坐位等；如果需要加强患侧的胸式呼吸时，可以采用患侧在上的侧卧位；对体力较好者，可采用前倾站立位。

呼吸训练方法包括膈肌呼吸（腹式呼吸）、呼吸肌肌力训练、吹笛式呼吸（缩唇呼吸）、胸腔松动练习及有效咳嗽训练。

一、常用的方法

（一）膈肌呼吸

膈肌呼吸（腹式呼吸）是强调膈肌呼吸为主的方法，以改善异常呼吸模式，提高膈肌的收缩能力和收缩效率，使患者的胸式呼吸变为腹式呼吸。可运用腹式呼吸+缩唇呼气训练。

1. 患者取卧位或坐位（前倾倚靠位），也可采用前倾站立位；让患者正常呼吸，尽量放松身体。

2. 先闭口，用鼻深吸气，此时腹部隆起，使膈肌尽量下移，吸气至不能再吸时稍屏息2~3s（熟练后可适当逐渐延长至5~10s）；然后缩唇，缓慢呼气，腹部尽量回收，缓缓吹气达4~6s，同时双手逐渐向腹部加压，促进横膈上移；也可将两手置于肋弓，在呼气时加压以缩小胸廓，促进气体排出。

3. 呼吸要深而缓，要求呼气时间是吸气时间的2~3倍；深呼吸训练的频率为8~10次/min，持续3~5min，每天数次。熟练后可增加训练次数和时间。

（二）呼吸肌肌力训练

1. 吸气肌阻力训练

（1）患者持手握式阻力训练器吸气。训练器有各种不同直径的管子。

（2）不同直径的管子在吸气时气流的阻力不同，管径愈细阻力愈大。

（3）在患者可接受的前提下，先选取管径较粗的管子进行吸气训练。开始时训练3~5min/次，3~5次/天，之后训练时间逐步增加至20~30min/次。

2. 呼气肌训练

（1）腹肌训练：患者取仰卧位，上腹部放置1~2kg沙袋。吸气时肩和胸部保持不动并尽力挺腹，呼气时腹部内陷；仰卧位下做双下肢屈髋屈膝、两膝尽量贴近胸壁的训练，以增强腹肌力量。

（2）吹蜡烛法：将点燃的蜡烛放在口前10cm处，吸气后用力吹蜡烛，使蜡烛火焰飘动。每次训练3~5min，休息数分钟再反复进行。

（三）吹笛式呼吸（缩唇呼吸）

1. 体位 取端坐位，双手扶膝。

2. 吸气时让气体从鼻孔进，每次吸气后不要急于呼出，宜稍屏气片刻再缩唇呼气；呼气时缩拢口唇呈吹哨样，使气体通过缩窄的口形徐徐将肺内气体轻轻吹出，每次呼气持续4~6s；吸气和呼气时间比为1∶2。每天练习3~4次，每次15~30min。

（四）胸腔松动练习

胸腔松动练习是躯干或肢体结合深呼吸完成的主动运动。其作用是维持或改善胸壁、躯体及肩关节的活动度，增强吸气深度或呼气控制，达到提高肺功能、增强体力的目的。

1. 松动单侧胸腔 患者坐位，向紧绷侧侧屈并呼气，用握拳的手推紧绷侧胸壁，接着上举胸腔紧绷侧的上肢过肩，并向另一侧弯曲，使紧绷侧组织做额外的牵张。以扩展右侧胸为例，先做向左的体侧屈，同时呼气，然后用手握拳顶住右侧胸部，做向右的体侧屈，同时吸气（图6-13）。重复3~5次，休息片刻再训练，一日多次。

2. 松动上胸部及牵张胸肌 患者坐位，两手在头后方交叉相握，深吸气时挺胸，做手臂水平外展的动作；呼气时将手、肘并拢，低头缩胸，身体向前弯（图6-14）。亦可于仰卧位训练。

3. 松动上胸部及肩关节 患者坐于椅上或站立位，吸气时上肢伸直，两臂上举，掌心向前举过头；呼气时弯腰屈髋，同时两手下伸触地或尽量下伸，再次吸气时恢复为起始姿势（图6-15）。每个呼吸周期为一次，50次/组，可根据患者情况选择每日训练量。

4. 纠正头前倾和驼背姿势 站于墙角，面向墙壁，两臂外展90°，手扶两侧墙（牵张锁骨部）或两臂外上举扶于墙（可牵张胸大肌、胸小肌），同时身体再向前倾，做扩胸训练。也可两手持体操棒置于后颈部，以牵伸胸大肌和做挺胸训练。每次2~3min，每日多次，以不引起疲劳为宜。

5. 深呼吸时增加呼气练习 患者屈膝仰卧位呼吸，呼气时将双膝屈曲靠近胸部，轮流屈曲两侧的膝关节，以保护腰背部。该动作可将腹部脏器推向横膈，以协助呼气。

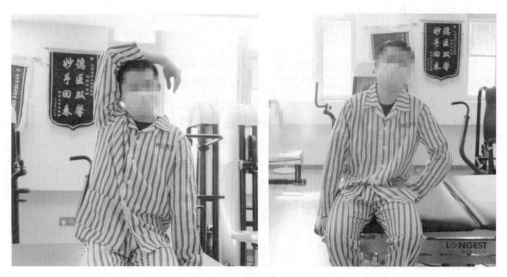

图 6-13 松动单侧胸腔

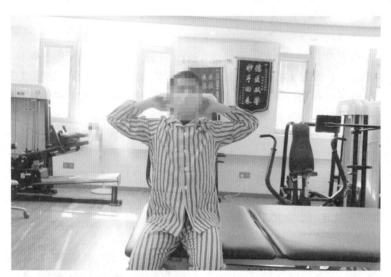

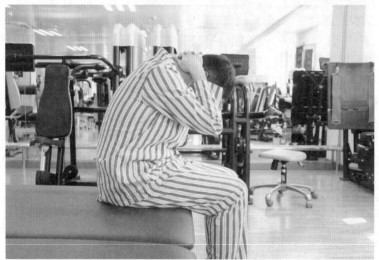

图 6-14 松动上胸部及牵张胸肌

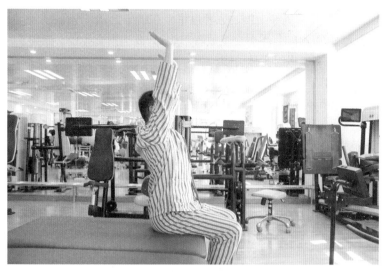

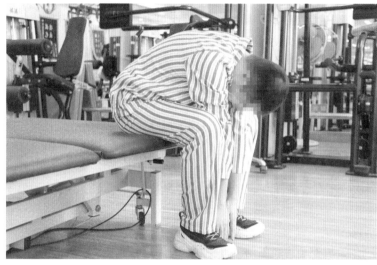

图 6-15 松动上胸部及肩关节

（五）有效咳嗽训练

有效的咳嗽可以帮助排出呼吸道的阻塞物并保持肺部清洁,是呼吸功能训练的重要组成部分。正常的咳嗽包括一系列动作,如深呼吸、关闭声门、腹肌收缩等,其中任何一个步骤出现问题都可能降低咳嗽效率,因此应教会患者正确的咳嗽方法,以促进分泌物排出,减少反复感染的机会。

1. 咳嗽机制 咳嗽的全过程可分解为以下 5 个阶段。

（1）深吸气:以达到必要的吸气容量。

（2）吸气后要有短暂的闭气:以使气体在肺内得到最大的分布。同时气管至肺泡的驱动压尽可能保持持久。当一个最大的空气容量超过气流阻力,就能形成有效咳嗽。

（3）关闭声门:当气体分布达到最大范围后再紧闭声门,以进一步增加气道中的压力。

（4）增加胸膜腔内压:这是在呼气时产生高速气流的重要措施。肺泡内压和大气压之间的差越大,在呼气时所产生的气流速度越快。

（5）声门开放:当肺泡内压力明显增高时,突然将声门打开,即可形成由肺内冲出的高速气流。这样高速的气流可使分泌物移动。分泌物越稀,纤毛移动程度越大,痰液越容易随咳嗽排出体外。

2. 诱发咳嗽训练

（1）手法协助咳嗽:适用于腹肌无力者(如脊髓损伤高位截瘫患者)。手法压迫腹部可协助产生较大的腹内压,帮助进行强有力的咳嗽。患者仰卧位,治疗师一只手掌部置于患者剑突远端的上腹

113

区,另一只手压在这只手上,手指张开或交叉;患者尽可能深吸气后,治疗师在患者要咳嗽时给予手法帮助,向内、向上压迫腹部,将横膈往上推。患者也可坐在椅子上,治疗师站在患者身后,在患者呼气时给予手法压迫。患者自我操作时,手臂交叉放置于腹部,或手指交叉置于剑突下方,深吸气后,双手将腹部向内向上推,且在准备咳嗽时身体前倾。

(2)伤口固定法:适用于手术后因伤口疼痛而咳嗽受限者。咳嗽时,患者将双手紧紧压住伤口,以固定疼痛部位。如果患者不能触及伤口部位,治疗师可给予协助。

(3)气雾剂吸入方法:适用于因肺部疾病导致的分泌物黏稠者。气雾剂有黏液溶解剂、支气管扩张剂,也可用抗生素类气雾剂,使水分充分达到气道并降低痰液的黏性,使痰易于咳出。

二、注意事项

(一)健康教育

训练前要做好健康教育,讲解呼吸功能训练的意义、目的;训练时避免患者情绪紧张,做好解释工作,取得患者的配合。

(二)个性化

训练方案因人而异,在训练过程中循序渐进,鼓励患者持之以恒、终身锻炼。病情变化时应及时调整训练方案,避免训练过程中诱发呼吸性酸中毒和呼吸衰竭。

(三)体位

正确选用放松、舒适的体位。合适的体位可以放松辅助呼吸肌群,减少呼吸肌耗氧量,缓解呼吸困难症状,稳定情绪,固定和放松肩带肌群,减少上胸部活动,有利于膈肌移动等。前倾位是患者坐位时保持躯干前倾斜 20°~45°,为保持平衡,患者可用手肘支撑于自己的膝盖或桌子上。立位或散步时也可采用前倾位,可用手杖等支撑。

(四)训练频率

练习腹式呼吸次数不宜过多,即练习 2~3 次后休息片刻再练。逐步做到习惯于在活动中进行腹式呼吸。各种训练每次一般为 5~10min,以避免疲劳。

(五)避免腹肌收缩

放松呼气时必须被动,避免腹肌收缩。可将双手置于患者腹肌上,判断腹肌有无收缩。

(六)注意观察

训练时适当给氧,可边吸氧边活动,以增强信心。注意观察患者的反应,训练时不应出现任何不适症状。训练次日晨起时如出现疲劳、乏力、头晕等,应暂时停止训练。避免阵发性咳嗽。脑血管破裂、栓塞或颅内压增高者,应避免用力咳嗽,最好使用多次的哈气来排出分泌物。

(七)放松

缩唇呼吸需要鼓励患者全身放松,由鼻吸气,然后缩拢嘴唇缓慢且完全地呼气。呼出的气流以能使距口唇 15~20cm 处的蜡烛火焰倾斜而不熄灭为宜。指导训练缩唇呼吸与腹式呼吸联合应用,可改善呼吸困难。避免憋气和过分减慢呼吸频率,以防诱发呼吸性酸中毒。

(八)吸呼比

腹式呼吸法需患者腹肌松弛,双手分别放于胸前、腹部,胸廓尽量保持不动,稍用力加压腹部。用鼻腔深吸气时腹部隆起,屏气 1~2s,然后缩唇像吹口哨一样呼气,腹部尽量回收,缓缓吹气达 4~6s,呼吸要深而缓,要求呼气时间是吸气时间的 2~3 倍。

第五节　体位排痰训练

体位排痰训练又称支气管引流,是指采用各种有利体位使肺部病变部位处于高处,利用重力作用促使一个或数个肺段及支气管内的分泌物流入大的支气管并排出体外的方法。该法力求在较少的能量消耗下达到高效排痰的目的,主要适用于痰量较多且排出困难者。

老年人由于气管和支气管黏膜上皮萎缩,纤毛倒伏,运动减弱,防御和清除能力下降,又因小气道杯状细胞数量增加,分泌亢进,黏液分泌增加并滞留,再加上细支气管管腔狭窄,肺组织牵引力减弱,气道内阻力增加,这些都影响到气道的通畅和分泌物的排出。体位排痰技术对于痰量较多的老年患者来说非常必要。

一、基本原则与适用范围

(一)基本原则

1. 根据患者分泌物潴留的位置,结合肺和气管支气管的生理解剖,选择合适的排痰体位。

2. 患者要有良好的咳嗽能力。

3. 对一些需治疗又无法耐受者,可进行改良体位排痰。

4. 与临床诊断结合,及时评定、记录治疗结果,判断终止体征。

(二)适用范围

1. 适应证 主要适合痰量每天≥30ml,或痰量中等、不易咳出者;大手术后长时间卧床、肺内感染的患者;既往有慢性阻塞性肺疾病或肺不张、反复咳脓痰、发热的肺脓肿患者;急性呼吸窘迫综合征等。

2. 禁忌证 包括内外科急症;循环系统疾病,如肺水肿;极度衰弱、疼痛明显、主观不配合者;年老体弱、术后患者等。

二、常用的方法

(一)训练前准备

1. 治疗时机 病情稳定后;餐前或餐后1h内不适合进行体位引流,易引起呕吐或呛咳;选择一天中对患者最有利的时间,引流的同时可结合气雾剂的使用;清晨刚睡醒时,前一天分泌物堆积,咳痰较多;夜晚入睡时体位引流可帮助入睡。

2. 治疗前准备 环境适宜,防止感冒引发其他疾病。准备枕头、痰盂、纸巾等。引流前向患者解释方法,并教会其深呼吸和有效咳嗽;若肺内留有大量的痰,可在体位摆放前指导患者咳嗽或先吸痰;调整好其他仪器设备导管、导线,防止影响体位摆放。

(二)训练方法

1. 频率 根据患者的自身情况确定引流次数,痰液量多且浓稠者每天可2~4次,症状较轻者每天1~2次,直到肺部干净为止。

2. 程序 检查患者生命体征和呼吸音,必要时进行相关影像学检查,以评估患者肺部引流部位,确定引流姿势;尽可能让患者舒适放松,摆于正确体位(图6-16);照护者或治疗师面向患者站立,以利于观察患者面部表情;尽量维持每个姿势5~10min,或者直到分泌物排出为止;引流过程中注意患者情绪的疏导,保持放松,不要过度换气而致呼吸困难;引流的同时可结合叩击手法,如有需要,应鼓励患者做急剧、深度的双重咳嗽;若体位引流10min后患者仍未咳出分泌物,则进行下一个体位引流;为避免患者疲劳,每次引流时间以不超过45min为宜。

结束后,患者缓慢坐起并休息片刻,以预防直立性低血压;评估效果并记录(包括分泌物的颜色、形态、数量,患者的主观感受、生命体征等);若没咳出分泌物,应向患者做适当解释。

3. 终止体位引流的指征 肺部呼吸音正常或基本正常;患者体温正常并维持24~48h;肺部X线示纹理清楚。

4. 辅助排痰(手法技巧)

(1)叩击法:操作者五指并拢,掌心呈杯状,利用腕部力量有节奏地叩击患者病变部位对应的胸壁,持续数分钟(图6-17)。叩击与体位引流相结合可使排痰具有方向性并更加有效。

(2)振动法:治疗师双手并拢置于胸壁并压紧,在患者呼气时缓和压迫并急速振动胸壁。振动法有助于纤毛系统清除分泌物,可与叩击法合用以促进排痰。

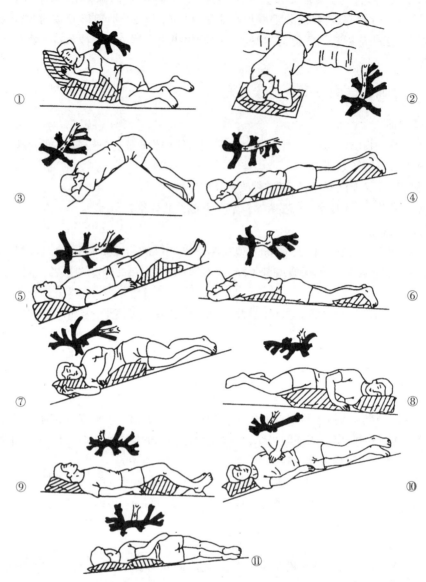

图 6-16　肺部不同部位体位引流技术

①左上叶后段；②、③、④下叶后基底段；⑤下叶基底段；⑥下叶尖段；⑦左下叶基底段；⑧右上叶后段；⑨右中叶；⑩左下叶侧基底段；⑪右下叶后段

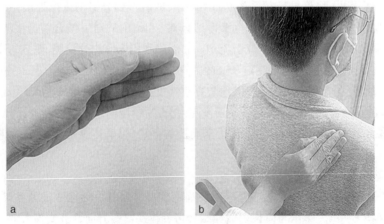

图 6-17　叩击法

a. 手部叩击姿势；b. 治疗师双手交替进行肺叶引流。

（3）咳嗽：有效咳嗽可以排出呼吸道阻塞物并保持呼吸道的清洁,而无效咳嗽只会增加患者的体力消耗和痛苦。鼓励患者进行有意识的咳嗽、咳痰,促使肺部支气管内潴留的分泌物流入大气管而排出体外。正确的方法:深呼吸;吸气后短暂闭气;声门关闭且声带紧绷;收缩腹肌,使膈上抬且腹内压增高;声门开放,大声咳嗽;利用有力呼气所产生的快速气流将分泌物清除出去。必要时需要照护者辅助。咳嗽训练不宜长时间进行,最好选择在两餐之间。

三、注意事项

1. 体位排痰训练应在饭前进行,一般在早晚进行,因饭后易致呕吐。

2. 说服患者配合引流治疗,引流时鼓励患者适当咳嗽。

3. 体位排痰训练过程中注意观察患者有无咯血、发绀、头晕、出汗、疲劳等情况。如有上述症状,应及时终止。

4. 治疗结束后应缓慢坐起,休息片刻。

第六节 步 行 训 练

一、基本概念

（一）概述

步行是人类生存的基础,人类的生产生活离不开步行。许多因素会对步行产生影响并引发相应步行功能障碍:老年人尤其是年龄大于 65 岁者,下肢肌力和肢体的平衡功能下降;老年人视力减退,看不清地面;有心脑血管疾病者也会影响步行;部分老年人因经常服用影响意识或活动的药物等,易发生跌倒或骨折。老年人因跌倒导致的死亡率随年龄的增加而急剧上升。

跌倒除了导致老年人死亡外,还导致大量残疾并影响步行功能。跌倒后产生的恐惧心理可以降低老年人的活动能力,使其活动范围受限,生活质量下降。我国已进入老龄化社会,65 岁及以上的老年人约为 1.5 亿,按 30% 发生率估算,每年有 4 000 多万老年人至少发生 1 次跌倒,严重威胁他们的身心健康、日常活动及独立生活能力,也加重了家庭和社会负担。

维持独立步行功能是老年人康复与保健治疗的一个重要目标。日常生活能力的维持和提高有赖于移动能力,而移动的水平与步行能力密切相关。步行功能是老年人运动系统中重要的功能,本节主要介绍步行的相关概念、老年人步行功能障碍的常见类型和训练方法。

（二）基本定义

步行是人体通过双脚的交互移动进行安全、有效的转移的一种活动,是由上肢、躯干、骨盆、下肢各关节及肌群周期性协调运动的结果。步行的有效控制包括中枢指令、身体平衡和协调功能,与上肢和躯干的姿态有关,任何环节的失调都可能影响步态,造成步行障碍。老年人常见的步行障碍包括心血管疾病导致的偏瘫、跌倒或交通事故导致的骨折、老年性骨质疏松、帕金森病等导致的步行障碍。

1. 步态 步态是指一个人行走时的表现形式,又称行走模式。正常步态是指人在正常条件下移动身体、交替迈出脚步的固定的姿态。人在初会步行时,是在父母或他人的保护下完成的,后期经过不断强化逐渐达到自动化、模式化的运动。步态的皮质动力定型使人走路变得容易和自动化,但是当动力定型非常稳固时,改变也很困难,所以在老年人步态训练时一旦发现错误动作,一定要及时纠正,防止错误动作的动力定型。

2. 步行的生物力学因素 具有控制人体向前运动的肌力或动能;保持髋、膝、踝关节合理的关节活动度;维持稳定的平衡协调能力;当足触地时能有效缓冲地面对下肢各关节的冲击力;充分的足廓清等。

3. 步行的基本要素 包括步行周期、步长、步宽、步频、足偏角;躯干的平衡稳定;省力及降低能量消耗。

（1）步行周期：是指一侧足跟着地到该侧足跟再次着地所用的时间，即完成一个完整的步行过程所需要的时间，包括支撑相和摆动相（图6-18）。

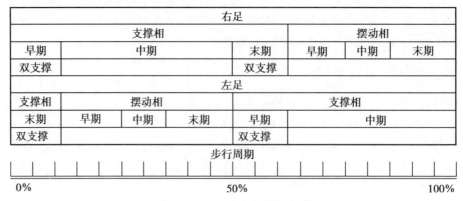

图6-18　正常步行周期示意图

（2）步长（step length）：是指行走时一侧足跟着地到对侧足跟着地的平均距离。

（3）步宽（gait width）：是指两脚跟中心点或重力点之间的水平距离。

（4）步频（cadence）：是指单位时间内行走的步数，以步数/min表示。正常人平均步速为95~125步/min。

（5）足偏角（toe out angle）：是指贯穿足底的中心线与前进方向之间的夹角。正常人足偏角为7°~8°，左右足应分别计算。

二、常用的方法

（一）步行训练基本原则

1. 以步态分析为依据。

2. 以异常步态为基础，根据异常步态的表现制订适宜的步行训练方法。

3. 从整体出发，注重肢体的基本功能训练，即关节活动度训练、肌力训练、呼吸训练、平衡及协调功能训练等。

4. 使用辅助具，可适当考虑使用助行器或拐杖等。

5. 配合手术矫治及其他治疗。

（二）适用范围

1. 适应证　因中枢神经系统损伤、下肢骨骼系统疾病以及其他疾病而影响行走能力的老年人。

2. 禁忌证　生命体征不稳定；下肢骨折未愈合者；站立平衡功能障碍者；患有精神疾病而不能主动配合者；恶病质患者等。

（三）训练前准备

1. 前期训练

（1）正确使用助行器、腋杖、手杖、支具等辅助具。

（2）上肢、躯干和下肢相关肌群的肌力训练和关节活动度训练。

（3）站立训练时预防直立性低血压，具备相当的直立耐受能力。

（4）平衡和协调能力训练。

（5）感觉和空间认知功能训练：感觉是运动的基础，尤其是运动系统损伤者易出现位置觉、运动觉、负重觉等本体感觉缺失，所以本体感觉中的位置觉、运动觉对步行训练起着重要作用。

2. 训练环境　温度适宜，安全，无障碍。

3. 训练设备　平行杠、各种助行器、手杖、腋杖等。

4. 衣着　宽松舒适，长度不可及地以防绊倒。

（四）训练方法

1. **基础训练** 包括体位适应性训练、耐力控制、下肢和躯干核心肌群力量训练、平衡协调能力训练、辅助具的穿脱训练等。

（1）体位适应性训练：大多数病后产生步行障碍者多经历了较长的卧床期，若突然从卧位站起，易引发直立性低血压，轻者出现面色苍白、头晕、恶心、血压下降、心动过速、出汗等症状，严重者可导致休克。为预防体位突然变化造成的不良反应，必要的体位适应训练是步行训练的一项重要内容。训练时，第一次可先将床头摇至30°，患者靠坐训练并维持15~30min，观察患者反应；2~3天无异常反应者可增加角度，一般每次增加15°左右，直至将床摇至90°。训练时密切观察患者反应，若出现直立性低血压症状，应立即将床摇平；一般情况良好者可直接利用直立床进行训练。

（2）核心控制：包括脊柱、骨盆和髋关节构成的复合系统在步行过程中防止脊柱侧弯的能力，以及脊柱在受到干扰失衡后恢复平衡的能力。步行训练应加强骨盆的控制能力，强化髋部肌群肌力的训练，打破异常的姿势和运动模式，促进正常运动模式的引出。

1）头颈控制训练：脑损伤患者因颈部肌肉和躯干肌群肌张力异常增高、肌群肌力的不平衡以及一些异常反射，导致头颈部控制能力差，所以应根据功能状况制订合理的治疗计划。①仰卧位下头颈后伸训练：患者仰卧位，治疗师手放枕头下，嘱患者头部用力下压枕头并保持10s，连续做5~10次，治疗师用手感知患者下压的程度。②肘支撑下抬头控制训练：患者俯卧位，下肘支撑抬头，治疗师在臀部给予适当向下的压力，训练患者的头左右转动及上抬活动，从而达到抑制异常姿势的目的。在此基础上，若患者身体许可，为进一步提高患者头部稳定控制能力，可进行手膝位四点支撑抬头训练（图6-19）。

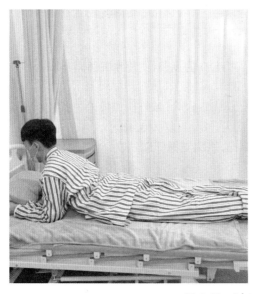
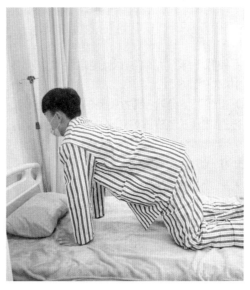

图6-19 肘/手膝支撑抬头

2）桥式运动训练：在患者病情稳定后，为缓解躯干及下肢的痉挛，诱发下肢的分离运动，可通过桥式运动训练提高腰背肌肌力和骨盆的控制能力，提高患者卧床时的生活自理能力，预防压疮、泌尿系统感染等并发症。

（3）肌力训练：是完成关节运动的基础。为保证步行稳定，单侧下肢必须能支撑体重的3/4以上；或者双下肢伸肌肌力达到3级以上，才能保证对侧下肢完成向前摆动动作。

（4）平衡功能训练：不同的步行环境对平衡能力的要求不一样，室内步行平衡能力须达到2级，室外步行平衡能力须达到3级。

（5）协调能力训练：进行下肢各关节主动肌和拮抗肌之间肌张力和肌力的协调能力训练，以保证下肢各关节正常活动度和正常步态的引出。

2. 分解训练

（1）单腿负重：可提高下肢的支撑能力，促进身体平衡。方法：立于台阶和肋木边，一腿置于台阶或肋木上，另一腿站立负重（图6-20）。从1min开始，逐渐增加单腿站立的时间，左右腿交替进行。

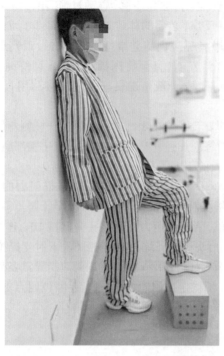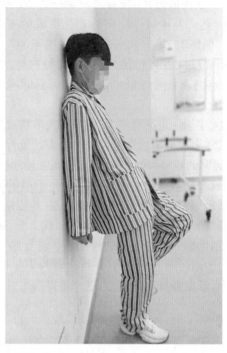

图6-20 单腿负重

（2）伸髋训练：背靠墙站立，足跟距墙20cm以上，接着向前挺髋，使背和臀部离开墙，保持10s，一般重复10次（图6-21）。

（3）患腿上下台阶：肌力较差的腿先上台阶，另一腿先下台阶；或把肌力较差的腿放于台阶上，另一腿进行连续上下台阶练习（图6-22）。一般10~20次为一组，重复3~5组。

（4）髋膝部控制训练：背靠墙站立，足跟距墙20cm，患腿支撑伸髋站立，健腿跨越障碍物。一般10~20次为一组，重复3~5组。

（5）靠墙伸髋踏步：背靠墙站立，足跟距墙20cm，髋前挺，左右下肢交替踏步。

（6）侧方迈步、前后原地迈步：选择在平行杠内或靠墙进行。以右侧步行训练为例，先把身体重心移至左腿，右腿抬起向右侧迈出一步，再将身体重心移至右腿，左脚和右脚紧贴并拢。如此反复进行左右侧方迈步。前后原地迈步同理（图6-23）。

3. 室内步行训练

（1）平行杠内训练：主要进行站立和平衡训练、辅助下步行训练，每次20~30min，可根据患者情况适当调整时间。

（2）助行器训练：适用于上肢功能良好、下肢功能较差者，平衡功能相对较差、身体较为虚弱者，以及行动迟缓者。方法：双手分别握住助行器两侧扶手，提起助行器向前移动约20cm，迈患侧下肢，再移动健侧下肢，如此反复进行。腋拐步行训练包括摆至步、摆过步、四点步、三点步、两点步。

（3）轮椅训练：轮椅对于部分步行障碍者来说是一种重要的代步工具，他们借助轮椅可参加相应的社会活动。普通轮椅训练包括平地向前驱动、旋转、抬前轮过障碍物等。

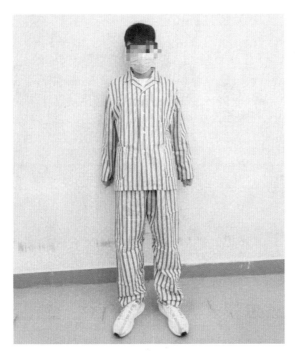

图 6-21 靠墙伸髋

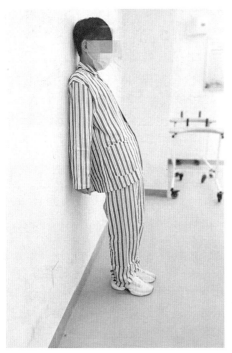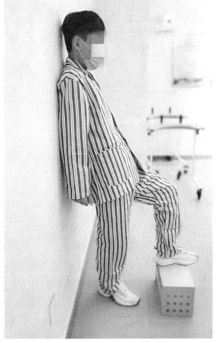

图 6-22 患腿上下台阶

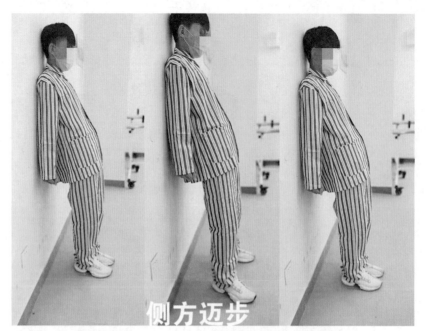

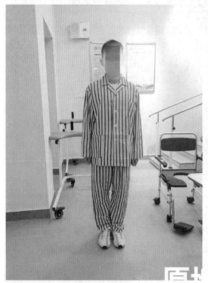
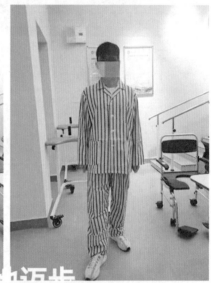

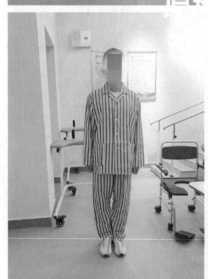
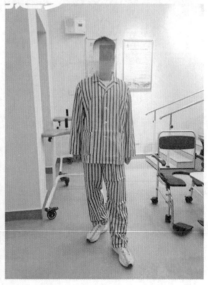

图 6-23 侧方迈步、原地迈步

三、注意事项

1. 注意安全。
2. 选择适合的辅助具。
3. 根据患者的身高和臂长选择合适的腋杖、手杖、轮椅等助行器。
4. 选择适合的行走步态。

（糜 迅 王晓丽）

1. 简述平衡功能分级。
2. 呼吸训练的方法有哪些?
3. 简述步行训练的基本原则。

第七章　物理因子治疗技术

07章
第七章
数字内容

 学习目标

1. 掌握电疗法、光疗法、超声波疗法、磁场疗法、传导热疗法、冷疗法、生物反馈疗法、水疗法的治疗作用、适应证和禁忌证。

2. 熟悉电疗法、光疗法、超声波疗法、磁场疗法、传导热疗法、冷疗法、生物反馈疗法、水疗法的基本概念。

3. 了解光疗法、超声波疗法、磁场疗法、传导热疗法、冷疗法、生物反馈疗法、水疗法的治疗技术。

4. 学会运用物理因子治疗技术为老年人开展健康教育；能够协助治疗师为患者进行物理因子治疗。

5. 具有尊老爱伤、吃苦耐劳、爱岗敬业的职业精神。

 导入情景

某老年女性,70岁,农民。反复左膝关节疼痛伴活动受限4年、加重2周来院就诊。4年前开始出现左膝关节疼痛,为持续性钝痛,劳累后加重,休息后缓解,一直未予重视。2周前左膝关节疼痛及活动受限加重,晨起出现左膝关节僵硬,时间少于30min,活动后改善。查体:左膝关节轻度肿胀,局部压痛。左膝关节活动度:屈膝90°,伸膝0°,磨髌试验(＋),浮髌试验(－),抽屉试验(－),侧方应力试验(－)。左膝关节X线示:关节边缘骨赘形成,关节面不平。

工作任务

1. 请对该老年人进行初步诊断。

2. 请为该老年人制订物理因子治疗计划。

物理因子治疗是应用天然或人工物理因子作用于人体以治疗疾病和康复的方法。物理因子治疗不仅具有消炎镇痛、镇静催眠、兴奋神经和肌肉、改善血液循环、调节自主神经及内脏功能、松解粘连及软化瘢痕等作用,还可以通过功能性刺激以促进功能恢复,提高活动能力和社会参与能力。物理因子治疗属于外界条件刺激,有动力性和信息性双重作用,在调节人体生理机制、促进功能康复和增强适应能力方面具有重要的意义,因此物理因子治疗在康复领域应用广泛。

第一节 概　　述

物理因子治疗技术简称理疗,是指应用天然或人工物理因子作用于人体,以提高健康水平、预防和治疗疾病、促进病后机体康复的治疗技术。物理因子的分类方法比较成熟,根据治疗时所采用的物理因子的属性分类如下。

1. 电疗法　应用电流治疗疾病的方法称为电疗法。根据所采用电流频率的不同分为低频电疗法、中频电疗法、高频电疗法,此外还有直流电疗法、静电疗法等。电流频率的基本计量单位为赫兹(Hz)、千赫(kHz)、兆赫(MHz)、吉赫(GHz),各级之间按千进位换算,即1kHz=1 000Hz、1MHz=1 000kHz、1GHz=1 000MHz。

2. 光疗法　应用人工光源或自然光源防治疾病和促进机体康复的方法称为光疗法。光波的波长为180nm~1 000μm。按波长排列光波依次分为红外线、可见光、紫外线三部分。

3. 超声波疗法　超声波是指频率在20kHz以上、不能引起正常人听觉反应的机械振动波。超声波疗法是应用超声波作用于人体以达到治疗疾病目的的物理治疗方法。传统的超声波疗法多采用800kHz的连续超声波。

4. 磁场疗法　磁场疗法是一种利用磁场作用于人体穴位或患处、局部、全身以达到治疗疾病的物理治疗方法。磁场疗法包括静磁场法(属于恒定磁场)和动磁场法,后者又分为脉动磁场疗法、交变磁场疗法和脉冲磁场疗法。

5. 传导热疗法　利用各种热源为介质将热直接作用于机体以治疗疾病的方法称为传导热疗法,又称温热疗法。常用的传导热疗法的种类主要有石蜡疗法、温热袋敷疗法、蒸汽疗法等。

6. 低温疗法　利用低温治疗疾病的方法称为低温疗法,分为两类:一类是利用低于体温与周围空气温度、但在0°C以上的低温治疗疾病的方法,称为冷疗法;另一类是利用0°C以下的低温治疗疾病的方法,称为冷冻疗法。

7. 生物反馈疗法　生物反馈疗法是指应用电子仪器将人体内正常或异常的生理活动信号转换为可识别的光、声、图像、曲线等信号,以此训练患者学会通过控制这些信号来调控不随意的(或不完全随意的)、通常不能感受到的生理活动,以调节生理功能及治疗某些疾病的方法。由于在开始训练治疗时必须借助灵敏的电子仪器(生物反馈仪)进行监视,所以此法又称电子生物反馈训练法。

8. 水疗法　以水为媒介,利用不同温度、压力、成分的水以不同的形式作用于人体,以预防和治疗疾病的方法称为水疗法。水疗法包括涡流浴、浸浴、淋浴等。

9. 其他物理因子疗法

(1)压力疗法:是改变机体局部的压力治疗某些疾病的疗法,包括肢体压力疗法和局部压力疗法。

(2)冲击波疗法:冲击波是一种机械波,具有声学、光学和力学的某些性质。冲击波具有压力瞬间增高和高速传导的特性,能量是超声波的1 000倍左右,在对人体造成物理冲击时可刺激生长激素释放,促使微血管新生,达到组织再生以及修复的功能。冲击波可促进组织代谢、循环,具有止痛与组织修复功能,对肌腱、筋膜病变引起的慢性疼痛及骨折未愈合有非常显著的疗效。

第二节 电 疗 法

应用电流治疗疾病的方法称为电疗法。人口的老龄化必然伴随着老年退行性疾病的增加,慢性病也逐年增多并成为人类健康和生命的主要危害,电疗法对很多老年病和慢性病有较好的治疗效果,如直流电疗法、中频电疗法对骨性关节炎的治疗,高频电疗法对颈肩腰痛的治疗等。

一、直流电疗法与直流电药物离子导入疗法

直流电是一种方向固定、强度不随时间变化的电流。应用低电压(30~80V)、小强度(小于50mA)的平稳直流电作用于人体,可引起一系列的物理化学反应,使机体产生相应的生理作用与治疗作用。

直流电药物离子导入疗法兼具有药物和直流电的双重作用,在临床上应用广泛。

（一）直流电疗法

应用低电压（30~80V）、小强度（小于 50mA）的平稳直流电作用于人体一定部位以治疗疾病的方法称为直流电疗法。

1. 治疗作用

（1）消炎镇痛,促进伤口愈合,软化瘢痕:直流电阳极有减少水肿和渗出、消炎、镇痛作用;阴极有改善局部组织营养、促进伤口和溃疡愈合、软化瘢痕、松解粘连等作用。

（2）镇静和兴奋作用:全身治疗时,下行电流（阳极置于脊髓上端,阴极置于骶尾部）起镇静作用,上行电流（阳极置于骶尾部,阴极置于脊髓上端）起兴奋作用;局部治疗时,阳极周围组织兴奋性降低,阴极周围组织兴奋性增高。

（3）较大的直流电对静脉血栓有促进溶解作用。

（4）促进骨折愈合:适量的直流电阴极刺激可促进骨痂生长、骨折愈合。

（5）对冠心病的治疗:微弱直流电接近生物电的电流强度,可刺激心血管反射区的皮肤感受器,反射性地对异常的冠状动脉舒缩功能进行调节。

（6）对癌症的治疗:利用直流电电极下产生的强酸和强碱,可破坏肿瘤细胞和组织。

2. 治疗技术

（1）设备:利用晶体二极管或电子管将交流电全波整流,经滤波输出平稳的直流电,电压在 100V 以下,电流输出 0~100mA。输出插口标明正（+）、负（-）极性,有的仪器有极性转换开关和电流量程分流器。

（2）主电极和副电极的应用:做直流电治疗的时候,为了加强阴极或阳极的作用,可以选用两个面积大小不同的电极。其中小电极的电流密度大,引起的反应强烈,称为主电极或刺激电极,一般放在治疗的局部;大电极的电流密度小,引起的反应较弱,称为副电极或无刺激电极,一般放置在颈、背、腰骶等平坦而电阻较小的皮肤上。有时两个电极的面积也可以相同。

（3）电极的放置方法:①对置法,一个电极置于病灶的一侧,另一个电极置于病灶的对侧,适于局部和病变部位较深的疾病的治疗。②并置法,两个电极置于患者身体的同一侧,适于治疗周围神经、血管、长肌的病变。

（4）治疗剂量与疗程:电流密度是指电极衬垫单位面积的电流强度,是电流刺激强度的指标。成人为 $0.05~0.1mA/cm^2$,最高可达 $0.5mA/cm^2$,老年人治疗时电流密度酌减。15~30min/ 次,每日或隔日一次,10~20 次为一个疗程。

（5）操作方法:①选好治疗所需的电极板和衬垫,将电极板放在衬垫上或插入衬垫的布套内,将电极板与和治疗仪输出导线相接。②患者取舒适体位,暴露治疗部位,检查患者皮肤,查看有无感觉障碍,有无皮肤抓伤、擦伤,如有感觉迟钝或丧失则不可在此处治疗。③放置衬垫、金属极板,盖胶布或塑料布,固定电极。④检查治疗仪的电流分流器是否在所需位置,输出旋钮是否在零位,导线所接直流电疗仪的输出插口的极性以及电极衬垫的极性是否正确、一致,然后打开电源,使治疗仪预热。⑤开始治疗前向患者交代治疗时应有的感觉（治疗部位应有均匀的针刺感,或轻微的紧束感、蚁走感）。⑥打开电源开关,然后顺时针方向缓慢旋转电位器,调节电流,使电流表指针平稳上升,逐渐增大电流强度。一般先达到所需电流强度的 1/2,并询问患者的感觉,待电流稳定、患者感觉明确,再增至所需电流,所达到的电流强度不要超过患者的耐受度。⑦治疗完毕,缓慢逆时针方向转动电位器,将电流调降到零位,取下衬垫与电极,再关闭电源开关,检查治疗部位皮肤有无异常。

3. 临床应用

（1）适应证:①神经系统疾病,如偏头痛、坐骨神经痛、神经衰弱、面神经麻痹等。②内科疾病,如胃肠痉挛、关节炎、关节痛等。③外科疾病,如慢性乳腺炎、术后粘连等。④妇产科疾病,如闭经、功能性子宫出血、慢性附件炎等。

（2）禁忌证:恶性血液系统疾病、恶性肿瘤、急性湿疹以及对电流不能耐受者。对皮肤感觉障碍的患者治疗时要慎重,避免烧伤。

（二）直流电药物离子导入疗法

使用直流电将药物离子通过皮肤、黏膜或伤口导入体内进行治疗的方法称为直流电药物离子导入疗法。

1. 治疗作用

（1）直流电和药物的综合作用：直流电的生理作用与治疗作用是直流电药物离子导入作用的基础，故此法既有直流电的作用，又有药物的作用，两者作用相加，疗效比单纯的药物或直流电作用的疗效好。

（2）神经反射作用：直流电药物离子导入疗法可引起神经反射性的治疗作用。由于直流电引起组织内理化性质变化和药物离子在表层组织内的存留，构成了内外感受器的特殊刺激因子，通过局部作用与反射作用而引起机体的反应。当电极放置在某些神经末梢丰富的部位时，可通过感觉神经、自主神经节段反射机制影响相应节段的内脏器官和血管的功能。

2. 治疗技术

（1）设备：直流电治疗仪及辅助配件的规格要求与直流电疗法基本相同。选择不同的药物配制成不同浓度的导入药液备用，药物必须新鲜、无污染。另外，配浸药所用的滤纸、纱布、衬垫要注明阳极（＋）和阴极（－）。

（2）治疗方法：与直流电疗法基本相同，不同之处在于以下几个方面。①与作用电极面积相同的滤纸或纱布用药液浸湿后，放在治疗部位的皮肤上，上面再放衬垫和铅片，非作用电极下的滤纸或纱布用普通温水浸湿即可，导入的极性要正确。②尽量减少作用电极上的寄生离子。药物溶剂一般用蒸馏水、乙醇或葡萄糖溶液。

3. 临床应用

（1）适应证：同直流电疗法。

（2）禁忌证：对拟导入的药物过敏者，其余与直流电疗法相同。

二、低频电疗法

医学上把频率在 0~1 000Hz 的脉冲电流称为低频电流或低频脉冲电流。应用低频电流治疗疾病的方法称为低频电疗法。低频电流的特点：均为低频小电流，电解作用较直流电弱，有些电流无明显的电解作用；对感觉神经和运动神经都有强刺激作用；无明显热作用。

（一）感应电疗法

感应电流 1831 年由法拉第发现，故又称法拉第电流。应用感应电流治疗疾病的方法称为感应电疗法，是最早的一种低频电疗法。

1. 治疗作用

（1）防治肌萎缩：当神经损伤或受压迫时，神经冲动的传导速度减弱或受阻，导致随意运动减弱或消失，或较长时间制动（如石膏绷带、夹板等）后出现失用性肌萎缩和肌肉无力等，此时神经和肌肉本身均无明显病变，可应用感应电流刺激暂时丧失运动能力的肌肉，使之发生被动收缩，从而防治肌萎缩。

（2）训练肌肉做新的动作：神经吻合修复或肌肉组织手术后，锻炼肌肉时结合感应电刺激，可促进神经肌肉功能恢复，有助于建立新的运动。

（3）防治粘连和促进肢体血液和淋巴循环：感应电刺激可加强肌纤维的收缩活动，增加组织间的相对运动，可使轻度的粘连松解。同时，当肌肉强烈收缩时，其中的静脉和淋巴管被挤压排空；肌肉松弛时，静脉和淋巴管随之扩张充盈。因此，用电刺激肌肉产生有节律的收缩，可改善血液和淋巴循环。

（4）镇静止痛：应用感应电流刺激穴位或病变部位，可降低感觉神经兴奋性，产生镇痛效果。可用于治疗神经炎、神经痛等。

2. 治疗技术

（1）设备：输出导线、金属电极板、衬垫以及电极固定用品均与直流电疗法相同，另外还配有专用的电极，包括手柄电极和滚动电极。

（2）治疗方法：感应电疗法的操作方法与直流电疗法基本相同，因为感应电流的电解作用不明显,放电极衬垫的厚度可以在 1cm 以下。电极的放置方法有并置固定法、对置固定法、神经运动点固定法和移动法。

3. 临床应用

（1）适应证：失用性肌萎缩、肌张力低下、软组织粘连、四肢血液循环障碍、声嘶、便秘、尿潴留、癔症等。

（2）禁忌证：有出血倾向、急性化脓性炎症、痉挛性麻痹、严重心衰、皮肤破损、感觉过敏者、有心脏起搏器植入者、孕妇的腰骶部等。

（二）经皮电神经刺激疗法

经皮电神经刺激疗法是指通过皮肤将特定的低频脉冲电流输入人体，刺激神经达到镇痛的方法，又称周围神经粗纤维刺激疗法。

1. 治疗作用

（1）镇痛：经皮电神经刺激疗法可降低肌肉运动神经的兴奋性，减轻痉挛，缓解痉挛性疼痛。

（2）改善周围血液循环：促进作用部位的血液循环，增加组织血液供应。

（3）促进骨折、伤口愈合：20 世纪 80 年代以来用经皮电神经刺激疗法治疗骨折后骨不连接获得成功。为了取得近似直流电的成骨效应，脉冲宽度应尽量大，频率则偏低，电流强度保持为患者稍有电感的最低水平。

（4）降低偏瘫患者的肌张力，缓解痉挛。

2. 治疗技术

（1）设备：有袖珍型和大型两种仪器。电极大多数使用碳硅材料电极，可裁剪成不同大小和形状，也有一些使用橡胶电极、粘胶电极、棉布衬垫电极等。

（2）治疗方法：①电极一般置于痛区、神经点或运动点、穴位、病灶同节段的脊柱旁，沿着周围神经走向病灶上方节段、病灶对侧同节段。②目前将经皮电神经刺激疗法分为三种治疗方式，即常规方式、针刺样方式、短暂强刺激方式，各种方式的治疗参数见表 7-1。

表 7-1 经皮电神经刺激疗法治疗参数

方式	强度	脉冲频率	脉冲宽度	适应证
常规	舒适的麻颤感	75~100Hz	<0.2ms	急慢性疼痛；短期止痛
针刺	运动阈上，一般为感觉阈的 2~4 倍	1~4Hz	0.2~0.3ms	急慢性疼痛；周围循环障碍；长期止痛
短暂强刺激	肌肉强直或痉挛样收缩	150Hz	>0.3ms	用于小手术、致痛性操作过程中加强镇痛效果

（3）操作方法：①患者取舒适体位，治疗前向患者解释治疗中可能出现的麻颤感、震颤感或肌肉抽动感等应有的感觉，将电极固定于相应的部位上。②打开电源，选择治疗频率、脉宽、治疗时间，再调输出的电流强度。③治疗结束，将输出旋钮复位，关闭电源，取下电极。

3. 临床应用

（1）适应证：各种急慢性疼痛，如神经痛、头痛、关节痛、肌肉痛、术后伤口痛、分娩宫缩痛、牙痛、癌痛、肢端疼痛、幻肢痛等，也可用于治疗骨折后愈合不良。

（2）禁忌证：植入心脏起搏器者禁用；严禁刺激颈动脉窦的部位；对于眼睛、电极植入人体体腔内的治疗需慎用。

三、中频电疗法

临床上把应用频率为 1 000~100 000Hz 的脉冲电流治疗疾病的方法称为中频电疗法。脉冲频率在 1 000Hz 以下的低频范围内，每一个脉冲均能使运动神经和肌肉发生一次兴奋。当脉冲频率超过 1 000Hz 时，脉冲周期短于运动神经和肌肉组织的绝对反应期，不能引起足够的兴奋，因此在医学上把中频电流频率规定为 1~100kHz。

（一）等幅中频电疗法

采用频率为 1 000~100 000Hz、波形为等幅正弦的中频电流治疗疾病的方法称为等幅中频电疗法。应用频率为 1 000~20 000Hz 音频段的等幅中频电疗法称为音频电疗法。

1. 治疗作用

（1）镇痛：音频电流可使皮肤痛阈上升，故有明显的镇痛作用。适用于腰背痛、神经痛、血肿、带状疱疹、神经损伤所引起的疼痛。其机制可能与治疗后肌肉痉挛缓解、局部血液循环改善所产生的间接效应有关。

（2）消肿：对外伤后血肿、瘢痕引起的肢端水肿均有良好的效果。

（3）软化瘢痕，松解粘连：音频电疗法有较好的软化瘢痕和松解粘连的作用。治疗后可使瘢痕颜色变浅，质地变软，面积逐渐缩小乃至消失。

（4）消炎散结：音频电疗法对慢性炎症、炎症残留的浸润、外伤后淤血、血肿、机化硬结均有较好的促进吸收、消散和软化作用。此作用与其促进血液循环及软化瘢痕、松解粘连的作用是一致的。

（5）调节神经系统功能：音频电流作用于神经节段或反射区，可以促进汗腺、乳腺的分泌，增进食欲，降低血压，增强全身状况，对自主神经及高级神经活动均有调节作用。

2. 治疗技术

（1）设备：音频电疗设备输出的电流频率为 1 000~5 000Hz，临床常用 2 000Hz、4 000Hz 两种频率。目前有频率可调的音频电疗设备应用于临床。多数治疗设备为导电胶的电极，也有粘贴式电极和负压吸附式电极。

（2）治疗方法：①打开电源开关。②根据临床需要选择大小合适的电极，根据不同电极使用要求将电极放置在治疗部位的上下两端或两侧并固定。③缓慢调节"输出调节"钮，调节电流强度，同时观察患者反应。通常以患者的舒适度或耐受度为宜，但存在感觉功能受限或有其他问题的患者需根据实际要求选择强度。④治疗结束后，将电流调"0"，取下电极，关闭开关。⑤治疗每次持续 20~30min，每日 1~2 次，10 次为一个疗程。

3. 临床应用

（1）适应证：①组织增生，如瘢痕、纤维结缔组织增生、肥厚、粘连、关节纤维性强直、外伤后或术后皮下浸润粘连、血肿机化等。②疼痛，如肌肉、韧带、关节劳损、颈肩腰腿痛、风湿性关节炎等。③非特异性炎症如周围神经病，慢性炎症如前列腺炎、盆腔炎、附件炎等。

（2）禁忌证：急性感染性疾病、肿瘤、出血性疾病、严重心力衰竭、肝肾功能不全、局部有金属异物、心前区、孕妇腰腹部、植入心脏起搏器等。

（二）调制中频电疗法

调制中频电疗法是一种使用低频调制中频电流治疗疾病的方法，输出的中频电流幅度随着低频电流的频率和幅度的变化而变化。调制中频电具有低、中频电流的特点和治疗作用。以低频正弦波调制的中频电流称为正弦调制中频电流。

1. 治疗作用

（1）镇痛：调制中频电流的止痛效果来源于低频和中频电流的综合作用，而且由于频率多变、机体组织不易适应、作用深等特点，较普通的中频或低频电流止痛效果好。

（2）改善局部血液循环：正弦调制中频电流作用于局部血管，可使小血管及毛细血管扩张、血液循环加快。

（3）促进淋巴回流：调频 30~50Hz 的交调波、50Hz 及 150Hz 的变调波、100Hz 间调波电流均可使淋巴管径增大，表明其对促进淋巴回流有较好的作用，临床上可用于治疗肢体淋巴淤滞。

（4）治疗中枢和外周神经损伤：采用断调波作用于脊柱相应节段及肢体，可治疗肌痉挛。

（5）调节自主神经功能：采用调制中频电流作用于上腹及背部、颈交感神经节部位，可治疗胃十二指肠溃疡。

2. 治疗技术

（1）设备：电脑调制中频电治疗仪可以输出按不同病种需要编定的程序处方，处方综合了所需的各种治疗参数，治疗时可根据疾病选用。

（2）治疗方法：操作流程与等幅中频电疗法相似，操作时可以根据仪器处方进行选择而不需要进行参数设置，操作简单。

3. 临床应用

（1）适应证：①由于肌肉扭伤、肌纤维组织炎、腱鞘炎、滑囊炎等导致的疼痛，以及血管神经性头痛。②中枢和外周神经损伤，如脊髓损伤、小儿脑瘫、外周神经损伤等。③消化系统疾病，如胃十二指肠溃疡、慢性胆囊炎等。④泌尿系统疾病，如脊髓损伤引起的神经源性膀胱功能障碍、张力性尿失禁、尿潴留、慢性前列腺炎等。

（2）禁忌证：急性感染性疾病、肿瘤、出血性疾病、严重心力衰竭、肝肾功能不全、局部有金属异物、心前区、孕妇腰腹部、植入心脏起搏器等。

 知识拓展

干扰电疗法

将两组或三组不同频率的中频电流交叉输入人体，在体内发生干扰后产生低频调制的中频电流，这种电流称为干扰电流。应用干扰电流治疗疾病的方法称为干扰电疗法，又称交叉电疗法。干扰电疗法产生的低频电流不是由仪器直接输入的，而是中频电场内部作用产生的，这种深处"内生"的低频调制的脉冲中频电刺激克服了低频电流不能深入组织内部的缺陷。在两组中频电流交叉时，交叉处形成的低频脉冲电流还存在一个旋转的向量改变，使得变化更为复杂多样。两组电流综合形成的电流的强度比两组中的任何一组电流都大，又比两组电流之和的平均值大，这就可能弥补低频电疗时电流在人体深处减弱的不足，且含有中频电流的成分，这是干扰电疗法最突出的特点。因此，干扰电疗法兼有中频和低频电疗法的特点。

四、高频电疗法

频率大于 100kHz 的交流电属于高频电流。应用高频电流或其所形成的电场、磁场或电磁场治疗疾病的方法称为高频电疗法。

（一）超短波疗法

频率 30~300MH、波长 1~10m 的电流为超短波电流。应用超短波电流作用于人体以治疗疾病的方法称为超短波疗法。由于治疗时采用电容电极所产生的是超高频电场作用，所以又称超高频电场疗法。

1. 治疗作用

（1）消炎作用：对各种急性、亚急性、慢性炎症，感染性和非感染性炎症，均有很好的效果。

（2）止痛作用：对各种神经痛、肌肉痉挛性疼痛、肿胀引起的张力性疼痛、缺血性疼痛、炎症疼痛均有良好的止痛效果。

（3）解痉作用：降低骨骼肌、平滑肌和纤维结缔组织的张力，减轻痉挛。

（4）治疗癌症作用：大剂量超短波所产生的高热有治疗癌症的作用，常与化疗配合，用于表浅癌肿的治疗。

（5）提高免疫力：增强免疫力，提高机体抗病能力。

（6）加速组织生长修复：超短波的温热作用可促进组织修复生长。

（7）非热效应：可影响神经的兴奋性，提高免疫系统的功能。

2. 治疗技术

（1）设备：目前常用治疗机的输出功率分为两种，小功率 50~80W（又称五官超短波治疗机），用于五官或较小、浅表部位伤病的治疗；大功率 250~300W（分为台式和落地式两种），用于较大、较深部位伤病的治疗。

（2）电极的放置方法：有对置法、并置法、交叉法、单极法，其中对置法及并置法最常用。对置法是将两个电极相对放置,电场线集中于两极之间,作用较深。放置两极时应注意,两个电极之间的距离不应小于一个电极的直径。两肢体同时治疗时,应在两肢体骨突接触处垫以衬垫物,以免电场线集中于骨突处而造成烫伤或影响作用的均匀度。并置法是将两个电极并列放置,其电场线分散,多用于浅表组织的病变。

（3）治疗剂量:根据治疗时患者温热感觉程度进行分级,采用四级剂量分级法。Ⅰ级剂量,又称无热量,在温热感觉阈下无温热感(适用于急性炎症水肿显著、血液循环障碍者);Ⅱ级剂量,又称微热量,有刚能感觉的温热感(适用于亚急性、慢性炎症);Ⅲ级剂量,又称温热量,有明显、舒适的温热感(适用于慢性炎症、慢性疾病);Ⅳ级剂量,又称热量,有刚能忍受的强烈热感(适用于恶性肿瘤)。

（4）治疗时间和疗程:根据病情而定,急性病疗程宜短,慢性病疗程可适当延长。急性炎症早期水肿严重时,应采用无热量,每次治疗 5~10min,水肿减轻后改用微热量,每次治疗 8~12min。亚急性炎症一般用微热量,每次治疗 10~15min。慢性炎症和其他疾病一般用微热量或温热量,每次治疗 15~20min。急性肾衰竭用温热量,每次治疗 30~60min。一般治疗每日 1 次或隔日 1 次,10~20 次为一个疗程。急性炎症每日 1~2 次,5~10 次为一个疗程。急性肾衰竭治疗每日 1~2 次,5~10 次为一个疗程。

（5）操作程序:治疗前应除去患者身上的金属物品,取舒适体位,治疗部位皮肤可不裸露;根据病情选用电极,按医嘱放置电极于治疗部位,调节好电极与治疗部位体表的距离;检查机器各旋钮是否处于"0"位,接通电源,预热 3~5min 后,根据医嘱及患者感觉选择剂量大小;治疗中要经常询问、观察患者的反应,如发现患者有过热、心慌等不适症状出现,应立即停止治疗,并给予及时处理;治疗结束后,关闭电源,取下电极。

3. 临床应用

（1）适应证:①外科疾病,如软组织化脓性感染、静脉炎、淋巴结炎、骨髓炎、关节炎、扭挫伤、血肿、烧伤、肌筋膜炎等。②内科疾病,如支气管炎、肺炎、支气管哮喘、胃肠痉挛、急性肾衰竭等。③神经系统疾病,如周围神经损伤、面神经炎、坐骨神经痛等。④妇科疾病,如盆腔炎、附件炎等。⑤五官科疾病,如中耳炎、咽喉炎、扁桃体炎、鼻窦炎、颞颌关节炎等。

（2）禁忌证:恶性肿瘤(一般剂量时)、出血倾向、活动性结核、妊娠、严重心肺功能不全、局部金属异物、植入心脏起搏器、颅内压增高、青光眼。

（二）微波疗法

波长 1mm~1m、频率 300~300 000MHz 特高频电流为微波电流。应用微波电流作用于人体以治疾病的方法称为微波疗法。根据波长不同可以将微波分为三个波段:分米波(波长 10cm~1m,频率 300~3 000MHz)、厘米波(波长 1~10cm,频率 3 000~30 000MHz)、毫米波(波长 1~10mm,频率 30 000~300 000MHz,即 30~300GHz)。

1. 治疗作用

（1）分米波和厘米波的治疗作用:与超短波疗法相似,温热作用可使组织血管扩张、改善血液循环、改善组织代谢和营养,还具有镇痛、脱敏、消散急性或亚急性炎症、促进组织细胞再生修复、缓解骨骼肌和平滑肌痉挛、调节神经功能等作用。

（2）毫米波的治疗作用:毫米波属于极高频电磁波,对人体的作用与分米波和厘米波有所不同,目前认为毫米波通过与人体组织内粒子发生谐振而产生治疗作用。治疗时采用低能量辐射,不产生温热作用,但热外作用明显,能量通过人体内 RNA、DNA、蛋白质等大分子相干振荡的谐振效应向深部传送而产生远隔效应。因此,其治疗作用主要有:消炎、止痛;促进上皮生长,加速伤口和溃疡愈合;促进骨痂生长,加速骨折愈合;降低血压;增强免疫功能;对肿瘤细胞有抑制作用。

2. 治疗技术

（1）设备:国内微波治疗仪频率多为 2 450MHz、波长 12.24cm 和频率 915MHz、波长 22.78cm,最大输出功率为 200W。

（2）治疗方法:①距离辐射法,适用于非接触式辐射器。按辐射器的要求调节好辐射器与治疗部位皮肤之间的距离,使辐射器中心对准患病部位,一般辐射距离不应超过 5~10cm,以减少对四周空间的辐射。②接触辐射法,适用于接触式体表辐射器。应使辐射器口紧贴治疗部位皮肤。

（3）治疗剂量：一般原则是急性期剂量宜小，慢性期剂量可稍大。根据患者主观温热感进行剂量分级：Ⅰ级剂量，无热量，患者无温热感；Ⅱ级剂量，微热量，患者有刚能感觉到的温热感；Ⅲ级剂量，温热量，有明显而舒适的温热感；Ⅳ级剂量，热量，有明显强烈的热感，但能耐受。

（4）治疗时间和疗程：依病情而定，急性病 3~6 次、慢性病 10~20 次为一个疗程。每次治疗 5~20min，每日或隔日治疗 1 次。

（5）操作程序：①患者取下身上一切金属物品。②患者采取舒适体位，根据治疗部位的大小选择合适的辐射器，调好辐射器与体表的距离。③检查输出调节是否在"0"位，接通电源，治疗机预热 1min。④打开治疗开关，调节输出至所需要的功率，转动定时器至所需时间，此时患者已在高压电场作用下。⑤治疗结束时，关闭输出及电源，移开辐射器，然后再让患者离开。

3. 临床应用

（1）适应证：①肌肉、关节和关节周围软组织的炎症和损伤，如肌炎、纤维组织炎、滑膜炎、肌痛、扭挫伤、肩周炎等。②急性软组织化脓性炎症，如疖、痈、乳腺炎等。③慢性和亚急性炎症，如伤口愈合迟缓、鼻炎、中耳炎、喉炎、盆腔炎性疾病等。④神经系统疾病，如神经痛、神经炎等。

（2）禁忌证：恶性肿瘤、出血倾向、结核病、妊娠、严重心肺功能不全、治疗局部金属异物、植入心脏起搏器。眼及睾丸附近照射时应将其屏蔽。

第三节 光 疗 法

应用人工光源或自然光源防治疾病和促进机体康复的方法称为光疗法。光疗法有着悠久的历史。光具有电磁波和粒子流的特点，因此光具有波粒二相性。光谱是电磁谱的一部分，包括可见光和不可见光两部分（图 7-1）。不可见光包括红外线和紫外线，波长 400~760nm 的这部分称为可见光。可见光经三棱镜分光后成为一条由红、橙、黄、绿、蓝、靛、紫七种颜色组成的光带，这条光带称为可见光光谱。其中红光波长最长，紫光波长最短，其他各色光的波长依次介于其间。波长长于红光的（>760nm），位于红光之外，称为红外线。波长短于紫光的（<400nm），位于紫光之外，称为紫外线。临床上常用的光疗法有红外线疗法、可见光疗法、紫外线疗法和激光疗法。

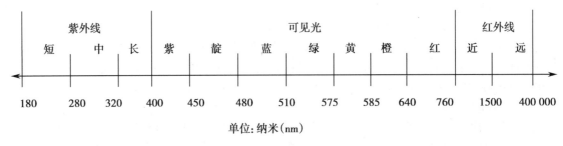

单位：纳米（nm）

图 7-1 光谱

一、红外线疗法

在光谱中波长范围在 760~400 000nm 的这一段光线称为红外线。红外线是不可见光线，应用红外线防治疾病和促进机体康复的方法称为红外线疗法。其作用机制是热效应，故又称热射线。医用红外线分为近红外线（短波红外线）和远红外线（长波红外线）。

（一）治疗作用

1. 缓解肌肉痉挛　红外线照射可以降低骨骼肌和胃肠道平滑肌的肌张力。红外线照射腹壁浅层时，皮肤温度升高，通过反射作用使胃肠道平滑肌松弛、蠕动减弱。可用于治疗肌肉痉挛、劳损和胃肠道痉挛等病症。

2. 镇痛作用　对多种原因所致的疼痛，红外线均有一定的镇痛作用。其作用机制是多方面的，如对于组织张力增加所致肿胀性疼痛，红外线可通过促进局部渗出物吸收、减轻肿胀而镇痛；对于肌痉挛性或缺血性疼痛,可通过缓解肌肉痉挛、改善局部血液循环、降低肌张力而镇痛;对于神经痛,可通过降低感觉神经兴奋性、提高痛阈而镇痛。

3. 改善局部血液循环,促进炎症消散 红外线照射可改善血液循环和组织营养,促进局部渗出物的吸收,提高吞噬细胞的吞噬能力,增强人体免疫功能,有利于慢性炎症的吸收及消散,因此具有消炎、消肿作用。适用于治疗各种类型的慢性炎症。

4. 促进组织再生 红外线照射损伤局部,通过改善血液循环,增强代谢,使纤维细胞和成纤维细胞的再生增强,促进肉芽组织和上皮细胞的生长,增强组织的修复功能和再生功能,加速伤口的愈合。

5. 消肿作用 血液循环的改善使渗出物易于引流,从而起到消肿作用。但应注意,在病灶的急性渗出期不宜使用,以免加重渗出反应。此外,肿胀时可选择肿胀的近端加热,以帮助肿胀区引流。

（二）治疗技术

1. 设备

（1）红外线辐射器:将电阻丝缠在瓷棒上,通电后电阻丝产热,使罩在电阻丝外的碳棒温度升高而发射出红外线,其发出的红外线主要是长波红外线。红外线辐射器有落地式和手提式两种。

（2）白炽灯:在医疗中广泛应用各种不同功率的白炽灯作为红外线光源。

（3）光热复合治疗机:在半圆形的辐射器上安装 20~35W 的冷反射定向照明卤素灯 32~48 个不等,主要发出短波红外线,目前在临床上应用广泛。

2. 治疗方法

（1）检查螺丝的松紧、灯头的稳定性,仪器预热 5min。

（2）患者取舒适体位,充分裸露照射部位。检查照射部位的温度觉是否正常,对于存在感觉障碍者,应减少照射的剂量,以免烫伤。检查照射部位皮肤是否破损,如有破损,应清洁皮肤表面,并酌情增加照射距离。告知患者,眼睛不可直视光源,不可随意变换体位。

（3）将灯头移至照射部位的上方,光线垂直照射,距离以患者自觉舒适为准。

（4）病灶小的部位选择小功率（<300W）辐射器,病灶大的部位选择大功率（>500W）辐射器。

（5）病灶较深的选短波红外线,病灶较浅的选长波红外线。

（6）每次照射 15~30min,每日 1~2 次,15~20 次为一个疗程。

（7）治疗过程中询问患者是否有不适感,询问患者皮肤感觉并观察皮肤,以免发生烫伤。

（8）治疗结束时,检查照射部位皮肤是否正常,将照射部位的汗液擦干,患者应在室内休息 10~15min 后方可离开,并适当补充水分。

（三）临床应用

1. 适应证

（1）内科疾病:慢性炎症,如慢性支气管炎、慢性胸膜炎、慢性胃炎、慢性肠炎、慢性淋巴结炎等。

（2）外科疾病:术后粘连、注射后硬结、瘢痕挛缩、外伤感染的创面、压疮等。

（3）运动系统疾病:各种原因所致的骨关节炎,如老年性骨关节炎、类风湿关节炎等。

（4）女性生殖系统疾病:宫颈炎、盆腔炎性疾病等。

（5）神经系统疾病:外周神经损伤、多发性末梢神经炎、痉挛性或弛缓性麻痹等。

2. 禁忌证 有出血倾向、高热、活动性肺结核、肿瘤所致的体质消耗、重度动脉硬化、闭塞性脉管炎、炎症的急性期、烧伤后的瘢痕、系统性红斑狼疮等。

二、可见光疗法

利用波长在 400~760nm 范围的可见光防治疾病和促进机体康复的方法称为可见光疗法。临床常用的可见光疗法有红光疗法和蓝紫光疗法。

（一）治疗作用

1. 红光疗法 红光的波长靠近红外线,生物学作用主要以温热效应为主。红光穿透组织较深,可使深部组织血管扩张,组织充血,血液循环增强,改善组织营养,具有促进炎症吸收消散、镇痛、缓解肌肉痉挛、促进组织愈合和外周神经再生的作用。

2. 蓝紫光疗法 蓝紫光的波长靠近紫外线,生物学作用主要以化学作用为主。蓝紫光照射于皮肤黏膜后进入人体,使浅层血管扩张,血液中的胆红素吸收波长 400~500nm 的光,其中对 420~460nm 的蓝紫光吸收最强。胆红素在光与氧的作用下产生一系列光化学效应,转变为水溶性的、低分子量的、易于排泄的无毒胆绿素,经胆汁、再由尿液和粪便排出体外,使血液中过高的胆红素浓度降低。蓝紫光疗法用于治疗新生儿高胆红素血症。

（二）治疗技术

1. 设备　最常用的人工可见光线的光源是白炽灯,加不同颜色的滤板后即获得各色的可见光,如红光、蓝光和紫光。

2. 操作方法

（1）红光疗法:治疗前检查灯泡、辐射板安装是否牢固,支架是否稳妥。患者取合适体位,暴露治疗部位。移动灯头,使灯头中心垂直对准患处,距离治疗部位 30~50cm,以患者舒适的温热感为度。每次治疗 15~30min,每日 1~2 次,15~20 次为一个疗程。

（2）蓝紫光疗法:新生儿高胆红素血症进行蓝紫光治疗时,以新生儿胸骨柄为中心进行照射,患儿全身裸露,戴防护眼镜或用黑色硬纸遮盖患儿眼睛,仰卧或俯卧于照射箱内,灯距70cm。每照射 6~12h 停止照射 2~4h,也可连续照射,总照射时间为 24~48h。照射过程中要经常给患儿翻身。照射箱温度保持在 30℃左右,每 4h 测一次体温,超过 38℃应及时降温。

（三）临床应用

1. 适应证

（1）红光疗法:软组织损伤、烧伤后创面、术后组织粘连、皮肤溃疡、压疮、周围神经损伤、关节炎、慢性胃炎、慢性肠炎、气管炎、肺炎、浅静脉炎、神经炎、神经痛、神经性皮炎、斑秃、湿疹、慢性盆腔炎等。

（2）蓝紫光疗法:主要用于治疗新生儿高胆红素血症。

2. 禁忌证　同红外线疗法。

三、紫外线疗法

紫外线的光谱范围为 180~400nm,是不可见光,因其位于可见光的紫光之外,故称紫外线。应用紫外线防治疾病和促进机体康复的方法称为紫外线疗法。

（一）治疗作用

1. 杀菌　大剂量紫外线照射后可引起 DNA、RNA 破坏,蛋白质分解变性而致细菌死亡。可用于消毒和治疗软组织表浅感染。

2. 消炎　紫外线红斑量照射可强力抗炎,尤其对皮肤浅层组织的急性感染性炎症效果显著。中短波紫外线的消炎作用强于长波。临床实践证明,红斑量局部照射对各种皮肤和黏膜炎症性疾病都有良好的治疗效果。

3. 镇痛　红斑量紫外线治疗有明显的镇痛效果。主要表现为降低感觉神经兴奋性,照射区痛阈升高,感觉时值延长,对炎症性和非炎症性疼痛均有良好的缓解作用。

4. 促进维生素 D 生成、防治佝偻病和骨软化症　中长波紫外线照射后,可促使肠道对钙、磷的吸收及肾小管对钙、磷的重吸收,保持血中钙、磷相对平衡,可促进骨盐沉着,从而起到预防、治疗佝偻病和骨软化症的作用。

5. 加速组织再生　小剂量紫外线照射可刺激 DNA 的合成和细胞分裂,促进肉芽组织及上皮的生长,加快伤口愈合。

6. 脱敏　多次小剂量紫外线照射下,机体产生少量组胺,从皮肤中不断进入血液,刺激组胺酶产生,而组胺酶可分解过敏时血中过量的组胺而达到脱敏作用。

7. 增加免疫功能　紫外线照射对人体细胞免疫功能有激活作用,可使吞噬细胞数量增多、吞噬能力增强。

8. 光敏反应　紫外线与光敏剂 8- 甲氧基补骨脂素（8-MOP）合用可产生光敏反应,又称光动力学反应。采用 8-MOP 为光敏剂,用长波紫外线照射后,能抑制病灶区表皮细胞内 DNA 的复制,从而抑制上皮细胞的生长,可用于治疗银屑病;也可以激活休止期黑色素细胞,促进皮肤细胞合成黑色素,可用于治疗白癜风。

（二）治疗技术

1. 设备 临床上常用的有高压水银石英灯和低压水银石英灯两种。

2. 操作方法

（1）全身照射法：照射前必须先测定患者的生物剂量。采用落地式大功率紫外线灯，开启电源开关，启动高压水银石英灯需预热 10~15min，低压水银石英灯需预热 5~10min。照射距离为 50~100cm，要求患者全身裸露，也可只穿内衣，戴好护目镜。

（2）局部照射法：多采用手提式紫外线灯。照射前开启电源开关，预热。体表照射时，患者取舒适体位，裸露照射部位，治疗师手持盘形灯手柄，灯管距皮肤 1~2cm 处，灯管中心对准病灶中心，用治疗巾或洞巾固定照射范围，非照射部位用治疗巾遮盖。预设治疗时间，按动手柄开关，治疗结束迅速移开紫外线灯。照射剂量为该灯所测生物剂量或平均生物剂量。逐渐增加剂量，6~12 次为一个疗程。照射创面、溃疡或有脓液痂皮的部位时，应先将坏死组织和分泌物清理干净，照射范围应包括伤口周围 1~2cm 正常组织。

（三）临床应用

1. 适应证 适用于各种开放性和闭合性的皮肤创伤、局部化脓性感染、静脉炎、肋软骨炎、急性神经痛、急性关节炎、伤口愈合不良、佝偻病、软骨病、银屑病、白癜风、免疫功能障碍性疾病、变态反应性疾病、带状疱疹及其后遗痛等。

2. 禁忌证 恶性肿瘤、出血倾向、脏器衰竭、活动性肺结核、甲状腺功能亢进症、重度动脉硬化、红斑狼疮、急性湿疹、光敏性疾病、应用光敏药物的患者。

 知识拓展

激 光 疗 法

激光疗法也是临床上常用的光疗法。激光由受激辐射的光放大而产生，又称莱塞。目前认为，激光的生物学作用主要是光效应、电磁场效应、热效应、压力与冲击波效应。激光与其他各种物理因子对组织器官直至机体的基本作用规律是相同的，即小剂量作用时具有刺激（加强）作用和调节作用。激光手术是用一束细而准直的大能量激光束经聚焦后，利用焦点的高能、高温、高压的电磁场作用和烧灼作用，对病变组织进行切割、粘合、气化。

第四节 超声波疗法

超声波是指频率在 20kHz（千赫兹）以上、不能引起正常人听觉反应的机械振动波。超声波疗法是应用超声波作用于人体以达到治疗疾病目的的物理治疗方法。目前常用超声波频率为 800~1 000kHz。

一、治疗原理及作用

（一）机械作用

机械作用是超声波最基本的作用。超声波的机械作用有两种：一是行波场中的机械作用，即在介质中前进时所产生的机械作用；二是驻波场中的机械作用，即在介质中反射波所产生的机械作用。机械作用对机体的生物学效应如下：

1. 改善组织营养 可促进生物体局部的血液和淋巴循环，从而加强新陈代谢，提高组织的再生能力和营养状况；刺激细胞膜的弥散过程，增强通透性。

2. 镇痛 可使脊髓反射幅度降低，反射传递受抑制，神经组织的生物电活动降低，因此具有明显的镇痛作用。

3. 软化瘢痕 可使坚硬的结缔组织延长、变软，可用于治疗瘢痕、硬皮病及挛缩。

4. 杀菌　当应用大剂量超声波时,其机械作用可导致生物体破坏性改变,常用于饮用水消毒。

（二）温热作用

超声波作用于机体产生热是一种组织"内生热"的过程,是超声波的机械能转变为热能的过程。温热作用的生物学效应如下:

1. 增强局部血液循环,改善局部的营养,加快新陈代谢。

2. 降低肌肉和结缔组织的张力及感觉神经的兴奋性。

3. 缓解痉挛及疼痛。

（三）理化作用

超声波在液态介质中传播时产生声压,当产生的声压超过液体的内聚力时,液体中可出现细小空腔,即空化现象。空腔分为稳定的空腔与暂时的空腔。稳定的空腔在声压的作用下来回振动,使空腔产生局部、单向的液体流动,形成微流。理化作用的生物学效应如下:

1. 微流可以改变细胞膜的通透性,增加进入机体内的药物量,从而起到增强药物的疗效、加速组织修复过程的作用。

2. 对 pH 的影响　超声波可使组织 pH 向碱性转化,缓解炎症组织局部的酸中毒,减轻疼痛,有利于炎症的修复。

3. 对酶活性、蛋白质合成的影响　超声波能使复杂的蛋白质较快地解聚为普通的有机分子,影响许多酶的活性,如可使关节内还原酶、水解酶活性增强。低强度超声波可使细胞内的胸腺核酸含量增加,从而影响蛋白质的合成,刺激细胞生长,促进物质代谢。

4. 对自由基的影响　在高强度的超声波作用下,组织内可生成许多高活性的自由基,加速组织内氧化还原过程。此外,可破坏氨基酸、脱氢、分裂肽键及凝固蛋白质等,这在超声波治疗癌症中有重要意义。

二、治疗技术

（一）设备

1. 主要结构　超声波治疗机由高频振荡发生器和输出声头两部分组成。常用频率有 0.8MHz、1MHz、3.2MHz;声头直径有 1cm、2cm、3cm 等。

2. 输出形式

（1）连续超声波:在治疗过程中声头连续不断地辐射出声能作用于机体。此作用均匀,产热效应较大。

（2）脉冲超声波:在治疗过程中声头间断地辐射出声能作用于机体。通断比有 1:2、1:5、1:10、1:20 等。此作用产热效应较小,既可减少在较大治疗强度超声辐射下所引起的组织过热的危险,又可充分发挥超声波的机械效应。

3. 耦合剂　耦合剂是用于声头与皮肤之间,以填塞空隙,既能防止因有空气层而产生的界面反射,又有利于超声能量通过的一种液体,又称接触剂。选择的耦合剂声阻应介于声头材料与皮肤之间,以减少超声波在皮肤界面的反射消耗。常用耦合剂有煮沸过的水、液体石蜡、甘油、凡士林、蓖麻油,还有按一定比例配制的各种复合乳剂（水、油、胶的混合物）、液体凝胶等,以适应临床不同的用途。

4. 辅助设备　辅助设备是为超声波的特殊治疗或操作方便而配备的附件,如水槽、水枕、水袋、水漏斗、反射器等。

（二）操作方法

1. 移动法

（1）先在治疗部位涂上耦合剂,声头轻压接触身体。

（2）接通电源、调节治疗时间及输出剂量后,在治疗部位缓慢往返或回旋移动。移动速度根据声头面积和治疗面积进行调整,一般为 2~3cm/s。

（3）常用强度为 0.5~2.5W/cm²。头部可选用脉冲超声,输出强度由 0.75~1W/cm² 逐渐增至 1.5W/cm²;眼部治疗用脉冲超声,输出强度为 0.5~0.75W/cm²。

（4）每次治疗时间 5~10min，大面积移动时可适当延长至 10~20min。

（5）治疗结束时，将超声输出调回"0"位，移开声头，关闭电源。

2. 固定法　此法用于痛点、穴位、神经根和病变很小部位的超声治疗。在治疗部位涂以耦合剂，声头以适当压力固定于治疗部位；治疗剂量宜小，常用超声强度为 0.1~0.5W/cm²，其最大量约为移动法的 1/3；每次治疗时间 3~5min；开通、关闭电源顺序及治疗疗程与移动法相同；固定法易在不同组织的分界面上产生强烈的温热作用及骨膜疼痛反应，治疗时如果出现治疗部位过热或疼痛，应移动声头或降低强度，避免发生灼伤。

三、临床应用

（一）适应证

1. 神经性疼痛　三叉神经痛、肋间神经痛、坐骨神经痛等。

2. 软组织损伤　肌肉劳损、软组织扭挫伤、血肿机化、腱鞘炎、瘢痕组织等。

3. 骨关节病　颈椎病、肩周炎、强直性脊柱炎、腰椎间盘突出症、半月板损伤、髌骨软化症、骨折、颞颌关节功能紊乱等。

4. 泌尿生殖系统疾病　尿路结石、前列腺炎、慢性盆腔炎、附件炎、输卵管闭塞、痛经等。

（二）禁忌证

恶性肿瘤（超声治癌技术除外）、高热、出血倾向、活动性肺结核、体质极度虚弱、植入心脏起搏器或心脏支架。

第五节　磁场疗法

磁场疗法是一种利用磁场作用于人体穴位或患处、局部、全身以达到治疗疾病的物理治疗方法。磁场作用于人体，可影响体内电流分布、电荷的运动、膜系统的通透性和生物高分子的磁矩取向等，使组织细胞的生理、生化过程发生改变，产生消炎消肿、镇静镇痛、降血压、促进血液及淋巴循环、提高骨密度等作用。

一、治疗作用

（一）止痛作用

磁场有明显的止痛作用。磁场可抑制神经的生物电活动，降低末梢神经的兴奋性，阻滞感觉神经的传导，提高痛阈，而且磁场能改善血液循环，可减轻因缺血、缺氧及水肿后致痛物质聚积而发生的疼痛。

（二）消炎、消肿作用

磁场有一定的消炎作用，这与磁场改善微循环、消肿、止痛和促进免疫反应等有关。对急性炎症或慢性炎症、感染性炎症或非感染性炎症，磁场均有较好的治疗效果。

（三）镇静作用

静磁场镇静作用较动磁场强。磁场可改善睡眠状态，延长睡眠时间，缓解肌肉痉挛，减轻面肌抽搐等。

（四）促进骨折愈合作用

磁场可改善骨折部位的血液循环，增加局部组织的血液供应，从而促进骨折的愈合。

（五）止泻作用

在磁场作用下，肠黏膜上皮细胞膜上的 ATP 酶活性增强，小肠黏膜对水分、葡萄糖等物质的吸收功能增强；胆碱酯酶活性增加，肠道分泌减少、蠕动减慢。消化不良引起的腹泻常用静磁场疗法治疗。

（六）软化瘢痕

在磁场作用下，成纤维细胞内水分和盐类物质增加，溶酶体增加，增强细胞吞噬作用，可阻止瘢痕形成。

二、治疗技术

（一）静磁法

静磁法是将磁片直接贴敷在患病部位或穴位，以胶布或伤湿止痛膏固定。贴敷穴位时，一般多用直径 1cm 左右的磁片；贴敷患区时，根据患区的范围大小选用面积不同的磁片。直接贴敷法可选择并置法或者对置法敷贴。间接贴敷法是将磁片缝在固定的布料里，根据磁片的多少、各穴位之间的距离缝制固定器，使磁场能准确作用于治疗部位。

（二）动磁法

动磁法不是将磁片贴敷在患者体表，而是将高磁场强度的磁体安置在一个动力机械上，使磁片随之转动而产生脉动磁场或交变磁场。另一种形式是铁芯线圈通交流电或直流电而产生交变磁场或脉动磁场。具体操作如下：

1. 患者坐位或卧位，显露治疗部位，将机头置于治疗部位，固定好支臂架。
2. 打开电源开关，电源指示灯指示，再开电机开关，电机指示灯指示。
3. 缓慢转动电位器旋钮，将电压调至所需电压强度。
4. 治疗过程中要询问患者情况，并注意机器声是否正常，如机器声异常时应及时处理。
5. 治疗结束，缓慢逆时针方向转动电位器，将电压降到零位，再关电机开关和电源开关，移开机头。

三、临床应用

（一）适应证

软组织挫伤、外伤性血肿、颈椎病、腱鞘囊肿、风湿性关节炎、类风湿关节炎、骨关节炎、肌纤维组织炎、颞颌关节综合征、前列腺炎、支气管炎、三叉神经痛、神经性头痛、血管瘤、术后痛等。

（二）禁忌证

目前磁场疗法尚无绝对禁忌证，但对以下情况可不用或慎用：严重的心、肺、肝及血液疾病以及体质极度衰弱者。

第六节 传导热疗法

一、石蜡疗法

石蜡疗法是利用加热熔解的石蜡作为传导热的介质，将热能传至机体以预防和治疗疾病的方法，简称蜡疗。

（一）治疗作用

1. 改善局部血液循环，促进水肿、炎症消散 蜡疗的温热作用使局部毛细血管扩张、血流加快，改善局部血液及淋巴循环，有利于组织代谢产物的排出和营养物质的吸收，起到抑制炎症发展、促进组织愈合的作用。

2. 促进上皮组织生长、创面愈合，软化松解瘢痕组织及挛缩肌腱 石蜡本身的油质和其冷却凝固时对皮肤的压缩可使皮肤保持柔软、弹性，防止皮肤过度松弛和形成皱褶，提高皮肤紧张度。对瘢痕、挛缩肌腱等有软化及松解作用，并可减轻因瘢痕挛缩而引起的疼痛。蜡疗可使局部皮肤代谢增高、营养改善。

（二）治疗技术

1. 设备 开展蜡疗需要熔点为 50~56℃ 的医用石蜡、电热熔蜡槽。电热熔蜡槽上层为蜡液，底层为水，在槽底以电热法加热熔蜡。也可以采用双层套锅（槽）隔水加热熔蜡。还需要其他一些辅助用品，如耐高温塑料布、木盘或搪瓷盘、铝盘、搪瓷筒、搪瓷盆、铝勺、毛刷、保温棉垫、0~100℃温度计、刮蜡小铲刀、毛巾等。

2. 治疗方法

（1）蜡饼法：适用于躯干或肢体较平整部位的治疗。蜡饼面积的大小应根据治疗部位而定。将加热后完全熔化的蜡液倒入铺有塑料布或橡胶布的搪瓷盘或铝盘中,使蜡液厚2~3cm,自然冷却至石蜡初步凝结成块。患者取舒适体位,暴露治疗部位,下垫棉垫与塑料布。将蜡块取出敷于治疗部位,外包塑料布与棉垫保温。每次治疗20~30min。治疗完毕,将取下的蜡块立即用急流水冲洗后放回蜡槽内。每日或隔日治疗1次,15~20次为1个疗程。

(2)刷蜡法:适用于躯体凹凸不平部位或面部的治疗。应用刷蜡法多为加强石蜡的机械压迫作用。将熔蜡槽内的蜡熔化并恒温在55~60℃。患者取舒适体位,暴露治疗部位,用毛刷浸蘸蜡液后在治疗部位迅速而均匀地涂抹,使蜡液在皮肤表面冷却形成一层导热性低的蜡膜保护层。再在保护层外反复涂刷,直至蜡厚0.5cm时,外面再包一块热蜡饼,然后用塑料布、棉垫包裹保温。需要注意的是,每次刷蜡的边缘不要超过第一层,以免烫伤患者。每次治疗20~30min。治疗完毕将蜡块取下,蜡膜层剥下,清洁患者皮肤及蜡块,把蜡块放回蜡槽内。每日或隔日治疗1次,10~20次为1个疗程。

(3)浸蜡法:主要适用于手或足部的治疗,优点是保温时间长。将熔蜡槽内的蜡熔化并恒温在55~60℃。患者取舒适体位,先将需治疗的手或足按刷蜡法涂抹形成蜡膜保护层后,再浸入蜡液并立即提出,反复浸入、提出多次,直到体表的蜡层厚达0.5~1cm,成为手套或袜套样,然后再持续浸于蜡液中。治疗完毕,患者将手或足从蜡液中提出,将蜡膜层剥下清洗后放回蜡槽内。每次治疗的时间、疗程与蜡饼法相同。

(三)临床应用

1. 适应证

(1)软组织扭挫伤、腱鞘炎、滑囊炎、腰背肌筋膜炎、肩周炎。

(2)术后、烧伤、冻伤后软组织粘连、瘢痕及关节挛缩、关节纤维性强直。

(3)颈椎病、腰椎间盘突出症、慢性关节炎、外伤性关节疾病。

(4)周围神经外伤、神经炎、神经痛、神经性皮炎。

2. 禁忌证 皮肤对蜡疗过敏者、高热、急性化脓性炎症、肿瘤、结核病、出血倾向、心衰、肾功能不全、温热感觉障碍。

二、湿热袋敷疗法

湿热袋敷疗法是利用热袋中的硅胶加热后散发出的热和水蒸气作用于机体局部治疗疾病的方法,简称热袋法。该法具有较好的保温和深层热疗作用,简单易行,广泛应用于临床。

(一)治疗作用

1. 使局部血管扩张,血液循环加强,促进代谢,改善组织营养。

2. 使毛细血管通透性增高,促进渗出液的吸收,消除局部组织水肿。

3. 降低末梢神经的兴奋性,减低肌张力,缓解疼痛。

4. 软化、松解瘢痕组织和挛缩的肌腱。

(二)治疗技术

1. 设备 根据治疗部位的不同,用粗帆布或亚麻布制成不同大小的方形、矩形、长带形的湿热袋,内装二氧化硅凝胶颗粒备用;毛巾、毛毯以及专用恒温水箱。

2. 治疗方法

(1)先向恒温水箱放水至水箱的3/4容量,加热至80℃恒温,再将湿热袋悬挂浸入水中加热20~30min。

(2)患者取舒适体位,充分暴露治疗部位。在治疗部位上覆盖数层清洁干燥的毛巾,面积稍大于治疗部位。

(3)取出湿热袋,并拧出多余水分(以湿热袋不滴水为度),将湿热袋置于治疗部位的毛巾上,再盖以毛毯保温。随湿热袋温度的下降,逐步抽出所垫的毛巾,至治疗完毕。

(4)每日或隔日治疗1次,每次治疗20~30min,15~20次为一个疗程。

(三)临床应用

1. 适应证 软组织扭挫伤恢复期、肌纤维组织炎、肩关节周围炎、慢性关节炎、关节纤维强直、关节挛缩僵硬、坐骨神经痛等。

2. 禁忌证 高热、急性化脓性炎症、肿瘤、结核病、出血倾向、心衰、温热感觉障碍。

第七节 冷 疗 法

冷疗法是应用比人体温度低的物理因子（冷水、冰等）刺激皮肤或黏膜以治疗疾病的方法。冷疗法温度通常为0℃以上，比体温低，作用于人体后不引起组织损伤，通过寒冷的生物学机制发挥作用，以达到治疗目的。

一、治疗作用

（一）减轻局部充血和出血

因为冷疗法可使血管收缩、血流减慢、血液黏稠度增加、血小板聚集，常用于鼻出血、扁桃体摘除术后和局部软组织损伤的早期。胃出血或上消化道出血时，可在病灶局部相应部位行冷敷止血。

（二）减轻疼痛，消除肿胀

因为冷疗法可收缩局部血管、减慢神经冲动的传导、减少神经终板兴奋、提高疼痛阈值、降低神经末梢的敏感性而减轻疼痛，常用于牙痛和急性损伤的早期。冷刺激可以改变血管的通透性，防止水肿和渗出，因此对急性期炎症性水肿、创伤性水肿有消肿作用。

（三）控制炎症扩散，影响免疫反应

冷疗法可以促进局部组织血管收缩，降低组织代谢，抑制血管炎性渗出和出血，对急性炎症有较好的治疗作用；局部冷疗法可以降低炎性介质的活性，对类风湿关节炎有一定疗效。

（四）降低体温

当冷因子直接与皮肤接触时，可将体内的热传导散发于体外，从而降低体温，因此常用于高热和中暑患者。此外，对于脑外伤、脑缺氧患者，可利用局部或全身降温减少脑细胞需氧量，有利于脑细胞的康复。

（五）提高肌肉收缩力或缓解肌肉痉挛

常用于脑卒中、颅脑损伤等中枢神经受损患者降低肌张力的治疗，也可用于改善瘫痪肌肉的收缩能力。对有构音障碍、吞咽障碍的患者，常用冰棉棒刺激发声、吞咽肌肉，改善肌肉的收缩，从而起到治疗作用。

（六）减少继发性损伤

继发性损伤是指原发性损伤后组织由于缺血、缺氧、自由基大量增多而引发的损伤。冷因子作用于躯体可使各种组织的温度下降，降低化学反应速度，降低细胞代谢、氧的需求，减少自由基的产生，因此在相对缺氧的环境下冷疗法可以减少组织细胞的继发性损伤或坏死。

二、治疗技术

（一）设备

进行冷疗法所需要的设备较简单，如常用的浴桶、浴盆、毛巾、水袋、冰水、冰块、冰敷袋等。

（二）治疗方法

1. 冷敷法

（1）冰袋法：是在水袋中灌入冰水混合液体敷于患部。治疗时间视病情而定，一般同一部位15~20min，最长不超过24~48h。如持续高热者采用冰袋降温。

（2）冷湿敷法：是将毛巾放入混有冰块的冷水中完全浸透，拧去多余水分后将毛巾敷于患处。每2~3min更换一次毛巾，全部治疗时间为20~30min。

（3）冰贴法：分为间接冰贴法、直接冰贴法、冰块按摩法三种。①间接冰贴法是将冰块隔着衬垫（如毛巾）放在治疗部位，可避免冰冻的骤然刺激，使皮温缓慢下降，治疗时间一般为20~30min。②直接冰贴法是将冰块直接放在治疗部位，这种治疗方法刺激强烈，因此每次治疗的时间短，一般为5~10min。③冰块按摩法是用冰块在治疗部位来回摩擦移动，治疗时间可比直接冰贴法稍长，一般为

5~15min。进行以上治疗时要注意观察患者皮肤,不能引起皮肤的凝冻。

2. 局部浸泡法 是将所需治疗的病变部位直接浸泡于冰水(0~5℃)中。刚开始治疗时患者可能有痛感,首次浸入时间为2~3s,后将肢体从水中取出擦干,进行主动或被动活动,等体温恢复后再浸入冰水中,浸入时间逐渐增加至20~30s,反复进行,总的治疗时间一般为4~5min。局部浸泡法能减轻疼痛,缓解痉挛,恢复肢体的运动能力,主要适用于手、足等关节病变和偏瘫患者上下肢肌痉挛等治疗。

三、临床应用

（一）适应证

1. 疼痛和痉挛性疾病 如落枕、急性腰扭伤、肩痛、颈椎病、瘢痕痛、偏头痛等,以及偏瘫或截瘫后肌肉痉挛。

2. 软组织损伤 用于运动损伤早期血肿、水肿的急救处理和恢复期的消肿止痛,如韧带、肌肉、关节的扭挫伤、撕裂伤,以及纤维组织炎、肌腱炎、滑囊炎等。

3. 内脏出血 如肺出血、食管出血、胃十二指肠出血等,脑卒中的患者急性期对头部进行冷敷可减少颅脑损伤。

4. 烧伤、烫伤的急救治疗 适用于面积在20%以下、Ⅰ～Ⅲ度热烧伤。四肢部位的烧伤、烫伤应用冷疗法治疗效果更好,可在损伤早期用冰水浸泡损伤部位,直至疼痛消失。

5. 早期蛇咬伤的辅助治疗。

6. 其他 如高热、中暑的物理降温,扁桃体手术后喉部出血水肿、类风湿关节炎、重型颅脑损伤的亚低温治疗,对由冷引起的支气管哮喘、寒冷性荨麻疹等用冷疗行脱敏治疗。

（二）禁忌证

1. 高血压,严重心、肺、肾功能不全者。

2. 对冷过度敏感者,阵发性冷性血红蛋白尿症患者。

3. 局部感觉及血液循环障碍,如血栓闭塞性脉管炎、雷诺病、皮肤感觉障碍、断肢再植术后等。

第八节 生物反馈疗法

生物反馈疗法是指应用电子仪器将人体内正常或异常的生理活动信息转换为可识别的光、声、图像、曲线等信号,以此训练患者学会通过控制这些现实的信号来调控不随意的(或不完全随意的)、通常不能感受到的生理活动,以达到调节生理功能及治疗某些身心疾病的目的。由于在开始训练治疗时必须借助灵敏的电子仪器(生物反馈仪)进行监视,所以此法又称电子生物反馈训练法。

一、治疗作用

随着生物反馈疗法的广泛应用和研究的深入,目前发现其作用主要集中在以下三个方面。

（一）调节自主神经功能

生物反馈疗法通过电子仪器记录并显示有关自主神经参与调节的生物信息,如血压、心率、血管收缩和舒张等,让被治疗者直观地观察到与其所患疾病密切相关的关键的生理改变,从而通过强化训练,用自身主观意识去控制这些生理改变,达到减轻临床症状甚至治愈相关疾病的目的。可用于原发性高血压、某些类型的心律失常、血管性疾病的临床治疗。

（二）调节肌张力

生物反馈疗法通过电子仪器记录并显示肌肉的电位信号,让被治疗者直观地观察到与其所患疾病密切相关的肌肉电位变化情况,从而通过强化训练,用自身主观意识去控制这些生理改变,达到降低或提高相应肌肉张力、放松或加强肌肉收缩的目的。可用于某些肌肉痉挛或者瘫痪患者的临床治疗。

（三）调节脑电波节律

生物反馈疗法通过电子仪器记录并显示与某种身体活动或者状态有关的脑电波类型和节律,并记录相应的特征,然后通过主动诱导该类型脑电波的出现及强化训练,达到增强有利脑电波、抑制不利脑电波的目的,从而缓解和控制某些神经、精神疾病。

二、治疗技术

(一)设备

生物反馈治疗设备结构基本包括以下几个方面。

1. 连接传感器　连接传感器是与人体相应部位直接连接并能感受和转换生物体中相应信号变化的装置。在生物反馈中习惯把这种连接传感器称为电极。

2. 中央分析处理器　中央分析处理器主要是接受连接传感器转换后的生物信号并对其进行相应分析的装置。类似一般电脑的中央处理器。

3. 传出装置　传出装置是将中央分析处理器分析完成的信息用简单直观的形式显示出来的设备。如电子血压生物反馈治疗仪,将感知到的动脉血压的改变以数值的形式显示在电子屏幕上,治疗师和患者都可以直接观察动脉血压的变化。

(二)治疗方法

1. 肌电生物反馈疗法　肌电生物反馈疗法利用的信息是肌电信号,原理是将所采得的肌电信号经过肌电生物反馈治疗仪的放大、滤波双向整流、积分等作用,转换成显示屏上可以直接观察的信号(如曲线、声音响度或指示灯显示的颜色)。由于肌电的高低与肌紧张成正比,当肌肉紧张时肌电升高,肌肉松弛时肌电降低,借此能间接感知被测试肌肉的紧张或者松弛水平。因为正常情况下人们能够随意控制骨骼肌的收缩,所以肌电自身调节比较容易掌握,治疗方法也较容易接受。长期的研究表明,肌电生物反馈疗效可靠,是目前临床应用范围最广、最成功的一种生物反馈疗法。

2. 血压生物反馈疗法　血压生物反馈疗法是利用血压信号反馈进行治疗的方法。由于血压的高低与交感神经兴奋性的高低有关,采用血压反馈治疗仪器,将可以连续监测血压的装置安放在患者的上臂,治疗仪可以显示血压数值和不同颜色的灯光与声音信号。通过学习与训练,使患者能够按照治疗需要随意控制外周血管紧张度,使血管扩张、血压降低,或使血管收缩、血压升高。通常每次训练30~40min,两次训练之间需要休息1min,以利于肢体血液循环,每周训练3~5次。

3. 心率生物反馈疗法　心率是由自主神经控制的,正常人的心率为60~100次/min,在精神松弛、心情平静的状态下心率减慢,情绪激动、焦虑、运动和其他刺激则使心率加快。心率生物反馈疗法通过电极将患者的心电信号引入心率生物治疗反馈仪中,仪器以红、绿、黄三种指示灯的颜色来显示心率的快慢。当红灯亮时,表示心率较正常快,告知患者设法放松心情,从而减慢心率;当绿灯亮时,表示心率较正常慢,告知患者可以设法紧张起来,从而加快心率;当黄灯亮时,表示心率正常或心率控制成功。患者通过反复的训练便可以根据指示灯的颜色变化调节自身心率。一般在训练开始时可先让患者学会通过意念增快心率,然后再学会减慢心率,每5min交替1次,每次训练30~40min,1个疗程10~20次。患者经过反复训练,最后可脱离仪器而自主地控制和调节心率。

三、临床应用

(一)适应证

1. 神经精神疾病　包括偏瘫、截瘫、周围神经损伤、更年期综合征、焦虑症等。

2. 心血管疾病　包括心律失常、原发性高血压等。

3. 呼吸系统疾病　包括支气管哮喘、肺气肿等。

4. 骨关节疾病　包括肩关节周围炎、急性腰背痛、痉挛性斜颈等。

(二)禁忌证

1. 不愿接受训练者,不能合作者。

2. 感觉性失语或其他交流理解障碍的患者。

3. 严重心脏病患者心肌梗死前期或发作期间,复杂的心律失常伴血流动力学紊乱者。

第九节 水 疗 法

以水为媒介,利用不同温度、压力、成分的水以不同的形式作用于人体,以预防和治疗疾病的方法称为水疗法。

一、治疗作用

(一)对皮肤的影响

水疗时,皮肤是第一个接受刺激的器官。不同温度刺激后皮肤会出现不同的反应:受到冷刺激后,早期出现苍白、血管收缩、局部缺血,有冷的感觉;受到热刺激后,血管扩张,营养和代谢加强,促进皮肤伤口溃疡愈合,软化瘢痕,改善皮肤功能。

(二)对心血管系统的影响

水疗法对心血管系统的影响主要取决于水的温度和作用持续时间。当心脏部位施行冷敷时,心率减少,但心脏收缩力增强,脉搏有力,血压下降;心脏部位施行热敷时,心率加快,心肌张力增加。

(三)对泌尿系统的影响

不同温度的水疗法对肾脏及汗腺引起不同的反应,温热刺激能引起肾脏血管扩张、增加尿量,冷刺激使尿量减少。

(四)对呼吸系统的影响

瞬间的冷刺激使吸气加深,甚至有短暂的呼吸停止或深呼吸,温度越低,刺激越突然,呼吸停止越快越急剧,继之从一系列深呼吸运动变为呼吸频率更快更深。受到热刺激时,反应与冷刺激一样,但不急剧,呼吸节律变快,而且较为浅表。

(五)对肌肉系统的影响

一般认为,短时间的冷刺激可提高肌肉的应激能力、增加肌力、减少疲劳;长时间的冷刺激则引起组织温度降低,肌肉发生僵直,造成运动困难。

(六)对汗腺分泌的影响

在热水浴作用下,汗腺分泌增加,排出大量汗液,有害代谢产物及毒素也随之排出。但大量出汗也会损失大量盐分,会有虚弱的感觉,因此水疗时如出汗过多,应饮用适量盐水以补偿损耗。

(七)对新陈代谢的影响

新陈代谢与体温有着密切的关系。在体温升高和氧化过程加速的情况下,基础代谢率增高;组织温度降低时,基础代谢降低。冷水浴主要影响脂肪代谢、气体代谢及血液循环,促进营养物质的吸收。温水浴能在某种程度上降低代谢过程。

(八)对血液成分的影响

全身水疗法能引起血液的质量变化,比重、黏稠度增加,血红蛋白增加,红细胞增加百万以上,白细胞也有增加。

(九)对神经系统的影响

适当的冷水浴能兴奋神经,民间常用冷水喷洒头面部以帮助昏迷者苏醒。多次施行不感温水浴,能使从外周传入大脑皮质的冲动减少,神经兴奋性降低,加强大脑皮质抑制功能,具有镇静催眠的作用。

二、治疗技术

(一)涡流浴

涡流喷射的按摩作用可以缓解躯体的肌张力。现在涡流浴槽多用不锈钢或塑料制成,水的温度、涡流刺激作用的强弱和治疗时间均能控制调节。

1. 上肢涡流　浴槽容量较小,槽内有一个喷水嘴,能容纳一只手臂或两只手臂。

2. 下肢涡流　浴槽容量较大,槽内有喷嘴,适合下肢治疗。

（二）浸浴

1. 局部浸浴　局部浸浴是将身体的某一部分浸入不同温度的水中,由于冷热水的直接刺激而引起局部或全身发生一系列生理性改变,从而达到治疗目的。操作方法是治疗时患部脱去外衣、袜子等,浸入水中,浴后应擦干皮肤,进行保温,并适当休息。

2. 全身浸浴　全身浸浴是将患者的全身浸入水中进行治疗的方法。操作方法是全身浸浴时盆内注入 2/3 水量,患者半卧于浴盆中,头、颈、胸部在水面之上。热水浸浴水温范围为 37.8~41.1℃,持续 20min。短时间的热水浸浴可以扩张周围血管,促进热量的散失,以降低体温。但长时间的热水浸浴对于高龄老年人、衰弱或有严重器质性疾病的患者不适合。

三、临床应用

（一）适应证

1. 涡流浴　涡流浴适用于肢体运动障碍、血液循环障碍、糖尿病足、上下肢慢性溃疡、截肢残端痛、关节扭挫伤、创伤后手足肿痛、周围性神经痛、神经炎、雷诺病、骨关节和肌肉风湿疾病、疲劳综合征等。

2. 局部浸浴　不同温度浸浴的治疗作用与适应证各不相同。凉水浴与冷水浴有提高神经兴奋的作用,适用于抑制过程占优势的神经症。热水浴有发汗、镇痛作用,适用于多发性关节炎、肌炎等。温水浴与不感温水浴有镇静作用,适用于兴奋过程占优势的神经症、痉挛性瘫痪等。

3. 全身浸浴　全身浸浴治疗作用与局部浸浴相同。热水浸浴可用于风湿性关节炎的家庭治疗,有助于缓解肌肉痉挛,减少出汗等。

（二）禁忌证

精神意识紊乱或定向力丧失、皮肤传染性疾病、频发癫痫、严重心功能不全、活动性肺结核、恶病质、身体极度衰弱。

（石淑霞）

 思考题

神经根型颈椎病患者恢复期可进行哪些物理因子治疗?

第八章 作业治疗技术

第八章
数字内容

学习目标

1. 掌握日常生活活动能力训练、知觉训练、认知训练、休闲作业训练、辅助技术的基本方法。
2. 熟悉日常生活活动能力训练、知觉训练、认知训练、休闲作业训练、辅助技术的基本概念。
3. 了解日常生活活动能力训练、知觉训练、认知训练、休闲作业训练、辅助技术的分类。
4. 学会运用作业治疗技术为老年人开展健康教育;能够协助治疗师为患者进行作业治疗。
5. 具有尊老爱伤、吃苦耐劳、爱岗敬业的职业精神。

导入情景

某老年男性,65 岁。因左侧肢体活动不利 2 周而入院,既往有高血压病史 10 年,于 2 周前晨起时突发短暂意识障碍伴呕吐,后出现左侧肢体无力,急送当地医院就诊。头颅 CT 示:右侧基底节区脑出血。给予脱水降颅压、营养神经等处理,2 周后病情平稳转行康复治疗。查体:神清,听理解可,语利,轮椅推入病房,左鼻唇沟浅,伸舌右偏,左侧肢体感觉减退,左侧肢体肌力 0 级(Brunnstrom 分级 1 级),肌张力低,腱反射稍弱,左侧霍夫曼征及巴宾斯基征阳性。右侧正常。不能独立保持坐位。

工作任务

1. 说出该老年人目前存在的功能障碍。
2. 可为该老年人提供哪些作业治疗措施?
3. 简述作业治疗过程中可能出现的并发症。

作业治疗(occupational therapy, OT)是康复医学的一个重要组成部分,是通过有目的性和选择性的作业活动,如日常生活活动、休闲娱乐活动、感知觉训练等,促进患者的功能恢复,提高患者的生存质量,从而早日回归家庭和社会的康复治疗技术。

作业(occupation)是指人类的活动、劳作、事件或从事的工作。作业活动是指人们用于占据自己的每一件事情,有目的地使之参与和忙碌,把时间、精力、兴趣和注意力用于日常生活、休闲等活动中。

作业治疗是指有选择性和目的性地应用与日常生活、工作、学习和休闲等有关的各种活动来治疗

145

躯体、心理等方面的功能障碍,预防生活及工作能力的丧失或残疾,发挥身心的最大潜能,以最大限度地改善和恢复躯体、心理和社会等方面的功能,提高生存质量,帮助患者早日回归家庭、重返社会的康复治疗技术或方法。

作业治疗主要目的是增强肢体尤其是手的灵活性及协调性,增加功能活动的控制能力和耐力,调节心理状态及改善认知功能,恢复日常生活和工作能力,提高生存质量,使患者早日回归家庭、重返社会。

作业治疗按治疗的内容可分为日常生活活动能力训练、感知觉训练、休闲娱乐训练、辅助技术等;按治疗的名称可分为手工艺作业、文书类作业、园艺作业、木工作业、黏土作业、编织作业、制陶作业等;按治疗目的和作用可分为用于减轻疼痛的作业、用于增强肌力的作业、用于改善关节活动度的作业、用于增强协调性的作业、用于增强肌肉耐力的作业等。

第一节　日常生活活动能力训练

一、概述

(一)概念

日常生活活动(activities of daily living, ADL)是维持一个人的日常生活所必需的基本活动技能。日常生活活动有广义和狭义之分。广义的日常生活活动是指人们为了达到独立生活而每天必须反复进行的活动,既包括基本的日常生活活动(如衣食住行、个人卫生等活动),还包括人与人之间的交往能力,以及经济上、社会上、职业上达到独立的一些活动(如打电话、购物、乘坐交通工具等)。狭义的日常生活活动仅指基本的日常生活活动。以改善或恢复这些活动能力为目的而进行的一系列针对性的训练,称为日常生活活动能力训练(ADL训练)。

(二)目的

1. 建立患者的自我康复意识,充分发挥其主观能动性,提高自信心,重建独立生活的激情。

2. 建立或维持患者基本的日常生活活动,调动并挖掘其自身潜力,使其达到生活自理或把对他人的依赖程度降至最低。

3. 进一步改善患者的躯体功能,包括关节的灵活性、机体的协调性与平衡能力,以适应日后回归家庭、重返社会的需要。

4. 通过在日常生活环境中进行训练并对特定动作进行分析,找出患者存在的主要问题,提出解决问题的方法。给予患者使用辅助具或自助具方面的建议,使其在辅助性装置的帮助下达到最大限度的生活自理。

(三)内容

1. 自我照顾训练　包括穿衣、进食、修饰、二便管理、洗澡等。

2. 转移活动训练　包括床上翻身、卧坐转移、床椅转移、坐站转移等。

二、训练方法

(一)偏瘫患者的自我照顾训练

1. 穿衣训练　偏瘫患者建议穿前开襟上衣,取坐位,先穿患侧,再穿健侧(图8-1)。

(1)偏瘫患者健手将衣服置于膝关节上,分清衣服前后、衣领、袖笼等。

(2)健手辅助患手插入同侧衣袖内,用健手将衣领向上拉至患侧肩部。

(3)健手从身后部抓住衣服,再将健手插入另一衣袖中。

(4)健手系好纽扣并整理好衣服。

偏瘫患者脱前开襟上衣训练:与穿衣相反,先脱健侧,再脱患侧。

2. 进食训练(图8-2)

(1)患者靠近桌旁坐下,患侧上肢放在桌子上,以帮助患者进食时保持对称直立的坐姿,将食物放在适当的位置。

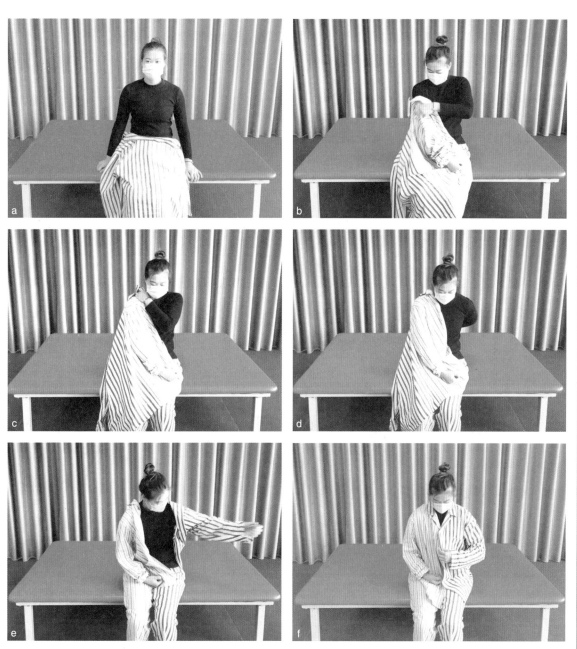

图 8-1　偏瘫患者穿衣训练

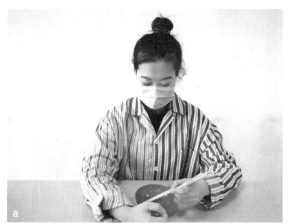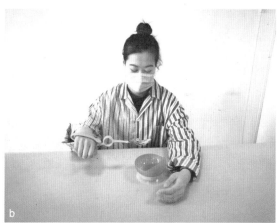

图 8-2　进食训练

147

（2）将食物及餐具放在便于使用的位置，必要时碗、盘应用辅助具固定。

（3）用健侧手或患侧手（利手）把筷子或调羹放进碗里，夹盛食物后送入口中。

（4）咀嚼和吞咽食物。

（5）放下进食用具。

3. 洗脸训练（图 8-3）

（1）患者靠近洗脸盆站立或者坐下，健手打开水龙头，冲洗毛巾后关闭水龙头。

（2）用健手将毛巾缠绕在水龙头上拧至足够干。

（3）健手拿毛巾擦脸。

（4）再次冲洗毛巾，缠绕水龙头拧干。

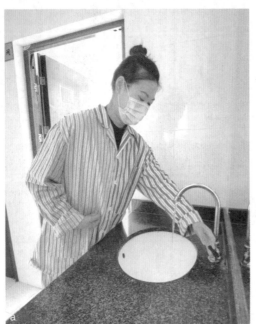
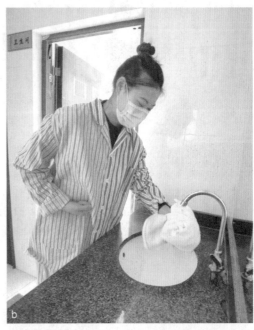
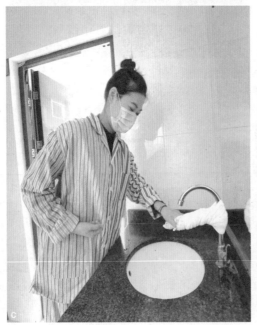
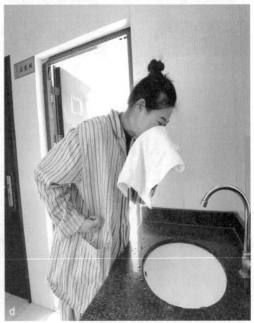

图 8-3　洗脸训练

4. 刷牙训练（图 8-4）

（1）患者靠近卫生间脸盆站立或者坐下,健手握牙杯,打开水龙头装满水后关闭水龙头。

（2）将牙杯放在脸盆旁,牙刷放在毛巾上或者防滑垫上。

（3）健手打开牙膏盖,将牙膏挤在牙刷上。

（4）健手拿起牙刷刷牙。

（二）偏瘫患者的转移活动训练

1. 床上翻身训练

（1）向患侧翻身训练（图 8-5）

1）患者双手 Bobath 握手上举,健侧下肢屈髋、屈膝。

2）双上肢左右摆动,当摆向患侧的同时屈颈向患侧转动头部,利用摆动的惯性转动躯干,完成肩带、骨盆的运动。

3）健侧腿跨过患侧,完成向患侧翻身动作。

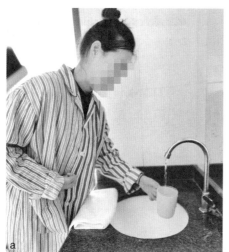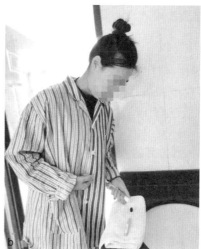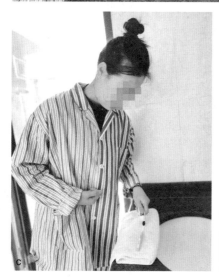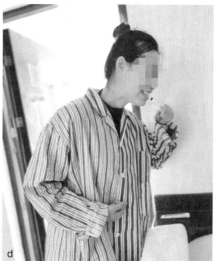

图 8-4 刷牙训练

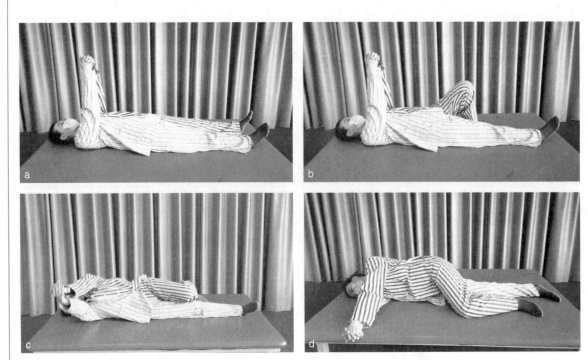

图 8-5 向患侧翻身训练

（2）向健侧翻身训练（图 8-6）

1）患者双手 Bobath 握手上举，健侧下肢屈曲，插入患侧腿下方。

2）双上肢左右摆动，当摆向健侧的同时屈颈向健侧转动头部，依靠躯干的旋转带动骨盆转向健侧。

3）利用健侧伸膝的力量带动患侧身体完成健侧的翻身动作。

2. 卧坐转移训练

（1）从健侧坐起（图 8-7）

1）按向健侧翻身的步骤，先翻成健侧卧位。

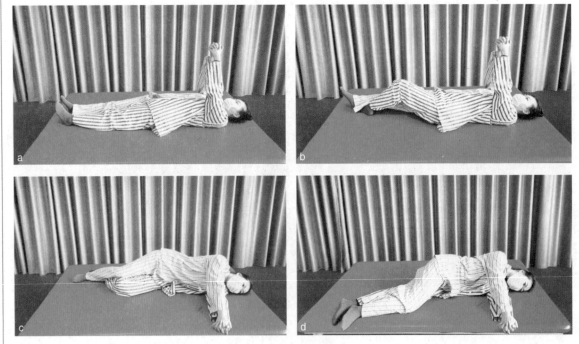

图 8-6 向健侧翻身训练

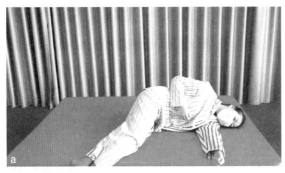
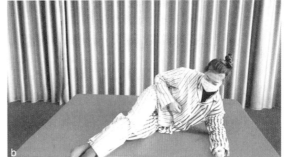
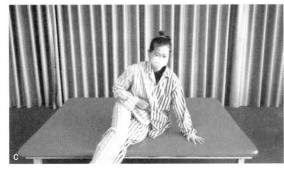
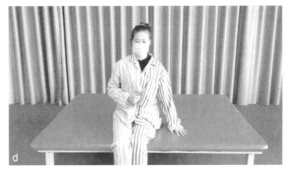

图 8-7 从健侧坐起

2）用健侧腿勾住患侧腿，将患侧下肢移至床沿。

3）健侧肘屈曲于体侧，用健侧肘及手支撑身体坐起。

4）调整姿势，保持坐位。

（2）从患侧坐起（图 8-8）

1）按向患侧翻身的步骤，先翻成患侧卧位。

2）用健侧腿将患侧下肢移至床沿。

3）健手跨过身体前方，支撑于患侧床面，撑起身体从患侧坐起。

4）调整姿势，保持坐位。

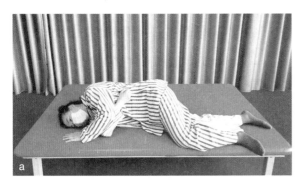
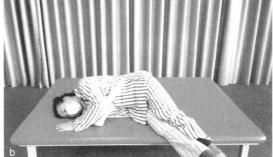
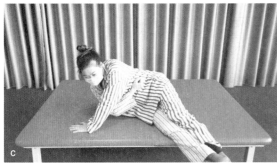
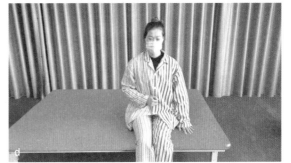

图 8-8 从患侧坐起

3. 床和轮椅之间的转移训练

（1）由床到轮椅的独立转移（图 8-9）

1）患者坐在床边，双足平放于地面。轮椅置于患者健侧，与床成 30°~45° 角，制动，向两侧移开脚踏板。

2）患者健手支撑于轮椅远侧扶手，患足位于健足稍后方。

3）患者向前倾斜躯干，健手用力支撑抬起臀部，以双足为支点旋转身体直至背靠轮椅。

4）确定双腿后侧贴近轮椅并正对轮椅后坐下。

5）调整坐姿，放下脚踏板。

如果患者无法完成独立转移，治疗师或者家属可用膝盖顶住患者患侧膝盖辅助患侧下肢负重，用手拉患者腰带辅助转移。

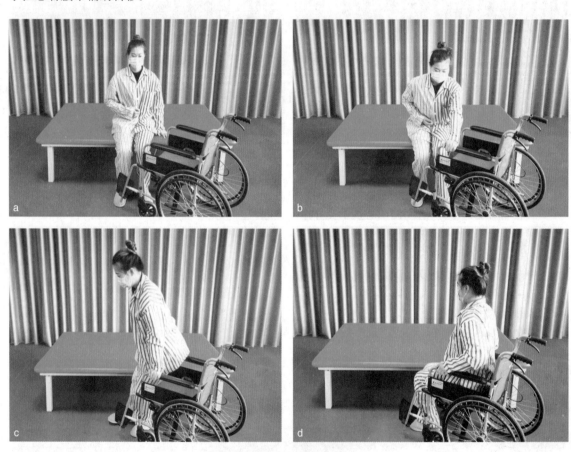

图 8-9 床到轮椅独立转移

（2）轮椅到床的独立转移（图 8-10）

1）使轮椅健侧与床成 30°~45° 角，制动，移开轮椅的脚踏板，患者双足平放于地面。

2）患者重心前移，健手支撑床沿。

3）患者向前倾斜躯干，健手用力支撑，抬起臀部，以双足为支点旋转身体直至背靠床。

4）确定双腿后侧贴近床沿后坐下。

5）调整坐姿。

如果患者无法完成独立转移，治疗师或者家属可用膝盖顶住患者患侧膝盖辅助患侧下肢负重，用手拉患者腰带辅助转移。

4. 坐站转移训练

（1）独立由坐位到立位的转移（图 8-11）

1）患者床边坐位，双足着地，两足间距与肩同宽，两足跟落后于两膝，两足摆放时患足稍靠后，以利负重及防止健侧代偿。

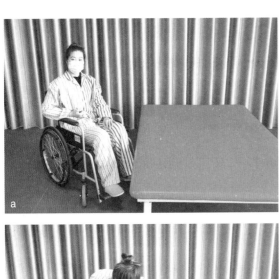
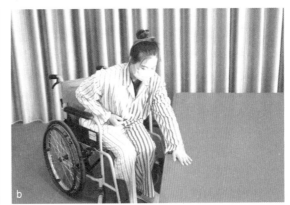
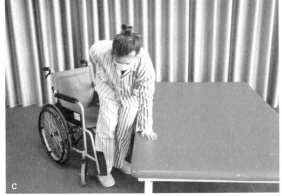
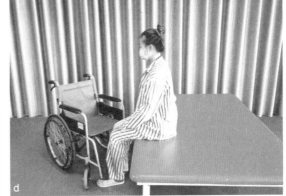

图 8-10 轮椅到床独立转移

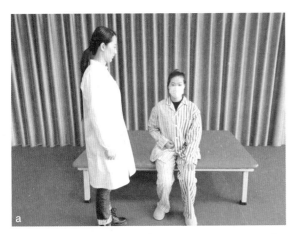
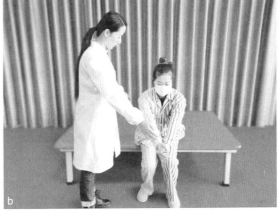
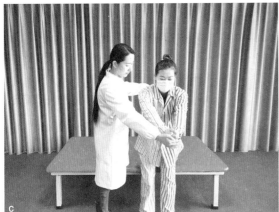
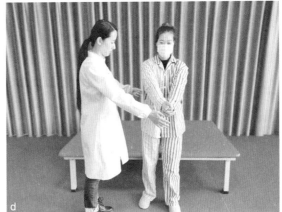

图 8-11 独立坐站转移训练

2）双手 Bobath 握手,双上肢向前充分伸展。

3）身体前倾,重心前移,患侧下肢充分负重。

4）当双肩向前超过双膝位置时,伸展髋、膝关节,抬臀,双腿同时用力慢慢站起,重心位于双腿之间。

如果患者无法完成独坐站起,治疗师或者家属可用膝盖顶住患者患侧膝盖辅助患侧下肢负重,用手拉患者腰带辅助站起。

（2）独立由立位到坐位的转移

1）患者背靠床站立,双下肢平均负重,双手 Bobath 握手,双上肢向前伸展。

2）在保持脊柱伸直状态下躯干前倾,两膝前移,屈膝、屈髋。

3）缓慢向后、向下移动臀部,平稳坐于床上。

4）调整好坐位姿势。

第二节　知　觉　训　练

一、概述

（一）概念

知觉是人对客观事物各部分或属性的整体反映,是对事物的整体认识或综合属性的判别。知觉以感觉为基础,但不是感觉的简单相加,而是对各种感觉刺激分析与综合的结果,是大脑皮质的高级活动。知觉障碍是指在感觉传导系统完整的情况下,大脑皮质特定区域对感觉刺激的认识和整合障碍,可见于各种原因所致的局灶性或弥漫性脑损伤患者。根据损伤部位和损伤程度的不同,知觉障碍可有各种不同的表现形式,临床上常见各种类型的失认症、失用症、躯体构图障碍以及视觉辨别功能障碍。

（二）分类

1. 失认症　失认症是指并非感觉器官功能不全或智力低下、意识不清、注意力不集中、言语困难以及对该事物不熟悉等原因,而是由于大脑损伤,不能通过相应的感官感受和认识以往熟悉的事物,但仍可以利用其他感觉途径进行识别的一类症状,包括视觉失认、触觉失认和听觉失认。

2. 失用症　失用症是指在无肌力下降、肌张力异常、运动协调性障碍、感觉缺失、视觉空间障碍、语言理解障碍、注意力差或不合作等情况下,患者不能正确运用后天习得的运动技能进行目的性运动的运用障碍,包括意念性失用、意念运动性失用、运动性失用、结构性失用、穿衣失用。

3. 单侧忽略　单侧忽略又称单侧空间忽略、单侧不注意或单侧空间失认,是指对来自损伤半球对侧的刺激无反应,主要以视觉形式表现,也可表现在近体空间的触觉及空间表象上。

二、训练方法

（一）失认症的训练

1. 视觉失认的训练　进行各种识别训练,如让物体失认者反复识别日常用品、必需品;也可在训练中给予非语言的感觉运动指导,如通过梳头来辨识梳子;面容失认者反复用家人、亲属、名人等的照片,借助语言提示进行辨识,找出照片与名字之间的联系;或从不同场景、不同角度、与不同人合影的照片中寻找熟悉的人,或将某人的照片按年龄顺序进行排列,帮助比较辨认;用色卡对颜色失认者进行命名和辨别颜色的练习。

2. 触觉失认的训练

（1）感觉刺激:用粗糙的物品沿患者的手指向指尖移动进行触觉刺激,用手掌握住锥形体刺激压觉感受器。摩擦刺激和压力刺激交替进行。

（2）辨识训练:闭目用手感觉和分辨不同质地的材料,如砂纸、丝绸、毛巾等,强调把注意力集中在体会物品的特征上。

3. 听觉失认的训练　主要是指导患者利用其他感官进行代偿,如门铃附加灯光提示等。

（二）失用症的训练

1. 运动性失用的训练 进行特定的作业活动前先给肢体以本体感觉、触觉、运动觉刺激，如制动轮椅训练前活动肢体。在训练中给予暗示、提醒或用手教，症状改善后逐渐减少提示并加入复杂的动作，尽量减少口头指令。

2. 意念运动性失用的训练

（1）给患肢以触觉、本体感觉和运动觉的输入，并且贯穿在运动前及整个运动过程中。

（2）对于动作笨拙和动作异常，尽量不用语言来纠正，而应握住患者的手帮助完成，并随着动作的改善逐渐减少辅助量。

（3）训练前先进行想象或观摩，即让患者在头脑中以流畅、精确和协调的运动模式想象，或观看治疗人员演示一套完整的动作，然后再进行尝试。

3. 意念性失用的训练

（1）故事图片排序练习：如摆放 5 张或 6 张卡片，要求患者按正确的顺序排列起来组成一段情节或短故事，并逐渐增加故事情节的复杂性。

（2）把活动分解为若干步骤练习，逐步串联起来完成一整套系列动作。如把点蜡烛动作分解为拿起火柴盒、取出火柴棒、划着火柴、拿起蜡烛点燃 4 个步骤，并依次进行训练。

（3）让患者大声说出活动步骤，逐渐变为低声重复，直至默念。若不能通过描述活动顺序来促进运动改善时，应回避口头提示而采用视觉或触觉提示。

4. 结构性失用的训练

（1）复制作业：①复制几何图形，从简单的平面设计（如正方形、三角形或"T"字形）开始，逐步向复杂设计过渡（如连接点状图或虚线图，将平面图加工成立体图等）。也可以在石板或粗糙地面上画图，以增加本体感觉和肌肉运动知觉的输入。②用积木复制结构，一般从简单的（3 块）设计开始，逐渐增加积木数量及设计难度；从二维到三维，从单色积木到彩色积木，从大小和形状相同到不同，逐渐过渡到根据照片或图画再现三维结构。③用火柴棍木钉盘、几何拼图或图画拼图等进行复制练习，从简单的图形或熟悉的人、动物、物品开始。

（2）ADL 训练：包括做饭、摆餐具、组装家具、裁剪衣服等。

5. 穿衣失用的训练 穿衣前让患者用手感觉衣服的质地、重量等。在穿衣过程中给予语言和视觉提示，如某个步骤出现停顿或困难，可重新给予提示。也可以教给患者一套固定的穿衣方法，反复练习，掌握要领。治疗师不在时，可利用录音机或者口述提示穿衣的先后顺序，随着功能的改善，逐渐减少并去除指导。

（三）单侧忽略的训练

1. 视觉搜索训练 以促进向忽略侧的视觉搜索、提高对忽略侧的注意为目的，是临床常用的训练方法。训练时，在整个桌面上放硬币或积木，让患者逐一捡起或数数；给图画涂色；拼图；划消指定的字母、数字、文字、形状等。

2. 感觉刺激 在日常生活中尽量给予忽略侧各种感觉刺激。房间布置应使忽略侧朝向床头柜、电视和房门等；对忽略侧肢体皮肤进行冷、热、触觉刺激；向忽略侧翻身；用患肢或双手交叉进行跨越中线的作业活动等。

3. 病灶同侧单眼遮蔽 在保证患者安全的情况下，遮蔽病灶同侧单眼进行活动，以提高对患侧物体的注意。

4. 基本动作训练 尽早训练轮椅坐位或床边坐位并注意保持正确坐姿，纠正躯干向患侧或向后方倾斜，必要时使用防滑坐垫。在坐位下向患侧旋转躯干可促进对患侧的注意。尽早利用姿势镜进行坐位、站立、转移、驱动轮椅以及步行等练习，既能强化肌力、改善平衡、提高训练兴趣，又有利于基本动作的自立，对忽略产生积极影响。

5. ADL 训练 一般从进食开始，逐步增加到更衣、转移、驱动轮椅等练习。

知识拓展

空间关系障碍

　　空间关系障碍是指不能感知两物体之间以及物体与自身之间的位置关系。患者可出现结构性障碍,穿衣困难,不能正确摆放物品,不能判断钟表时针与分针的位置关系而不能正确读出时间,无法完成串珠作业等。常用连接点阵图、复制字标记等书面评估。ADL 评估主要是观察患者在穿衣、转移等活动中是否存在障碍,如穿衣时把领口与袖口弄错,两条腿同时伸进一条裤腿,驱动轮椅时把手放在扶手上做驱动轮的动作,摆放餐具时不能将盘子、碗、筷子等放在合适的位置,不能判断钟表时针和分针的位置关系而不能读出正确的时间,把眼镜戴颠倒,不能正确放置义齿等。

第三节　认知训练

一、概述

(一)概念

　　认知是认识和知晓事物过程的总称,包括感知、识别、记忆、概念形成、思维、推理及表象过程。实际上认知是大脑为解决问题而摄取、储存、重整和处理信息的基本功能。认知障碍是认知功能因大脑及中枢神经系统障碍而出现的异常,有多方面的表现,如注意、记忆、推理、判断、抽象思维、排列顺序的障碍等,临床上以注意障碍、记忆障碍多见。

(二)分类

　　1. 注意力及其障碍　注意力是指人们集中于某种特殊内外环境刺激而不被其他刺激分散的能力。这是一个主动过程,包括警觉、选择和持续等多个成分。注意按水平可分为以下五种类型。

　　(1)重点注意:是对特殊感觉(视觉、听觉、触觉)信息的反应能力。如观察某人时注意其特殊的面部特征、言谈举止的细节等。

　　(2)连续注意:是连续一段时间注意某项活动或刺激的能力,又称集中。连续注意与警觉有关,取决于紧张性觉醒的维持水平,如开车、看电视等。

　　(3)选择性注意:是选择有关活动、任务而忽略无关刺激(如外界的噪声、内在的担心等)的能力。

　　(4)交替注意:是两项活动之间灵活转移注意重点的能力。如正在做某项工作时电话响了,你会暂停工作去接电话,然后再恢复工作。

　　(5)分别注意:是对多项活动同时反应的能力,又称精神追踪、同时注意。如驾车时一边开车,一边与旁边的乘客说话。

　　上述五种注意类型能够在意识支配下自动发挥作用。大多数活动都需要两种以上的注意。当进行一项工作时不能持续注意常是脑损伤的后遗症。比较基本的问题是不能充分注意,但对简单刺激有反应,如声音或物体。比较严重的注意问题包括不能把注意力从一件事上转到另一件事上,或分别注意同时发生的两件事情。

　　2. 记忆力及其障碍　记忆是既往经验在脑内的储存和再现的心理过程,包括信息的识记、保持和再现三个环节。记忆可以分为以下三种类型。

　　(1)瞬时记忆:又称感觉记忆,包括视觉、听觉、触觉信息的输入及短暂的加工处理。

　　(2)短期记忆:又称工作性记忆,是大脑额叶皮质功能的体现。

　　(3)长期记忆:是大量信息材料长期保留在大脑中并根据含义进行编码分类。

　　记忆障碍是脑损伤后最常见的主诉,表现为不能回忆或记住伤后所发生的事件,但对久远的事情回忆影响不大。虽然记忆力随时间推移可逐步改善,但大多数人仍有严重问题。

二、训练方法

（一）注意力障碍的训练

1. 数字游戏

（1）迷宫游戏：通过1~100数字的迷宫游戏进行注意力训练。

（2）数字计算：通过数字的加减乘除运算来训练注意力，如"100-45+20=？"。

2. 猜测游戏　利用两只不透明的杯子和一个乒乓球，在患者的注视下由测试者将两个杯子同时反扣在桌上，其中一个杯子反扣在球上，让患者指出哪一个杯子中有球，反复数次。患者有进步后，逐渐增加杯子的数量或者球的颜色。

3. 删除作业　在一张白纸上写几个大写的拼音字母或者数字，让患者用笔删去训练者指定的字母或数字，反复进行数次。成功后改用两行印得小些的字母，以同样的方式进行数次。

4. 时间感训练　给患者秒表，要求其按训练者指令开启秒表，并于10s内自动按下秒表，以后延长至1min。当误差小于1~2s时，改为不让患者看表，开启后心算到10s停止；然后时间可延长至2min。当每10s中误差不超过1.5s时，改为一边与患者讲话，一边让患者进行上述训练，要求患者尽量不受讲话的影响而分散注意。

（二）记忆力障碍的训练

1. 瞬时记忆训练法

（1）图片法：准备20张毫不相关的图片（内容包括人物画像、几何图形、生活用品图片等），选取其中的5张图片，让患者快速浏览1~2s，然后将图片与其他15张图片混在一起，要求患者挑选出浏览过的图片。

（2）数字游戏：随机挑选0~100之间的数字5~10个，让患者快速浏览后，要求患者说出浏览过的数字。

2. 短期记忆训练

（1）图片法：准备30张图片，随机抽取10张，让患者注视30s后，将图片与其余20张混在一起，要求患者指出看过的10张图片。每日训练5~10min，可以与瞬时记忆训练方法交替使用。

（2）数字法：随机挑选0~100之间的数字10个，要求患者在30s内记住所见过的数字。

（3）短文背诵：准备一篇简短的故事，要求患者在30s内记住故事中人物的名字、发生的时间及故事的内容。

3. 长时记忆训练　通过阅读科普知识，使患者记住与生活有密切关系的常识，可以通过几次的反复阅读达到记忆训练的目的。例如，手洗毛衣的步骤：将温水和适量温和的洗衣液混合；将毛衣浸入配好的水中，浸泡5min左右；小心地用温水轻柔冲洗毛衣；冲洗完后将毛衣中的水挤出，记住不要扭曲或拧干；再把毛衣裹在大毛巾里轻轻地挤压或拧干；不要折叠，而是把毛衣平摊在一条新的毛巾上，放在阴凉处自然晾干。

第四节　休闲作业训练

一、概述

（一）概念

休闲作业训练是指采用游戏与娱乐项目作为训练手段治疗疾病的方法。休闲作业训练对于提高身体功能、调节情绪、陶冶情操、增强患者战胜疾病的信心和勇气等方面具有重要的作用，也是老年人积极参与社会活动的一种有效的方法。

（二）分类

1. 体育类作业活动　包括医疗体操、快走、慢跑、篮球、排球、飞镖等。

2. 娱乐类作业活动　包括游戏活动（如迷宫游戏、棋类游戏、电脑游戏等）、园艺活动（如花木种植、花木鉴赏等）、手工艺活动（如手工编织、剪纸、雕刻等）、艺术活动（如音乐、舞蹈、书法、绘画等）。

3. 团体活动 包括联欢会、老年运动会、旅游等。

二、训练方法

（一）快走训练

保持抬头、挺胸、收腹，目视前方，呼吸均匀，两臂自然摆动，年老体弱者每分钟70~90步，身体矫健者每分钟90~120步，可采用前方走、侧方走、倒步走、侧方交叉步走、弓箭步走、绕障碍物走等。每天20~30min，以最大心率70%~80%为宜，每周步行3h左右，老年人可根据个人情况适度增减活动时间和活动量。

（二）颈椎操训练

取坐位或站位，双手叉腰。

1. 擦颈按摩 两手轮流擦颈项部各20~30次。

2. 抬头望天 先低头，下颌尽量触及胸骨后慢慢仰头到最大范围，最后回到中立位，2次/组，每天5~6组。

3. 左顾右盼 头向左侧水平旋转到最大范围，再慢慢向右侧水平旋转到最大范围，最后回到中立位，2次/组，每天5~6组。

4. 左右摆动 头部缓缓向左肩倾斜，使左耳贴于左肩，停留片刻后，头部返回中位，然后再向右肩倾斜，同样右耳贴于右肩，停留片刻后，再回到中位，2次/组，每天5~6组。

5. 旋肩舒颈 双手置于两侧肩部，掌心向下，由后向前旋转肩部8次，再由前向后旋转8次。

6. 双手托天 双手交叉，上举过头，掌心向上，头看向手，全身拉伸，然后放松，2次/组，每天5~6组。

做操时双肩、颈部要尽量放松，动作以慢而稳为佳，保持呼吸平稳，以不引起头晕、颈部不适为度。

（三）球类训练

可采用自制的棉花球或者重量较轻的皮球进行抛接球、传球练习，或者用乒乓球拍进行端球练习，以锻炼老年人的身体协调及平衡能力。

（四）剪纸训练

剪纸简单易学、趣味性强，具有很强的直观性和可操作性，受到患者欢迎，可以锻炼患者的注意力和手眼协调能力。因所用剪刀较为锋利，要注意安全，避免受伤。花样繁多的剪纸作品基本形状包括小圆孔、月牙形、柳叶形、锯齿形、花瓣形、逗号形、水滴形等。将纸对折或多折叠起再剪出图案称折叠剪纸。一般折叠方法为将正方形色纸对折、压平后再折叠，折好后用订书器订好，在折好的纸面上画好图稿，并用剪刀剪出需要的图案，打开折叠部分后，一件精美的剪纸作品就完成了。常用的折叠方法有对折折叠法、四瓣形折叠法等。

（五）音乐疗法

可根据训练的目的和患者的个人情况选择不同的训练方式。

1. 音乐欣赏 只要有简单的视听器材就可以进行训练。不同的音乐具有不同的作用，如节奏明快的乐曲可使情绪消沉的患者精神兴奋，节奏缓慢的乐曲可使烦躁的患者安静并具有降低肌张力的作用。

2. 乐器演奏 各种乐器都可以成为训练工具，如吉他、钢琴、小提琴等乐器演奏可以改善手的灵活性和心理功能，敲打手鼓等打击乐器可以改善手的灵活性和上肢关节活动，吹笛子等管乐器可以提高呼吸功能和改善手的灵活性。

3. 声乐歌唱 采用团体声乐歌唱等活动，既可以训练患者的呼吸功能，又能增进患者之间的交流，缓解情绪和放松精神，提高治疗的积极性和生活的信心，是患者乐于接受的训练方法。

（六）绘画训练

绘画训练是一种运用绘画治疗疾病和进行功能锻炼的方法，是心理艺术治疗的方法之一。可进行的绘画训练有涂色、写生、创作、临摹等。

1. 涂色 简单有趣，能激发患者的兴趣，提高信心。根据患者的功能水平和个人爱好选择图画，选择好图画后采用彩色铅笔、蜡笔、颜料等在图案上着色。

2. 写生 写生前要求患者仔细观察作画对象,确定作画对象的大小、长短和形态;写生中先构好图,安排好所描绘对象的大小位置,再用长线条从整体入手,概括出各个大的几何形状,逐步描绘细部,用手中的铅笔当尺子比画所绘对象的倾斜度、平衡度、高低长短的比例。

3. 创作 可给予命题,让患者独立创作或采用合作方式完成。给患者提供一张大的白纸,让其随意在白纸上画出自己的想法,可根据每个人的特长分工合作。如以"太空"命题进行创作,让患者分别画太阳、星星、银河,可以加上自己的想象,使每个患者都参与活动,培养团队协作精神,促进相互间的交流。

4. 临摹 临摹前应仔细观察画的内容、布局、色彩、结构等,然后将画放在白纸旁边,照着画上的内容画。注意要有轻重节奏和粗细明暗的变化,以培养患者的耐心和恒心。

（七）园艺活动

1. 花木欣赏 通过选择不同的花草种类可达到相应的治疗作用。如红花可以使人产生激动感,黄花可以使人产生明快感,蓝花、白花可以使人产生宁静感,绿色植物给人积极向上的感觉;丁香花有止痛、杀菌、净化空气的作用,茉莉花有理气解郁作用,菊花有清热明目的功效,仙人掌可以吸收辐射污染,艾草具有安神助眠的功效。

2. 游园活动 通过集体游园活动,如到附近的花园、公园游玩并开展相关活动（如写生、摄影等）,可改善心理状态,强化运动功能,增加人际交往能力,密切医患关系。

（八）棋类游戏训练

1. 跳棋游戏 可改善手的灵活性和思维的敏捷性,同时可以进行注意力和耐力的训练。跳棋参与人数必须是偶数,即 2 人、4 人或者 6 人,一方与对角线的一方对抗。如患者上肢健全,但只是手指灵活度不够,则可以直接训练用手指或筷子夹持跳棋;或者利用魔术贴增大棋子的阻力,改善手的灵活性。

2. 象棋游戏 常用来改善思维能力和视扫描能力,或转移注意力,也可以仅作娱乐以放松心情,缓解紧张状态。

（九）迷宫游戏训练

迷宫游戏训练也是作业治疗常用的活动之一,包括手迷宫、脚迷宫及组合迷宫。通过迷宫游戏训练,可以提高患者的注意力和定向力。

1. 手迷宫 手迷宫是用手控制旋钮,使板面前后左右倾斜,让板上的小球沿迷宫的路线到达终点的游戏过程。主要用于手灵活性训练和思维训练。

2. 脚迷宫 脚迷宫是用脚控制旋钮,使板面前后左右倾斜,让板上的小球沿迷宫的路线到达终点的游戏过程。主要用于下肢协调性训练。

3. 组合迷宫 组合迷宫是通过手脚并用的方式完成的迷宫游戏训练方法,可训练肢体的协调性,增强肌力。

（十）电脑游戏训练

可充分利用网络资源,使用在线或下载游戏进行训练。较常用的传统游戏有"记忆大师"（用于记忆训练）、"仓库大师"（也叫推箱子,用于思维训练）、"逃避吃人花"（用于手功能训练、解决问题训练）、"迷宫游戏"（注意力训练和定向训练）、"爆笑打野鸡"（用于手灵活性训练和反应能力训练）、"拼图游戏"（用于结构组织训练）、"大富翁"（虚拟生活训练）以及专门设计的训练游戏软件。

第五节 辅 助 技 术

辅助技术是用来帮助功能障碍者、社会参与受限者及老年人进行功能代偿,以促进独立生活并充分发挥潜力的多种技术、服务和系统。目前常用的康复辅助技术主要包括辅助器具和辅助技术服务。辅助器具是指能够有效预防、补偿、减轻或抵消因残疾造成的身体功能减弱或丧失的产品、机械、设备或技术系统。辅助技术服务是指协助身心障碍者在选择、获得或使用辅助器具过程中的服务,包括研发、购买、使用和改造等。

一、辅助器具选配原则

（一）符合功能需要

辅助器具应能改善患者的生活自理能力。

（二）简单操作，易调节

辅助器具应操作简单，并可以调节，以适应患者身体和功能上的变化。

（三）美观、安全、耐用

多数患者需要长期使用辅助器具，外形美观可提高患者的使用积极性，安全性高可减少患者使用时的恐惧，坚固耐用可以减少患者的使用成本。

（四）易清洗

部分辅助器具如矫形器是贴身穿戴的，应保持清洁卫生，因此使用的材料应便于清洗。

（五）轻便舒适

因患者多数存在运动功能障碍，使用轻便舒适的辅助器具可以节省体能。如有的轮椅在具有良好功能性、稳定性、舒适性的同时，重量几乎只有普通轮椅的一半。

（六）价格适中

辅助器具应经济实惠，易于购买，维修方便，满足不同层次患者的需要。

二、常用的辅助器具

（一）穿衣辅助器具

1. 穿衣钩　穿衣钩是通过牵引衣物实现穿衣功能的器具，适用于身体活动受限者，如关节活动度减小、肌力下降等患者，是偏瘫和截瘫患者常用的自助具（图 8-12）。

2. 扣纽器　扣纽器是插入纽扣孔钩住纽扣并旋出的器具，适用于手部精细功能障碍的患者，如四肢瘫或偏瘫患者（图 8-13）。

3. 穿袜器　穿袜器是通过向上拉动穿袜器两侧的带子实现穿袜功能的器具，适用于躯干活动障碍、手部精细功能障碍、肢体协调障碍等患者（图 8-14）。

4. 鞋拔　鞋拔可辅助穿鞋，一步到位，不必解鞋带或用手提，也不会把鞋子后面踩坏，适用于平衡功能障碍、躯干或四肢活动受限的患者（图 8-15）。

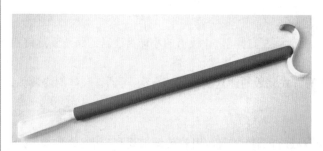

图 8-12　穿衣钩

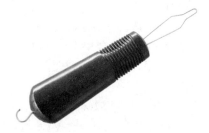

图 8-13　扣纽器

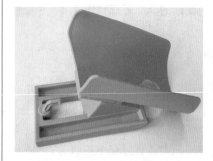

图 8-14　穿袜器

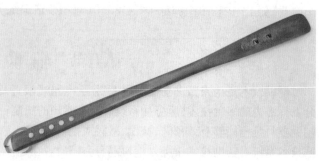

图 8-15　鞋拔

5. 魔术贴　魔术贴可以代替开衫的纽扣或鞋子的鞋带,便于手指不灵活者穿衣或穿鞋,适用于手指功能障碍者。

（二）进食辅助器具

1. 改装筷子　在两根筷子间安装弹性装置,松手后由弹簧的张力使两根筷子自动分离,适用于仅能完成抓握而不能主动伸指的偏瘫或高位截瘫患者(图8-16)。

2. 改装勺子　为粗柄或者"C"形夹持式勺子,方便抓握,适用于偏瘫、脑瘫、类风湿关节炎等手部抓握能力较差的患者自行用餐(图8-17)。

3. 防洒碗　碗的底部有吸盘,放于承托物的表面可使碗更稳定,不易脱落,适用于手功能障碍或单手操作者(图8-18)。

4. 自动喂食器　适用于手功能严重障碍而无法用手或上肢进食者(图8-19)。

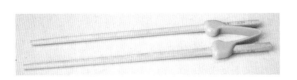

图8-16　改装筷子

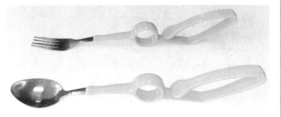

图8-17　改装勺子

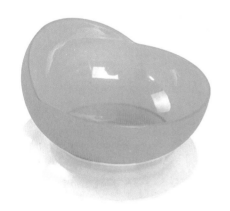

图8-18　防洒碗

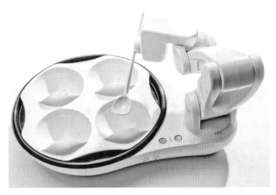

图8-19　自动喂食器

（三）如厕辅助器具

1. 坐便器　适用于平衡协调功能障碍、下肢无力或关节活动受限的患者,以及体力低下者(图8-20)。

2. 加高坐便器　在坐便器上加装加高垫,适用于坐轮椅转移或下肢关节活动受限的患者(图8-21)。

3. 扶手　适用于平衡功能障碍及步行障碍的患者(图8-22)。

（四）洗浴辅助器具

1. 洗澡椅　适用于体力低下、下肢无力或关节活动受限的患者,以及平衡功能不佳者(图8-23)。

2. 长柄刷　适用于单手使用者(如偏瘫或上肢截肢者)或双手协调障碍者,以及体力低下者(图8-24)。

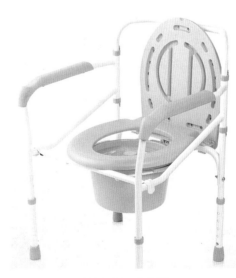

图8-20　坐便器

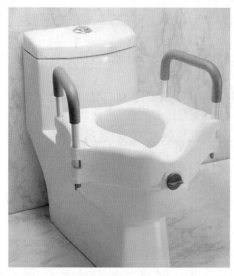

图 8-21　加高坐便器

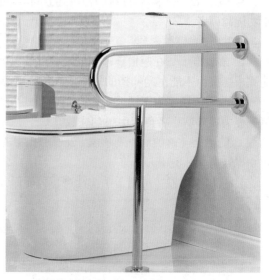

图 8-22　扶手

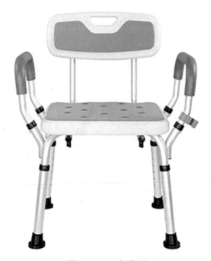

图 8-23　洗澡椅

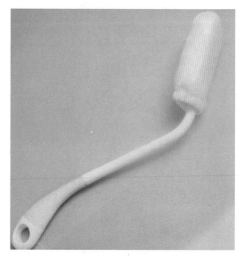

图 8-24　长柄刷

3. 洗澡手套　适用于手功能障碍患者。

（五）个人卫生辅助器具

1. 剪指甲辅助器　可以增加稳定性,方便操作,适用于手功能障碍如偏瘫、截肢、手外伤等患者（图 8-25）。

2. 改装牙刷　为夹持式或者加粗手柄的牙刷,方便抓握,适用于手功能障碍如偏瘫、手外伤等患者（图 8-26）。

3. 改装梳子　为加长手柄或带有"C"形夹的梳子,适用于上肢功能障碍患者（图 8-27）。

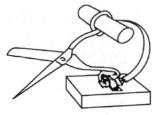

图 8-25　剪指甲辅助器

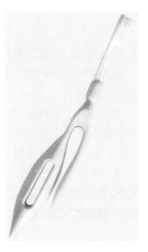

图 8-26 夹持式牙刷

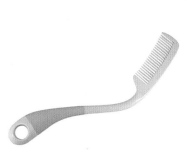

图 8-27 加长手柄梳子

（六）书写、阅读及交流辅助器具

1. 书写辅助器具 具有指套,可调整笔的角度以取得最佳的书写位置,适用于手抓握能力障碍者。

2. 翻书器 增加摩擦力,适用于手功能障碍患者。

3. 打电话辅助器具 掌套固定,适用于无法手握听筒而上肢存在部分或全部功能障碍者。

4. 电脑输入辅助器具 掌套固定,适用于手指输入困难者。

（七）助行器

1. 分类

（1）助行杖:用于辅助人体站立及行走的杖类器具统称为助行杖,常用的有手杖、腋杖、肘杖、前臂支撑拐等。

（2）助行架:用于辅助人体行走的框架类器具统称为助行架,包括轻型助行架、轮式助行架、助行椅、助行台等。

2. 手杖的使用方法

（1）三点步行:先伸出手杖,再迈出患足,最后迈健足。此种步行方式因迈健足时有手杖和患足两点支撑,因此稳定性较好,除一些下肢运动功能障碍者常采用外,大多数偏瘫患者也采用此种步行方法（图 8-28）。

（2）两点步行:同时伸出手杖和患足并支撑体重,再迈出健足,手杖与患足作为一点,健足作为一点,交替支撑体重。这种步行方式速度快,有较好的实用价值。当患者具有一定平衡功能或较好地掌

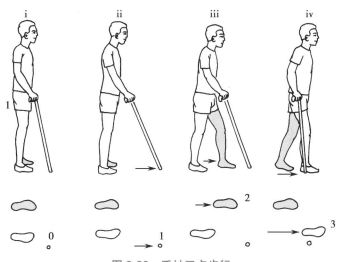

图 8-28 手杖三点步行

握了三点步行方法后,可进行两点步行训练。偏瘫程度较轻、平衡功能好以及恢复后期的患者均可应用此种步行方式(图 8-29)。

  3. 腋杖的使用方法

  (1)摆至步:是开始步行时常用的方法,主要利用背阔肌完成,步行稳定,具有实用性,但速度较慢,适于在道路不平、人多拥挤的场合使用。方法:同时向前方伸出两侧腋杖,身体重心前移,利用上肢支撑把手使双足离地,下肢向前摆动,使双足摆至腋杖着地点附近(图 8-30)。

  (2)摆过步:常在摆至步成功后训练,步幅较大,速度快,姿势较美观,适于在路面宽阔、行人较少的场合使用。方法:同时向前方伸出两侧腋杖,身体重心前移,利用上肢支撑把手使双足离地,下肢向前摆动,双足在腋杖着地点前方着地,再将两侧腋杖向前伸出以保持平衡。开始训练时易出现屈膝、躯干前屈甚至跌倒,应加强保护(图 8-31)。

  (3)四点步行:步行速度较慢,但稳定性好,步态与正常步行相近,训练难度小,适用于恢复早期,是双下肢运动功能障碍者经常采用的步行方式之一。方法:先伸出左侧腋杖,迈出右足,再伸出右侧腋杖,最后迈出左足(图 8-32)。

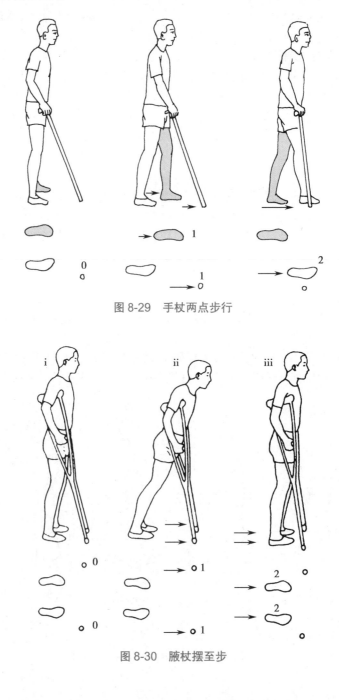

图 8-29 手杖两点步行

图 8-30 腋杖摆至步

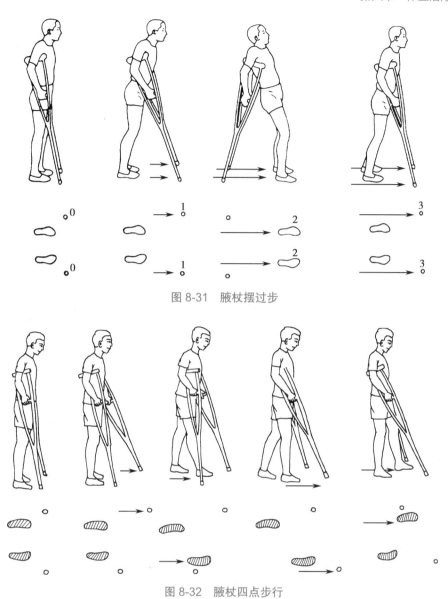

图 8-31 腋杖摆过步

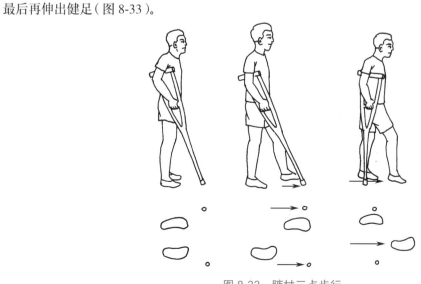

图 8-32 腋杖四点步行

（4）三点步行：步行速度快，稳定性良好，是常用的步行方式之一，适用于一侧下肢患病且不能负重的患者，如一侧下肢骨折的患者等。方法：同时伸出两侧腋杖并先落地，然后迈出不能负重的患足，最后再伸出健足（图 8-33）。

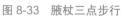

图 8-33 腋杖三点步行

（5）两点步行：常在掌握四点步行后训练，虽然稳定性不如四点步行，但步行速度快。方法：同时伸出一侧腋杖和对侧足作为第一着地点，然后再向前伸出另一侧腋杖和另一侧足作为第二着地点（图8-34）。

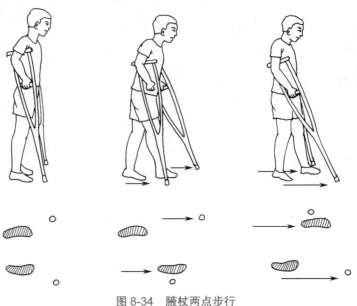

图8-34　腋杖两点步行

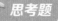

环境控制系统

环境控制系统是一种为重度残疾者设计的自动控制的电子机械辅助装置，能使有需要但身体多功能障碍者对居室环境中的各种护理或服务设施进行控制，如开关门，拉窗帘，控制电扇、电话、电灯、电视等家电设备，控制室内温度，控制家中、学校或工作场所的其他设备。环境控制系统在提高重度残疾者的生活质量方面有着积极意义，可帮助其减少在日常生活中的依赖程度，增加功能能力和在家庭、学校及娱乐环境的独立性。简单的环境控制系统可控制2~3个设备，复杂的系统可控制超过200个设备。

（石淑霞）

思考题

请为脑卒中后偏瘫的患者制订一套作业治疗方案。

第九章
数字内容

学习目标

1. 掌握失语症、构音障碍的分类,掌握构音障碍、失语症、吞咽障碍的常用治疗技术。

2. 熟悉失语症、构音障碍的基本概念,老年人言语治疗技术的常用评估方法。

3. 了解言语形成的基础、言语障碍的分类;我国老年人言语治疗的现状。

4. 学会运用言语治疗技术为老年人开展健康教育;能够协助治疗师为患者进行言语功能障碍相关治疗。

5. 具有尊老爱伤、吃苦耐劳、爱岗敬业的职业精神。

导入情景

某老年人,67 岁。在家无明显诱因突发头晕,伴饮水呛咳,进食困难,声音嘶哑,右侧上肢少许麻木,无头痛,无恶心呕吐,无意识障碍,无大小便失禁等。遂送医急诊治疗,拟"脑梗死"收入神经内科诊治,经半个月治疗,吞咽困难未见明显好转,为进一步改善吞咽功能,由神经内科转入康复科。发病以来精神欠佳,吃东西容易呛咳,饮水呛咳,鼻饲饮食,发病后性情改变,脾气大,烦躁易怒,近期体重下降近 10kg。

工作任务

1. 请对该老年人做出初步诊断。

2. 请为该老年人制订言语治疗计划。

第一节 概　　述

一、基本概念

言语即说话(口语),是神经和肌肉参与下的发声器官的机械运动,是人们运用语言进行交流的过程,属心理现象范畴。言语障碍是指构成言语的各个环节受到损伤或发生功能障碍。言语障碍包括发音困难、气流不足或中断、嗓音困难或言语韵律困难,代表性的言语障碍是构音障碍。

语言是人类社会中约定的符号系统,是以语音为物质外壳,以语义为意义内容,字形、口头符号、文字符号、词汇等为形态,以语法为结构规律而构成的体系。语言障碍是个体语言的产生、理解和应用等方面出现了困难,代表性的语言障碍是失语症、儿童语言发育迟缓等。老年人的语言功能在日常交流、精神心理需求、改善生存质量方面尤其重要,在老年人康复保健中应予以重视。

言语康复指通过各种手段对言语功能有障碍的患者进行针对性治疗,主要目的是改善患者的言语功能。

二、言语形成的基础

(一)发音器官

人体的发音器官包括鼻、口腔、咽腔、声带、气管、肺、横膈等,可大致分为动力区、声源区、调音区三部分。

1. 动力区　动力区包括肺、横膈、气管。肺是呼吸气流的活动风扇,呼吸的气流是语音的动力源泉。肺部呼出的气流通过支气管到达喉头,作用于声带、咽腔、口腔、鼻腔等发音器官。

2. 声源区　声源区即声带。声带位于喉腔的中间,是两片富有弹性的带状薄膜。两侧声带及杓状软骨底之间的裂隙称为声门裂,是喉腔最狭窄的部位,一般将声带和声门裂合称为声门。发声时两侧声带拉紧,声门裂变窄甚至几乎关闭,从气管和肺冲出的气流不断冲击声带,引起振动而发声,在喉内肌肉协调作用的支配下,使声门裂受到规律性的控制。故声带的长短、松紧和声门裂的大小均能影响声调高低。成年男子声带长而宽,女子声带短而窄,所以女子比男子声调高。青少年14岁左右开始变音,一般持续半年左右。

3. 调音区　调音区包括口腔、鼻腔、咽腔。口腔的前部发音器官包括唇、齿和舌头,后面是咽腔,咽部上通口腔、鼻腔,下接喉头。口腔和鼻腔靠软腭和舌分开。软腭和舌上抬时鼻腔关闭,口腔畅通,这时发出的声音在口腔中共鸣,称为口音。软腭和舌下降时,口腔受阻,气流只能从鼻腔中发出,这时发出的声音主要在鼻腔中产生共鸣,称为鼻音。如果气流从口腔和鼻腔同时呼出,发出的音在口腔和鼻腔同时产生共鸣,称为鼻化音(也称半鼻音或口鼻音)。

(二)语言形成的三个阶段

1. 语言感受阶段　口语和其他声音等刺激首先经过听觉系统传入大脑皮质的听觉中枢颞横回,优势半球颞横回对各种听觉信息进行处理,把与语言有关的信息重新组合,输入同侧感觉性语言中枢(又称韦尼克区,Wernicke area)。文字信息和其他光感刺激等则经视觉系统传入大脑皮质枕叶后部的初级视区,初级视区对视觉信息处理后变成视觉性语言信息,向视觉联络区发放,然后输入同侧角回。角回储存着以视觉为基础的大量视语忆痕(文字识别的基础),与阅读功能有关。

2. 脑内语言阶段　主要将语言进行编排,形成文字符号和概念。首先是韦尼克区把语言特征转变为音素和各个音素序列信息,然后进行信息整合,进一步产生语义及表达这些语义的语言符号和句法编码。优势半球颞、顶、枕叶皮质中枢等后部语言中枢对接收的视听语言信息进行综合、交换,唤起和回忆储存在脑内各种感觉信息与刚输入的语言情报综合、联想,产生语义及表达这些语义的语言符号和句法编码。通过后部语言中枢传导纤维束将信息输入前部语言中枢,包括:①运动性语言中枢(说话中枢),位于优势半球额下回后部及其邻近皮质,又称布罗卡区(Broca area),与唇、舌、面颊肌肉的初级运动中枢相连接,能分析、综合与语言有关的肌肉刺激,储存着表达口语的忆痕。②书写中枢,位于额中回,距手部肌肉初级运动中枢不远,其中储存着对侧手书写文字的忆痕。前部语言中枢把整合后的语言信息转换成一系列语言运动命令,传送到初级运动皮质。

3. 语言表达阶段　将语言信号转变成口语或书面语的形式表达出来,语言运动信息转变为运动冲动,经锥体束至运动神经核团,支配构音器官,同时锥体外系也有纤维支配核团,影响控制发音肌肉的肌张力和共济运动,以调整声音音调和音色。

三、言语障碍的分类

常见的言语障碍主要有四类,即构音障碍、口吃、发声障碍和听力障碍,临床表现为呼吸、发声、共鸣、构音和语音功能的异常。语言障碍主要包括失语症和语言发育迟缓。

（一）构音障碍

构音障碍是指在言语活动中由于构音器官的运动或形态结构的异常、环境或心理因素等原因所导致的语音不准确的现象。

1. 运动性构音障碍　运动性构音障碍是指由于神经肌肉病变引起构音器官的运动障碍，出现发声和构音不清等症状。常见病因有脑血管病、脑外伤、脑瘫等。

2. 器质性构音障碍　器质性构音障碍是指由于构音器官形态结构异常导致的构音障碍。其代表为腭裂，可以通过手术来修补缺损，但部分患儿还会遗留构音障碍，需要通过言语训练治愈或改善。

3. 功能性构音障碍　功能性构音障碍是指不存在任何运动障碍、听力障碍和形态异常等情况下部分发音不清晰，多见于学龄前儿童。可能与言语的听觉接受、辨别、认知因素、获得构音动作技能的运动因素、语言发育的某些因素有关，大多数通过训练可完全恢复。

（二）口吃

口吃是言语的流畅性障碍，表现为超过3个月在讲话过程中频繁出现声音、音节或单词的重复、延长或卡壳。口吃的原因目前还不十分清楚，部分儿童是在言语发育过程中不慎学习了口吃，或与遗传以及心理障碍等因素有关。口吃可表现为重复说初始的单词或语音、停顿、拖音等。部分儿童可随着成长而自愈；没有自愈的口吃常常伴随其至成年或终生，通过训练大多数可以得到改善。

（三）发声障碍（嗓音障碍）

发声是人在正常姿势基础上使用正确的呼吸方法，使气流冲击声带，通过喉头以上的共鸣腔产生声音。这里所指的"声"是嗓音。多数情况下，发声障碍是由于呼吸及喉头调节存在器质性、功能性或神经性异常引起的。常见于声带和喉的炎症、神经的功能失调、精神因素等。发声异常为喉头疾病的表现之一，在临床上具有重要意义。

（四）听力障碍

听力障碍是指听觉系统中各级神经中枢发生器质性或功能性异常，包括声音的传递、感觉和综合分析，从而导致听力不同程度的损失，习惯称耳聋，其实只有严重的听力损失为耳聋。从言语康复的观点出发，获得言语之前与获得言语之后的听觉障碍的鉴别很重要。一般儿童在7岁左右言语即发育完成，称为获得言语，获得言语丢失后的听觉障碍的处理需要听力补偿；若婴幼儿时期的中度以上听力障碍所导致的言语障碍，如不经过听觉言语康复治疗，获得言语很困难。

（五）失语症

失语症是言语获得后的障碍，是由于大脑损伤所引起的言语功能受损或丧失，常常表现为听、说、读、写、计算等方面的障碍。成人和儿童均可发生。

（六）儿童语言发育迟缓

儿童语言发育迟缓是指儿童在生长发育过程中言语发育落后于其实际年龄。最常见的病因有大脑功能发育不全、自闭症、脑瘫等。这类儿童通过言语训练虽然不能达到正常儿童的言语发育水平，但是可以尽量发挥和促进被限制的言语能力，不仅言语障碍会有很大程度的改善，还能提高患儿的社会适应能力。

四、言语障碍的评定和治疗原则

（一）言语障碍的评定

1. 评定的目的

（1）评定患者有无言语功能障碍，判断性质、类型、程度及可能的原因。

（2）预测言语障碍恢复的可能性。

（3）确定是否需要给予言语治疗。

2. 评定的方法　包括：①与患者交谈；②让患者阅读、书写；③标准化量表；④仪器检查。

（二）言语障碍治疗原则

言语障碍治疗的原则包括：早发现，早治疗；及时评定；循序渐进；及时反馈；因人而异；环境整洁安静;适当的仪器设备;治疗形式可以是一对一,也可以是自主训练、小组训练、家庭训练相结合。

（三）言语治疗应用范围

凡是有言语障碍的患者,均可以接受言语治疗。对有情感障碍、智力障碍、精神障碍、无训练动机不能积极主动配合和拒绝治疗的患者,不建议开展言语治疗。

第二节　构音障碍治疗

言语的产生是通过发声系统、呼吸系统以及构音系统的协调运动活动来实现的。构音系统由口腔、鼻腔和咽腔及其附属器官组成,其中最主要的构音器官是唇、舌、下颌、软腭。只有当各个构音器官的运动在时间上同步、在位置上精确,才能保证形成准确的构音。构音障碍是影响言语清晰度的最主要原因。

一、构音障碍的分类

（一）运动性构音障碍

运动性构音障碍是指由于神经病变,参与构音的所有器官（口唇、舌、软腭、声带、下颌、肺等）的肌肉系统的肌肉麻痹、收缩力减弱、运动不协调等引起的言语障碍。运动性构音障碍包括弛缓性构音障碍、痉挛性构音障碍、运动失调性构音障碍、运动过弱性构音障碍（锥体外系障碍,如帕金森病等）、运动过强性构音障碍和混合性构音障碍。

运动性构音障碍常见于脑血管意外、脑肿瘤、小脑损伤、重症肌无力、肌萎缩侧索硬化、帕金森病、多发性硬化等。老年人的构音障碍多见于运动性构音障碍。此种障碍可单独发生,也可与失语症合并存在。

（二）器质性构音障碍

器质性构音障碍是指由于先天或后天原因造成构音器官形态、结构异常导致功能异常而出现的言语障碍。临床上最常见的是先天性唇腭裂,其次为舌系带短缩。

（三）功能性构音障碍

功能性构音障碍是指由于发音错误表现为固定的状态,但找不到明显原因的言语障碍。多见于儿童,特别是学龄前儿童。

二、构音障碍的评估

在评估前应该与患者沟通,做好解释工作。按照构音器官检查记录表（表 9-1 ）及构音器官检查方法（表 9-2）的要求予以记录。

表 9-1　构音器官检查记录表

检查部位	方法	检查部位	方法
I．呼吸	1. 呼吸类型:胸腹 _;胸 _;腹 _		异常音量 _
	2. 呼吸次数:_ 次 /min		异常过低 _
	3. 最长呼吸时间:_ 秒		d. 总体程度 0 1 2 3
	4. 快呼吸:能 _;不能 _		气息声　0 1 2 3
II．喉	1. 最长发音时间:_ 秒		费力声　0 1 2 3
	2. 音质、音调、音量		无力声　0 1 2 3
	a. 音质异常 _		粗糙声　0 1 2 3
	嘶哑 _		e. 吸气时发声
	震颤 _		3. 音调、音量匹配
	b. 正常音调 _		a. 正常音调 _
	异常高调 _		单一音调 _
	异常低调 _		b. 正常音量 _
	c. 正常音量 _		单一音量 _

检查部位	方法	检查部位	方法
Ⅲ. 面部	a. 对称 _；不对称 _ b. 麻痹（R/L）_ c. 痉挛（R/L）_ d. 眼睑下垂（R/L）_ e. 口角下垂（R/L）_ f. 流涎 _ g. 怪相 _；扭曲 _；抽搐 _ h. 面具脸 i. 口式呼吸 _		低鼻腔共鸣 _ 鼻喷气声 _ 3. 鼓腮 　a. 鼻漏气 _ 　　口漏气 _ 4. 吹 　a. 鼻漏气 _ 　　口漏气 _
Ⅳ. 口部肌肉	1. 噘嘴 　a. 缩拢范围正常 _ 　　缩拢范围异常 _ 　b. 对称缩拢 _ 　　不对称缩拢 2. 咂唇 　a. 力量正常 _ 　　力量减低 _ 　b. 口角对称 _ 　　口角不对称 _ 3. 示齿 　a. 范围正常 _ 　　范围缩小 _ 4. 唇力度 　a. 正常 _ 　　减弱 _	Ⅶ. 舌	1. 外伸 　a. 正常外伸 _ 　　偏移（R/L） 　b. 长度正常 _ 　　外伸减少 _ 2. 灵活度 　a. 正常速度 _ 　　速度减慢 _ 　b. 正常范围 _ 　　范围减少 _ 　c. 灵活 _ 　　笨拙 _ 　　扭曲 _ 3. 舔唇左右侧 　a. 充分 _ 　　不充分 _
Ⅴ. 硬腭	a. 腭弓正常 _ 　高窄腭弓 _ b. 新生物 _ c. 黏膜下腭裂 _	Ⅷ. 下颌	1. 颌张开闭合 　a. 正常下拉 _ 　　异常下拉 _ 　b. 正常上抬 _ 　　异常上抬 _ 　c. 不平稳扭曲 　　或张力障碍性运动 _ 　d. 下颌关节杂音 _ 　　膨出运动 _ 2. 咀嚼范围 　a. 正常范围 _ 　　减少 _
Ⅵ. 腭咽机制	1. 大体观察 　a. 正常软腭高度 _ 　　软腭下垂（R/L）_ 　b. 分叉悬雍垂（R/L）_ 　c. 正常扁桃体 _ 　　肥大扁桃体 _ 　d. 节律性波动 _ 　　或痉挛 _ 2. 软腭运动 　a. 中线对称 _ 　b. 正常范围 _ 　　范围受限 _ 　c. 鼻漏气 _ 　d. 高鼻腔共鸣 _	Ⅸ. 反射	1. 角膜反射 _ 2. 下颌反射 _ 3. 眼轮匝肌反射 _ 4. 呕吐反射 _ 5. 缩舌反射 _ 6. 口轮匝肌反射 _

表 9-2 构音器官检查方法

I. 呼吸（肺）

用具	说明	方法及观察要点
无	1."坐正,两眼往前看"	患者的衣服不要过厚,较易观察呼吸类型,观察是胸式、腹式、胸腹式。如出现笨拙、费力、肩上抬,应描述
无	2."请你平静呼吸"	检查者坐在患者后面,双手放在胸和上腹两侧感觉呼吸次数,正常人 16~20 次 /min
无	3."请你深吸气后,以最慢的速度呼气"	检查者用放在胸腹的手,感觉患者是否可慢呼气,观察最长呼气时间,注意同时看表记录时间,呼气时发"f""s"
无	4."请用最快的速度吸一口气"	仍用双手放在胸部感觉

II. 喉功能

用具	说明	方法及观察要点
无	1."深吸一口气然后发'啊',尽量平稳发出,尽量长"	1. 不要暗示音调音量,按评定表上的项目评定,同时记录时间,注意软腭上提、中线位置 2. a. 正常或嘶哑,气息声、急促、费力声及粗糙声及震颤 　b. 正常或异常音调,低调 　c. 正常或异常音量 　d. 吸气时发声
无	2."请和上我唱的每一个音"	随着不同强度变化发出高音和低音,评定患者是否可以和上,按表上所列项目标记

III. 面部

用具	说明	方法及观察要点
无	"请看着我"	这里指的是整个脸的外观,脸的绝对对称很可能不存在,不同的神经肌肉损伤可具有不同的面部特征 a. 正常或不对称;b. 单侧或双侧麻痹;c. 单侧或双侧痉挛;d. 单侧或双侧眼睑下垂;e. 单侧或双侧口角下垂;f. 流涎;j. 扭曲、抽搐、鬼脸;h. 面具脸;i. 口式呼吸

IV. 口部肌肉检查

用具	说明	方法及观察要点
无	1."看着我,像我这样做"(示范缩拢嘴唇的动作)	评定嘴唇:a. 正常或范围缩小 b. 正常或不对称
无	2."像我这样呲牙"(示范 2 次)	观察:a. 正常或范围缩小 b. 口角对称或偏移
带绒线的纽扣	"请张开口,把这个纽扣含在唇后,闭紧嘴唇,看我是否很容易把它拉出来"	把指套放在纽扣上,把它放在唇后、门牙之前,患者用嘴唇含紧纽扣后,拉紧线绳,逐渐增加力量,直到纽扣被拉出或显出满意的阻力 a. 正常唇力;b. 减弱

续表

Ⅴ.硬腭

用具	说明	方法及观察要点
指套、手电筒	"头后仰,张口"	把指套戴在一只手的示指上,用另一只手打开手电筒照在硬腭上,从前到后、侧面及四周进行评定,用示指沿中线轻摸硬腭,先由前到后,再由左到右 观察指动: a. 正常腭弓或高窄腭弓 b. 异常生长物 c. 皱褶是否正常 d. 黏膜下腭裂

Ⅵ.腭咽机制

用具	说明	方法及观察要点
指套、手电筒	1. "张开口"	照在软腭上,在静态下评定软腭的外观及对称性 观察要点: a. 正常软腭高度或异常软腭下垂 b. 分叉腭垂 c. 正常大小,扁桃体肥大或无扁桃体 d. 节律性波动或痉挛
手电筒和小镜子	2. "再张开你的嘴,尽量平稳和尽量长地发'啊'(示范至少10s),准备,开始"	照在软腭上,评定肌肉的活动,并把镜子或鼻息镜放在鼻孔下 观察要点: a. 正常中线无偏移或单侧偏移 b. 正常或运动受限 c. 鼻漏气 d. 高鼻腔共鸣 e. 低鼻腔共鸣,鼻喷气声
小镜子或鼻息镜	3. "鼓起腮,当我压迫时不让气从口或鼻子漏出"	把拇指放在一侧面颊上,中指放在另一侧面颊,然后两侧同时轻轻施加压力,把鼻息镜放在鼻孔下 观察要点: 鼻漏气或口漏气
气球和小镜子	4. "努力去吹这个气球"	当患者企图吹气球时,把镜子放在鼻孔下 观察要点: 鼻漏气或口漏气

Ⅶ.舌

用具	说明	方法及观察要点
无	1. "请伸出你的舌头"	评定舌外伸活动: a. 正常外伸或偏移 b. 正常或外伸缩短,如有舌肌萎缩、肿物或其他异常,要做记录
无	2. "伸出舌,尽量快地从一侧向另一侧摆动(示范至少3s),开始"	评定速度、运动状态和范围: a. 正常或速度减慢 b. 正常或范围受限 c. 灵活、笨拙、扭曲或张力障碍性运动
无	3. "伸出舌,舔嘴唇外侧及上下唇"(示范至少3次)	观察要点:活动充分、困难或受限

续表

Ⅷ. 下颌

用具	说明	方法及观察要点
无	"面对着我,慢慢地尽量大地张开嘴,然后像这样,慢慢地闭上(示范3次),准备,开始"	把一只手的示指、中指和无名指放在颞颌关节(TMJ),评定下颌的运动是否沿中线运动或有无异常的下颌运动 观察要点: a 正常或异常的下颌下拉 b. 正常或偏移的下颌上抬以及不自主的张力障碍性运动,TMJ弹响或异常突起

Ⅸ. 反射

用具	说明	方法及观察要点
细棉絮	1. 患者睁眼,被检侧眼球向内上方注视	用细棉絮从旁边轻触角膜,引起眼睑急速闭合,刺激后闭合为直接角膜反射,同时对侧眼睑闭合为间接反射 a. 被检侧消失,直接反射(+) 对侧消失,间接反射(+) 反射类型:一侧三叉神经疾病 b. 患侧直接反射(+) 间接反射(-) 反射类型:一侧面神经麻痹
叩诊锤	2. "下颌放松,面向前方"	将左手拇指放在下颌齿裂上,右手持叩诊锤轻叩拇指,观察其反射有无及强弱程度,轻度咬肌收缩或明显收缩为阳性,无咬肌收缩为阴性
叩诊锤	3. "双眼睁开向前看"	用叩诊锤轻叩眼眶,两眼轻闭或紧闭为阳性:无闭眼为阴性,左右有差异要记录
长棉签	4. "仰起头,大张开口"	用长棉签轻触咽弓周围,呕吐反应为阳性,无呕吐反应为阴性
纱布块	5. "请伸出舌头"	用纱布握住舌体突然向前拉舌,突然后缩为阳性,无后缩为阴性
叩诊锤	6. "口部放松"	轻叩唇周,向同侧收缩为阳性,不收缩为阴性,注明左(L)、右(R)

表中所有的单词和文章等检查项目包括记录均使用国际音标,除应用国际音标记录外,无法记录的项目要尽量描述。将检查结果记录在构音障碍记录表上。对于正确、置换、省略、歪曲等情况,标记符号和标记方法见表9-3。

表9-3 构音障碍的记录方法

表达方式	判断类型	标记
自述引出、无构音错误	正确	○(画在正确单词上)
自述、由其他音替代	置换	＿(画在错误音标下)
自述、省略、漏掉音	省略	/(画在省略音标上)
自述、与目的音相似	歪曲	△(画在歪曲音标上)
说出的是哪个音	歪曲严重、难以判定、无法判断	×(画在无法分辨的音标下)
复述引出		()(画在患者复述出的词上)

注:如有其他异常,要加注相应标记;四声错误要在单词上面或角上注明。

结果分析：将前面的单词、音节、文章、检查发现的异常分别记录，归纳分析其特点，结合构音运动和训练观察进行总结并确定类型。

三、构音障碍的训练

（一）分类

1. 构音器官训练　包括呼吸训练、松弛训练、下颌运动功能训练、口唇运动功能训练、舌部运动功能训练、鼻咽腔闭锁功能训练（软腭训练）等。

2. 发音训练　包括发音启动、发音延长、语调训练、音量控制、音高控制及鼻音控制训练；构音重组训练、句子组合训练、重音与节奏训练等。

3. 言语代偿训练　选择如图画板、词板、句子板等进行替代言语交流训练。

（二）目的

改善构音障碍患者的语言功能。

（三）适用范围

1. 适应证　脑卒中或颅脑外伤等所致的麻痹性构音障碍。

2. 禁忌证　无特殊禁忌证。

（四）训练准备

1. 训练环境　训练场所安静、隔音。

2. 构音障碍评价与分析　包括呼吸功能、口面部肌肉、硬腭、腭咽机制、喉、下颌、吞咽反射等。

3. 选择训练课题　根据不同等级的患者选择适合的训练方法。轻度障碍者应开展语调训练、会话训练。中度障碍者应开展呼吸训练、舌训练、唇训练、软腭训练、发音训练。重度障碍者应开展呼吸训练、下颌训练、舌训练、唇训练、软腭训练、简单发音训练，以及交流辅助系统的应用。

4. 训练设备　包括录音机、口形矫正镜、节拍器、秒表、指套、压舌板等。训练教材包括训练所需的实物、卡片、各类笔纸等。

（五）训练方法

1. 基础训练　构音器官运动功能训练，以运动性构音障碍训练为例。

（1）坐姿训练：患者调整坐姿，尽可能取端坐位（髋、膝关节屈曲90°，踝关节背屈90°），全身放松，尤其是颈部肌肉放松。

（2）呼吸训练：患者坐位，治疗人员于患者身后，双手置于患者第11、12肋部，令其自然呼吸，在呼气终末予以适当挤压，将呼吸终末残留气体挤压出来。

（3）被动或主动下颌运动功能训练：可利用下颌促进技术诱发出下颌的正常运动模式，包括下颌控制法、下颌抵抗法、咬住物体法、咀嚼法等。

（4）口唇运动功能训练：包括口唇闭合、口唇张大、噘嘴-龇牙和鼓腮、口唇肌群对抗阻力等。

（5）舌运动功能训练：包括舌伸缩、舌尖上抬-下拉、舌左右运动和舌环转运动等。

（6）鼻咽腔闭锁功能训练：包括鼻吸气-呼气、吹气、"推撑"训练、发声训练和软腭抬高等。

2. 发音训练　包括音量训练、构音点不同音的组合训练、构音点相同音的组合训练、无意义音节组合训练、有意义音节组合训练和句子水平的组合训练。

3. 言语代偿交流方法训练　重度患者可依据现有的语言及非语言水平，选择交流板（图画、文字）、交流手册或电脑等进行言语代偿或补充，以助交流。

4. 训练方法

（1）呼吸训练

1）稳定坐姿，头和躯干正中位（髋、膝关节屈曲90°，踝关节背屈90°），全身放松，尤其是颈部肌肉放松。

2）如果患者呼气时间短而弱，可采取辅助呼吸训练方法。患者坐位或半卧位，治疗者将双手放在患者肋弓上，嘱患者自然呼吸，在呼气终末予以适当挤压，使患者呼气量增加。这种训练可结合发声、发音一起训练。

3）口、鼻呼吸分离训练，包括鼻吸气-口呼气、吹气等。

4）治疗者数"1、2、3"时患者吸气,然后数"1、2、3"呼气,再数"1、2"时间至10s。

5）呼气时尽可能长时间地发"s""f"等摩擦音,但是不出声音。经数周训练,呼气时进行同步发音,坚持10s。

（2）放松训练:痉挛性构音障碍患者伴随肢体肌张力增高,咽喉肌群也异常紧张,通过放松肢体的肌紧张可以使咽喉部肌群也相应放松。需放松的部位自上而下包括头、颈、肩、胸、背、腹、髋、腿、足。训练时取放松体位,如让患者用力耸肩保持5s,然后放松,重复3次放松肩关节。放松训练不必按照上述顺序进行,可根据患者个人情况把更多的时间集中用在某一个部位上训练。

（3）构音改善的训练

1）舌、唇、下颌的训练:如下颌的牵张、前伸、左右摆动,有能力者可持续数秒;舌的伸缩、舌尖的上抬 - 下拉、口周环绕、口腔内运动;唇的开合、噘嘴、呲牙、鼓腮等。

2）语音训练:患者可以在做唇、舌、下颌的动作后尽量长时间保持,随后做无声的发音动作,最后轻声引出目的音。原则上先发元音,如"a""u",然后发辅音。从双唇音开始,如"b""p""m",能发这些音后再做拼读训练,最后过渡到词、句训练。

3）音律控制:可利用节拍器或乐器的节奏控制速度和韵律。若想增加言语清晰度,可减慢言语速度。

4）发音辨别训练:可通过口述或录音的形式训练患者分辨错音。为调动患者的积极性,也可采取小组训练形式。

（4）交流辅助系统的应用:部分重度患者通过各种手段治疗仍不能讲话,或虽能讲话但清晰度极低,这时可使用交流辅助系统。治疗人员根据老年人的特点自行设计交流板,如用图片或文字构成的交流板,通过板上的内容表达各种意愿。随着科技的发展,也可借助电子设备辅助交流。

（六）注意事项

1. 构音训练要在安静的场所进行,患者应能维持坐位30min以上。

2. 从患者言语表现总体出发,综合制订治疗方案,而不只是针对构音障碍。

3. 遵循由易到难的原则,分析构音器官异常与言语产生的关系,按照评定结果顺序选择治疗顺序。

4. 选择适当的治疗强度或方法,以免打消患者训练的兴趣和积极性。一般每次训练30min,避免患者过度疲劳。

第三节　失语症治疗

一、概述

（一）失语症的定义

失语症是指在神志清楚、意识正常、发音和构音没有障碍的情况下,由于神经中枢病损、大脑皮质语言功能区病变导致的言语交流能力障碍,包括语言表达或理解障碍。失语症是获得性语言障碍,是大脑损伤后使已获得的语言能力丧失或受损,即丧失口语、文字的表达和领悟能力。

（二）失语症的病因

1. 病源性　因脑血管意外、感染、脑肿瘤等疾病引起的脑功能损伤。

2. 外伤　因车祸、高空坠落、剧烈撞击等原因导致的脑外伤。

3. 中毒性　因食物、药品等中毒所致的脑损伤。

脑血管疾病是导致失语症的最常见原因,我国1/3以上的脑血管病变患者可出现各种言语障碍。

（三）失语症的症状

1. 听理解障碍　包括:①语音辨识障碍;②语义理解障碍;③听觉记忆跨度和句法障碍。

2. 口语表达障碍　包括:①口语的流畅性障碍;②发音障碍;③说话费力;④错语;⑤杂乱语;⑥找词困难和命名障碍;⑦持续语言;⑧刻板语言;⑨语法障碍;⑩复述障碍;⑪模仿语言。

3. 阅读障碍　阅读障碍又称失读症,是指因脑功能受损而导致阅读能力受损或丧失。阅读包括朗读和文字的理解,两者可出现分离现象。包括:①形、音、义失读;②形、音失读;③形、义失读。

4. 书写障碍(图 9-1)　包括:①书写不能;②构字障碍;③象形书写;④镜像书写;⑤惰性书写;⑥书写过多;⑦语法错误性书写;⑧视空间性书写障碍。

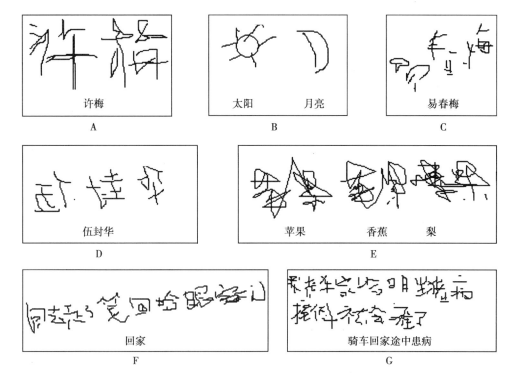

图 9-1　不同形式的书写障碍

A. 构字障碍;B. 象形书写;C. 视空间性书写障碍;D. 镜像书写;E. 惰性书写;F. 书写过多;G. 语法错误性书写。

5. 其他症状　某些失语症患者会同时出现智力改变,如记忆、逻辑思维、计算、注意力的改变。

6. 并发症

(1)构音失用:参与构音的运动器官出现协调障碍,如呼吸(构音不清)、清晰度(构音障碍)、情感性语调(失韵症),随后失音缄默。

(2)情感障碍:以情感显著而持续地高涨或低落为主要临床特征的精神障碍,常伴有相应的思维和行为改变。情感障碍的表现具有很大的差异,轻者可以是对某种负性生活事件的反应,重者可成为一种严重的复发性甚至慢性致残性障碍。病情重者可出现幻觉、妄想等精神病性症状,常反复发作,多数可缓解,少数残留症状或转为慢性。

(3)记忆障碍:个人处于一种不能记住或回忆信息、技能的状态。记忆包括识记、保持、再现,与神经心理功能有密切的关系。

二、失语症的分类

目前对失语症没有公认的分类方法,国外较通用的失语症的分类方法有本森(Benson)分类法和施耐尔(Schnell)分类法(表 9-4)。

国内失语症分类是以本森分类法为基础,结合汉语的特征而进行的分类。

(一)外侧裂周围失语

外侧裂周围失语包括布罗卡(Broca)失语、韦尼克(Wernicke)失语和传导性失语,病灶位于外侧裂周围,共同特点是均有复述障碍。

1. 布罗卡失语　布罗卡失语又称表达性失语或运动性失语,由优势侧额下回后部(布罗卡区)病变引起。常见于脑梗死、脑出血等可引起布罗卡区损害的神经系统疾病。

表 9-4　本森分类法和施耐尔分类法

	本森分类法	施耐尔分类法
1	Broca 失语	单纯性失语
2	Wernicke 失语	伴有视觉过程障碍的失语症
3	传导性失语	伴有构音不流畅的失语症
4	经皮质运动性失语	散发性病灶性失语症
5	经皮质感觉性失语	伴有感觉运动障碍的失语症
6	经皮质混合性失语	伴有间歇性听觉失认的失语症
7	完全性失语	不可逆性失语症

注：本森分类法以解剖部位为基础，施耐尔分类法以症状为基础。

 知识拓展

布 罗 卡 区

　　布罗卡区又称布罗卡中枢、布罗卡回，即运动性言语中枢（说话中枢）。发现者布罗卡（Broca）是法国外科医生、神经病理学家、人类学家，最早发现大脑左半球语言中枢。布罗卡区主管语言信息的处理、话语的产生，与韦尼克区共同形成语言系统。布罗卡区与韦尼克区通常位于脑部的优势半脑（通常位于左侧），这是由于大多数人（97%）是右利的缘故。布罗卡区与韦尼克区由额叶和颞叶间的神经通道弓状束连接。

　　布罗卡区位于优势大脑半球额下后部靠近岛盖处，即布鲁德曼第 44、45 区。在布罗卡的发现之前，弗卢朗学说坚持大脑的整体功能。布罗卡区损害导致运动性失语症，由于有关肌肉共济失调，不能将语言以口语方式表达出来。障碍程度轻重不等，轻者可找到个别合适的词，重复使用有限的词汇，句子简单，语法单调，表达中有较长的停顿；重者言语功能丧失，能发音，但构成不了词句。

　　2. 韦尼克失语　韦尼克失语又称听觉性失语或感觉性失语，由优势侧颞上回后部（韦尼克区）病变引起。常见于脑梗死、脑出血等可引起韦尼克区损害的神经系统疾病。

　　3. 传导性失语　多数传导性失语症患者病变累及优势侧缘上回、韦尼克区等部位。一般认为是由于外侧裂周围弓状束损害，导致韦尼克区和布罗卡区之间的联系中断所致。

　　（二）经皮质失语

　　经皮质失语又称分水岭区失语综合征，病灶位于优势半球分水岭区，共同特点是复述相对保留。

　　1. 经皮质运动性失语　病变多位于优势侧布罗卡区附近，但布罗卡区可不受累，也可位于优势侧额叶侧面。主要由于语言运动区之间的纤维联系受损而导致语言障碍。本症多见于优势侧额叶分水岭区的脑梗死。

　　2. 经皮质感觉性失语　病变位于优势侧韦尼克区附近，表现为听觉理解障碍，对简单词汇和复杂语句的理解均有明显障碍。本症多见于优势侧额、顶叶分水岭区的脑梗死。

　　3. 经皮质混合性失语　经皮质混合性失语又称语言区孤立，为经皮质运动性失语和经皮质感觉性失语并存。本症多见于优势侧大脑半球分水岭区的大片病灶，累及额、顶、颞叶。

　　（三）完全性失语

　　完全性失语也称混合性失语，是最严重的一种失语类型，临床上以所有语言功能均严重障碍或几乎完全丧失为特点。患者限于刻板言语，理解严重缺陷，命名、复述、阅读和书写均不能。

　　（四）命名性失语

　　命名性失语又称遗忘性失语，由优势侧颞中回后部病变引起。常见于脑梗死、脑出血等可引起优

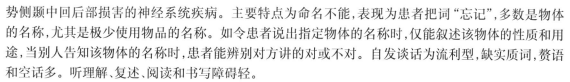

势侧颞中回后部损害的神经系统疾病。主要特点为命名不能,表现为患者把词"忘记",多数是物体的名称,尤其是极少使用物品的名称。如令患者说出指定物体的名称时,仅能叙述该物体的性质和用途,当别人告知该物体的名称时,患者能辨别对方讲的对或不对。自发谈话为流利型,缺实质词,赘语和空话多。听理解、复述、阅读和书写障碍轻。

（五）皮质下失语

皮质下失语是指丘脑、基底核、内囊、皮质下深部白质等部位病损所致的失语。本症常由脑血管疾病、脑炎等引起。

1. 丘脑性失语　丘脑性失语是由丘脑及其联系通路受损所致。表现为急性期有不同程度的缄默和不语,以后出现语言交流、阅读理解障碍。言语流利性受损,音量减小,可同时伴有重复语言、模仿语言、错语、命名不能等,复述功能可保留。

2. 基底节性失语　内囊、壳核受损时,表现为语言流利性降低,语速慢,理解基本无障碍,常常用词不当,能看懂书面文字,但不能读出或读错,复述也轻度受损,类似于布罗卡失语。壳核后部病变时,表现为听觉理解障碍,讲话流利,但语言空洞、混乱而割裂,找词困难,类似于韦尼克失语。

（六）其他失语症

失语症还包括纯词聋、纯词哑等。

三、失语症评估

（一）评估方法

失语症的诊断评估主要通过标准化的失语症评价进行,通常是对失语严重程度的评定,同时也可用于个体的失语症分类。标准化失语症评价包括波士顿失语症检查法(Boston diagnostic aphasia examination, BDAE)、明尼苏达失语症鉴别诊断测验、失语症成套测验以及失语症筛选测验、法兰查失语症筛选测验(Frenchay aphasia screening test, FAST)等,国内常用汉语标准失语症检查。

1. 汉语标准失语症检查　此检查方法适用我国不同地区使用汉语的成人失语症检查。

知识拓展

汉语标准失语症检查

　　中国康复研究中心汉语标准失语症检查(Chinese rehabilitation research center aphasia examination, CRRCAE)由中国康复研究中心于1990年编制完成,借鉴了国外有影响的失语评价量表的理论和框架,按照汉语的语言特点和中国人的文化习惯编制而成,经国内多家医院的临床应用,适合中国的失语症患者。此检查包括两部分内容:第一部分是通过患者回答12个问题,了解其言语的一般情况;第二部分由30个分测验组成,分为9个大项目,包括听理解、复述、说、出声读、阅读理解、抄写、描写、听写和计算。

2. 汉语失语症成套测验(aphasia battery of Chinese, ABC)。

3. 北京医院汉语失语症检查法。

4. 汉语波士顿失语症检查法　失语症严重程度分级国际多采用波士顿失语症检查法(BDAE)的失语症严重程度分级(表9-5)。

（二）失语症的鉴别诊断

失语症和构音障碍可以是神经系统疾病的唯一或首发的症状,也可以是多种症状和体征的组成部分。构音障碍是与发音相关的中枢神经、周围神经或肌肉疾病所导致的一类言语障碍的总称,主要表现为言语肌肉运动的缓慢、无力、不精确或不协调。而失语症则是在神志清楚、意识正常、发音和构音没有障碍的情况下,由于神经中枢病损、大脑皮质语言功能区病变导致的言语交流能力障碍,包括语言表达或理解障碍。失语症还可伴有失用、失认等症状。

表 9-5　BDAE 失语症严重程度分级标准

级别	标准
0 级	缺乏有意义的言语或听理解能力
1 级	言语交流中有不连续的言语表达,但大部分需要听者去推测、询问和猜测;可交流的信息范围有限,听者在言语交流中感到困难
2 级	在听者的帮助下,可进行熟悉话题的交流,但对陌生话题常常不能表达出自己的思想,使患者与评定者都感到进行言语交流有困难
3 级	在仅需少量帮助下或无帮助下,患者可以讨论几乎所有的日常问题,但由于言语或理解能力的减弱,使某些谈话出现困难或不大可能进行
4 级	言语流利,但可观察到有理解障碍,思想和言语表达尚无明显限制
5 级	有极少的可分辨的言语障碍,患者主观上可能感到有些困难,但听者不一定能明显察觉到

注:BDAE 分级 4、5 级为轻度,2、3 级为中度,0、1 级为重度。

四、失语症的训练

失语症的治疗以改善语言功能、改善日常生活交流能力为目标。通过语言治疗,最大限度地改善患者的语言能力和交流能力,使其回归家庭、社会。失语症需要长期治疗,可以通过药物治疗、病因治疗以及言语康复治疗等进行改善。

对失语症患者,要给予鼓励和支持,并尽早接受语言治疗师的专业训练,越早接受训练,其语言能力恢复得越快、越好。因为语言康复也有黄金期,如果时间延误太久,未恢复的语言能力就可能变成永久性的损伤。大多数患者经过一段时间的康复训练,语言能力都可以有一定程度的恢复。

（一）治疗分类

1. 病因治疗　失语症为疾病的临床表现之一,需要针对引起失语症的病因进行治疗。常见的引起失语症的病因以脑血管疾病最为多见,其次为脑部炎症、外伤、神经系统变性疾病等。积极治疗原发病能够改善失语症患者的预后。

2. 药物治疗　主要通过改善神经系统的神经递质功能发挥作用。

3. 中医治疗　中医药、针灸有助于失语症患者的康复。

4. 饮食　失语症患者的饮食原则为优质蛋白、低脂、低糖。应在医生指导下,根据失语症的病因进行选择,不同的疾病通常饮食调理不同。对脑血管疾病造成的失语症患者,饮食以优质蛋白、低脂、低糖为主,应营养丰富、易吸收。食谱需要结合患者的口味偏好以及病情、消化能力、合并疾病综合考虑,适量补充维生素,瘦肉、鱼、虾、豆制品、奶制品、新鲜的蔬菜、水果合理搭配。患者应养成良好的饮食习惯,不要暴饮暴食。此外,患者应戒烟、戒酒。

（二）治疗目标

1. 短期目标　短期目标是患者在短期内通过训练可以达到或改善的语言功能。可根据患者的具体情况或者长期目标选定治疗方案,为患者制订 1 周或 1 个月能达到的进度或水平。目标不能设置太高,一般是较现有水平提高一个阶段即可。

2. 长期目标　长期目标是患者最终可能达到的交流水平,主要依据 BDAE 失语症的严重程度分级来设定（表 9-6）。

（三）康复训练

1. 语言功能的训练　在患者病情稳定、意识清楚、能耐受集中训练 20~30min 时,即可开始。

（1）听理解训练:包括单词的认知与辨别、语音辨识、语句理解、执行口头指令等。

（2）口语表达训练:包括语音训练、命名训练、自动语训练、复述训练、叙述训练等。

（3）阅读与朗读训练:包括字图匹配、单词朗读、语句阅读与朗诵、篇章的阅读与朗诵等。

表 9-6 不同严重程度失语症患者的长期目标

程度	BDAE 严重程度分级	长期目标
轻度	4、5	改善语言能力,力争能满足职业需要
中度	2、3	充分利用残存功能,基本自如地简单交流,满足社区需求
重度	0、1	充分利用残存功能和代偿方法,能简单地进行日常交流,尽量满足家庭需要

2. 言语相关功能及综合能力训练　包括面部肌肉训练、口腔动作训练、手势模仿、计算训练、绘画训练、查字典等。

3. 交流能力训练　促进交流效果的技术包括手势训练、交流板和交流册的应用、电脑对话、画图表达等代偿手段的应用训练,训练时间为 30~60min/ 次,1~2 次 / 天,3~5 天 / 周,慢性期可每周1~3 天。

4. 康复护理　选择有效的沟通方式,以满足患者的生活需要。在病情平稳后应尽早进行语言训练、呼吸训练、构音器官功能训练、增强构音肌肉运动觉训练等。护理人员及家属应有耐心对待失语患者,注意观察病情的发展,及时了解患者的心理变化并给予心理支持。

（1）日常护理

1）呼吸训练:呼吸气流量及气流控制是正确发音的重要因素。呼吸训练有助于控制音高、发音及音量,对语调、重音、音节、节奏形成也有影响。让失语症患者充分放松,保持正确坐姿,用鼻吸气、口呼气,呼气前要停顿,逐渐增加肺活量,特别注意增强呼气的压力及呼气时间。

2）构音器官功能训练:进行舌、唇、软腭、咽喉与下颌的单独运动、交替运动等多种练习,帮助改善口面部肌肉的控制,注意运动的保持与协调。可以进行吹气训练,如吹桌上的乒乓球、吹笛、吹口琴等。

3）增强构音肌肉运动觉训练:可利用冰、软毛刷等刺激口面部肌肉和软腭,也可利用手指按压,牵拉抵抗口面部肌肉,增强构音肌肉的深浅感觉。

（2）心理护理:对失语症患者,要给予鼓励和支持。

某些神经系统疾病急性期出现的失语症还可能伴有不同程度的精神认知功能障碍,此时应以休息、针对病因治疗为主。明显意识障碍、情感行为异常和精神病患者不适于失语症的康复训练。

5. 预防　关键在预防引起失语症的病因,如各种脑血管疾病等。如果发现自己的言语出现问题,建议及时到医院神经内科进行检查。早发现、早诊断、早治疗是预防和治疗失语症的关键。

（四）注意事项

1. 积极预防各种脑血管疾病,如脑外伤、脑炎、各种代谢性脑病、神经系统变性疾病等。

2. 控制脑血管疾病的危险因素,如高血压、心脏病、糖尿病、吸烟、酗酒、血脂异常、颈动脉狭窄、肥胖等。

3. 定期体检,以便早期发现脑血管疾病及其相关的危险因素,及早预防。

4. 改变不良生活方式,合理膳食,心态平和,适量运动,戒烟、限酒,作息规律,减少脑血管疾病的发病风险,预防失语症的发生。如果出现相关的不适症状,应该尽早就诊。保护颅脑,以免外伤损伤大脑相应部位而导致失语症的发生。

第四节　吞咽障碍治疗

一、概述

吞咽是指食物进行咀嚼后形成食团,由口腔经咽喉、食管运送到胃的过程（图 9-2）。吞咽也是人体最复杂的反射活动,必须由特定的刺激才能引起。人体每天正常的吞咽次数约 600 次。

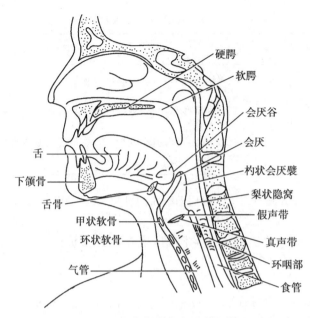

图 9-2　吞咽相关解剖标志的矢状图

（一）正常吞咽的解剖与生理

1. 吞咽器官的解剖特点

（1）口腔：口裂是口腔前部与外界相通的分界，后部经由腭舌弓、腭咽弓、腭垂与舌根形成的咽峡与咽相通，硬腭、软腭、舌、口底以及上下牙裂组成口腔的上下壁，颊部为口腔侧壁。

（2）咽：为上宽下窄的漏斗形肌性管道，是呼吸和消化的共同通道，分为鼻咽、口咽和喉咽三部分。

（3）食管：是咽和胃之间的消化管，可分为颈部食管、胸部食管、腹部食管三部分。食管上端括约肌与咽相连，包括环咽肌、下咽缩肌远端部、食管上端肌肉，主要作用是使咽与食管分隔，呼吸时防止气体进入消化道，摄食时预防食物由食管反流入咽，保护呼吸道。

（4）喉：既是发音器官，又是呼吸通道。安全的吞咽要求在声门关闭阶段，食团必须运送通过咽。食物在咽期吞咽开始之前或者之后会停留或进入会厌谷和梨状隐窝。

2. 吞咽过程的神经支配　在口腔前期、口腔准备期、口腔期的吞咽随意运动是由皮质、皮质下中枢控制的，吞咽中枢位于脑干，主要是延髓，吞咽过程至少有 6 对脑神经参与（表 9-7）。

3. 分期与特点　吞咽过程分为口腔前期、口腔准备期、口腔期、咽期和食管期（图 9-3）。其中口腔准备期及口腔期是在随意控制下完成的，而咽期及食管期则是自动完成的。

表 9-7　吞咽过程的神经支配

吞咽过程（分期）	生理作用（主要肌肉）	支配神经
口腔前期	感知食物、摄取食物	
口腔准备期	闭合口唇（口轮匝肌、颊肌）	面神经
	咀嚼运动（咀嚼肌）	三叉神经
	搅拌食物（颊肌、舌肌）	面神经、舌下神经
	保持食物在口腔内，并辅助咀嚼（面肌、腭肌）	面、舌咽、迷走、三叉神经
口腔期	推送食团，闭锁鼻咽腔（腭肌）	舌咽、迷走、舌下、三叉神经
咽期	封闭呼吸道（咽肌、喉肌）	迷走、副神经
	推送食团进入食管（咽肌）	舌咽、迷走神经
食管期	肌肉蠕动输送食团	交感、迷走神经

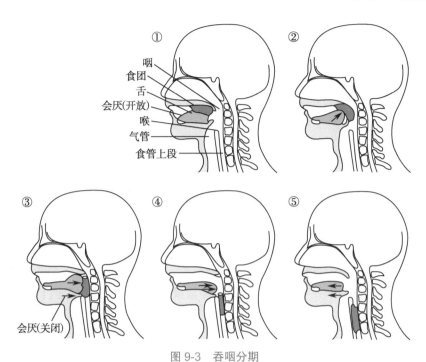

图 9-3　吞咽分期
①口腔准备期；②口腔期；③、④咽期；⑤食管期。

（1）口腔前期：是指患者通过视觉、触觉和嗅觉感知食物，借助餐具和手把食物送入口中的过程。

（2）口腔准备期：是指摄入食物，在适量唾液参与下咀嚼磨碎形成食团，完成咀嚼的阶段。张口，食物进入口腔之后，口唇闭合；舌部感知食物的味道、温度和质地，牙齿开始咀嚼，食物和唾液充分混合，变成食团；面颊肌配合舌的运动挤压食物到正确位置。此期发生于口腔，可随意控制，任何时候都可停止，口面部肌群以及舌的活动在此期特别重要。

（3）口腔期：舌以快速的波浪式运动把食物推向咽喉（首先是舌尖部，继而中部、后部依次抬起），食团被推送至口腔后部，同时软腭上提封闭鼻咽部，舌后部下降，舌根稍稍前移，食团被挤压入咽部以触发吞咽反射。口腔期在吞咽过程中是可以由意识控制的，任何时候都可以停止，舌的运动在此期特别重要。此期要求：①口轮匝肌力量完好，确保嘴唇适当的闭合，防止食物从口腔中流出；②舌可自主地向各个方向移动，可将食团送至口腔后部；③两侧肌肉运动功能良好，防止食物残渣留于两侧；④食物进入口腔后，咽与喉保持静止状态，呼吸道通畅。

（4）咽期：食物经咽喉进入食管的过程是吞咽最关键时期，最容易发生误吸。食物到达舌根部诱发咽期吞咽，产生吞咽反射，包括以下动作：①软腭上抬与后缩而鼻咽腔完全闭锁，避免食物向鼻腔逆流。②舌骨和喉部上举，关闭呼吸道入口，前移松弛环咽肌，食管上括约肌打开，向下推动食团。③气道关闭，可预防误吸的发生。④舌根下降、后缩与前突的咽喉壁接触，关闭口咽腔，防止食物重新进入口中。⑤咽缩肌规律地由上到下收缩，推动食团向下运动。⑥舌根向后方压迫会厌，会厌反转，覆盖喉前庭。⑦环咽肌舒张，以打开进入食管之门，咽缩肌由上而下规律性收缩，食团向下运动。此期运动是不受随意控制的自主运动，一旦启动则是不可逆的。

（5）食管期：即食物通过食管输送到胃的过程。吞咽反射结束后，食团因重力及食管肌肉的规律性收缩而顺食管往下推送到达胃部。由喉部下降、环咽肌开放开始，食物通过整个食管经贲门进入胃的过程约需 10s，此期为食物通过时间最长的阶段。

（二）吞咽障碍的定义

吞咽障碍是指由于口腔（舌、下颌、软腭）、咽喉、食管括约肌或食管的结构或功能异常，不能把食物安全有效地正常送入胃内的过程。广义的吞咽障碍包含认知和精神、心理等方面问题引起的行为异常而导致的吞咽和进食问题，即摄食吞咽障碍。吞咽障碍是临床常见的一种症状，可由多种疾病引起，包括中枢神经系统疾病、肌源性疾病、周围神经病变、口腔部器质性病变、呼吸系统和消化系统的疾病以及口咽部放疗和手术后等。

（三）临床表现及并发症

1. 常见的临床表现 流涎；食物从口角漏出，在低头时比较明显；饮水呛咳；咳嗽；进食后的哽咽感，感觉食物就像黏着于咽喉壁上，同时可伴有胸骨的疼痛；吞咽延迟；进食费力，声音嘶哑，进食量少；鼻咽、口腔食物反流，食物滞留在口腔和咽部；误吸及喉结构上抬幅度不足；进食时间延长、进食费力、进食量减少等临床表现。

吞咽过程中任何一个阶段出现问题都会引起吞咽困难。食管癌是食管上皮细胞的恶性肿瘤，在早期可能会出现进食的哽咽感，但并不影响进食，同时可伴有胸骨后的疼痛，中期的典型症状是进行性的吞咽困难伴有胸骨后的疼痛或咳黏液样痰。两者有本质区别，吞咽困难并不仅见于食管癌。

2. 并发症

（1）吸入性肺炎：是吞咽障碍最常见且最危险的并发症。食物残渣等误吸或反流入支气管和肺可引起肺部反复感染、发热，出现窒息，甚至危及生命。

（2）营养不良、脱水：由于吞咽障碍，机体所需能量和液体长期得不到满足，出现水电解质缺乏、体重下降。

（3）心理障碍：吞咽障碍可以通过各个方面来影响患者的生活，如引起患者误吸。正常人发生误吸后可以通过咳嗽反射将异物排出，但是吞咽障碍患者的吞咽生理机制发生损伤，不能及时将异物排出，因此可频繁发生急慢性误吸，导致频繁的吸入性肺炎、反复长期发热。这种吸入性肺炎会导致患者住院时间延长、住院费用增加、致残率增高。另外，发生吞咽障碍后由于患者不能够享受进食的乐趣，不能够与家人共享进餐时的愉快，因此可引起患者的心理障碍。

二、吞咽障碍的分类

（一）按病因分类

1. 功能性吞咽障碍 表现为参与吞咽的相关解剖结构一般正常，属于口腔、食管运动早期引起的障碍。包括肌肉病变，如重症肌无力、肌萎缩侧索硬化症、多发性肌炎、颈部肌张力障碍等；食管动力性病变，如食管反流、弥漫性食管痉挛等；心理因素，如患者对吞咽表现出癔症性反应、拒绝吃东西、害怕吞咽等心理异常表现。

2. 器质性吞咽障碍 与吞咽相关的器官包括下颌、口唇、舌、咽、喉、食管等解剖结构出现异常改变所致。常见有吞咽通道及邻近器官的炎症、损伤、肿瘤、手术、外伤或放疗等。

3. 神经源性吞咽障碍 由神经系统疾病，如与吞咽功能有关的脑卒中、脑外伤、痴呆、帕金森病、多发性硬化或运动神经元病等引起。主要表现为进食速度慢，出现吞咽反射延迟、吞咽费力、小口多次吞咽、进食或饮水易呛咳等。

（二）按解剖水平分类

1. 口咽性吞咽障碍 老年人或患者在进食稀薄液体时常常出现咳呛或气道阻塞，导致声音嘶哑或流涎。

2. 食管性吞咽障碍 食物通过食管的能力下降，一些食管性疾病如食管狭窄、痉挛、失弛缓症等可影响食物通过食管进入胃。

三、吞咽障碍评估

吞咽障碍的评估包括患者的既往史、主观上吞咽异常的描述、临床观察和生理检查。检查目的是确定吞咽困难是否存在，分析吞咽困难的解剖和生理因素，确定患者有无误吸的危险因素，为吞咽困难进一步检查和治疗提供诊断依据。

（一）主观评估

当怀疑患者有吞咽功能异常时，临床评估的方法和过程如下。

1. 病史 主要收集患者的一般情况、家族史、有无神经系统疾病、肺部情况、有无口腔外伤史、有无吸入性肺炎的病史、心理或精神病史等。

2. 主诉　记录患者吞咽困难的具体描述,分析后初步鉴定是口腔性还是食管性病变,重点询问吞咽困难的部位、症状、持续时间、诱发因素和代偿机制、合并症状等。

3. 营养状态　观察患者身体和精神状态,是否存在贫血、营养不良、体重下降等问题;观察患者有无鼻饲管、气管切开、脱水等情况;重点询问营养摄入的方法、食物的种类、数量及频率。

（二）客观评估

1. 临床功能性检查　包括食管吞钡造影检查、吞咽 X 线荧光透视检查、吞咽造影检查、气钡双重食管造影检查、表面肌电图等。

2. 康复评估　包括症状筛查、吞咽障碍简易筛查表、反复唾液吞咽测试（RSST）、饮水试验与改良饮水试验、染料测试及吞咽障碍的临床评估。主要观察进食姿势、每口进食量、吞咽所需时间、是否有口腔残留。常用的评估量表:① EAT-10 吞咽筛查量表（表 9-8）;②简易吞咽功能评定——饮水试验（表 9-9）。

表 9-8　EAT-10 吞咽筛查量表

目的:EAT-10 注意在测试有无吞咽困难时提供帮助,在您与医生就有无症状的治疗进行沟通时非常重要。

A. 说明

选择每一题的数字选项,回答您所经历的下列问题处于什么程度:0,没有;1,轻度;2,重度;3,重度;4,严重。

筛查内容	程度				
1. 我的吞咽问题已经使我的体重减轻	0	1	2	3	4
2. 我的吞咽问题影响到我在外就餐	0	1	2	3	4
3. 吞咽液体费力	0	1	2	3	4
4. 吞咽固体费力	0	1	2	3	4
5. 吞咽药片（丸）费力	0	1	2	3	4
6. 吞咽有疼痛	0	1	2	3	4
7. 我的吞咽问题影响到我享用食物的快感	0	1	2	3	4
8. 我吞咽时有食物卡在喉咙里	0	1	2	3	4
9. 我吃东西有时会咳嗽	0	1	2	3	4
10. 我吞咽时感到紧张	0	1	2	3	4

B. 得分_____

将各题的分数相加,结果写在上面的空格处,总分（最高 40 分）。

C. 结果与建议

如果 EAT-10 的每项评分超过 3 分,您可能在吞咽的效率和安全方面存在问题,需做进一步的吞咽检查或治疗。

表 9-9　简易吞咽功能评定

描述	评分	标准	评定情况
洼田饮水试验:	Ⅰ	可一口喝完,无噎呛	
让患者喝 1~2 勺水,如无问题	Ⅱ	分 2 次以上喝完,无噎呛	
患者取坐位,将 30ml 温水递给患者,	Ⅲ	能 1 次喝完,但有噎呛	
让其像平常一样喝下	Ⅳ	分 2 次以上喝完,且有噎呛	
记录饮水情况	Ⅴ	常常呛住,难以全部喝完	

说明:情况 Ⅰ 若 5s 内完,为正常;超过 5s,则疑有吞咽障碍;情况 Ⅱ 也为可疑;情况Ⅲ、Ⅳ、Ⅴ则确定有吞咽障碍。如饮用一勺水就呛住,可休息后进行,2 次均呛住属异常。

3. 与吞咽有关的口面部功能评估

（1）直接观察：观察参与吞咽动作的面部结构组织的完整性。

（2）唇、颊部的运动：包括有无流涎、静止状态唇的位置、露齿时嘴角的运动、闭唇鼓腮等。

（3）下颌运动：观察静止时下颌的位置、说话和咀嚼时下颌的运动、能否抗阻运动。

（4）舌的运动：观察静止时舌的位置、舌向不同方向运动时有无异常（伸舌、抬高、上下、左右、言语和咀嚼、抗阻等）、舌的敏感度。

（5）软腭的运动，观察发"a"音时软腭的运动、是否有鼻腔漏气。

（6）喉的运动及功能：通过观察患者音质音量的变化、吞唾液、喉上抬、刻意咳嗽、喉部清理等方式，判断喉的功能。

四、吞咽障碍治疗和训练

（一）吞咽障碍的治疗原则

1. 营养是首先需要考虑的问题，可选择经口进食、经鼻胃管喂食、经鼻肠管喂食、经胃造瘘术、空肠造口术等方式。

2. 食物调配及喂食指导。

（二）日常照护

1. 急性期照护

（1）急性期患者若处于昏迷状态或意识尚未完全清醒时，对外界的刺激反应迟钝。患者吞咽反射、咳嗽反射明显减弱或消失，处理口水的能力低下，不断流涎，口咽功能严重受损，认知功能严重障碍，应使用鼻饲或经皮内镜下胃造瘘术。早期进行吞咽功能训练，力求尽快撤除鼻饲或胃造瘘。

（2）吞咽障碍患者首先应注意口腔卫生及全身状况的改善，平衡膳食的供给量可按体重计算出每日热量的需求。对于严重脱水及营养状态极差者，应给予静脉补液、营养支持。糖尿病患者应考虑流质食物的营养吸收问题，特别是应用胰岛素的患者需加强血糖监测，预防瞬时低血糖或高血糖的发生。

2. 食物的选择　选择患者易吸收的食物。磨烂的食物最容易吞咽，带有一定黏稠度的糊状食物不易吸入气管，稀的液体则易吸入气管。故进食的顺序：磨烂的或糊状食物→剁碎的食物或液体→正常的食物和水。如用糊状食物太久，易致患者水分摄入过少而脱水，所以应适当给予清水。特别注意的是，酸性成分的食物容易引起肺炎，清水则不易引起肺炎。

3. 进食方法

（1）进食时嘱患者尽量在餐桌前采用坐位或半坐位，但也应根据患者吞咽时期障碍的不同改变进食体位；选择最佳的食物黏稠度，起初应是以黏稠的食物为主；饮水使用水杯或羹匙，不要用吸管；每次咽后轻咳数声。

（2）给患者不同结构的食物和可咀嚼的食物。如果患者口唇闭合困难，应辅助患者的下颌轻轻合上，以助于患者咀嚼。训练时可选择不用食物，针对功能障碍的基础训练和使用食物的同时关注体位、食物补偿手段的摄食训练。

（3）食物应选择营养丰富易消化、密度均匀易变形、偏凉食物，避免过多粉状及油炸食物、干燥食物、熏制烧烤等辛辣刺激食物。

4. 注意事项

（1）进食时应采用半坐位或坐位，头部不可过低。

（2）正常成人一口量约20ml，应健侧喂食，尽量把食物放在舌根部。每次进食量不超过300ml，进食后30min内不宜翻身、叩背、吸痰等，进食时避免说话。

（3）告知患者预防呛咳的方法，即空吞咽与吞咽食物交替进行、侧方咽、点头样吞咽。教会患者家属等面对患者严重呛咳、呼吸困难时的应急措施：立即用筷子、压舌板等物品分开口唇并刺激咽部催吐，同时轻拍背部；若催吐无效或患者不清醒的，应立即用示指、中指伸入口腔深部清除积食。

5. 心理护理　吞咽障碍患者往往有心理障碍,也许仅是吞咽失用或食物感觉失用、口腔感觉减低,或本身吞咽障碍并不严重,但拒绝进行训练,最终不能经口进食,从而影响全身健康和康复。根据个人情况对患者的不良心理进行疏导,帮助其建立心理防线,正确面对疾病,积极进行各项治疗,提高其治疗的依从性。

（三）康复训练

1. 基础训练

（1）正确的体位和姿势:进食时嘱患者尽量在餐桌前采用坐位、半坐位,或根据病情选择合适的进食体位。正确的体位和姿势可预防误吸的发生。

（2）肌肉训练

1）口唇闭锁训练:练习口唇闭拢的力量和对称性,如用嘴唇夹紧吸管、压舌板、勺子（图9-4）;闭紧口唇发"pa"音;吹气球、风车、哨子等。

2）舌部运动训练:主要目的是锻炼舌上下、左右、伸缩的功能,可借助外力。如舌头尽量伸出口外,维持5s,然后缩回放松,重复5~10次;快速伸缩舌,重复5~10次;使用压舌板进行舌抗阻训练（图9-5）。

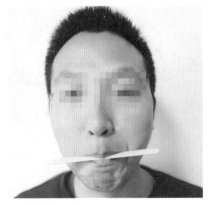

图9-4　口唇闭锁训练

3）下颌开合训练:通过牵伸技术或振动刺激,使咬肌紧张度恢复正常。如张口至最大,维持5~10s,然后放松,重复5~10次;下颌做夸张的咀嚼动作或者下颌向左或右运动,维持5~10s,然后放松,重复10次;闭唇鼓腮,维持5~10s,放松后鼓腮将空气快速地在左右面颊内转移,重复5~10次;若下颌肌痉挛,可让患者咬住软硬适中的食物或物品持续数分钟,牵张下颌关节,或轻轻按摩咬肌,缓解痉挛（图9-6）。

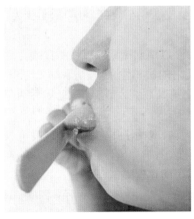
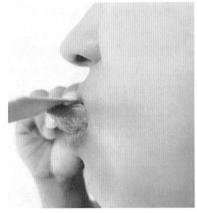
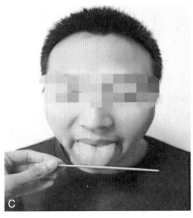
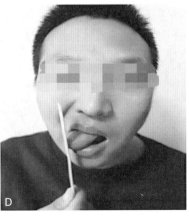

图9-5　舌部抗阻训练

A. 舌尖向前抗阻;B. 舌尖向上抗阻;C. 舌尖向下抗阻;D. 舌尖向左右抗阻。

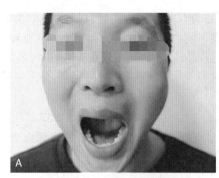
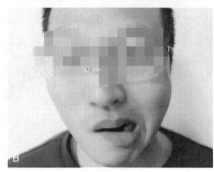
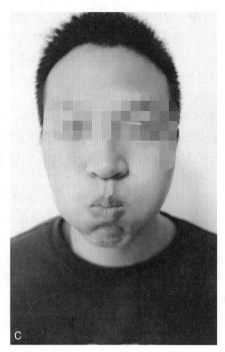

图 9-6　下颌训练

A. 张口；B. 下颌向左右侧方运动；C. 鼓腮。

（3）放松训练：颈部肌群放松，前后左右放松颈部，或左右旋转提肩沉肩。

（4）感官刺激法：吞咽反射减弱或消失时，用冰棉棒轻轻刺激舌、舌根及咽后壁，可提腭和咽部的敏感度，使吞咽反射容易发生。

1）流涎对策：用冰块按摩颈部及面部皮肤，直至皮肤稍稍发红，可降低肌张力，减少流涎，每日3次，每次10min。

2）味觉刺激：用棉签蘸不同味道的食物刺激舌面，以增加味觉敏感性和食欲。

3）嗅觉刺激：进食前口含薄荷脑，可增加吞咽反射的敏感性，可预防吞咽障碍患者吸入性肺炎的发生，也可嗅一些刺激性物体的味道以诱发吞咽反射等。研究发现，针对老年吞咽障碍者，还可采用缓冲生理溶液刺激嗅觉的方法。

（5）屏气发声运动：患者双手支撑椅面做推压运动，或两手用力推墙吸气后屏气，然后突然打开声门、呼气发声。此运动可以训练声门闭锁功能、强化软腭肌力，有助于清除残留在咽部的食物。

（6）咳嗽训练：强化咳嗽，促进喉部闭锁的效果，可防止误吸。

（7）屏气吞咽：用鼻深吸一口气，然后完全屏住呼吸，空吞咽，吞咽后立即咳。有利于使声门闭锁、食物难以进入气道，也利于食物从气道排出。

（8）门德尔松手法（Mendelsohn maneuver）：是指吞咽时自主延长并加强喉的上举和前置运动以增强环咽肌打开程度的方法。具体操作可于咽上升时用手托起喉头。

2. 摄食训练　包括间接训练、直接训练、代偿性训练、电刺激治疗、环咽肌痉挛（失弛缓症）球囊导管扩张术等。

（1）间接训练

1）口唇运动：利用单音单字进行康复训练，如嘱患者张口发"a"音，向两侧运动发"i"音，然后再发"u"音。其他练习方式如吹蜡烛、缩唇吹口哨、微笑等也能促进唇的运动，加强唇的力量。

2）肌、喉部运动：嘱患者稍张口后闭上，使双颊部充满气体并鼓腮，随呼气轻轻吐出口中气体。也可让患者洗手后蘸蜂蜜吸吮手指，体验吸吮的感觉，可锻炼口轮匝肌收缩，每日5遍，每遍重复数次。喉上提训练：嘱患者头前伸，伸展颌下肌肉3~5s，然后在颌下施加压力，嘱患者低头，舌向上吸抵硬腭或发辅音的发音训练。通过此法可有效改善喉入口的闭合能力，扩大咽部的空间。

3）舌部运动：如有条件，可在患者口周涂以蜂蜜，嘱患者将舌头尽力伸出，然后向口角左右舔舐，再用舌尖舔上下唇,重复 10~20 次。若患者舌不能主动伸出,可用纱布包住患者舌头向各个方向被动运动。

4）屏气 - 发声运动:患者坐在椅子上双手支撑椅面,做推压运动和屏气。此时胸廓固定、声门紧闭,然后突然松手,声门大开,呼气发声。此运动可以训练声门的闭锁功能,强化软腭的肌力,有助于清除残留在咽部的食物。

5）冰刺激:用冰棉棒接触腭咽弓,左右相同部位交替刺激,然后嘱患者做空吞咽动作。冷刺激可以提高软腭和咽部的敏感度,改善吞咽过程中的神经肌肉活动,增强吞咽反射,减少唾液腺的分泌。

6）吞咽辅助手法:①声门上吞咽法,又称自主气道保护法,先吸气,后在屏气时(此时声带和气管关闭)可进食一口食物或做吞咽动作,呼气后立即做咳嗽动作。适用于声带关闭减少、咽期吞咽延迟的患者。②超声门上吞咽法,吸气后紧紧屏气,再做加强屏气动作,吞咽后气体向下压,吞咽结束后立即咳嗽,可有利于咳出咽部残留物。③用力吞咽法,吞咽时用所有的肌肉尽力挤压,适用于舌根向后运动减少者。

（2）直接训练:即进食时采取的措施,包括进食体位、食物入口位置、食物性状(大小、结构、温度和味道等)和进食环境等。

1）进食体位:因人、因病情而异。开始训练时,应选择既有效又安全的体位。对于不能采取坐位的患者,一般至少取躯干 30° 仰卧位,头部前屈,偏瘫侧肩部垫软枕,喂食者位于患者健侧。此种体位进行训练,食物不易从口中漏出,有利于食团向舌根运送,还可以减少鼻腔反流及误咽的危险。仰卧时颈部易呈后伸位,颈椎前部肌肉紧张,喉头上举困难,从而容易发生误咽,颈前屈是预防误咽的一种有效方法。

2）食物性状:应本着先易后难、兼顾食物的色香味及温度的原则。吞咽障碍患者的食物应密度均一、有一定的黏性、不易松、容易变形、不易在黏膜上残留。

3）每次摄食一口量:正常人一口量为 20ml 左右,若一口量过多,食物会从口中漏出或引起咽部食物残留,导致误咽;过少则会因刺激强度不够,难以诱发吞咽反射。一般先以少量试之(3~4ml),然后酌情增加。指导患者以合适的速度摄食、咀嚼和吞咽。

4）其他:可配合针灸、高压氧、吞咽障碍康复体操、心理康复护理等。

（3）代偿性训练:是指进行吞咽时采用的姿势和方法,一般是通过改变食物通过的路径和采用特定的吞咽方法使吞咽变得更加安全。

1）侧方吞咽:让患者分别向左右侧转头做侧方吞咽,可除去梨状隐窝的残留食物。

2）空吞咽与交替吞咽:每次吞咽进食后反复做几次空吞咽,使食团全部咽下,然后再进食。为预防残留食物引起误咽,每次进食吞咽后可饮极少量的水(1~2ml),既有利于刺激诱发吞咽反射,又能达到清除咽部残留食物的目的,称为交替吞咽。

3）用力吞咽:让患者将舌用力向后移动,帮助食物推进通过咽腔,以增大口腔压力,减少食物残留。

4）点头样吞咽:颈部尽量前屈似点头状,同时做空吞咽动作,可清除会厌谷残留食物。

5）低头吞咽:采用颈部前屈姿势吞咽可使会厌谷的空间扩大,并让会厌向后移位,避免食物溢漏入喉前庭,有利于保护气道,收窄气管入口,咽后壁后移,使食物尽量离开气管入口处。

（4）电刺激治疗:包括神经肌肉低频电刺激和肌电反馈技术。

（5）球囊导管扩张术:主要用于食管的先天性狭窄、化学性灼伤性狭窄、消化性狭窄、术后吻合口狭窄以及脑卒中、放射性脑病等脑损伤所致环咽肌痉挛患者。方法是用普通双腔导尿管中的球囊进行环咽肌痉挛(失弛缓症)分级多次扩张治疗。此方法操作简单,安全可靠。

（6）管饲饮食:能保证意识模糊和不能经口进食患者的营养、水分供给,避免误吸。

（四）注意事项

1. 重视初步筛查及每次进食期间的观察和护理,防止误吸特别是隐性误吸发生。

（1）在进行摄食训练之前要做感觉促进训练:摄食时,患者应取躯干屈曲 30° 仰卧位,头部前屈,用枕头将患侧肩部垫起。头部转向健侧。该体位有利于将食团运送至舌根部,减少误吸的危险。喂食者要站在患者的健侧,将食物送入口腔的健侧。

（2）喂食时,食物应容易吞咽、密度均一、有适当的黏性、容易变形、不易黏附。

2. 进行吞咽功能训练时应保证患者安全进食,预防渗漏和误吸。

3. 有足够的进餐时间。

4. 进食或摄食训练前后应认真清洁口腔,保持口腔卫生,防止误吸。

5. 团队协作可给予患者最好的照护。

6. 进行吞咽功能训练时患者的体位尤为重要。

7. 对于脑卒中有吞咽障碍的患者,要尽早撤鼻饲、进行咽功能的训练。可根据患者需要进行餐具的改良。

8. 吞咽障碍尚无特效药物可治疗,吞咽器官有结构异常者可手术治疗。患者及其家属需充分了解吞咽障碍的诊治流程、注意事项和并发症。

（王晓丽）

思考题

1. 简述言语障碍治疗的原则。

2. 失语症的病因是什么?

3. 简述吞咽障碍的定义和病因。

第十章　神经系统常见疾病康复保健

第十章
数字内容

学习目标

1. 掌握老年人脑卒中、阿尔茨海默病、失眠、帕金森病和周围神经病损等神经系统常见疾病主要功能障碍和康复保健方法。

2. 熟悉老年人神经系统常见疾病的定义、常见并发症及康复评定与防治。

3. 了解老年人神经系统常见疾病的临床表现及治疗。

4. 建立老年人常见疾病的三级预防理念,制订康复保健计划。

5. 培养基于 SOAP 理念的老年人神经系统常见疾病康复保健的能力。

第一节　脑卒中的康复保健

 导入情景

某老年男性,66 岁。2 个月前外出时突然昏倒,急送医院,头颅 CT 示脑右侧出血,经内科对症、支持治疗,病情稳定,现左侧肢体活动障碍和言语障碍。查体:神清,听觉、理解正常,但发音和言语不清;认知功能无异常;伸舌偏左,左侧肢体肌张力增高,左侧上肢屈肌、下肢伸肌痉挛;可独立翻身,辅助下可卧坐转移、坐站转移及站立,行走不能,坐位及双腿站立平衡 1 级。日常生活大部分需帮助。

工作任务

1. 请对该老年人存在的功能障碍进行评定。

2. 对该老年人提出合适的康复治疗方案并给予适当的康复教育。

脑卒中是神经系统的常见病和多发病,具有发病率高、致残率高、死亡率高的特点。随着社会人口老龄化加重,老年人脑卒中发病率呈逐年上升趋势,严重影响其生命质量,给社会和家庭带来沉重负担。

191

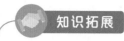 **知识拓展**

SOAP 理念

SOAP 理念包括主观检查资料、客观检查资料、功能评定和制订康复保健计划 4 个部分,即目前临床普遍采用的 SOAP 法,内容如下:

1. 主观检查资料(S, subjective data) 主要指患者的详细病史,即通过询问方式收集患者个人的主诉及其他临床症状。

2. 客观检查资料(O, objective data) 主要指通过体格检查发现的客观体征和功能表现。

3. 功能评定(A, assessment) 主要指通过对 S、O 收集到的资料进行整理分析,得出患者存在的功能障碍。

4. 制订康复保健计划(P, plan) 主要指依据 A 得出的结论拟订康复保健计划,包括与疾病相关的进一步检查、诊断,以及提出康复保健措施和康复保健宣传教育内容等。

【概述】

1. 定义 脑卒中又称脑血管意外,是指突然发生的、由脑血管病所引起的局限性或全脑功能障碍持续时间超过 24h 或引起死亡的临床综合征。脑卒中临床表现为头晕、头痛、意识障碍等脑部症状,常伴有偏瘫、言语功能障碍、认知功能障碍等功能障碍。临床上根据脑血管意外方式将脑卒中分为出血性脑卒中和缺血性脑卒中,出血性脑卒中包括脑出血、蛛网膜下腔出血等,缺血性脑卒中包括脑血栓、脑栓塞、腔隙性脑梗死等。

2. 危险因素与病因 世界卫生组织提出脑卒中的危险因素包括可调控因素、可改变因素以及不可改变因素三种。

(1)可调控因素:是脑卒中的主要危险因素,应早期干预,如高血压、心脏病、糖尿病、高脂血症等。

(2)可改变因素:是增加脑卒中危险的因素,应尽早纠正,如不良的饮食习惯、大量饮酒、吸烟、缺乏运动等。

(3)不可改变因素:是脑卒中的次要危险因素,如年龄、性别、气候、种族、家族史等。

3. 临床表现 脑卒中通常发展迅速,症状与受损部位、大小和性质有关,因此症状呈多样性。缺血性脑卒中通常只影响受阻塞动脉供血的脑组织。出血性脑卒中影响局部脑组织,但由于出血及颅内压增高,也影响整个大脑。

(1)缺血性脑卒中:临床上多发于 60 岁以上、既往有高血压或糖尿病等病史的人群,多在睡眠过程中或安静状态下发病。发病前多有前驱症状,起病较为缓慢,初起多以肢体麻木无力、语言不利、偏瘫、面瘫为主要表现,多无明显头痛、呕吐、意识障碍,典型者出现三偏征(一侧肢体偏瘫、偏身感觉障碍、偏盲),随着病情发展加重而出现头晕、昏迷。

(2)出血性脑卒中:临床上多发于 50~70 岁人群,冬春季发病较多,多有高血压病史。常在用力活动或情绪激动时突然发生。脑出血发病急,出血量多者常在数分钟至数小时内达高峰。多数病例病前无预兆,部分病例有头痛、头晕、肢体麻木等症状。重症患者发病时出现剧烈头痛、反复呕吐、血压增高,短时间内转入意识障碍,出现局部病灶体征、颅内高压、脑膜刺激征等。随着中枢神经的继发损伤,可表现为偏瘫、感觉障碍、语言障碍、偏盲等症状。

4. 老年人脑卒中的特点 脑卒中后由于大脑损害部位、性质和程度不同,功能障碍表现也各不相同。临床常见的功能障碍包括运动功能障碍、感觉功能障碍、言语功能障碍、认知功能障碍、心理障碍及其他功能障碍等。

(1)运动功能障碍:是脑卒中后最突出的问题,肢体功能障碍可出现偏瘫、交叉瘫、四肢瘫等,常伴有平衡障碍、协调障碍、步态异常等。当患者出现运动功能障碍后,随着脑功能的改变和病情发展,功能障碍部位出现肌张力和运动模式的不断改变,表现为肌张力由弛缓逐渐增强,而后出现痉挛,随后逐渐减弱并向正常肌张力恢复。在痉挛出现后常伴有共同运动、联合反应等运动模式异常,并伴有原始反射再现、平衡反应缺失等反射活动异常。

1）典型的痉挛模式：脑卒中后痉挛主要由上运动神经元损伤导致，患者患侧肌肉都会出现不同程度的痉挛，比较常见的是上肢表现屈肌痉挛，下肢表现伸肌痉挛。偏瘫患者典型的痉挛模式具体表现为：①头颈向患侧屈曲并旋转，面部朝向健侧。②肩胛骨回缩，肩带下降，肩关节内收内旋；肘关节屈曲伴前臂旋后或旋前；腕关节屈曲尺偏；拇指对掌、内收、屈曲；其余手指屈曲内收。③骨盆旋后、上提，髋关节后伸、内收、内旋，膝关节伸展，踝跖屈，足内翻、下垂，趾屈曲、内收。

2）联合反应：当患者健侧身体进行抗阻运动或主动用力时，患侧肢体相应部位不自主地出现肌张力增高或运动反应，这是由于肌张力改变而引起的一种不随意的姿势反应。痉挛程度越高，联合反应表现就越强越持久，随着痉挛的逐渐减弱，联合反应也会逐渐减弱。联合反应常见模式为：①对称性上肢联合反应，当健侧肩关节抗阻力外展，患侧肩关节可出现外展动作或肌张力增高；健侧肘关节抗阻力屈曲，患侧肘关节可出现屈曲动作或肌张力增高。②对称性下肢联合反应，当健侧下肢抗阻力运动时，患侧下肢可出现相同的动作或肌张力增高；如果患侧出现的动作相反，则为非对称性下肢联合反应。③同侧联合反应，主要为同侧上下肢之间出现的姿势反应，如患侧上肢抗阻力屈曲，患侧下肢随之出现伸肌张力增高或伸展。

3）共同运动：是指偏瘫患者期望完成某项肢体活动时引发的一种不可控制的特定肢体异常活动。共同运动是脊髓水平的原始粗大运动，是脊髓中支配屈肌的神经元和支配伸肌的神经元之间的交互抑制关系失衡的表现，并因此导致分离运动消失，即不能随意、独立地进行单关节运动。共同运动的模式是定型的，在同一时间点、以同样的努力试图进行某项活动时，参与活动的肌肉及肌肉反应的强度都是相同的、不能选择的。如患者屈肩时会出现上肢屈肌共同运动模式中相同的某一关节运动或几个关节运动的组合。偏瘫患者的共同运动模式包括屈肌共同运动模式和伸肌共同运动模式：①上肢屈肌共同运动模式较伸肌多见，表现为肩胛骨上提、回缩，肩关节后伸、外展、外旋，肘关节屈曲，前臂旋后，腕屈曲、尺侧屈，指屈曲、内收。②上肢伸肌共同运动模式表现为肩胛骨前伸，肩关节屈曲、内收、内旋，肘关节伸展，前臂旋前，腕指伸展。③下肢伸肌共同运动模式较屈肌多见，表现为髋关节伸展、内收、内旋，膝关节伸展，踝跖屈、内翻，趾跖屈、内收。④下肢屈肌共同运动模式表现为髋关节屈曲、外展、外旋，膝关节屈曲，踝背屈、伸展。

4）反射活动异常：反射的变化在脑卒中恢复过程中因不同阶段而不同。脑卒中早期，偏瘫侧肢体肌张力低下，反射消失；恢复中期，深反射由消失转为亢进，病理反射阳性，痉挛和共同运动出现并逐渐达到高峰，原始反射即张力性姿势反射出现，常会出现紧张性颈反射、紧张性迷路反射、联合反应等，直立反射、平衡反应等消失；恢复后期，痉挛逐渐减弱或消失，运动模式逐渐失去共同运动的控制，出现随意的、有选择性的分离运动。常出现的原始反射具体为：①对称性紧张性颈反射，表现为颈部前屈时双上肢屈曲、双下肢伸展，颈部后仰时双上肢伸展、双下肢屈曲的现象。因此，发生脑卒中后，患者应注意卧床取半卧位时头和躯干的下面枕头不宜过高，乘坐轮椅时颈和躯干不宜呈屈曲位，防止诱发对称性紧张性颈反射而加重痉挛。②非对称性紧张性颈反射，是由颈部肌肉和关节的本体感觉反应引起的。当转头时，转向侧的肢体伸肌张力增高，对侧肢体屈肌张力增高。卧位和坐位的患者通常将头转向健侧，结果偏瘫上肢屈肌张力增高。长期坐轮椅的患者因迟迟未进行站立和行走，偏瘫腿屈肌张力也增高。③紧张性迷路反射，是由于头部位置及重力方向发生变化时产生躯干、四肢肌张力发生变化的反射，又称躯干四肢紧张性迷路反射。当仰卧位时上下肢伸肌张力增高，俯卧位时上下肢屈肌张力增高。

5）步态异常：常见的脑卒中后步态有划圈步态、长短步态和膝过伸步态。常见的问题及代偿方式为：①患腿站立相，伸髋和踝背屈不够，膝关节在0°~150°的屈伸范围内缺乏控制，骨盆过度水平侧移，骨盆过度向健侧下斜和向患侧过度侧偏。②患腿摆动相，脚趾离地时膝屈曲不足，屈髋不够，足跟着地时膝关节伸展及踝背屈不够。③行走时患者缺乏各成分的顺序概念及行走的节律和时间关系。

（2）感觉功能障碍：脑卒中患者根据病变的性质、部位和范围，可伴有不同程度的感觉障碍，包括浅感觉的痛觉、温觉、触觉，深感觉的关节位置觉、运动觉、振动觉，复合感觉的皮肤定位觉、实体觉、图形觉、两点辨别觉等。

（3）言语功能障碍：脑卒中后常伴有听、说、读、写的功能障碍，主要由于病变累及优势半球语言中枢，患者可出现失语症。若引起与言语产生有关的肌肉麻痹、肌力减弱和运动不协调，患者可出现构音障碍和吞咽困难。脑卒中后急性期近半数患者伴有吞咽障碍，主要表现为流口水、进食呛咳，易导致营养不良，还可因伴随误咽而发生吸入性肺炎、窒息等，甚至危及生命。

（4）认知功能障碍：当脑血管病变累及大脑皮质认知功能区时，患者将出现不同程度和类型的认知功能障碍。认知功能障碍会导致患者日常生活活动能力下降，使工作和家庭生活严重受限。常见的认知功能障碍主要有注意障碍、记忆障碍、思维障碍、失用症、失认症等，严重的认知功能障碍表现为痴呆。

（5）心理障碍：脑卒中后不少患者会出现心理问题，常见的是抑郁症，有时伴有焦虑等。

（6）常见继发障碍：除痉挛等功能障碍外，患者常在后期出现一些继发障碍，常见的有肩痛、肩关节半脱位、肩手综合征、废用综合征、误用综合征、关节挛缩等，应注意预防，对已发生的继发障碍应积极康复保健。

1）肩痛：原因可能是由于重力牵拉和不合理的外力牵拉而继发关节周围软组织和关节囊的紧张所致，表现为肩部疼痛、麻木感、烧灼样痛或难以忍受的感觉等，肩关节活动明显受限。

2）肩关节半脱位：在弛缓性瘫痪期，因肌肉松弛、关节活动范围增大，肩关节失去正常的锁定机制，如果忽略了对肩关节的保护，很容易引发肩关节半脱位。肩关节半脱位本身并无疼痛，但极易受损伤进而引起疼痛，故应高度重视。

3）肩手综合征：表现为偏瘫侧上肢肩手疼痛、肿胀，皮肤潮红、皮温升高，手指屈曲受限，疼痛较重且易并发挛缩。

4）废用综合征：是因长期卧床或长期的肢体制动，引起废用性肌无力及肌萎缩、关节挛缩、废用性骨质疏松等。

5）误用综合征：是因为在治疗和护理过程中所造成的人为性损伤，主要有肌腱、韧带和肌肉的损伤、关节的变形、痉挛的加重等。

6）关节挛缩：是因脑卒中患者长时间骨骼肌张力增高、受累关节不活动或活动范围小，使关节周围软组织短缩、弹性降低、关节僵硬。

（7）其他障碍：脑卒中后还可出现其他的功能障碍，如智力障碍、精神障碍、吞咽障碍以及大小便控制障碍等。

【康复评定】

康复评定是脑卒中康复的重要内容，为后续康复计划的制订提供重要的临床依据，并可对患者的预后进行预判。康复评定贯穿于康复治疗的始终，一般通过主观检查和客观检查来进行评估。脑卒中常用的评定如下。

1. 脑损伤程度的评定　常用的脑损伤程度评定方法有格拉斯哥昏迷量表（Glasgow coma scale，GCS）、脑卒中患者神经功能缺损程度评定、美国国立研究院脑卒中评定量表（NIH stroke scale，NIHSS）、简易智能精神状态检查量表（mini-mental state examination，MMSE）等。

（1）格拉斯哥昏迷量表：根据患者睁眼反应（1~4分）、运动反应（1~6分）和言语反应（1~5分）三个方面来判定患者脑损害严重程度（表10-1）。GCS<8分，为重度脑损害，呈昏迷状态；9~12分，为中度脑损害；13<15分，为轻度脑损害。数值越低预示病情越严重。患者GCS总分达到15分时才有可能配合检查者进行认知功能评定。

（2）脑卒中患者神经功能缺损程度评定：是目前我国脑卒中临床神经功能缺损程度评定最常用的量表之一。评分为0~45分，0~15分为轻度神经功能缺损，16~30分为中度神经功能缺损，31~45分为重度神经功能缺损，数值越高预示病情越严重。

（3）美国国立研究院脑卒中评定量表：是国际上公认的使用频率最高的脑卒中评定量表，有11项检测内容，数值越高预示病情越严重。

2. 运动功能评定　脑卒中运动功能评定包括肌力、关节活动、肌张力、痉挛、步态、平衡功能等，常用的方法有布氏（Brunnstrom）运动功能评定法、上田敏评定法、肢体运动功能评定法（Fugl-Meyer assessment，FMA）等。

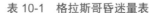

表 10-1　格拉斯哥昏迷量表

项目	患者反应	评分
睁眼反应	自动睁眼	4
	听到言语命令时睁眼	3
	刺痛时睁眼	2
	刺痛时不睁眼	1
运动反应	能执行简单口令	6
	刺痛时能指出部位	5
	刺痛时肢体能正常回缩	4
	刺痛时身体出现异常屈曲（去皮质状态） （上肢屈曲、内收、内旋,下肢伸直、内收、内旋,踝跖屈）	3
	捏痛时身体出现异常伸直（去大脑强直） （上肢伸直、内收、内旋,腕指屈曲,下肢伸直、内收、内旋,踝跖屈）	2
	刺痛时患者毫无反应	1
言语反应	能正确回答问话	5
	言语错乱,定向障碍	4
	说话能被理解,但无意义	3
	能发声,但不能被理解	2
	不发声	1

（1）布氏运动功能评定法:将脑卒中偏瘫运动功能恢复分为 6 期,根据患者上肢、手及下肢肌张力与运动模式的变化评定运动功能恢复状况。1 期,患者无随意运动;2 期,患者开始出现随意运动;3期,患者的异常肌张力明显增高,可出现共同运动;4 期,患者的异常肌张力开始下降,共同运动模式被打破,开始出现分离运动;5 期,患者的肌张力逐渐恢复并出现精细运动;6 期,患者的运动能力接近正常水平,但运动速度和准确性比健侧差（表 10-2）。

（2）上田敏评定法:上田敏以布氏评定法为基础设计了 12 级评定法。

（3）FMA:是根据 Brunnstrom 的观点设计的定量化的评价方法。该量表是一种累加积分量表,专门用于脑卒中偏瘫的评测,内容包括肢体运动、平衡、感觉、关节活动度和疼痛 5 个大项,共 113 个小项,每个小项分 3 级,分别计 0、1、2 分,总分为 226 分:上肢运动功能评定总分为 66 分,下肢运动功能评定总分为 34 分;平衡功能评定总分为 14 分;四肢感觉功能评定总分为 24 分;关节活动度评定总分为 44 分;疼痛评定总分为 44 分。

（4）其他评定法:除了上述 3 种常用的方法外,临床中脑卒中的运动功能评定还常用到徒手肌力评定、关节活动度评定、痉挛评定、平衡功能评定以及步态分析等。

3. 感觉功能评定　脑卒中患者感觉功能评定包括浅感觉、深感觉、复合感觉。

4. 认知功能评定　脑卒中患者常伴认知功能障碍,包括注意力障碍、记忆力障碍、思维障碍、失认症、失用症等。

5. 言语功能评定和吞咽功能评定　脑卒中患者易发生言语和吞咽功能障碍。

6. 心理评定　常用的方法有汉密尔顿抑郁评定量表（Hamilton depression scale,HAMD）和汉密尔顿焦虑评定量表（Hamilton anxiety scale,HAMA）等。

表 10-2 布氏运动功能评定法

分级	上肢	手	下肢
1级	弛缓,无随意运动	弛缓,无随意运动	弛缓,无随意运动
2级	开始出现共同运动或其成分,不一定引起关节运动	仅有极细微的屈曲	最小限度的随意运动
3级	痉挛加剧,可随意引起共同运动,并有一定的关节运动	能全指屈曲,钩状抓握,但不能伸展	坐位和立位时有髋、膝、踝的协同屈曲
4级	痉挛开始减弱,出现一些脱离共同运动模式的运动: 1. 手能置于腰后 2. 上肢前屈 90°（肘伸展） 3. 屈肘 90°,前臂能旋前、旋后	能侧方抓握及拇指带动松开;手指能半随意的、小范围的伸展	1. 坐位,足跟触地,踝能背屈 2. 坐位,足可向后滑动,使屈膝大于 90°
5级	痉挛减弱,基本脱离共同运动,出现分离运动: 1. 上肢外展 90°（肘伸展,前臂旋前） 2. 上肢前平举及上举过头（肘伸展） 3. 肘伸展位,肩前屈 30°~90°,前臂能旋前、旋后	1. 用手掌抓握,能握住圆柱及球形物,但不熟练 2. 能随意全指伸开,但范围大小不等	从共同运动到分离运动: 1. 健腿站,患侧髋伸展位能屈膝 2. 立位,膝伸直,足稍向前踏出,踝能背屈
6级	痉挛基本消失,协调运动正常或接近正常	1. 能进行各种抓握 2. 全范围伸指 3. 可进行单个指活动,但比健侧稍差	协调运动大致正常: 1. 立位髋能外展超过骨盆上提的范围 2. 坐位伸膝可内外旋下肢,并伴有足内外翻

7. 日常生活活动能力评定和生活质量评定　日常生活活动能力评定常用巴氏指数（Barthel index）和功能独立性评定量表（functional independence measure,FIM）进行评定。生活质量评定常用量表有健康状况调查问卷（SF-36）、生活质量问卷等。

【康复保健目标】

脑卒中的各种功能障碍严重影响患者的生活能力、生存状态、社会参与能力及生活质量,应尽早提供综合的康复治疗,加速患者的康复进程,减轻或改善患者的功能障碍程度。

1. 脑卒中的康复保健分级　康复保健对脑卒中的整体治疗效果和重要性已经被国际所公认。脑卒中康复保健流程大致分为三个层级。

（1）一级康复保健:是指患者在医院常规治疗时实施早期康复治疗,主要是在协助临床治疗的同时防止继发合并症的发生。脑血管病急性期后,在病情稳定的情况下,患者应尽早开始坐、站、走等活动。卧床患者在病情允许时应注意良肢位体位,应重视语言、运动和心理等康复训练,以实现尽量恢复日常生活自理能力的目标。此期时间一般为 7 天。

（2）二级康复保健:是指患者在第一阶段康复保健产生效果后,转移到康复病房或康复中心进行的康复治疗。主要针对运动功能障碍、感觉功能障碍、认知和情绪障碍、言语和交流障碍、吞咽功能障碍、大小便障碍、关节挛缩等继发性障碍进行康复治疗,提高患者日常生活活动能力和生活质量。根据病情,可使用矫形器等康复措施。此期时间一般为 20 天,绝大多数患者经过此期训练后可达到日常生活能力自理。

（3）三级康复保健:是指患者在社区或居家继续康复治疗。患者病情稳定后可转至社区或居家继续康复,此期阶段约为 2 个月。

2. 康复保健目标

（1）预防并发症（如压疮、坠积性或吸入性肺炎、泌尿系统感染、深静脉血栓形成等）。

（2）改善受损的功能（如运动、感觉、语言、认知、心理等）。

（3）提高患者的日常生活活动能力和适应社会的能力。

【康复保健技术】

脑卒中通常主张在生命体征稳定 48h 后、原发疾病无加重或有改善的情况下开始进行康复治疗。对伴有严重合并症或并发症，如高血压、严重的精神障碍、重度感染、急性心肌梗死或心功能不全、严重肝肾功能损害或糖尿病酮症酸中毒等，应在治疗原发病的同时积极治疗合并症或并发症，待患者病情稳定 48h 后方可逐步进行康复治疗。

1. 康复保健原则

（1）尽早介入：患者神志清楚、生命体征平稳、病情不再发展 48h 后，即可进行康复保健。

（2）主动参与，积极训练：脑卒中的康复是"学习、锻炼、再学习、再锻炼"的过程，只有患者主动参与并积极投入，配合治疗师规范地、系统地进行康复治疗和训练，才能取得良好的康复效果。

（3）促进患者全面康复：康复与保健并进，综合应用各种治疗方法，促进运动、感觉、言语、认知、心理、职业与社会参与的全面康复。

（4）持之以恒，坚持不懈：康复是一个持续的过程，需要长期坚持不懈。

2. 现代康复保健技术

（1）运动疗法：包括肌力增强训练、关节活动度训练、减重训练、步行训练、神经肌肉促进手法（如Bobath、Rood、PNF）等，以及肌肉牵伸治疗、强制性运动、运动再学习方案等康复技术。

（2）作业疗法：包括功能性作业治疗（应用 Bobath 技术，以抑制患者肢体的异常模式，合理设计作业内容）、ADL 训练（对患者进行翻身、进食、转移、穿脱衣、如厕及沐浴等训练，提高患者的生活自理能力）、自助具应用、感知认知训练（如知觉训练、注意训练、记忆及思维训练等）。

（3）物理因子疗法：包括电兴奋疗法、直流电脊髓通电疗法、调制中频电疗法。

（4）言语疗法

1）失语症的康复：根据失语症评定的主要障碍（如表达、流利性、复述、理解、执行指令、命名、阅读、书写等），有针对性地进行治疗。如在发音练习中针对舌尖音、舌中音、舌后音的缺陷进行练习。

2）构音障碍的康复：积极训练舌肌、口面部肌肉和呼吸功能。

3）言语失用症的康复：可采用暗示、提醒、放松等心理治疗。应用旋律性语言先让患者开口，逐渐过渡到诗词和普通语言。

3. 传统康复保健技术 常用的方法有针灸、推拿、中药、运动功法、刮痧等。

（1）针灸：在穴位的选取上，一般根据不同治疗分期采用不同的方式，常见的有巨刺、瘫刺、拮抗肌取穴等。

 知识拓展

巨 刺

何谓巨刺?《灵枢·官针》说："巨刺者，左取右，右取左。"对脑卒中而言，国内多针患肢，即所谓的"瘫刺法"。有研究发现，脑卒中的巨刺法疗效优于瘫刺法。《灵枢·九针十二原》说："刺之要，气至乃有效。"针刺要通过调动经络之气以驱邪或疏通经络，从而达到治疗的目的。《灵枢·刺节真邪》说："虚邪客于身半，其入深，内居营卫，营卫稍衰则真气去，邪气独留，发为偏枯。"一部分偏瘫患者属于"真气去，邪气独留"，这种情况无法通过针刺调动经络之气以驱邪或疏通经络。但是经络是左右对称分布的，此时可针刺对侧，即调动健侧经络之气以驱患侧经络之邪，这就是"巨刺法"。根据临床经验，患肢尚无联合反应，属于"真气去，邪气独留"，此时宜针健侧，即用巨刺法;患肢出现了联合反应但尚无自主运动，认为此时患侧经络之气还很弱，这时可针双侧;患肢出现了自主运动，则可针患侧，即用瘫刺法。

（2）推拿：以疏通经络、行气活血为主，根据病程长短逐渐加以补益气血、扶正固本等手法。重点以手足阳明经为主，在不同阶段应采用不同手法：①弛缓期，应多用兴奋性手法，以提高肌张力，促进随意运动恢复；②痉挛期，采用较为和缓的抑制性手法，以控制痉挛，使痉挛肌群松弛。

（3）中药：常选用祛风、活血、行气等方剂内服与外用，具体组方可辨证搭配。

（4）运动功法：症状较轻或有卒中先兆的老年人，可习练八段锦、五禽戏等功法，通过躯体活动，调畅气机，促进气血运行。运动量因人而异。

（5）刮痧：以中等力度刮头部、项背部、上肢、下肢，刮至局部潮红即可。常用穴位有风池、肩井、肩髃、曲池、手三里、外关、合谷、环跳、阳陵泉、足三里、解溪、太冲等。

（6）其他：足部按摩可选择以跚趾为中心的头部反射区。

4. 饮食调养　可采用药膳进行饮食调养：①气血不足、手足麻木、肌张力低者，可用黄芪、大枣、当归、枸杞与瘦猪肉煮汤服用。②脾虚痰湿、肌张力低者，可用黄芪、大枣、山药、薏苡仁合母鸡煮汤服用。③半身麻木不遂、风中经络者，可用天麻、钩藤煎水合白蜜服用。

5. 心理康复　脑卒中患者因后遗症，常会产生暴躁易怒、情绪失控、悲观失望等消极情绪，因此要注意与患者的沟通交流，对其进行心理疏导，解除心中的疑虑，帮助患者树立信心，保持心理平衡。

【社区与居家健康管理】

1. 脑卒中患者经过早期治疗，仍可能存在言语、认知、运动等功能障碍，因此治疗后的康复保健尤为重要，可有效减轻功能障碍的程度。

2. 脑卒中治疗康复的全过程都应注意良肢位的摆放。为预防和对抗痉挛模式，预防肩关节半脱位和肢体挛缩，以利于肢体功能恢复，需采取使患者肢体置于良好姿势的体位（良肢位）。良肢位摆放应自发病后的第 1 天就开始，患者进入恢复期后也应注意体位摆放。

知识拓展

良　肢　位

良肢位是指为了预防或对抗可能出现的痉挛模式、保护肩关节以及早期诱发分离运动而设计的一种治疗性体位，与肢体的功能位不同。

患侧在下、健侧在上的侧卧位有助于病情恢复。头部患侧置于与肩同高的软枕上，上颈段轻度前屈，躯干轻度后旋，后背垫靠软枕以防躯干后仰；患肩前伸，上肢前伸与躯干的角度不小于90°，肘关节伸直，前臂旋后，掌心向上，腕关节自然背伸，指关节伸展。患侧下肢髋关节略后伸，膝关节微屈，踝关节保持中立位。健侧上肢自然放置于体侧；健侧髋、膝关节屈曲，下垫软枕支撑，以防过度压迫患肢。

健侧在下、患侧在上的侧卧位是患者最舒适的体位，可避免患侧肩关节直接受压造成的损伤，便于康复操作。头部健侧置于软枕上（高度同患侧卧位），躯干与床面成直角，胸前放置一略高于躯干的软枕，患侧上肢充分前伸放于软枕上，将患侧肩胛骨向前上方拉出，肩关节前屈约100°，肘伸直，腕背伸，掌指关节和各指间关节伸展；软枕长度应超过手指，以防止腕关节呈掌屈状态垂于软枕边缘，造成手部和上肢的肿胀与疼痛。患侧下肢髋、膝关节屈曲呈迈步状，放于身体前方的软枕上，踝关节保持中立位，患足应由软枕给予良好支撑，以防止踝关节悬于软枕边缘造成足内翻下垂。健侧上肢自然舒适放于体前；下肢轻度屈髋屈膝，自然放置。

仰卧位时，头置于枕头上呈正中位，躯干平直；患侧肩关节外展外旋30°~60°，肘关节伸直，前臂旋后，腕背屈，掌心向上，指关节伸展。肩胛骨下放置软枕使其前伸，上肢放于体侧软枕上，使远端比近端略抬高，以利于血液回流。患侧臀部和大腿下垫软枕，使患侧骨盆向前向上，防止患腿外旋；膝下放置软枕，使其轻度屈髋屈膝。疾病早期，足底避免接触任何支撑物，以防阳性支持反射引起的足下垂。应注意足底部避免直接接触任何支撑物，以防加重足下垂、内翻。仰卧位受紧张性颈反射和迷路反射的影响，枕头不宜过高，时间不宜过长。

3. 脑卒中的预防十分重要,尤其针对高危人群及脑卒中后的人群实时监测身体各项指标,及时采取针对性的措施。

（1）一级预防:主要针对无脑卒中病史但有脑卒中危险因素存在的人群。主要包括防治高血压、高血脂、高血糖、肥胖、预防性用药等。

（2）二级预防:针对已有短暂性脑缺血、腔隙性脑梗死等发生的人群,进行脑卒中预防。约 1/3 短暂性脑缺血可发展为脑梗死;腔隙性脑梗死多数预后良好,致残率低,但复发率高。发作期应积极治疗,缓解期应查找病因,消除危险因素,防止再发。

（3）三级预防:针对已发生过脑卒中的人群,进行残疾、残障预防。脑卒中发生后应积极进行康复治疗。早期进行良肢位摆放、翻身训练、关节活动度训练等,以预防肌萎缩、关节挛缩、压疮、坠积性肺炎等并发症;随着功能逐步恢复,应尽早开始坐起训练、站立行走训练、平衡训练、认知和言语训练等,以防废用综合征。

第二节　阿尔茨海默病的康复保健

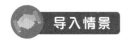

某老年女性,83 岁。患阿尔茨海默病 3 年,有失用、失认、幻觉、妄想等症状,记忆严重受损,外出无法自行回家,不能进行独立室外活动。

工作任务

1. 请对该老年人存在的功能障碍进行康复评定。

2. 对该老年人制订合理的康复治疗方案并实施康复教育。

【概述】

1. 定义　阿尔茨海默病是一种起病隐匿的进行性发展的神经系统退行性疾病,具有年龄相关性,严重影响老年人的生活质量。主要临床表现为痴呆,以记忆和认知行为障碍为主,起病缓慢,呈进行性发展。由于人均寿命的延长,阿尔茨海默病已经逐渐成为许多国家的主要保健和社会问题之一。

如何区分阿尔茨海默病患者和一般健忘者?		
	阿尔茨海默病患者	一般健忘者
记忆	记不起发生过的事,即使经过反复提醒也回忆不起来	只是遗忘事情的某一部分,一般经人提醒就会想起
认知	丧失了识别周围环境的能力,不知身在何处	对时间、地点、人物关系和周围环境的认知能力丝毫未减
自理	会逐渐丧失生活自理能力	日常生活可以自理
其他	毫无烦恼,思维变得越来越迟钝,缺乏幽默感	对记忆力下降相当苦恼,为了不致误事,常记备忘录

注:阿尔茨海默病患者不仅记忆力衰退,而且伴随多种病态症状,对周围环境丧失判别能力。

2. 危险因素与病因 阿尔茨海默病的发病原因及机制尚不完全清楚,目前的研究结果显示可能存在的原因与遗传、中枢神经递质、微量元素、病毒感染、脑外伤、免疫、钙离子的保持及兴奋性毒素等有关。阿尔茨海默病患者脑部病理解剖检查可见大脑皮质弥漫性萎缩、脑回皱缩、脑沟增加,以颞叶、顶叶和前额叶最明显;大脑切面皮质厚度减少,脑室扩大;小脑一般正常,但小脑蚓部可有中等萎缩。

3. 临床表现与分期

(1)临床表现:早期不易被人觉察,起病及精神改变隐匿,不清楚发病的确切日期,偶遇外因影响可出现异常精神错乱而引起注意,也有主诉头晕、难以表述的头痛、多变的躯体症状或自主神经症状等。常用检查有脑电图、CT 和磁共振检查等。

(2)临床分期:本病呈慢性进行性改变,总病程为 2~12 年,平均病程 8 年。依据其发病进展速度可以将病程分为三期。

1)第一阶段:1~3 年,以短期记忆障碍、学习新知识能力下降、地点定向障碍、复杂结构视空间能力差为主要表现。表现为:记忆减退,对近事遗忘突出;判断能力下降,不能对事件进行分析、思考、判断,难以处理复杂的问题;工作或家务劳动漫不经心,不能进行独立购物及处理经济事务等,社交困难;尽管仍能做一些已熟悉的日常工作,但对新的事物却表现出茫然难解,情感淡漠,偶尔激惹,常有多疑;出现时间定向障碍,对所处的场所和人物能做出定向,对所处地理位置定向困难,复杂结构的视空间能力差;言语词汇少,命名困难。生活可自理或部分自理。

2)第二阶段:2~10 年,病情持续发展,智力、人格发生改变,以失语、失用、失认、幻觉、妄想等为主要表现。表现为:记忆严重受损,简单结构的视空间能力下降,时间、地点定向障碍;在处理问题、辨别事物的相似点和差异点方面有严重损害;不能独立室外活动,在穿衣、个人卫生以及保持个人仪表方面需要帮助;情绪由淡漠变为急躁不安,常走动不停,可见尿失禁。生活部分自理或不能自理。

3)第三阶段:8~12 年,出现以肌强直、震颤、强握、吮吸反射为主要表现的痴呆状态,严重记忆力丧失,仅存片段的记忆,日常生活不能自理,大小便失禁,呈现缄默、肢体僵直;最终昏迷,一般死于感染等并发症。患者已经完全依赖照护者,生活完全不能自理。

4. 阿尔茨海默病的特点 主要为认知功能障碍、非认知的精神行为障碍和日常生活活动能力障碍。

(1)认知功能障碍:主要表现为记忆障碍、视空间功能障碍、失认症和失用症、言语障碍及智力障碍等。

1)记忆障碍:患者不能记忆当天或以前发生的日常琐事或讲过的话,忘记少用的名词、约会或贵重物件放于何处,以前熟悉的名字易搞混,词汇减少。

2)视空间功能障碍:表现为在熟悉的环境中迷路或不认家门,在房间里找不到自己的床,辨别不清衣物穿戴。

3)失认症和失用症:失认症表现为患者不能认识亲人和熟人的面孔,也可出现自我认知受损,产生镜子征。失用症表现为每天晨起仍可自行刷牙,但不能按指令做刷牙动作,不能正确完成连续复杂的动作。

4)言语障碍:特点是命名不能和听理解障碍的流利性失语,口语由于找词困难而渐渐停顿,使语言或书写中断,或表现为口语空洞、缺乏实质词。早期复述无困难,保持语言理解力,后期困难,渐渐显现出不理解和不能执行较复杂的指令,口语量减少,出现错语症,最后出现完全性失语。

5)计算力障碍:患者无法完成最简单的计算。

(2)非认知的精神行为障碍:主要表现为焦虑、错认、抑郁、狂躁、幻觉及妄想等。患者情感淡漠,焦虑不安,主动性减少,注意力涣散,白天自言自语或大声说话,害怕单独留在家中,少数患者出现幻觉、错觉、攻击倾向及个性改变等,或常忽略进食,多数患者失眠或夜间谵妄。

(3)日常生活活动能力障碍:主要表现在穿衣、吃饭、吃药、大小便、个人卫生、洗澡、打电话、日常社会行为及家庭行为等方面。

【康复评定】

阿尔茨海默病主要引起记忆损害、执行功能障碍、语言功能障碍、视空间功能损害、心理和行为障碍。

1. 痴呆筛查 常用的痴呆筛选量表有简易精神状态检查、长谷川痴呆量表、蒙特利尔认知评估量表和画钟测验。

（1）简易精神状态检查：是最普及、最常用的痴呆筛查量表，但不能用于痴呆的鉴别。共 19 项检查，包括时间定向、地点定向、瞬时记忆、注意力和计算能力、短期记忆、物体命名、语言复述、阅读理解、语言理解、言语表达和图形描画等内容。

（2）长谷川痴呆量表（表 10-3）

表 10-3　长谷川痴呆量表

项目	内容	评分				
时间定向	1. 今天是几月？几日？星期几？	0	3			
地点定向	2. 这里是什么地方？	0	2.5			
记忆	3. 你多大年纪？（加减 3 年为正确）	0	2			
	4. 最近发生了什么事？（请事先询问知情者）	0	2.5			
	5. 你在哪里出生？	0	2			
	6. 中华人民共和国何时成立？（加减 3 年为正确）	0	3.5			
常识	7. 一年有几个月？	0	2.5			
	8. 现任国家总理是谁？	0	3			
计算	9. 100-7 =？　　93-7 =？	0	2	4		
数字铭记	10. 逆读数字（6-8-2, 3-5-2-9）	0	2	4		
物体命名和回忆	11. 将烟、火柴、钥匙、表、钢笔 5 样东西逐一放在患者面前，令其说出名称，然后将物品隐藏，请患者回忆物品名称	0	0.5	1.5	2.5	3.5

评分标准：满分为 32.5 分，各题的得分不等。第 3 题、第 5 题答对各记 2 分；第 2 题、第 4 题、第 7 题答对各记 2.5 分；第 1 题、第 8 题答对各记 3 分；第 6 题答对记 3.5 分；第 9 题、第 10 题答对 1 个记 2 分，对 2 个记 4 分；第 11 题答对 2 个 0.5 分，对 3 个 1.5 分，对 4 个 2.5 分，对 5 个 3.5 分；各题答错或拒绝回答记 0 分。
总分：文盲 <16 分，小学文化程度 <20 分，中学以上文化程度 <24 分，可评为痴呆。

（3）蒙特利尔认知评估量表：可对轻度认知功能异常进行快速筛查，包括注意与集中、执行功能、记忆、语言、视空间功能、抽象思维、计算和定向力等内容。耗时约 10min，总分 30 分，≥26 分为正常。可依据患者受教育年限适当加减分，受教育年限≤12 年加 1 分。

（4）画钟测验：较为简单、敏感，易于操作，可反映患者的执行能力。具体操作过程：要求患者画一个钟面并把数字标在正确的位置上，画好后请患者把指针标于指定位置，如 11 时 10 分或 8 时 20 分的位置。画钟测验有多种评分方法，此处介绍的是 4 分评分法，评分标准：画好一个闭合的圆，得 1 分；数字的位置准确，得 1 分；12 个数字均没有漏掉，得 1 分；将指针置于正确位置，得 1 分。评分分级：0~1 分为重度；2 分为中度；3 分为轻度。

2. 记忆功能评估　韦氏记忆量表是应用较广的成套记忆测验，也是常用的神经心理测验之一，有助于鉴别器质性和功能性记忆障碍。共有 10 项分测验：A~C 为测长期记忆；D~I 为测短期记忆；J 为测瞬时记忆；M~Q 表示记忆的总水平。

3. 失用症评估　失用症评估是指在运动、感觉、反射均无异常的情况下，患者不能完成某些以前通过学习而会用的动作。主要包括结构性失用、运用失用、穿衣失用、意念性失用、意念运动性失用等。

4. 执行功能　执行功能障碍是某些类型痴呆（如额颞叶痴呆和进行性核上性麻痹等）的显著特征，可造成伴有语言减少的词语流畅性降低、词语刻板和模仿言语、检索障碍、注意力障碍和思维凝滞、适应障碍、行为失控和去抑制等。这些缺陷可以通过威斯康星卡片分类试验、连线试验、斯特鲁普（Stroop）试验、词语流畅性试验和数字序列试验等进行评价。

5. 其他　包括言语功能、日常生活活动能力、平衡功能、步态、心理评估。

【康复保健目标和原则】

阿尔茨海默病目前尚无特效疗法，通过积极的康复及药物治疗可延缓疾病的进程，提高患者的生活自理能力，提高生存质量。

1. 康复保健目标

（1）维持和改善患者记忆、认知和言语功能，提高日常生活活动能力。

（2）预防和减少继发性功能障碍、损伤及意外的发生。

（3）给予患者和家属心理支持，提高患者的康复积极性。

2. 康复保健原则

（1）早发现、早康复是治疗阿尔茨海默病的首要原则，给予患者心理和精神支持，增加社会活动，减少独自活动。

（2）利用各种有效的方法和手段配合药物治疗，对患者进行全面、科学、多样化的综合治疗，最大限度地恢复和改善患者记忆、认知和言语功能。

（3）积极的康复训练，提高患者生活自理能力。

（4）改造和帮助患者适应环境，减少痴呆造成的影响。

【康复保健技术】

1. 现代康复保健技术

（1）运动治疗技术：包括平衡功能训练、步态训练、其他训练等。

（2）认知功能训练：包括记忆训练、注意力训练、时间感训练、解决问题能力的训练、定向能力训练、失认症训练、失用症训练等。

1）记忆训练：方法主要包括内辅助法、外辅助法和环境适应法。

A. 内辅助法：重点是利用并强化仍保留在记忆中的信息，同时考虑记忆障碍的特异性。常用的方法有助记法、无错误学习、书面材料学习等。

助记法是内在性训练策略，利用残留的外显记忆进行训练。①图片刺激法是将患者喜爱的环境和相关人物做成图片，作为刺激物，每次训练由 2 张图片开始，展示 1~4s，即刻或一段时间（30min、1h、2h、4h、8h）后再认。连续 3 天正确率达 90% 以上者，再增加 1 张图片。②联想法是患者将要记忆的信息在脑海中与其熟悉的事物联系在一起，又称关联法。③图像法又称视觉意向，是将要记忆的信息在脑中形成一幅图画来帮助记忆。④语义细加工法是通过编写一个简单的句子或故事，将记忆信息表达出来，从而提高患者记忆。⑤首词记忆术又称关键词法，是将要记住的每个词或每个短语的第一个字编成自己熟悉或好记的成语或句子，其原理就是重新编码、简化信息。⑥复述法是反复无声或大声地复述背诵要记住的信息，可以在长期记忆中产生与短期记忆信息相对应的编码，通过重复信息强化记忆。⑦提示法是提供言语或视觉提示。⑧倒叙法是将事件的各个步骤倒回去想，找出遗漏的物品或某件事。⑨数字分段法是帮助记忆数字的有效方法。

B. 外辅助法：是指利用身体外部的辅助物或提示帮助记忆的方法，是一类代偿技术。适用于年轻、记忆障碍不重、其他认知障碍较少的患者。可通过储存类工具、提醒类工具、电子辅助记忆设备等完成。

C. 环境适应法：目的是减轻记忆负荷，适用于记忆障碍较重的患者。通过尽量简化环境，满足日常生活需求，如在房间内贴上标签或将各种物品分类，按固定的地点规律摆放，使用定时电灯、电水壶，钥匙拴在腰带上等。

2）注意力训练：利用平衡功能训练仪加强认知注意力训练。监视屏提供身体重心变化的信息，患者利用视觉和听觉反馈，通过前后左右方向上的重心摆动及主动调整注意力，实现对身体重心的控制。训练项目包含注意、记忆、知觉等方面内容。

3）时间感训练：给患者一块秒表，按口令启动并于 10s 内停止计时。随着患者时间感提升，将时间由 10s 逐步延长至 1min。当误差小于 1~2s 时，改为不让患者看表，启动后让其心算到 10s 时停止

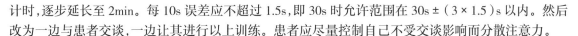

计时,逐步延长至 2min。每 10s 误差应不超过 1.5s,即 30s 时允许范围在 30s±(3×1.5)s 以内。然后改为一边与患者交谈,一边让其进行以上训练。患者应尽量控制自己不受交谈影响而分散注意力。

4)解决问题能力的训练:解决问题的能力涉及推理、分析、综合、比较、抽象、概括等多种认知过程的能力。简单的训练方法可以是物品分类:给患者一张列有 30 项物品名称的清单,要求患者按照物品的共性如家具、食物等进行分类,可逐渐增加分类的难度。

5)定向能力训练:老年人一般有脱离环境接触的倾向,而且由于病理原因部分大脑停止活动,因此应该经常进行环境的定向练习。

6)失认症的训练

A.触觉失认训练:一般采用刺激增强 - 衰减法,先让患者观察物体,先用健手触摸,再用双手触摸,最后用患手触摸,反复多次后闭目进行。也可采用暗箱法,将多种物体放入一个暗箱中,让患者按指令找出正确的物体,或让患者根据图片在暗箱中找出相应的物体。

B.听觉失认训练:采用有针对性的训练,可在播放录音的同时展示相应内容的字卡或图片,如听到狗叫时看狗的图片或字卡等。

C.视觉失认训练:视觉失认包括颜色失认、物品失认、形状失认、面容失认。①颜色失认训练:提供多种色板让患者配对,或提供各种物体的轮廓图,让患者填上正确的颜色。②物品失认训练:将多种物品放在一起,先拿出一个物品,再让患者拿出相同的物品,同时告知患者该物品的名称、作用等。③形状失认训练:用各种图形的拼板拼出图案,让患者重复或按图纸拼出图案。④面容失认训练:拿出知名人物或熟悉人物的照片让患者辨认,或将照片与写好的名字配对。

7)失用症的训练

A.意念失用训练:遵循从易到难、从简单到复杂的原则,选择日常生活中常见的、由一系列分解动作组成的完整动作进行训练。由于患者常混乱次序,可以把完整动作分解,分开训练,及时提醒患者下一个动作。

B.运动性失用训练:给予患者大量提示,或手把手教。症状改善后可减少提示,并加入复杂的动作。

C.结构性失用训练:先给患者示范画图或搭积木,然后让其复制。按照从易到难、从平面到立体的原则,开始时可给予患者较多提示,待其有进步后逐步减少提示,并增加难度。

D.穿衣失用训练:在衣服的左右侧做上标记,如在领口、袖口处贴上颜色鲜艳的标签,便于患者找到。穿衣时可在旁边提示,或一步步地用语言指示患者,同时用手辅助患者,症状有改善后逐渐减少辅助,直到患者能够独立穿衣为止。

E.步行失用训练:为患者准备一根"L"形拐杖,当其不能迈步时,将拐杖的水平部横在足前形成障碍,诱发迈步。开始行走后可喊口令让患者配合行走,鼓励其摆动手臂以帮助行走。

2.传统康复保健技术　中医学认为,阿尔茨海默病多由于年老体衰、久病、阴阳失调、痰瘀等各种原因导致精亏髓减、髓海不足、脑失所养而形成。

(1)经络康复保健:常用的穴位有百会、太冲、合谷等,可采用针灸、推拿、贴敷等外治法,也可将物理因子疗法同经络穴位相结合使用。

(2)传统功法:太极拳、气功等传统功法训练对阿尔茨海默病的康复保健具有积极作用。

(3)中药:根据中医临床辨证,阿尔茨海默病患者可分为髓海不足、肝肾阴虚、脾肾亏虚、心肝火旺、痰浊阻窍、瘀阻脑络等 6 型,可依处方开展中药调养。

3.饮食调养　可在中药方剂的基础上结合食疗,并根据个人情况进行加减变化。

4.心理康复　阿尔茨海默病患者存在记忆障碍、认知障碍、智能减退、人格改变、情感障碍及幻觉、妄想等问题,康复保健应充分考虑患者的心理康复,同时也应关注其家庭及照护人员的心理问题。

(1)患者的心理康复:在与患者沟通的过程中,应充分注意环境的重要性,尊重患者的感情和自尊心。由于患者可能无法理解康复保健人员的工作和努力,要充分注意非语言沟通(表情、肢体语言等)和共情;对患者可能出现的兴奋、亢进、妄想等异常,应了解异常心理行为产生的原因,认真应对,不可训斥患者或使用药物;对注意力低下的患者,应有耐心,告诉患者康复训练方法,并适当予以书面提示。密切观察患者身体反应,尽早发现和预防残疾发生。

（2）家庭及照护人员的心理援助：阿尔茨海默病患者的照护人员常有较重的心理负担而心身疲劳、不安和焦虑，可能出现训斥、强制患者的行为等。帮助家庭及照护人员了解疾病相关知识、给予指导和心理援助十分必要。

【社区与居家健康管理】

1. 定期随访，合理安排生活活动，调整饮食，保持充足睡眠，适当锻炼。

2. 向患者及其家庭介绍疾病相关知识，积极进行康复治疗。帮助患者调整心态，重新适应社会。指导照护人员基本的护理原则。

3. 鼓励患者做一些简单的活动，勤动脑，劳逸结合。指导患者合理用药，不能随意增减药物及药量。

第三节 失眠的康复保健

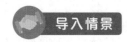 **导入情景**

某老年女性，66岁。连续失眠3日，失眠反复发作近3年。形体较瘦，精神尚可，夜间完全无法入睡，白天精神萎靡不振。

工作任务

1. 请对该老年人存在的障碍进行康复评定。

2. 对该老年人提出合适的康复治疗方案，给予适当的康复教育。

【概述】

1. 定义　失眠是一种持续相当长时间、睡眠质量令人不满意的状况，是最普遍的睡眠障碍，又称入睡障碍和保持睡眠障碍。表现为入睡困难、睡眠质量下降、睡眠时间减少、记忆力和注意力下降等。失眠有三种不同的类型，患者均有慢性睡眠障碍和白天倦怠症状：①入睡障碍性失眠，指入睡困难。②保持睡眠障碍性失眠，以频繁的夜间易醒为特征。③终末性失眠，指清晨早醒且不能再度入睡。这些类型可单独发生，也可合并出现，但在环境允许睡眠的情况下出现通宵失眠者较少见。

2. 危险因素与病因　失眠由多种原因引起。

（1）精神和心理因素：是失眠的重要因素之一。与年轻人相比，老年人心理更脆弱且无助，往往会感到寂寞和孤独。随着年龄的增长，老年人容易产生悲观和伤感等负面情绪，生活中的各种不愉快事件造成焦虑、抑郁、紧张时，可出现失眠。

（2）环境因素：包括环境嘈杂、空气污浊、居住空间狭小或突然改变睡眠环境等。

（3）生理因素：包括疲劳、兴奋及饥饿等。老年人因年龄增长，松果体功能逐渐减退，下丘脑视交叉上核中的褪黑素、抗利尿激素的表达降低等，都会改变睡眠结构，使睡眠觉醒周期的调节能力下降。

（4）睡眠节律改变：如昼夜颠倒、旅行导致的时差等。

（5）药物因素：包括酒精、咖啡因、茶叶及药物依赖等。

3. 临床表现　在失眠者中，难以入睡最多见，其次是睡眠表浅和早醒，有的表现为睡眠感觉缺乏。失眠者就寝时紧张、焦虑、担心或忧郁更加明显，清晨感到身心交瘁、疲乏无力，经常进入一种恶性循环的状态。

4. 老年人失眠的特点

（1）睡眠呼吸暂停综合征：是一种睡眠时呼吸停止的睡眠障碍。最常见的原因是上呼吸道阻塞，经常以大声打鼾、身体抽动或手臂甩动结束。睡眠呼吸暂停伴有睡眠缺陷、白天打盹、疲劳，以及心动过缓或心律失常和脑电图觉醒状态。肥胖、呼吸道狭窄、肌肉松弛、扁桃体增生、下腭短小或长期抽烟导致呼吸道水肿者，睡觉时会出现喉咙阻塞，是易引发此病的高危人群。

（2）下肢不宁综合征：是小腿深部于休息时出现难以忍受的不适，运动、按摩可暂时缓解，又称不

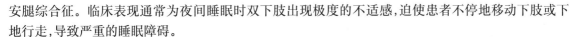

安腿综合征。临床表现通常为夜间睡眠时双下肢出现极度的不适感,迫使患者不停地移动下肢或下地行走,导致严重的睡眠障碍。

（3）日落综合征:又称"黄昏综合征""日落现象",阿尔茨海默病患者多发,在黄昏时出现一系列的情绪和认知功能的改变,如情绪紊乱、焦虑、亢奋和方向感消失等,持续时间几个小时或者整个晚上。

（4）快速眼动睡眠行为障碍:是以梦境相关的运动行为为特征,伴随快速眼动睡眠期时相性或紧张性肌电增高的一种睡眠障碍。

【康复评定】

老年人失眠常以睡眠时间不足、睡眠深度不够及睡眠不能消除疲劳、恢复体力与精力为主要特征。具体表现为入睡困难、睡而不酣、时睡时醒、醒后不能再睡甚至彻夜不眠等。如果符合失眠症状,且失眠每周至少发生 3 次并持续 1 个月以上,即可诊断为失眠。评定失眠常用睡眠障碍自评量表、匹兹堡睡眠质量指数等。

1. 睡眠障碍自评量表 睡眠障碍自评量表是临床常用的量表,项目全面,内容具体,简便易行,能在一定程度上了解被调查者近 1 个月内的睡眠状况。分数越高提示睡眠状况越差。

2. 匹兹堡睡眠质量指数 匹兹堡睡眠质量指数是睡眠质量自评表,简单易行,信度、效度较高,与多导睡眠脑电图测试结果有较高的相关性,已成为国内外研究睡眠障碍和临床评定常用的量表。

3. 其他评定方法 通过问诊,了解患者由于失眠导致的其他功能障碍,有针对性地开展康复评定,如记忆力、认知等功能评定。

【康复保健目标和原则】

1. 康复保健目标

（1）建立良好的睡眠习惯和正确的睡眠认知功能。

（2）形成正常睡眠模式,恢复正常睡眠结构。

（3）失眠严重者要积极进行药物及原发疾病治疗。

2. 康复保健原则

（1）找准病因,有的放矢。根据老年人失眠发生原因,有针对性地开展康复保健。

（2）综合运用各类康复保健技术。

（3）注意药物使用的安全性和不良反应。

【康复保健技术】

1. 现代康复保健技术

（1）森田疗法:1920 年日本学者森田正马把当时的一些主要的治疗方法如安静及隔离疗法、作业疗法、说理疗法、生活疗法取舍组合而创立了一种心理疗法,主要用于治疗神经症。森田疗法能客观地看待人们原有的欲望与不安,科学地分析情感心理结构。

（2）光照疗法:定时强光（ 7 000~12 000lx ）照射 2~3 天,有助于睡眠节律的转换。早晨或夜间强光治疗可使睡眠时相前移或后移。

（3）时相疗法:让患者将睡眠时间每天提前数小时,直至睡眠 - 觉醒周期恢复正常。

（4）苹果疗法:每晚睡前在床头放几个新鲜苹果,让失眠者闻着苹果的香气入眠,一般 15~30min 内产生作用。

（5）刺激控制疗法:主要适用于严重入睡困难的慢性失眠者。具体方法:不要过早上床,只有在困意来临时才上床,如果上床后 15~20min 内不能入睡,则起床做一些简单的活动,但要避免从事使人兴奋的活动,当再次感到困倦时再上床,如 15~20min 内仍不能入睡,则再起床活动,如此反复,直至入睡。进行刺激控制疗法时,严禁患者在床上从事各项活动。

（6）睡眠限制疗法:主要适用于夜间醒来或睡眠断续的慢性失眠者。患者首先对自己平时的睡眠进行评估,获得每晚睡眠的平均时间,然后把自己在床上的时间限制在这个数值以内。

（7）放松疗法:适合因过度警醒而失眠的患者。常用的放松方法包括肌肉放松训练、沉思、瑜伽、太极拳等。具体方法:先紧握右拳持续 5~7s,接着将手放松持续 15~20s,上床或夜间醒来难以入睡时,排除杂念,把全部的注意力集中在肌肉放松的程度上。

（8）电睡眠疗法:利用微弱的低频脉冲电流,通过置于眼-乳突或眼-枕部的电极,将电流输入脑内,可刺激睡眠。该方法可以导致或深化生理睡眠,加强中枢的抑制作用。

（9）其他方法:如磁疗、生物反馈疗法、直流电离子导入、水疗、负离子疗法等。

2. 传统康复保健技术　对失眠效果显著,常用针灸、推拿、足疗、耳疗、火罐、中药等方法。多选取头面部穴位,如印堂、四神聪、安眠、神门、照海、申脉等。耳穴多用皮质下、心、肾、肝、神门、垂前、耳背心等。

3. 饮食调护　失眠的饮食调养也很重要。睡前忌食刺激性食物。肝郁火胜者,可选食柑橘等,理气解郁化火;痰热较重者,可选择山楂、萝卜等煎水代茶饮,消食导滞;心脾不足者,应多食含有山药、莲子、黄芪等的药膳,健脾生血养神;阴虚火旺者,宜多食西洋参、银耳、桑椹、百合粥等,滋阴降火;胆气虚怯者,可多食动物心脏、莲子粥,或红枣、酸枣泡水饮,益气安神。

4. 心理康复　失眠的心理康复主要是减轻或消除心理压力、创造舒适的睡眠环境等。入睡前应平静心情,身心放松,自然入睡,做到寝时不言谈、不思索,先睡心,再睡眠。必要时可辅助舒缓音乐或平淡而节律的声音(如滴水声、春雨淅沥声、蟋蟀鸣叫声等)。如果躺在床上辗转反侧、久久不能入睡时,不要勉强,以免造成更大心理压力,可先阅读、冥想等,分散急于睡眠的心理压力。

【社区与居家健康管理】

1. 精神方面的调理　多与他人交谈,培养乐观开朗的健康心理,避免不良的精神刺激。

2. 养成良好的睡眠习惯　制订适宜的作息时间,白天参加力所能及的体力劳动或体育锻炼,防止白天贪睡而夜间不眠。

3. 保持卧室安静　避免或消除周围环境中的不安静因素,晚间睡眠时避免出现响声。

4. 消除躯体不适　保持卧室和床铺的干净整洁,保持空气流通,睡前洗脚、沐浴或做其他准备工作。

5. 其他　合理膳食,戒烟酒、咖啡、茶、辛辣等刺激性食物,睡前可喝热牛奶促进睡眠。

第四节　帕金森病的康复保健

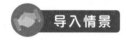

某老年男性,73岁。因右侧肢体活动不便1年而入院。于1年前发现在做精细工作时右手不自主颤动,静止时明显,逐渐出现肢体僵硬,行动迟缓,走路起步及转身困难,擦地行走,步伐细小。就诊于多家医院,进行药物美多巴治疗,症状好转,停药后症状加重。诊断为"帕金森病"。神清,表情呆板,面部皮肤油腻、有脱皮现象,言语少,发音缓慢低沉,双眼凝视,伸舌居中,颈部肌张力稍增强。右手静止性震颤,搓丸样不自主运动,四肢肌力正常,左侧肢体肌张力增强。

工作任务

1. 请说出该老年人的康复问题。

2. 根据这些问题开展SOAP。

【概述】

1. 定义　帕金森病是一种中老年人常见的运动障碍性疾病,又称震颤麻痹,病理特征为黑质致密区多巴胺能神经元变性缺失和路易小体形成,是以静止性震颤、肌张力增高、运动迟缓、姿势步态异常为主要临床表现的神经系统退行性变性。帕金森病平均发病年龄为60岁,从明确诊断到死亡的平均生存期为15年。帕金森病的病因和发病机制十分复杂,遗传因素、环境因素、年龄、氧化应激等均可能参与帕金森病多巴胺能神经元的变性死亡过程。

2. 危险因素与病因　帕金森病病因至今尚未明了,可能与衰老、遗传和环境因素有关。可继发于某些神经系统疾病,或其他疾病伴有帕金森病的某些症状。

3. 临床表现 帕金森病起病隐袭,缓慢发展,逐渐加剧。初发症状以震颤最多(60%~70%),其次为步行障碍、肌强直和运动迟缓。症状常自一侧上肢开始,逐渐波及同侧下肢、对侧上肢及下肢。

(1)震颤:常为首发症状,多由一侧上肢远端手指开始,逐渐扩展到同侧下肢及对侧肢体,下颌、口唇、舌及头部通常最后受累。典型表现为静止性震颤,拇指与屈曲的示指间呈"搓丸样"动作,安静或休息时出现或明显,随意运动时减轻或停止,紧张时加剧,入睡后消失。强烈的意识控制可暂时抑制震颤,但持续时间很短,过后反而有加重趋势。令患者一侧肢体运动如握拳和松拳,可引起另一侧肢体出现震颤,该方法有助于发现早期轻微震颤。

(2)肌强直:表现为屈肌和伸肌同时受累,被动运动关节时始终保持较高的阻力,称为"铅管样强直";部分患者因伴有震颤,检查时可感到在均匀的阻力中出现断续停顿,如同转动齿轮感,称为"齿轮样强直",是由于肌强直与静止性震颤叠加所致。

(3)运动迟缓:表现为随意动作减少,包括起动困难和运动迟缓,并因肌张力增高、姿势反射障碍而表现出一系列特征性运动症状,如起床、翻身、步行、方向变换等运动迟缓;手指做精细动作如扣纽扣、系鞋带等困难。

(4)姿势步态异常:站立时呈屈曲体态,步态障碍甚为突出。疾病早期表现为走路时下肢拖曳,随病情进展出现小步态,步伐逐渐变小变慢,启动困难,行走时上肢的前后摆动减少或完全消失;转弯时平衡障碍明显,因躯干僵硬,采取连续小步使躯干和头部一起转弯。晚期患者自坐位、卧位起立困难,迈步后即以极小的步伐向前冲去,越走越快,不能及时停步或转弯,称为慌张步态。

(5)其他症状:口、咽、腭肌运动障碍,讲话缓慢,语音低沉单调,流涎,严重时可有吞咽困难。自主神经症状较普遍,如皮脂腺分泌亢进所致脂颜,汗腺分泌亢进所致多汗,交感神经功能障碍所致直立性低血压等。

4. 老年人帕金森病的特点 老年人帕金森病具有起病隐匿、发展缓慢、进行性加重的特点。

(1)运动功能障碍

1)静止性震颤:早期震颤比较轻,晚期严重时可使动作的协调性受到影响,从而影响日常生活。

2)肌强直:表现为肢体和躯干肌群的屈肌与伸肌张力同时受累,全身的肌肉紧张和僵硬。肌强直最早累及腕关节、肘关节及肩关节,面部表情肌次之。表情肌受累时出现特有的"面具脸"。如手指、腕、臂强直时,写字时出现"小写征"。肌肉强直限制了帕金森病患者的活动程度,在早期表现为明显的笨拙,患者心理上有残疾感,后期逐渐出现木僵甚至植物状态,全身肌肉的僵硬成为主要的问题。

3)运动迟缓:由于肌张力增高、姿势反射障碍,患者所有的动作似乎都在克服阻力,动作缓慢,主动运动减少,动作启动、躯干旋转及分节运动困难,不能随意控制运动速度。如起床、步行等运动启动慢,犹豫不决,动作一旦启动不能立即停止,活动中的伴随动作减少。

4)姿势和步态异常:主要表现为特殊屈曲姿势,站立时身体前倾前屈,前臂内收,肘关节屈曲,腕关节和掌指关节屈曲,指间关节伸展,拇指对掌,髋、膝关节略屈曲。可出现拖行步态、慌张步态,并随着步行的继续而逐渐加剧;步行时患者下肢拖曳,步幅小,步速快,患肢无摆动;起动困难,但一旦起步就越走越快,不能自控,甚至需要前方有障碍物才能停步;转身时双下肢无交叉,头、躯干、下肢呈同一纵轴线,以碎步姿势缓慢旋转。平衡能力差,容易跌倒。随着病情进展,最终丧失步行能力,转为轮椅或床上生活。部分患者出现"僵冻现象"(又称冻结现象),是指帕金森病患者的一种双脚突然而短暂地黏附到地面上,使下一步不能够迈出的感觉,以发生于完成节律性及重复性运动的开始或过程中突然而短暂的困难为特征。

5)平衡及协调异常:表现为姿势不稳,容易跌倒。主要原因为屈肌强直导致的特殊姿势及姿势反射调节受损,动作减少、重心转换困难及步态异常,平衡反应障碍。

6)异动症:长期服用左旋多巴类药物的患者用药3~5年后可出现"异动症",表现为一种舞蹈样、手足徐动样或简单重复的不自主动作,常见于面舌肌、颈、背和肢体。可持续整个左旋多巴的起效期,或只出现在血中左旋多巴浓度最高的时段,称为峰剂量异动症。

(2)言语障碍:属构音障碍,系舌肌、咽喉肌出现强直所致,比较典型的表现有发声疲劳、音量过低、声音嘶哑、声音单调、缺乏韵律、重音减弱、辅音不准、发声控制能力下降等,偶尔伴刺耳音。其中音量过低、声音单调较为普遍。与正常人相比,帕金森病患者的讲话音量要低 2~4dB,相当于感觉上声音强度下降 40%。声音单调,即讲话的基本频率与正常人相比缺乏变化。

（3）吞咽障碍：通常患者可表现为张口困难,流口水,进食时食物从口角溢出,咀嚼困难,食物夹藏在颊部或残留在舌面。舌肌及咽喉肌出现强直时还可出现吞咽动作启动困难;吞咽时舌头做反向运动而把食物往外推,食物反流进入鼻腔;吞咽后咳嗽或噎食,进食后有痰音或声音嘶哑。严重者不能进食,有些患者虽能勉强吞下食物,但数秒后食物反流造成呛咳。

（4）认知功能障碍：患者多有抑郁倾向,部分患者情绪易焦虑、激动,缺乏主动性、安全感。后期多数合并有认知功能障碍,主要表现为记忆力下降,空间定向力下降,注意力缺乏,分散注意能力下降,学习新事物的能力下降,不能同时进行两项工作,执行能力下降。

（5）自主神经功能障碍：表现为多汗、颜面潮红、皮脂腺分泌亢进、便秘、失禁、直立性低血压等自主神经症状,其中直立性低血压是导致患者跌倒原因之一。

（6）继发性功能障碍：主要有肌肉萎缩无力、关节僵硬及挛缩、骨质疏松、营养不良、压疮、肺活量明显降低或活动时呼吸急促等。

【康复评定】

目的主要是确定患者现有的各种功能障碍,阐明功能障碍的原因,制订相应的康复保健目标及措施。

1. 综合评定 临床常采用统一帕金森病评分量表(unified Parkinson disease rating scale, UPDRS)、改良赫雅(Hoehn-Yahr)分级量表(1992 年)、韦氏帕金森病评定法。

（1）统一帕金森病评分量表：共 6 个部分,分别用于判断帕金森病患者的精神活动、行为和情感障碍程度,日常生活能力,运动功能,治疗的并发症,病程中疾病发展程度,在活动功能最佳状态（"开"时相）和活动功能最差状态（"关"时相）的活动功能。

通过评价分析后可对帕金森病患者的运动、日常生活能力、病程发展程度、治疗后的状态、治疗的不良反应和并发症等方面作出客观的评判。量表中每一项目分五个等级,分别计 0、1、2、3、4 分。零分为正常,分值越高,帕金森病患者的症状越重。但由于该量表项目较多,进行一次评分要占用较多时间,临床使用不方便,因此有人常常选取其中几个分量表进行帕金森病患者的评价,最常用的分量表是前 3 个。

（2）改良赫雅(Hoehn-Yahr)分级量表：赫雅(Hoehn-Yahr)分级简称 H-Y 分级,是用来记录帕金森病病情的分级表。改良 H-Y 分级量表简单明确,操作性强,评估内容包括了日常生活和运动功能,能够显示病情进展情况,广泛应用于帕金森病的临床病情程度评价。

0 期：无症状。

1 期：身体单边 / 侧受影响,但没有影响平衡。

1.5 期：身体单边 / 侧受影响,并影响平衡。

2 期：身体双边 / 侧受影响,但没有影响平衡。

2.5 期：身体双边 / 侧受影响,但是在拉动试验(pull test)下能够自行恢复平衡。

3 期：平衡受影响,症状轻度到中度,但可以独立生活。

4 期：症状严重,无活动能力,但可以自行走动和站立。

5 期：在没有他人帮助的情况下只能卧床或坐轮椅。

该量表也可作为 UPDRS 的第五分量表,用于症状严重程度的分级。

（3）韦氏帕金森病评定法：将不同的临床表现及生活能力按 0~3 分级,0 为正常,1 为轻度,2 为中度,3 为重度。把每项得分累加,总分 1~9 分为早期残损,10~18 分为中度残损,19~27 分为严重进展阶段。

2. 身体功能评定

（1）关节活动度测量：由于肌肉强直僵硬、活动减少,使关节及周围组织粘连、挛缩,导致关节活动受限,可使用量角器测量主动关节活动度和被动关节活动度。

（2）肌力评定：采用等速测试等动态测试装置,能发现帕金森病患者的肌力减退。

（3）肌张力评定：大多采用阿什沃思(Ashworth)痉挛量表或改良阿什沃思(Ashworth)痉挛量

表,帕金森病患者屈肌张力较伸肌张力更高。

（4）平衡试验：主要采用观察法及功能评定法。患者在不扶持下完成单足站立、双足站立、双足站立且重心转移、双膝跪立、手足支撑 5 个动作,并保持上述姿势 3s 为正常,否则为异常。临床上常用的平衡量表主要有伯格（Berg）平衡量表。平衡功能评定有助于康复治疗和预防患者跌倒。

（5）步行能力评定：常采用目测分析法和定量分析法,可提示步态异常的性质和程度,为行走功能评定和矫治步态提供依据。帕金森病患者的步长、步幅、步速、耐力等多个参数均可表现异常。

（6）协调试验

1）上肢：30s 内能按动计数器的次数;1min 内能从盆中取出的玻璃球的数量;1min 内能插入穿孔板的小棒数;1min 内在两线间隔 1mm 的同心圆的空隙内能画出的圆圈数量和画出线外的数量;1min 内在两线间隔 1mm 的直线图空间能画出直线的数量和画出线外的数量。

2）下肢：闭眼状态下双足跟与足尖并拢能站立的时间;睁眼状态下单足能站立的时间;睁眼状态下前进、后退、横向分别行走 10m 距离所需要的时间;闭眼状态下前进、后退、横向分别行走 10m 距离所需要的时间;睁眼状态下在 20cm 宽的两直线内行走,计算 10s 内的步行距离和出线的次数。

3. 日常生活活动能力评定　常用的评定量表为巴氏指数和功能独立性评定量表（FIM）,也可采用专为帕金森病患者设计的 Hoehn-Yahr 分级进行评定。

4. 认知功能评定　常用认知障碍评估表有神经行为认知状态测试、里弗米德（Rivermead）行为记忆能力测验。

5. 心理评定

（1）常用的智力测验量表有简明精神状态检查法、韦氏智力量表。

（2）情绪评定有抑郁量表（汉密尔顿抑郁量表、自评抑郁量表）、焦虑量表（焦虑自评量表、汉密尔顿焦虑量表）。

6. 吞咽功能评定　包括反复唾液吞咽测试和饮水试验。

【康复保健目标和原则】

康复保健可延缓帕金森病的病情发展,减轻功能障碍的程度,预防和减少畸形及并发症的发生,改善心理状况,维持或提高日常生活活动能力,提高生活质量,延长寿命。

1. 康复保健目标　改善震颤、肌强直、运动徐缓和姿势与平衡障碍等运动功能障碍,预防继发性功能障碍的发生。

（1）短期目标：促进关节在最大范围内运动的功能,预防痉挛和纠正不正常姿势,预防或减轻废用性肌萎缩和无力,改善运动和姿势控制,增强平衡反应和安全意识,改善步态,维持或增加肺活量以及语言能力,教会患者及其家属能量节约及工作简化技术,维持或增强患者独立能力,帮助患者调整心理,重新认识生活方式的改变。

（2）长期目标：延缓病情进展,预防和减少继发性功能障碍,教会患者代偿策略,发挥最大功能,最大限度地维持独立能力,帮助患者及其家属调整心理状态,提高生活质量。

2. 康复保健原则

（1）综合治疗原则：目前尚无有效方法阻止帕金森病的进展,故临床需合理、综合应用各种治疗措施,尤其是继发性患者应积极治疗原发病,药物治疗结合各种功能训练,消除焦虑、恐惧、抑郁、消极的不良情绪,以获得较满意和长期的疗效。

（2）能量节约原则：帕金森病患者容易产生疲劳,应采用多种代偿策略,避免抗阻运动,掌握松弛方法,减少疲劳发生。

（3）维持治疗原则：帕金森病是进行性疾病,药物及康复治疗只能改善症状、提高生活质量,但不能改变最终结局,故需给予长期维持治疗。患者及其家属需同时参与训练,学会正确的躯干及四肢运动、颜面运动、行走,尽量延缓病情发展。

【康复保健技术】

1. 现代康复保健技术

（1）运动疗法：根据患者的震颤、肌强直、肢体运动减少、体位不稳的程度,尽量鼓励患者自行进食穿衣,锻炼和提高平衡能力,做力所能及的事情,减少依赖,增强主动运动。

1）松弛训练：可有效缓解肌强直，可开展头、下肢反向运动。具体操作：仰卧位，双膝屈曲，双手自然交叉放置于上腹部，头缓慢左转，双下肢同时右转，复位；头向右转，双下肢左转。两组动作交替进行。

知识拓展

帕金森病的松弛训练

100年前帕金森病患者坐在颠簸的马车上戏剧性地改善了强直症状，由此提示缓慢的前庭刺激如柔顺的来回摇动对肌张力的降低有良好的效果。本体感觉神经肌肉促进技术采用有节奏的运动，从被动运动转变为主动运动，从小范围运动逐步到全范围运动，不仅对帕金森病的肌强直有松弛作用，也能克服少运动带来的损伤。

1. 头颈及上肢的旋转运动

（1）仰卧位，头缓慢转向左侧，两下肢向右侧转动；然后头转向右侧，两下肢转向左侧。

（2）仰卧位，一侧上肢肩外展45°，肘屈曲90°，然后该上肢肩向外旋转，对侧肩向内旋转，肩缓慢地转向背部，有顺序地从内侧到外侧转动。

（3）进一步训练头、肩及下肢做从一侧到另一侧的类似转动。训练时应注意开始时慢，运动范围小，使患者没有牵拉感。

2. 胸部与骨盆的旋转运动　侧卧位，胸部缓慢向前转、向后转。训练时治疗师的手可放在患者髂嵴上防止骨盆运动，让患者感到胸部和骨盆是分离的。一旦患者可以自己训练，治疗师就可以放开手。

2）基本运动的训练：根据各年龄段及患者身体情况，采用循序渐进、有计划的训练。上下肢的前屈、后伸、内旋、外展，起立下蹲；肩部内收、外展及扩胸运动；腰部的前屈、后仰、左右侧弯及轻度旋转等。在保护下适当做一些简单的器械运动，有助于维持全身运动的协调。

3）关节活动度训练：主要通过被动和主动运动来训练全身各个关节和各个方向上的关节活动范围。针对屈肌张力较高的特点，关节活动度训练多强调伸展训练，以维持和改善全身各关节的活动范围，防止关节和周围组织粘连、挛缩，保持运动功能。

4）肌力训练：早期重点训练胸肌、腹肌、腰背肌及股四头肌等近心端肌群。预防面具脸的形成，主动有意识地做各种表情动作，如鼓腮、噘嘴、呲牙、伸舌、吹气等，以改善面部肌肉协调能力。

5）步态训练：肌肉持续的紧张可导致肢体乏力，行走不自如，重心丧失。可进行原地反复起立、站立高抬腿踏步、下蹲练习、双眼平视合节拍的行走等。注意安全防护，保持平衡，防止跌倒。

6）平衡训练：双足分开与肩同宽，向左右前后移动重心并保持平衡。躯干和骨盆左右旋转，并使上肢随之进行大的摆动，对平衡姿势、缓解肌张力有良好作用。

（2）言语疗法：通过感官刺激、口面部的功能训练等基础训练和摄食训练，指导患者易于吞咽的技巧和方法等代偿技术，提高吞咽功能。对因肌肉协调能力异常导致的语言交流能力障碍，要多从营造良好的语言氛围入手，让患者多说话、多交流、多阅读，沟通时给患者足够的时间表达，训练中注意发音力度、音量、语速、频率，鼓励患者坚持训练，减缓病情发展。

（3）日常生活活动能力训练

1）早期训练：尽可能通过调整维持粗大和精细协调活动、肌力、身体姿势和心理状态，实现日常生活活动自理，保留自己的习惯、兴趣和爱好，参加社会正常交往。日常生活活动能力训练的重点包括穿脱衣、进食、移动和转移、个人卫生、如厕等。

2）后期训练：随着病情的发展，患者的活动能力逐渐受限，应最大限度地维持其原有的功能和活动能力。加强日常活动的监督和安全性防护，借助一些辅助装置和设施帮助患者完成活动，对环境和家具进行适当改建，加强对家人和照料者的宣传和指导，积极采取能量节约技术等。

（4）辅助技术：为预防畸形，必要时应让患者穿戴矫形器；穿衣困难者，可以借助穿衣辅助器；防止患者跌倒,可配备合适的助行稳定用具,注意调整高度,防止驼背;改良坐具、卧具,保持患者正确的坐卧姿势;尽量营造无障碍环境。

2. 传统康复保健技术 在帕金森病患者的康复治疗中具有重要作用,主要方法有中药、针灸以及按摩等,还可以通过中医气功、太极拳等导引技术,可有效改善患者的肌强直,提高肌力,缓解动作困难、姿势异常,改善平衡协调功能,同时可改善患者的心肺功能和心理状态。

3. 药物治疗 常选用左旋多巴及复方左旋多巴、抗胆碱能药物、多巴胺受体激动剂、金刚烷胺、单胺氧化酶抑制剂等。外科治疗采用苍白球毁损术、丘脑毁损术、脑起搏器深部脑刺激术等。

4. 饮食调养 帕金森病患者应少喝牛奶,多吃肉食和海鲜,适量饮茶、咖啡等。针对进食速度缓慢且容易疲劳,建议患者少食多餐;针对喉头发紧等,建议餐前打哈欠,放松喉部;震颤、异动患者会额外增加消耗并降低食欲,应多进食高能量食物并加餐,防止体重减轻。

5. 心理康复 应格外注意帕金森病患者的心理问题。多与患者交谈,并引导其与其他患者建立良好的关系。在日常训练中应仔细观察患者出现的困难,及时给予帮助。应注意帮助的方式方法,既不能简单粗暴,也不能过度干预,以免造成患者的逆反心理。热情关怀、温暖体贴、风趣幽默可以对患者产生积极的影响。

【社区与居家健康管理】

1. 保持环境安静,避免精神刺激,以免加重震颤或肌强直。注意休息,适当按摩及运动锻炼,急性期应由他人协助,指导患者做好自我保护,完成日常生活活动。

2. 少食多餐,以低胆固醇、高维生素、易消化的食物为主。喂食时注意预防窒息。对流涎、呛咳者,应指导其缓慢进食半流质食物,必要时插鼻饲管。

3. 预防便秘,多摄取粗纤维食物、蔬菜、水果等,可多饮蜂蜜、麻油以软化粪便。可配以效果好、不良反应小的内服及外用药物,如冲饮适量番泻叶,口服芪蓉润肠口服液,排便前用开塞露等促进排便。小便困难者,可按摩膀胱、听流水声刺激排尿,必要时可导尿,以效果最好、不良反应最小、能持久使用的方法减少痛苦,维护正常的排尿功能。

4. 预防并发症。预防压疮的发生,坚持床上主动、被动功能训练,加强肌肉、关节、肢体的按摩,延缓各类并发症的发生。

第五节 周围神经病损的康复保健

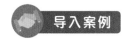

某老年男性,70岁。左手克雷氏骨折5个月,骨折愈合出院后拇指、示指、中指屈曲功能丧失,拇指不能对掌;大鱼际肌萎缩,出现猿掌畸形;示指、中指末节感觉消失。

工作任务

1. 说出该老年人出现上述功能障碍的原因。

2. 根据 SOAP 流程为该老年人进行评估、制订康复计划、进行健康教育。

【概述】

1. 定义 周围神经病损是周围神经干或其分支由于炎症、中毒、缺血、营养缺乏、代谢障碍、外伤等作用而发生的神经痛或神经疾病。常见的周围神经病损有三叉神经痛、特发性面神经炎、多发性神经炎(末梢神经炎)、急性感染性多发性神经根神经炎、臂丛神经损伤、尺神经损伤、桡神经损伤、正中神经损伤、胫神经损伤、腓总神经损伤、股外侧皮神经炎、坐骨神经痛、肋间神经痛等。

2. 危险因素及病因 周围神经病损可分为神经痛和神经疾病两大类,神经痛多由受累的感觉神经分布区出现神经脱髓鞘改变所致,神经疾病多是由于周围神经炎症、中毒、缺血、营养缺乏、代谢障碍、外伤等造成的病损。

3. 临床表现 周围神经病损的功能障碍主要有运动功能障碍(弛缓性瘫痪、肌张力降低、肌肉萎缩)、感觉功能障碍(局部麻木、灼痛、刺痛、感觉过敏、实体感缺失等)、反射障碍(腱反射减弱或消失)、自主神经功能紊乱(局部皮肤光润、发红或发绀、无汗、少汗或多汗、爪甲粗糙脆裂等)、疼痛、皮肤营养性改变、血管功能障碍、骨质疏松等。不同周围神经损伤临床表现如下:

(1)三叉神经痛:以一侧面部三叉神经分布区内反复发作的阵发性剧烈痛为主要表现,是中老年人的多发病。有研究认为,三叉神经痛是由于硬化的血管造成的神经脱髓鞘病变。主要功能障碍为疼痛,并由疼痛导致言语、进食、洗漱等日常生活活动能力下降。

(2)特发性面神经炎:茎乳突孔内急性非化脓性炎症引起周围性面瘫。以一侧面部表情肌突然瘫痪,同侧前额皱纹消失,眼裂扩大,鼻唇沟变浅,面部被牵向健侧为主要特征。

(3)多发性末梢神经炎:是由多种原因如中毒、营养代谢障碍、感染、变态反应等引起的多发性末梢神经损害的总称。主要表现为肢体远端对称性感觉障碍(感觉功能出现麻木、疼痛、过敏、减退等,分布区域呈手套状或袜状)、运动功能障碍(肌力下降、肌张力降低、腱反射减弱或消失、肌肉萎缩等)和自主神经功能障碍。

(4)急性感染性多发性神经根神经炎:又称吉兰 - 巴雷综合征,主要病理改变为周围神经系统的广泛性炎性脱髓鞘。临床上以四肢对称性弛缓性瘫痪为主要表现。多先有上呼吸道或消化道感染等前驱症状,随后出现四肢呈对称性的下运动神经元瘫痪、躯干肌瘫痪、脑神经麻痹、感觉功能障碍、自主神经功能障碍等。

(5)臂丛神经损伤:主要表现为神经根型分布的运动障碍及感觉障碍。上臂丛神经损伤表现为整个上肢下垂,上臂内收、外展、外旋不能,前臂内收、伸直、旋前、旋后不能,屈肘不能,肩胛、上臂和前臂外侧有一狭长的感觉障碍区。下臂丛神经损伤表现为手部小肌肉肌力下降,甚至全部萎缩而呈爪形,手部尺侧及前臂内侧有感觉缺失,可出现霍纳(Horner)综合征。全臂丛神经损伤时整个上肢弛缓性瘫痪,合并肌肉萎缩、感觉障碍、腱反射消失、自主神经功能障碍及霍纳综合征。

(6)正中神经损伤:主要表现为拇指、示指、中指屈曲功能丧失,拇指不能对掌;大鱼际肌萎缩,出现猿掌畸形;示指、中指末节感觉消失。患者时有烧灼性疼痛,骨膜反射减弱或消失。

(7)桡神经损伤:表现为上肢各肌肉完全瘫痪,肘关节不能伸直,垂腕,前臂伸直时不能旋后,指关节屈曲,掌指关节不能伸直,拇指不能背伸和外展,处于内收位;肘关节、上臂和前臂后面、手指部位感觉障碍。

(8)尺神经损伤:环指和小指远端不能屈曲;小鱼际、骨间肌、小指内收肌萎缩,手指分开、合拢受限,拇指不能内收,小指、环指掌指关节过伸,近指关节屈曲,呈爪形手畸形;手掌面的尺侧、小指和环指尺侧以及手背的小指、环指和中指的一半感觉障碍。

(9)坐骨神经损伤:表现与胫腓神经联合损伤时相似。踝关节与趾关节无自主活动,足下垂,呈马蹄样畸形,踝关节可随患侧肢体移动,呈摇摆样运动。小腿肌肉萎缩,跟腱反射消失,膝关节屈曲力弱,伸膝正常。小腿皮肤感觉除内侧外,常因皮神经代偿而仅表现为感觉减退。

(10)腓总神经损伤:足和趾不能背伸,也不能外展外翻,呈内翻下垂畸形,晚期形成马蹄内翻足,行走时呈跨阈步态;足背及小趾前外侧感觉消失。

4. 老年人周围神经病损的特点

(1)感觉异常及疼痛:周围神经损伤不仅可出现感觉功能减退或丧失,还可出现神经病理性疼痛、感觉异常等,严重影响患者生活质量。

(2)肢体瘫痪:肌肉瘫痪、肌张力降低和肌肉萎缩导致主动运动丧失或减弱。根据受累神经不同可表现为不同的运动功能障碍,如单支神经受累会造成肢体局灶性运动障碍,多发性周围神经损害可造成多个肢体的瘫痪和运动障碍,膈神经损害则会引起膈肌瘫痪而导致呼吸困难。

(3)关节功能障碍:因肢体运动功能丧失,导致关节无主动活动,继发肌肉、韧带及关节囊挛缩,导致关节活动受限或关节僵硬。

(4)肢体肿胀:因自主神经功能障碍及肌肉泵作用丧失,引起肢体血液循环障碍而出现肢体肿胀。

(5)皮肤营养障碍:出现皮肤变薄、干燥,甚至发生营养性溃疡。

(6)日常生活活动障碍:因感觉、运动功能障碍,导致日常生活活动能力减弱或丧失。

（7）心理障碍：主要表现有急躁、焦虑、抑郁、躁狂等。担心神经损伤后不能恢复，或难以承受长期就诊的医疗费用。常影响与他人的正常交往，严重时可产生家庭和工作等方面的问题。

（8）其他功能障碍：一些特殊神经损伤可出现特殊的功能障碍，如膈神经损伤引起呼吸障碍，面神经损伤引起闭眼不能和口角偏斜，听神经损害引起听力障碍，舌咽和迷走神经损伤引起吞咽障碍及声音嘶哑，骶神经损伤引起大小便障碍及性功能障碍等。

【康复评定】

评定的目的在于进一步明确病损的性质，判断预后，从而确定康复保健目标，制订康复保健计划，评价康复保健效果。

1. 感觉功能评定　感觉功能评定包括浅感觉（痛觉、温度觉、触觉）、深感觉（位置觉、运动觉、振动觉）、复合感觉（皮肤定位觉、两点辨别觉、实体觉、图形觉）的检查。周围神经损伤后可出现感觉消失、感觉减退和感觉过敏，感觉减退区常处于感觉消失区的边缘。临床常用周围神经损伤后感觉功能恢复评定表评估周围神经损伤感觉功能恢复的情况。

2. 运动功能评定

（1）视诊：皮肤是否完整，肌肉有无肿胀或萎缩，肢体有无畸形，步态和姿势有无异常。用尺或容积仪测量患侧肢体的周径，并与健侧对比，主要用来评估肌肉萎缩情况。

（2）肌力评定：常用徒手肌力检查法，按0~5级肌力检查记录，并与健侧对比。肌力3级以上者可用器械检测，包括握力测试、捏力测试、四肢肌群测试等。

（3）关节活动度评定：包括各关节、各轴位的关节的主动和被动活动范围的测定，并与健侧对比。

（4）反射检查：常用的反射检查有肱二头肌反射、肱三头肌反射、桡骨骨膜反射、踝反射等。反射检查时需要患者充分合作，并进行双侧对比。

（5）自主神经功能检查：检查常用发汗试验，无汗表示神经损伤，恢复早期为多汗，从无汗到有汗表示神经功能恢复。

（6）神经干叩击试验（Tinel 征）：Tinel 征是指叩击神经损伤（仅指机械力损伤）或神经损害的部位或其远侧，出现其支配皮区的放电样麻痛感或蚁走感，代表神经再生的水平或神经损害的部位。

（7）周围神经电生理评定：能较好地反映神经肌肉所处的功能状态，对周围神经损伤的部位、范围、性质、程度和预后等的判断具有重要价值。常用的评估检查有直流感应电测定、强度-时间曲线、肌电图检查、神经传导速度测定、体感诱发电位。

3. 日常生活活动能力评定　日常生活活动能力评定包括躯体日常生活活动能力评定和工具性日常生活活动能力评定。常用躯体日常生活活动能力评定包括改良巴氏指数、修订肯尼（Kenney）自理评定、卡茨（Katz）日常生活功能指数评价量表等。常用工具性日常生活活动能力评定包括功能活动问卷、快速残疾评定量表等。

【康复保健目标】

尽早去除病因或减轻神经损伤程度，防止二次损伤和并发症，积极促进神经再生，促进感觉功能重建及运动功能恢复。积极治疗原发疾病，减轻神经损伤程度；积极预防和治疗并发症，预防肌肉萎缩、肌腱挛缩、关节僵硬、皮肤破损；促进神经再生，恢复运动与感觉功能；消除心理障碍，改善情绪，增强患者信心和希望，积极主动参与康复；提高日常生活活动能力，回归家庭和社会。

【康复保健技术】

1. 现代康复保健技术

（1）促进周围神经再生：周围神经具有一定的再生能力，神经损伤后神经变性和再生的过程是相互交叉的，在时间进程上两者彼此重叠，变性过程中包含有再生活动。

1）药物：促进神经再生的药物众多，药物治疗对损伤周围神经的修复具有一定的促进作用，但缺乏确切有效的药物，其作用机制尚有待研究。

2）超短波疗法：对置或并置，微热量或无热量，每次 10~20min，20 次为一疗程。可增加巨噬细胞的吞噬能力，使局部微血管持久性扩张，血流加快，有助于水肿消退、炎性产物的吸收和改善局部营养状况，有利于神经的再生。

3）直流电疗法及脉冲电疗法：经皮或埋入电极的微安级直流电可促进神经的再生。

4）热疗：水疗、蜡疗、红外线、干热等热疗均可促进神经再生。1次/天至1次/4h,20min/次。

5）弱磁场：在一定强度的磁场作用下,微血管的舒缩发生改变,使微血管扩张、血流加快,血液循环得到改善,产生消炎、消肿、软化瘢痕、镇痛作用。磁场可能是通过对周围神经再生过程中的多个环节调控和促进,通过多种协同机制,促进周围神经的再生和功能恢复。

6）激光：用于周围神经损伤治疗的激光种类有氦氖激光、CO_2激光、半导体激光等,氦氖激光照射包括氦氖激光针灸穴位治疗,以上均应用小功率,具有促进神经修复的作用。研究发现,用低能量氦氖激光照射挫伤的大鼠坐骨神经或相应的脊髓节段,能促进轴突的再生。能量密度为3.5~10J/cm^{2}的激光照射均有此作用。

（2）肌肉无力及肌肉萎缩的康复保健

1）热疗：一切热疗作用于麻痹肌肉均可改善血液循环,维持肌肉营养。

2）按摩与压力治疗：向心性按摩可明显改善组织的供血与营养,现在多以间歇性压力治疗代替。

3）电体操：能生理性地发挥肌肉运动的泵作用,改进血液循环,促进肌肉的主动代谢过程,延缓、减轻失神经肌肉的萎缩,但不能阻止肌肉萎缩的趋势,更不能使已萎缩的肌肉恢复正常。

4）肌力训练：训练中应根据受损神经所支配肌肉的肌力而采用不同的训练方法,如助力运动、主动运动、抗阻力运动等。

（3）粘连或瘢痕的康复保健：包括蜡疗、中频电疗、直流电离子透入疗法（对术后粘连和瘢痕增生,用碘、透明质酸酶直流电导入效果较好）、超声波疗法、磁疗、激光疗法、按摩等。

（4）肢体肿胀的康复保健：包括抬高患肢、弹力绷带压迫（由远端向近端缠绕）、向心性按摩、主动与被动运动、温热治疗、水疗、冷疗等。

（5）挛缩的康复治疗：对保持关节活动度、预防挛缩畸形极为重要。

1）夹板或支具：腓神经损伤后需用足踝托,使踝关节保持在90°功能位,以预防跟腱挛缩。桡神经损伤后应使用支具使腕关节背伸30°,指关节伸展,拇外展,以避免屈肌腱挛缩。

2）主动与被动运动：如已出现挛缩,应进行挛缩肌肉、肌腱的被动牵伸。

（6）感觉重建训练：方法多样,没有统一、单一的方法,是一种技术和方法的组合。感觉重建需要大脑的重新认识和辨别,对新的刺激模式作出相应的反应。进行感觉重建训练的目的是使患者的功能性感觉、触觉水平尽可能达到最高程度的恢复。感觉重建训练可以根据不同患者、不同病情、不同地点、不同条件等有所不同。

2. 传统康复保健技术

（1）针灸治疗：是应用较为广泛的治疗方法,具有镇痛、改善周围神经功能损伤、促进周围神经损伤后修复等功效。每天1次,10次为1个疗程,一般治疗1~3个疗程后症状可有不同程度的改善。

（2）中药：中药内服具有促进周围神经损伤再生、改善循环等作用。应用的方剂较多,如补阳还五汤、黄芪桂枝五物汤等。中药外敷多采用活血化瘀类方药,可采用熏洗、浸泡等方式。

3. 饮食调养 以有助于患者恢复的食物为主,杜绝不良的生活习惯,尽量缩短康复时间。在食物选择上,富含蛋白质、维生素类食物有利于身体恢复,富含B族维生素的食物可以营养神经,干果类食物能够促进神经损伤恢复。应避免摄入碳酸类饮料以及咖啡等刺激物。

4. 心理康复 疼痛及功能障碍会对患者的心理造成沉重负担。鼓励患者忽视疼痛的影响,教育患者能够正确面对残疾,缓和紧张情绪,转移注意力,从而实现心理健康。

【社区与居家健康管理】

对于不同类型的周围神经病损,有针对性地告知患者治疗的相关知识,教育并鼓励其保持良好的心理状态,增强信心,树立正确的康复理念,积极主动参与康复治疗。对不同人群还应加强骨折预防知识的宣教,如交通安全、行动安全、避免跌倒等意外情况;注意防寒、避风、保暖,科学合理补充营养。让患者意识到和学会在日常生活、工作中保护感觉障碍区,如必须考虑到感觉障碍区,每天检查是否受伤、皮肤有无发红、水疱等。注意手的保护,劳动或工作时戴手套,在拿热的杯壶、勺子时用手套、厚布;注意脚的保护,选购合适的鞋,内层垫合适的鞋垫;积极参与家务劳动,进行有效的功能锻炼,如打扫卫生、种花等。

（赵守彰）

思考题

1. 帕金森病的运动功能障碍有哪些？
2. 简述改良 Ashworth 分级法评定标准。
3. Brunnstorm 各个分期的运动特点是什么？
4. 三叉神经痛的临床表现是什么？

第十一章　常见代谢性疾病康复保健

第十一章
数字内容

学习目标

1. 掌握老年人骨质疏松症、糖尿病、肥胖症、高脂血症等常见代谢性疾病的主要功能障碍和康复保健方法。
2. 熟悉老年人常见代谢性疾病的定义、诊断标准、康复评定与防治。
3. 了解老年人常见代谢性疾病的临床表现及治疗。
4. 建立老年人常见代谢性疾病的三级预防理念,制订康复保健计划。
5. 培养基于 SOAP 理念的老年人常见代谢性疾病康复保健的能力。

第一节　骨质疏松症的康复保健

　导入情景

某老年女性,65 岁。因"反复腰背疼痛半年,加重 2 天"入院。半年前感腰背疼痛明显,弯腰、下蹲时加剧,平卧稍缓解,使用止痛药及针灸推拿等手法治疗后缓解。2 天前腰背疼痛加重,弯腰、咳嗽、起坐等疼痛加重,既往无高血压、糖尿病、结核病史,无关节损伤、关节炎病史,无遗传病及传染病史。查体:脊柱胸椎段后凸畸形,腰椎段棘突叩压痛,腰椎段椎旁软组织压痛,未扪及条索状物,腰部活动度因疼痛不能配合检查。双下肢直腿抬高试验(−),加强试验(−)。

工作任务
1. 简述该老年人的康复评估内容。
2. 简述该老年人的康复治疗方法。

【概述】

1. 定义　骨质疏松症是一种全身性的代谢性疾病,以骨量减少、骨组织的微观结构退化为特征,骨的脆性增加及骨折危险性增加。发病多缓慢,个别较快,以骨骼疼痛、易于骨折为特征,生化检查基本正常。我国骨质疏松症防治形势严峻,在 60 岁以上人群中发病率为 56%,其中女性发病率高达60%~70%。

2. 危险因素与病因
（1）危险因素
1）不可控制因素:种族、老龄化、女性绝经、遗传等。

2）可控制因素：活动量小、吸烟、过量饮酒、过多食用含咖啡因的食物、营养失衡、影响骨代谢的疾病、服用影响骨代谢的药物等。

（2）病因：骨质疏松症分为原发性和继发性两大类。

1）原发性骨质疏松症：是指身体及骨骼本身生理功能退化而引起的骨质疏松，包括绝经后骨质疏松症（Ⅰ型）、老年性骨质疏松症（Ⅱ型）和特发性骨质疏松症三类。绝经后骨质疏松症一般发生在女性绝经后 5~10 年。老年性骨质疏松症一般指 70 岁以后发生的骨质疏松。特发性骨质疏松症包括青少年和成年特发性骨质疏松症，可能与基因缺陷和遗传因素有关。

2）继发性骨质疏松症：是指继发于其他疾病或药物使用后的骨质疏松。常继发于营养缺乏性疾病、吸收障碍性疾病、内分泌疾病，或免疫抑制剂、糖皮质激素等长期应用。

3. 临床表现

（1）疼痛：原发性骨质疏松症常发生腰背痛，占疼痛患者的 70%~80%。一般骨量丢失 12% 以上即可出现骨痛，疼痛沿脊柱向两侧扩散，久立、久坐等脊柱负重时加剧，仰卧无脊柱负重时疼痛减轻，昼轻夜重，清晨醒来时加重，弯腰和肌肉运动等脊柱应力增加时疼痛加剧，咳嗽和大便用力等腹压变化时加重。骨质疏松症会出现椎体骨小梁结构破坏、数量减少，椎体压缩变形导致脊柱前屈，腰大肌纠正脊柱前屈而过度收缩，肌肉发生疲劳甚至痉挛引起疼痛加重。椎体压缩性骨折会产生急性疼痛，相应部位的棘突出现强烈压痛和叩击痛，一般 2~3 周后逐渐减轻，部分患者呈慢性疼痛。若压迫累及脊神经，可产生四肢放射痛、双下肢感觉运动障碍、肋间神经痛等神经病理性疼痛。

（2）身高降低和驼背：可能出现于疼痛后。脊椎椎体前部多为松质骨，此部位负重量大，尤其是第 11、12 胸椎及第 3 腰椎易压缩变形，脊柱前倾形成驼背。当骨质疏松加重时，驼背曲度加大，甚至使膝关节屈曲显著。每节椎体高度约 2cm，骨质疏松出现椎体压缩，每节椎体缩短 2mm 左右，身长平均缩短 3~6cm。

（3）骨折：是退行性骨质疏松症常见且最严重的并发症，不仅增加患者的痛苦，还严重限制活动，如果合并肺内感染可危及生命。

（4）肌无力：表现为上楼时抬腿和迈步困难，步行容易产生疲劳，还可能出现肌肉痉挛。

（5）呼吸功能下降：多发性胸椎压缩性骨折可导致胸廓畸形，影响心肺功能，使肺活量和最大换气量显著下降，出现胸闷、气短、呼吸困难等症状。严重的腰椎压缩性骨折会导致腹部脏器功能异常，引起便秘、腹痛、腹胀、食欲减低等不适。

【康复评定】

1. 生理功能评定

（1）疼痛评定：骨痛和腰背痛评分采用视觉模拟评分（VAS）法。在纸上画一条 10cm 长的横线，一端表示无痛（0 分），另一端表示剧痛（10 分），由患者根据体验到的疼痛程度在线上划出某一位置，据此进行分析。

（2）运动功能评定：骨质疏松症引起的骨痛、继发骨折伴随运动功能障碍，导致肌力下降和关节活动受限，因此运动功能评定至关重要。

1）肌力评定：采用徒手肌力检查法，对骨质疏松症患者进行检查时施加阻力要柔和，避免损伤。

2）关节活动度评定：采用关节量角器测量关节活动范围，包括主动活动范围和被动活动范围。主要测量腰、膝关节。

3）平衡协调功能评定：平衡功能下降时更容易发生跌倒，是骨折的重要原因。平衡功能评定可预测跌倒的风险，常用 Berg 平衡量表评定。

4）ADL 评定：评定患者日常生活活动能力常采用巴氏指数法进行评定。

2. 心理功能评定　骨质疏松症是一种慢性代谢病，病程长，临床症状重，多发于老年人和妇女，易出现心理障碍，可采用汉密尔顿抑郁量表进行评定。

3. 生活质量评定　骨质疏松症对生活质量的影响是多方面的。常用量表有简明健康调查表、疾病影响程度表等。

【康复保健目标】

缓解疼痛，增强肌力与耐力，降低骨质疏松症患者的骨折风险，提高骨密度或者延缓骨密度下降，提高日常生活活动能力,改善生存质量。

【康复保健技术】

1. 现代康复保健技术

（1）运动疗法

1）运动强度、时间和频率的控制:研究表明,在适宜的范围之内运动强度大小与骨密度值呈正相关,低水平运动有维持骨密度的作用,高水平运动可加强骨量。最小量的适宜运动有刺激成骨细胞的作用,而过量运动,即运动强度超过了运动对骨的最大有效刺激,则造成骨组织所受应力过度,不仅使骨量不再增加,反而会阻碍骨的生长,甚至可能导致应力性骨折。运动强度一般控制在最大心率的 60%~80%,即每分钟心率为（220−年龄）×（60%~80%）,老年人为（180−年龄）×（60%~80%）。骨质疏松症患者不宜进行高强度、短时间的运动,如果用自我感觉进行判断,运动中及运动后应自我感觉良好,心情舒畅,出汗量正常,即使稍有疲劳,经休息后可很快恢复。总的运动时间视具体情况,一般为 30~90min 不等。专家认为,老年人以小强度、长时间的运动处方为好,而强度较大、短时间的多次反复运动对年轻人有很好的健骨效果。由于骨的重建周期经历静止、激活、转换和最后成型四个阶段,过程缓慢,1 个重建周期要持续 4~6 个月。因此,如果要保持骨密度和增加骨量,运动就必须长期坚持。通常每周参加运动锻炼的次数为 3~5 次,不应少于 3 次,否则运动的效果不佳。

2）运动方法

A. 步行:以 80~90 步 /min 的速度步行,每次运动 30~60min。如果无其他不适,步行推荐每天进行。步行时要求挺胸抬头,调整呼吸,双臂自然摆动,注意脚步踩实,以发展腿部的肌肉力量和防治下肢骨质疏松。

B. 慢跑:是适合骨质疏松症患者的有氧运动,能够起到直接刺激骨形成和抑制骨吸收的作用。慢跑时每分钟的心率控制为（170−年龄）,动作要求身体挺拔,手臂自然摆动,注意力主要放在腿的蹬地及腰椎受力的感受上。

C. 抗阻训练:手及手臂握力锻炼,握 1~2kg 哑铃做屈伸、内收、外展运动,能防治桡骨远端、肱骨近端骨质疏松。俯卧撑运动,每日不限次数,尽量多做,每次所做数量不得少于前一次,能防治股骨近端、肱骨近端、桡骨近端骨质疏松。运用拉力器等健身器械做身体伸展运动,通过应用相关器械使身体侧向伸展,或做等长运动,增加肌力和耐力。在运动训练过程中,相关部位骨的应力负荷增加,血液循环改善,骨密度增加。常用的方法有上肢外展等长收缩,能防治肱、桡骨骨质疏松;下肢前屈后伸,能防治股骨近端骨质疏松;站位或俯卧位的躯干屈伸运动,能够使躯干伸肌群、臀大肌与腰部伸肌群的肌力增强,能防治椎体、股骨、髂骨骨质疏松。

（2）物理因子疗法

1）电刺激疗法:包括高频、中频、低频电刺激疗法。继发骨折所引起的炎症可采用无热量超短波和微波,以减轻疼痛和消除炎症;对骨质疏松症引起的疼痛,可采用调制中频、干扰电治疗,可减少肌肉萎缩;经皮神经肌肉电刺激可以止痛;直流电钙离子阳极导入可促进骨折愈合。以上治疗每次 20min,15 次为一个疗程。

2）超声波疗法:采用 0.1~0.4W/cm^2 超声波,每次 20min,15 次为一个疗程,可促进骨折愈合。

3）光疗:红外线、红光、氦氖激光可促进局部组织血液循环,减轻水肿。

4）紫外线全身照射:可促进体内的活性维生素 D 生成、肠道对钙磷的吸收,增加骨质的生成。

5）磁疗:低频脉冲电磁场疗法能显著改善去卵巢大鼠骨密度、骨钙含量、骨代谢和股骨生物力学性能,在改善骨痛和骨密度方面具有良好的临床应用前景。治疗每天 1 次,每次 40min,连续治疗30 天。

（3）作业疗法:骨质疏松症患者主要的问题是功能障碍,在全面评估后有目的、有针对性地从ADL、家庭职责、职业劳动中选择一些作业活动,指导患者进行训练,以改善或恢复患者躯体功能和心理压力,预防骨质疏松性骨折。进行家庭和生活环境改造,以减少跌倒的风险。

（4）康复辅具:骨质疏松症引起的骨折较常见,如椎体压缩性骨折、脊柱畸形、股骨颈骨折、桡骨远端骨折和肱骨远端骨折。为患者制作支具、矫形器和保护器,可以减轻应力,预防骨折发生,是康

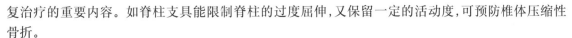

复治疗的重要内容。如脊柱支具能限制脊柱的过度屈伸,又保留一定的活动度,可预防椎体压缩性骨折。

（5）基础治疗和药物治疗

1）基础治疗:包括饮食、营养、钙剂、维生素 D 及其衍生物的补充。饮食以高钙、低盐和适量蛋白质的均衡饮食为主,如果食源性钙摄入量不足,可选用钙剂补充。中国营养学会推荐成人每日钙摄入量为 800mg（元素钙量）,绝经后妇女和老年人可增至 1 000mg。维生素 D 及其衍生物既是基础治疗用药,又是治疗骨质疏松症的重要药物。

2）药物治疗:原则是抑制骨吸收并促进骨形成。抑制骨吸收的药物有钙剂、雌激素、降钙素、二磷盐酸等。增加骨形成的药物有活性维生素 D 衍生物、氟化物（易导致成骨不全）、同化性皮质类固醇（雄激素及其衍生物）、孕激素、PTH 片段、生长激素、骨生长因子等。

2. 传统康复保健技术

（1）体针疗法:取穴,可取肾俞、关元俞、气海俞、脾俞、大杼、阳陵泉、足三里、委中等。方法:补法,得气后留针 30min,每天 1 次,30 天为一个疗程。

（2）耳针疗法:取穴,肾、脾、小肠、皮质下、内分泌。方法:耳穴压豆。耳郭常规消毒,将王不留行籽放于 0.5cm×0.5cm 的医用橡皮膏中,贴压在所选的耳穴上,按压使之产生酸、胀、痛、热等感觉。嘱患者每日自行按压 3~5 次,每次按压 2~3min,贴敷 1 次可保留 3~5d,5~10 次为一个疗程。

（3）灸法:取穴,关元、中脘、足三里。方法:温和灸。隔日一次,15 次为一个疗程。

【社区与居家健康管理】

1. 康复宣教　饮食合理,不偏食,多食奶类、新鲜蔬菜及蛋白质和含钙量高的食物;坚持运动和日晒,适当进行户外活动。

2. 自我康复训练　在专业人员指导下进行肌力、耐力、关节活动度、平衡及步行训练。

3. 环境改造　减少周边环境障碍物,减少跌倒的风险。

第二节　糖尿病的康复保健

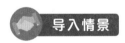

某老年男性,75 岁。因"口干多饮 10 余年,四肢末端麻木 3 个月余"入院。10 年前无明显诱因下出现口干、多饮症状,无易饥、消瘦。在当地医院检查:空腹血糖 >7.0mmol/L（具体不详）。口服消渴丸降糖治疗,因血糖控制不佳,先后口服格列吡嗪控释片、阿卡波糖片降糖治疗。

工作任务

1. 简述该老年人可以进行的康复评定。

2. 简述该老年人所处阶段的康复治疗方法以及在饮食方面的注意事项。

【概述】

1. 定义　糖尿病是一组由遗传和环境因素相互作用引起的内分泌代谢疾病。糖尿病病因以及发病机制尚未完全明了,因胰岛素分泌绝对或相对不足,导致靶细胞对胰岛素敏感性降低,引起糖、脂肪、蛋白质和继发的水、电解质代谢紊乱,临床以高血糖为主要标志,常见症状有多饮、多尿、多食及消瘦等。

糖尿病根据病因学证据分为 4 类,即 1 型糖尿病、2 型糖尿病、妊娠糖尿病和特殊类型糖尿病。1 型糖尿病为胰岛素分泌的绝对缺乏。2 型糖尿病为胰岛素抵抗和胰岛素代偿反应不足。妊娠糖尿病是指在妊娠期间被诊断为糖尿病或糖调节异常,不包括已经被诊断为糖尿病的患者妊娠时的高血糖状态。特殊类型糖尿病是病因学相对明确的高血糖状态。还有部分患者仅表现血糖升高但未达到糖尿病诊断标准,其空腹血糖、餐后 2h 血糖或服糖后 2h 血糖介于正常与糖尿病诊断标准之间,称为糖调节受损,包括空腹血糖受损或糖耐量受损两种情况。

2. 临床表现　糖尿病的临床表现大致可归纳为糖、脂肪及蛋白质代谢紊乱综合征和各种糖尿病慢性并发症两大部分。前者主要表现为多饮、多尿、烦渴、乏力、体重减轻、易饥及多食,有些患者可因严重物质代谢紊乱而呈现酮症酸中毒或非酮症高渗综合征,后者并发症可涉及全身各重要器官。

3. 并发症

(1)急性并发症:有酮症酸中毒、非酮症高渗性昏迷、低血糖昏迷。

(2)慢性并发症:主要累及眼、肾、神经以及心脏等脏器的大血管病变、微血管病变和神经系统病变,这些也是糖尿病致死和致残的主要原因。大血管病变包括外周血管病变、脑血管病变和冠心病等。微血管病变主要是视网膜病变和肾小球病变,可分别导致失明和慢性肾衰。神经系统病变可以涉及感觉神经、运动神经、自主神经病变,若同时合并外周血管病变,可导致跛行、下肢溃疡、糖尿病足,严重者需截肢。此外,糖尿病患者还可因抵抗力下降导致反复感染,常见疖、痈等皮肤化脓性感染,有时可引起败血症或脓毒血症,也可发生皮肤真菌感染或尿路感染。

【康复评定】

1. 诊断　糖尿病诊断可以根据患者的临床症状和体征,以及患者一些糖代谢相关的辅助检查结果得出。

(1)血糖测定:一般采用静脉血浆测定。若临床明确有糖尿病症状,空腹血糖(即至少 8h 无热量摄入后的血糖浓度)≥7.0mmol/L,或随机血糖≥11.1mmol/L,并排除非糖尿病性血糖升高,即可诊断为糖尿病(若临床症状不典型,需改天再次证实);随机血糖在 7.8~11.1mmol/L 之间、空腹血糖 6.1~7.0mmol/L 为空腹血糖受损。

(2)糖化血红蛋白(HbA1c)及糖化血清白蛋白测定:有助于了解糖尿病的控制情况,糖化血红蛋白反映的是近 3 个月的血糖水平,糖化血清白蛋白反映近 2~3 周的血糖水平。

(3)口服糖耐量试验(oral glucose tolerance test, OGTT):当空腹血糖或随机血糖异常,但未达到上述糖尿病诊断标准时,需进行口服糖耐量试验,即口服葡萄糖 2h 后再测静脉血糖,<7.8mmol/L 为正常,7.8~11.1mmol/L 为糖耐量受损,≥11.1mmol/L 为糖尿病。

(4)其他:还可有尿糖测定、C- 肽功能测定、胰岛素测定、糖尿病抗体测定,以及血脂、水电解质检测等实验室检查。

2. 生理功能评定

(1)胰岛功能评定:主要包括血糖及胰岛 β 细胞功能评定。

(2)靶器官损害程度评定:主要包括糖尿病视网膜病变的评定、糖尿病冠心病的评定、糖尿病周围神经病变的评定、糖尿病脑血管病变的评定、糖尿病肾脏病变的评定、糖尿病足评定。

3. 心理功能评定　糖尿病患者的心理改变主要是对疾病的有关知识缺乏而产生的焦虑、抑郁等,一般选择相应的量表进行测评,如汉密尔顿焦虑量表、汉密尔顿抑郁量表、症状自评量表(self-report symptom inventory, symptom checklist, 90, SCL-90)、简明精神病评定量表(brief psychiatric rating scale, BPRS)等。

4. 日常生活活动能力评定　可采用改良巴式指数评定表,高级日常生活活动能力(包括认知和社会交流能力)的评定可采用功能独立性评定量表(FIM)。

5. 社会参与能力评定　主要进行生活质量评定、劳动力评定和职业评定。

【康复保健目标】

使糖尿病患者血糖达到或接近正常水平,消除糖尿病症状,纠正代谢紊乱,防止或延缓并发症,减少心脑血管事件,降低死亡率和致残率,提高生存质量。

【康复保健技术】

1. 现代康复保健技术

(1)饮食疗法:是糖尿病的基本治疗措施,主要目的是控制热量的摄入,减轻胰岛的负担,控制血糖升高,以减轻症状和减缓合并症的发生与发展;维持合理的体重,特别是使儿童得到正常的生长和发育;保持患者基本的营养素需求,使患者身心处于最佳状态。按照生理需要,严格控制每日的总热量和均衡的各种营养成分,以能维持标准体重为宜。合理搭配三大营养素。坚持定时、定量、定餐的进食习惯。

（2）运动疗法

1）运动强度、时间和频率的控制：糖尿病患者的运动强度一般为中等，VO_2max 50%~60%。运动量适当表现为全身出汗，心率≤130 次/min。但应用血管活性药物以及糖尿病合并较为明显的心血管自主神经功能失常时，心率变化较难反映运动情况。根据肌肉能量代谢的特点，肌肉收缩的早期主要以肌糖原供能为主，以燃烧脂肪供能为主的运动方式每次运动时间推荐在 30min 以上，一般为 30~40min，可逐渐延长至 1h。运动时间过短不能引起体内剧烈的代谢效应。一般认为，每周运动 5~7 次较为合理，且至少隔天 1 次。运动间歇超过 4 天，运动锻炼的效果及运动蓄积效应会减少。

2）运动方式：2 型糖尿病患者运动锻炼方法主要是中等或中等偏低强度的有氧运动，可采取步行、慢跑、游泳、划船、阻力自行车、有氧体操等运动方式，以及适当的球类活动、太极拳、原地跑或登楼梯等，可根据患者的兴趣爱好和环境条件加以选择。除有氧训练外，也可鼓励患者每周进行 3 次以上的抗阻运动。1 型糖尿病患者多为儿童，运动治疗原则与 2 型糖尿病不同。

（3）作业疗法：糖尿病足溃疡或截肢可导致患者的步行功能受损，对患者的日常生活活动影响较大。作业治疗的主要目的在于改善患者的步行功能，提高患者的日常生活活动能力。具体方法包括日常生活活动能力训练、适合患者的职业训练，并可对环境进行适当的改造等。

（4）物理因子疗法：主要应用于糖尿病足的康复治疗。主要有超短波治疗、红外线治疗、紫外线治疗、氦氖激光治疗、气压泵治疗、旋涡浴治疗、高压氧治疗。上述物理疗法需要根据患者溃疡分级选择。糖尿病足 0 级，可指导患者掌握推拿手法，鼓励进行适宜的运动；1~3 级，可选用无热量超短波或紫外线控制感染，促进溃疡愈合。所有新鲜创面的溃疡都可以应用红外线、氦氖激光或高压氧促进肉芽生长。如果条件允许，2~3 级还可根据设备条件加用气压泵治疗或旋涡浴治疗。

（5）康复辅具：采用特殊鞋袜，以减轻糖尿病患者足部压力。如足前部损伤，可以采用只允许足后部步行的装置来减轻负荷，即"半鞋"或"足跟开放鞋"。全接触式支具或特殊的支具鞋是把足装入固定型全接触模型，该模型不能移动，可以减轻溃疡部压力。步行障碍的患者可以使用拐杖或轮椅，截肢患者则可根据情况安装假肢，以改善患者的步行功能。

（6）心理治疗：糖尿病是一种慢性疾病，病程漫长，患者常会出现各种心理障碍以及不良情绪，不利于病情的稳定。糖尿病患者在疲劳、失望、焦虑和激动时可见血糖升高、胰岛素的需求量增加；在应激状况下肾上腺素、去甲肾上腺素分泌增多，胰岛素的分泌受到抑制，致使血胰岛素水平下降，血糖升高。因此，在治疗糖尿病时心理治疗极其重要，包括支持疗法、分析疗法、集体疗法、家庭心理疗法、生物反馈疗法和音乐疗法。

（7）药物治疗：主要指口服降糖药和胰岛素的运用。目前常用的口服降糖药物大致分为三类：促胰岛素分泌类药物、胰岛素增敏剂和 α-葡萄糖苷酶抑制剂。其中促胰岛素分泌类药物可以引起低血糖反应，而后两类一般不引起低血糖反应。

（8）健康教育：通过对糖尿病患者进行健康教育，把疾病的预防知识教给患者，使患者能够配合医务人员进行自我管理，从而自觉执行康复方案，改变不健康的生活习惯（如吸烟、酗酒、摄入盐过多、体力活动太少等），对于控制危险因素和疾病发展具有重要意义。糖尿病康复教育的内容包括疾病知识、饮食指导、药物指导、运动指导、胰岛素使用方法、血糖的自我监测、糖尿病日记、疗效的评价方法、并发症的预防、应急情况的处理等。

2. 传统康复保健技术

（1）推拿：推拿对糖尿病患者具有很好的效果，不仅可改善糖尿病的症状，降低血糖和尿糖，还可对血管神经并发症具有防治作用。推拿作为医疗保健技术，其手法、强度需要视病情而定。糖尿病患者多数存在体质偏弱的现象，推拿手法也应循序渐进，强度慢慢加强。推拿时间一般以 15~30min 为宜，每日或隔日一次。在具体使用推法、揉法、搓法等手法时，在治疗师手上或患者推拿的部位可蘸些润滑剂，如滑石粉、薄荷水、红花油、推拿乳等，以减轻摩擦阻力，同时具有一定的治疗作用。

（2）针灸：针刺配合灸法可借助热力温通经脉，发挥温阳益气的作用，从而提高疗效。

（3）气功：包括自我习练气功和外治气功两种。气功锻炼取效的关键在于选择适合患者自己的

221

功法,并掌握好调形、调息、调神的要领。

【社区与居家健康管理】

1. 糖尿病的健康教育应贯穿始终,包括疾病知识、饮食指导、运动指导、药物指导、血糖的自我监测、胰岛素的使用方法、并发症的预防、应急情况的处理等。

2. 在制订运动方案之前,应对糖尿病患者进行全身体格检查,有条件者可进行一次运动试验,以早期发现糖尿病患者潜在的疾病,为制订合适的运动强度提供科学依据。

3. 运动训练应严格坚持个体化原则,注意循序渐进、持之以恒。注意运动时患者的反应,密切监测心率、血压、心电图及自我感觉等,发现不良情况及时采取措施,并随时修改运动方案,调整运动量。如果运动结束后 10~20min 心率仍未恢复,并且出现疲劳、心慌、睡眠不佳、食欲减退等情况,说明运动量过大;运动后身体无发热感,无汗,脉搏无明显变化或在 2min 内迅速恢复,说明运动量过小。

第三节 肥胖症的康复保健

【概述】

1. 定义 肥胖症是指体内脂肪堆积过多或分布异常、体重超重,是遗传因素、环境因素等多种因素相互作用所引起的慢性代谢性疾病。世界卫生组织将体重指数(body mass index,BMI)作为评价肥胖程度的指标:BMI<18.5 为消瘦,18.5~24.9 为正常,25.0~29.9 为超重,≥30.0 为肥胖症。

2. 危险因素与病因 肥胖症的发生是多种因素作用的结果,主要涉及个体遗传、神经精神因素、内分泌因素、棕色脂肪组织异常以及环境因素等各个方面。外因以饮食过多、活动过少为主。热量摄入多于热量消耗使脂肪合成增加是肥胖的物质基础。内因为脂肪代谢紊乱而致肥胖。肥胖症根据病因分为单纯性肥胖症和继发性肥胖症。单纯性肥胖症是指无内分泌、代谢病病因可寻者,因此又称肥胖病;继发性肥胖症是指具有明确内分泌、代谢病病因可寻者。

3. 临床表现

(1)一般表现:肥胖者的特征是身材外形显得矮胖、浑圆,脸部上窄下宽,双下巴,颈粗短,后仰时头枕部皮褶明显增厚;胸圆,肋间隙不显,双乳因皮下脂肪厚而增大;站立时腹部向前凸出而高于胸部平面,脐孔深凹;手指、足趾粗短,手背因脂肪增厚而使掌指关节处皮肤凹陷,骨突不明显。轻至中度原发性肥胖症可无任何自觉症状,重度肥胖者多有怕热,活动能力降低,甚至活动时有轻度气促,睡眠时打鼾。可有高血压、糖尿病、痛风等临床表现。

(2)其他表现

1)心血管系统:肥胖可致心脏肥大,后壁和室间隔增厚,同时伴血容量、细胞内和细胞间液增加,心室舒张末压、肺动脉压和肺毛细血管楔压均增高。部分肥胖者存在左心室功能受损和肥胖性心肌病变。

2)呼吸功能改变:肥胖症患者肺活量降低且肺的顺应性下降,可导致多种肺功能异常,如肥胖性低通气综合征,临床以嗜睡、肥胖、肺泡性低通气为特征,常伴有阻塞性睡眠呼吸困难,严重者可致肺源性心脏病,甚至出现肺动脉高压而导致心力衰竭。此外,重度肥胖者还可引起睡眠窒息,偶见猝死。

3)糖脂代谢:进食过多的热量促进甘油三酯的合成和分解代谢,肥胖症的脂代谢表现更加活跃,相对地糖代谢受到抑制,这种代谢改变参与胰岛素抵抗的形成。脂代谢活跃的同时多伴有代谢紊乱,会出现高甘油三酯血症、高胆固醇血症和低高密度脂蛋白胆固醇血症等。

4)肌肉骨骼病变:①关节炎,最常见的是骨关节炎,是由于长期负重造成的,使关节软骨面结构发生改变,膝关节病变最多见。②痛风,肥胖症患者中约 10% 合并有高尿酸血症,容易发生痛风。③骨质疏松,研究发现肥胖者脂肪细胞分泌多种脂肪因子和炎性因子,可能会加重肥胖者骨质疏松和骨折的发生。

5)内分泌系统改变:①生长激素,肥胖者生长激素释放降低,特别是对刺激生长激素释放因子不敏感。②垂体 - 肾上腺轴,肥胖者肾上腺皮质激素分泌增加,分泌节律正常但峰值增高,促肾上腺皮质激素（ACTH）浓度也有轻微的增加。③下丘脑 - 垂体 - 性腺轴，肥胖者多伴有性腺功能减退，垂体促性腺激素减少，睾酮对促性腺激素的反应降低。男性肥胖者血总睾酮水平降低。另外，脂肪组织可以促进雄激素向雌激素的转化，所以肥胖男性部分会出现乳腺发育，肥胖女孩月经初潮提前，成年女性肥胖者常有月经紊乱，无排卵性月经，甚至闭经，多囊卵巢综合征发生率高。④下丘脑 - 垂体 - 甲状腺轴，肥胖者甲状腺对促甲状腺激素的反应性降低，垂体对促甲状腺素释放激素的反应性也降低。

【肥胖症的判断标准】

1. 体重　测量简便、易行。

2. 体重指数（BMI）　体重指数是体重（kg）除以身高（m）的平方所得的数值。据此推测的体脂质量分数与水下称重法所测得的结果有较好的相关性，而且与肥胖症患者病死率和伴发疾病的发生率也明显相关。

3. 腰围和臀围　腰围是指直立时绕腋中线肋缘与髂前上棘间中点 1 周的长度。臀围是指经臀部最隆起的部位测得的长度。

4. 体内脂肪含量测定

（1）皮褶厚度测定：适用于均匀性肥胖者，可在一定程度上反映体内脂肪含量。

（2）超声检查：属无创性检查，可反映皮下及腹腔内脂肪情况，对肥胖症的分型有重要价值。

（3）CT 或 MRI：能精确反映体内脂肪组织的分布情况。

（4）密度法：多采用水下称重法，被认为是测定体脂量的"金标准"。但需特殊设备，结果受肺残气量、腹腔内气体及体液总量的影响，而且也不能反映体脂的区域性分布情况。

5. 其他方法　有阻抗测量法、核素法、中子激活法及双能量测定法等。

【康复保健目标】

肥胖症的康复治疗应当综合各个方面，相辅相成，尽量减少减肥带来的不良反应，达到持续长久的健康生活状态。

【康复保健技术】

1. 现代康复保健技术

（1）控制饮食：减肥要使能量处于一定的负平衡状态才能消耗脂肪。限制能量摄入根据程度分为以下类型。

1）极低热量饮食：极力控制患者每日的饮食热量摄取，以 2 520~3 360kJ 为宜，优质蛋白质在饮食中必不可缺。

2）低热量饮食：适当减少患者的热量摄入，尤其是糖类和脂类的摄入量，但对于蛋白质、矿物质、维生素等营养物质的摄入应当有所保证，总摄入量在 3 360~6 300kJ 为宜。

3）低碳水化合物饮食：降低饮食中碳水化合物的比例，以 <30% 为度。碳水化合物主要来源于谷类食品及含量较高的某些蔬菜、水果。

4）低脂肪饮食：严格控制饮食中脂肪的摄入量，在总热量中脂肪应占约 20%，饱和脂肪的比例应<7%，不饱和脂肪应 <20%。

5）高蛋白质饮食：在日常饮食中保证充足蛋白质的摄取量，应占总热量的 20%~30%。

6）低血糖指数饮食：保持饮食的血糖指数的低值，可食用血糖生成指数 <55 的食物（如瘦肉、海鲜、鱼类、蛋类、蔬菜、豆腐、牛奶等），尽量避免血糖生成指数 >70 的食物的摄入（如米饭、馒头、油条、面条等）。

（2）运动疗法

1）有氧运动：是指人体在氧气充分供应的情况下进行的体育锻炼，为低强度或中等强度的运动，又称有氧代谢运动、耐力练习。特点是强度低、有节奏、持续时间较长。调动大肌肉群、有重复性地持续 20min 以上锻炼，能充分酵解体内的糖分，增加能量消耗，降低体内脂肪的含量，并能增强和改善心肺功能，调节心理和精神状态。常见的有氧运动包括步行、慢跑、滑冰、游泳、骑自行车、打太极拳、跳健身舞、做韵律操等。

2）抗阻训练：又称力量训练，通过局部肌群克服阻力，从而达到增强肌力的目的。抗阻训练多以局部小肌群肌力训练为主,有利于机体局部脂肪代谢或脂肪向肌肉组织转化,减少体脂。将中低强度的有氧运动和适当重量的抗阻训练相结合是有效的运动疗法,不仅能减轻体重,还能提高肌肉质量和耐力,进而提高肥胖症患者的生活质量。但应注意,运动应以自身能够耐受为宜,以防身体关节受到损伤,重在持之以恒。

（3）认知行为疗法:认知调节系统影响着食欲,肥胖症患者的认知调节系统偏移,使得潜意识里对于饱腹感的认识出现偏差,导致患者的过量进食行为,而对于饮食习惯的认知异常使患者喜好在睡前进食,出现体内的脂肪过多堆积,引发或加重肥胖。评估患者的日常饮食和行为习惯,通过宣传教育让患者认识到肥胖症及其并发症的危害,在日常生活中主动进行自我修正,积极纠正不良习惯,长期坚持自我管理,是肥胖症治疗过程中的首要因素和重要措施。

（4）药物疗法:使用减重药物的治疗条件是 BMI $\geq 27kg/m^2$,并且出现至少一项肥胖症相关的合并症(如糖尿病、高血压等),或 BMI $\geq 30kg/m^2$ 者。

（5）手术疗法:可有效降低肥胖症患者的体重,并发症也能得到不同程度的改善。但术后并发症对于患者的生命安全具有一定的威胁,因此术前对于患者身体素质的评估,包括年龄、心肺功能、糖尿病、高血压等都需要作出相应的处理和监测,以减少术后的危险和死亡率。

（6）并发症防治:对于高血压、冠心病、糖尿病、内分泌失调等均需要进行防治。

2. 传统康复保健技术

（1）中药治疗:大量研究表明,茯苓、白术、泽泻、黄芪、陈皮、大黄等是治疗单纯性肥胖的常用核心中药,均有调理胃肠、改善脂代谢等作用。

（2）推拿疗法:是指运用推、拿、捏、按、摩等手法对体表施术部位施加压力、温热等刺激,调节各经脉经气,改善脏腑功能,从而发挥减脂减重的疗效。腹部推拿能有效降低患者血清瘦素和血清胰岛素样生长因子水平,减少患者腰臀比,显著改善单纯性肥胖。

（3）穴位贴敷:发挥药物和腧穴的双重作用,可以维持一定的血药浓度,从而达到调理脏腑功能和防治疾病的目的。

（4）穴位埋线:是针灸疗法的延伸,以线代针,能够长时间持续刺激穴位,调理气血和脏腑功能,与传统针灸相比,留针时间更长,复诊次数减少,操作简便。

【社区与居家健康管理】

1. 实施肥胖症康复计划的过程中应注意饮食调整,在满足机体营养需要的基础上尽量减少热量的摄入。

2. 运动方式以有氧运动为主,运动项目的选择需依据患者的自身兴趣及个体特点,运动强度应从患者的年龄、肥胖严重程度的实际情况出发,并了解患者是否存在并发症及其严重程度。

3. 坚持循序渐进的原则,在运动处方实施过程中若出现任何不适或意外,应立即停止,必要时去医院就诊。

第四节　高脂血症康复保健

【概述】

1. 定义　高脂血症是指体内血清脂质的浓度超过正常范围,包括血清胆固醇(total cholesterol, TC)和甘油三酯(triglyceride, TG)升高。高脂血症根据病因可分为原发性高脂血症和继发性高脂血症。高脂血症可增加动脉粥样硬化性心血管疾病的发病风险。

2. 危险因素与病因

（1）原发性高脂血症:与遗传有关,是由于基因缺陷使参与脂蛋白转运和代谢的受体、酶或载脂蛋白异常所致,或由于环境因素(饮食、营养、药物)及未知机制导致。

（2）继发性高脂血症:多发生于代谢性紊乱疾病(高血压、糖尿病、甲状腺功能减退、肥胖、肝肾疾病、肾上腺皮质功能亢进),或与其他因素如年龄、性别、季节、饮酒、吸烟、饮食、体力活动、精神紧张、情绪活动等有关。高脂血症会加速全身动脉粥样硬化,一旦动脉被粥样斑块堵塞,就会导致器官缺血缺氧,造成严重后果。研究表明,高脂血症与脑卒中、心源性猝死、心肌梗死、糖尿病、高血压等疾病的发病密切相关,是冠心病的主要危险因素。高脂血症会诱发胰腺炎、胆结石,与癌症的发生亦相关。

3. 临床表现 血脂异常主要通过常规的临床检查或健康体检发现。高脂血症的临床表现不多,主要有脂质在眼部、真皮内等部位沉积,引起黄色瘤、角膜环、高脂血症眼底改变。严重的高甘油三酯血症能够引起急性胰腺炎。脂质沉积在血管内皮会导致动脉粥样硬化,引发心脑血管疾病等。

【康复评定】

1. 诊断 《中国成人血脂异常防治指南》指出,我国人群血脂水平:TC<5.18mmol/L 为正常,TC 5.18~6.19mmol/L 为边缘升高,TC≥6.22mmol/L 为升高;TG<1.7mmol/L 为正常,TG 1.70~2.25mmol/L 为边缘升高,TG≥2.26mmol/L 为升高;低密度脂蛋白胆固醇(LDL-C)<3.37mmol/L 为正常,LDL-C 3.37~4.12mmol/L 为边缘升高,LDL-C≥4.14mmol/L 为升高。

2. 康复评定

(1)生理功能的评定

1)血脂的测定:必须测定 2 次,如果 2 次相差超过 30mg/dl,则需测第 3 次,取 3 次的平均值为测定值,用于判断血脂水平和高脂血症的类型。

2)并发症筛查:可做血管、心脏彩超检查,必要时行 CT 检查,以了解动脉硬化的情况,排除继发性血脂异常的原因。

(2)日常生活活动能力评定:可采用改良巴氏指数评定表、Katz 指数评定、功能独立性评定量表(FIM)。

(3)社会参与能力评定:主要进行生活质量评定、劳动力评定和职业评定。

【康复保健目标】

高脂血症的治疗以降低 LDL-C 作为首要目标,以防治动脉粥样硬化性心脑血管疾病为主要目的,因此应根据是否有心脑血管疾病、冠心病等以及有无心脑血管疾病危险因素,结合血脂水平进行评估,决定治疗措施及血脂水平目标(表 11-1)。按照危险分层方案,低危患者治疗目标为 TC<6.22mmol/L、LDL-C<4.14mmol/L,中危患者治疗目标为 TC<5.18mmol/L、LDL-C<3.37mmol/L,高危患者治疗目标为 TC<4.14mmol/L、LDL-C<2.59mmol/L,极高危患者治疗目标为 TC<3.11mmol/L、LDL-C<2.07mmol/L。对重度高胆固醇血症,即空腹血 TC≥7.76mmol/L 或 LDL-C≥5.18mmol/L,无论患者是否有冠心病或危险因素,都应积极进行治疗。

表 11-1 血脂异常危险分层方案

危险分层	TC 5.18~6.19mmol/L 或 LDL-C 3.37~4.12mmol/L	TC≥6.22mmol/L 或 LDL-C≥4.14mmol/L
无高血压且其他危险因素 <3	低危	低危
高血压或其他危险因素≥3	低危	中危
高血压且其他危险因素≥1	中危	高危
冠心病等	高危	极高危

注:危险因素包括年龄、吸烟、低 HDL-C、肥胖和早发缺血性心血管病家族史。

【康复保健技术】

1. 现代康复保健技术

(1)饮食治疗:是防治高脂血症的基础。轻症患者通过合理的饮食调节可使血脂降至正常值内。对于服用药物治疗的患者,搭配科学饮食也可提高疗效。饮食治疗的关键在于养成合理的饮食习惯,必须长期坚持才能取得良好的效果。

1)一般饮食原则:以清淡为宜。多食粗杂粮、蔬菜、水果类,限制食用含胆固醇较多的食物,如动物内脏(猪肝、肾、脑)、奶油、肥肉、蛋黄等。

2）饮食治疗方案：①减少脂肪的摄入，尤其是饱和脂肪酸类，如猪油、肥肉等。②限制胆固醇的摄入，含胆固醇高的食物有动物内脏（猪肝、脑）、鱼子、蛋黄等。植物固醇存在于菜籽、小麦、玉米、大豆等，有降低胆固醇作用，提倡多食豆制品。③保证蛋白质的摄入，蛋白质包括动物蛋白和植物蛋白，其中植物蛋白的摄入量要在 50% 以上。④增加富含维生素和纤维素的食物摄入，各种蔬菜水果富含维生素 C 和纤维素，可以降低甘油三酯水平，促进胆固醇的排泄。

（2）运动疗法：原则上，各种类型的高脂血症均可进行运动治疗。但伴有严重合并症如各种急性感染、发热、急性心肌梗死等，不适用运动疗法。运动可增加甘油三酯的清除，降低甘油三酯水平，纠正脂质代谢紊乱。

1）运动形式：以慢跑、散步、骑自行车等有氧运动为主，太极拳、气功等也有较好的作用。

2）运动量：由运动强度、运动时间和运动频度三个因素决定。合适的运动量应在运动后 5~10min 恢复到运动前水平，运动后轻松愉快，食欲佳，睡眠良好。

3）运动强度：以低中等强度为宜，运动强度过小不能引起机体代谢的改变及运动能力的提高；运动强度过大则无氧代谢增加，乳酸积累，也可抑制脂蛋白代谢的酶活性，治疗作用降低。以运动时的心率作为运动强度大小的评定指标。临床上将可获得较好运动效果并能确保安全的运动心率称为靶心率。一般取运动试验中最高心率的 60%~80% 作为靶心率。运动应循序渐进，开始时宜从小量开始，逐步增加至所需的运动量。如果没有条件做运动试验，可以通过下列公式获得靶心率，即：靶心率 = 170 − 年龄（岁）或靶心率 = 安静心率 + 安静心率 × （50%~70%）。运动期间一般采用自测脉搏或运用心率监测仪。停止运动后心率下降较快，因此一般在停止运动后立即测 10s 脉搏数，然后乘以 6 即为 1min 脉率，其接近运动中的心率。测脉率的部位常用桡动脉或颞动脉。

4）运动时间：包括准备活动、运动训练和放松活动三部分的时间总和。每次运动一般时间为 45~60min，其中准备活动 5~10min，运动训练 25~40min，放松活动 5~10min。

5）运动频率：每周 3~4 次，相邻两次运动间隔不超过 2 天。如果身体条件较好，每次运动后不觉疲劳，可坚持每天运动一次。运动间歇超过 3~4 天，运动锻炼的效果及蓄积作用就将减少，难以产生疗效。

（3）药物治疗：临床上常用的调脂药物可分为他汀类、贝特类、烟酸类、树脂类、胆固醇吸收抑制剂和其他药物。

（4）血浆净化法：又称血浆分离法、血浆置换或血浆清除，是指移除含有高浓度脂蛋白的血浆。LDL 去除法有特异性高、不良反应较少、不需要补充血浆的特点，但需要 7~14d 进行 1 次清除，并且需终身治疗。对于轻中度高脂血症患者，不推荐使用此法。

（5）外科治疗：包括门腔静脉分流吻合术、部分回肠末端切除术和肝脏移植术。

（6）基因治疗：将 LDL 受体基因输入至患者肝脏，使肝脏表达出 LDL 受体，这种体内基因治疗方法又称直接法，目前在动物身上试验成功。

2. 传统康复保健技术

（1）中药治疗：中药治疗高脂血症效果显著，一方面可促进体内多余脂质的代谢和排泄，增强泻下作用，利湿利胆，如山楂、何首乌、决明子、大黄；另一方面作用于心血管系统，可以改善血液循环，有效预防和治疗高脂血症，如丹参、葛根、川芎、红花、荷叶等。

（2）针灸、推拿、埋线治疗：为治疗高脂血症的特色方法。随着科技的发展，电针取穴和氦氖激光穴位针刺疗法也逐渐得到推广和应用。

【社区与居家健康管理】

1. 高脂血症的饮食以低碳水化合物、低脂肪及高蛋白质为宜，需要控制摄入的总热量。运动和饮食达不到满意效果者，可根据高脂血症的类型选用合适的药物治疗。

2. 中低强度的有氧训练可以预防和治疗高脂血症。运动从小剂量开始，遵循循序渐进的原则，持之以恒。老年人须在监护下进行运动。

（陈文莉）

思考题

1. 骨质疏松症常见的临床表现以及康复保健目标是什么?
2. 糖尿病患者需要进行哪些康复评估?
3. 肥胖症可以利用哪些指标判断? 其金标准是什么?
4. 高脂血症的康复治疗方法有哪些?

第十二章

运动系统常见疾病康复

第十二章
数字内容

第一节　退行性骨关节炎的康复保健

【概述】

1. 定义　退行性骨关节炎又称骨关节炎、骨关节病、增生性关节炎,是由机械性、机体代谢、关节内炎症和免疫等因素作用而造成的关节疾病,是发生在滑液关节的一种发展缓慢、以局部关节软骨破坏并伴有相邻软骨下骨板骨质增生或骨唇形成为特征的骨关节病,可伴有不同程度的特有的滑膜炎症反应,主要表现为关节疼痛和活动受限。退行性膝骨关节炎在临床上最常见,也是影响老年人生活质量的最常见的病因之一。

2. 危险因素与病因　退行性骨关节炎是老年人常见病、多发病,是人类机体衰老及几十年运动过程中的一种自然现象,是衰老的必然结果。而关节能否得到及时保护和损伤时的治疗,也是提高老年人的生活质量的关键所在。我国老年人的骨关节炎发生率相当高,60 岁以上人群中约 50% 患有骨关节炎,主要表现为膝关节退行性炎性病变。膝骨关节炎虽然无明显致命性,致残率也低于风湿性关节炎或类风湿关节炎,却是发病率最高、临床最常见、对个体和社会损害最大的骨关节炎。

3. 临床表现

(1)关节疼痛:隐匿发作,缓慢进展,初为间歇性疼痛,随着病情加重,疼痛呈持续性。颈、腰及髋的骨关节炎疼痛可呈放射性。关节疼痛程度与 X 线所显示的病变程度不成比例,与活动有相关性:活动后疼痛加重,休息后可缓解,静止后再活动,局部可出现短暂僵硬感,一般不超过 30min。

(2)活动受限:呈缓慢进展,早期仅在晨起或久坐后感觉活动不灵活(晨僵),随病情进展,活动范围缩小,以至固定于某一姿势。

(3)体征:患肢可出现关节肿大、触痛、骨摩擦感、畸形和功能障碍。

(4)影像学检查:受累关节按病情轻重程度,X 线可出现关节边缘骨质增生和骨赘形成;关节间

228

隙不对称狭窄；软骨下骨质硬化；关节面下（软骨下）囊性变，少数有穿凿样骨改变；关节腔内游离体，亦称"关节鼠"；严重者可出现关节变形。

4. 老年人退行性骨关节炎的特点　老年人退行性骨关节炎是骨关节疾病中最具代表性的，严重影响老年人健康水平和生活质量，具有以下特点：发病率随年龄增长而增加；临床上以膝关节发病最常见；症状以发病关节疼痛为主，严重者可出现关节畸形；不同程度地影响患者生活质量；早期诊断和细致的康复治疗能有效改善膝关节症状，延缓病情发展。

本节以膝骨关节炎为代表，阐述老年骨关节炎的康复保健方法。临床康复治疗时，根据膝关节的生物力学特点，进行个体化、系统、正规的康复治疗，采用相对简便易行的操作方案是康复治疗的主要内容，可将病情控制在一定程度内，尽可能恢复患者的关节功能，避免或有效延缓人工关节置换。

【康复评定】

康复评定内容一般包括功能、结构、活动、参与四个方面，评估内容包括身体状况（疼痛、关节活动、肌力等）、日常生活活动、参与（工作／教育、休闲、社会角色）、心理和健康理念等。

1. 功能评定　评定量表可采用特种医院外科评分表（hospital for special surgery knee score, HSS）膝关节功能评分法；疼痛一般采用视觉模拟评分法（visual analogue scale, VAS）；肌力评定采用徒手肌力检查法（manual muscle test, MMT）；心理功能主要评定患者情绪，采用汉密尔顿焦虑量表。

2. 结构评定　膝骨关节炎结构评定主要通过影像学资料，对膝关节间隙、髁间棘、髌股关节、股骨髁进行组织结构状况评定。

3. 活动评定　包括 10 个项目，即日常生活中的进食、洗澡、修饰（洗脸、刷牙、剃胡须、梳头）、穿衣、控制大小便、如厕、床椅转移、平地行走 45m、上下楼梯。可以用巴氏指数评定。

4. 参与评定　评定膝骨关节炎患者社会参与能力，主要是近 2 个月的社会生活现状，包括职业能力、社会交往及休闲娱乐。

【康复保健目标】

膝骨关节炎康复目标可分为近期目标和远期目标两个阶段。近期目标主要是消炎止痛，恢复肌力，改善关节活动度，恢复平衡功能与日常生活能力。远期目标主要是改善参与能力，回归社会，防跌倒出现骨折，提高生活质量。对老年人进行预防骨关节炎发生与复发的健康教育非常必要。

膝骨关节炎急性发作期，受累关节宜局部休息，以减轻疼痛，避免病情加重。非急性发作期，可采用自我行为疗法，减少不合理的运动，减少或避免跑、跳、蹲、爬楼梯等加重膝关节损伤的活动，可适量活动，避免不良姿势，控制体重，进行有氧锻炼、关节功能锻炼（如膝关节进行在非负重位下屈伸活动，以保持关节最大活动度），对老年人进行避免跌倒、膝扭伤等健康教育。

【康复保健技术】

临床对于膝骨关节炎治疗或康复均以预防为主，重视对膝骨关节炎急性发作症状的对症处理，实施多手段多方法的综合性康复治疗，能在最短时间内有效缓解膝关节疼痛，增加关节活动度和改善关节功能。

在康复治疗过程中，原则上应该是在避免关节负重的情况下适当增加膝关节的运动量，如游泳，或者在非负重情况下做膝关节屈伸活动，亦可进行有意识地收缩股四头肌等活动，以锻炼关节周围肌肉，增强关节稳定性。同时，合理应用适当的中医康复治疗技术，可以有效延缓患者病情，改善局部血液循环，起到缓解疼痛等作用，提高患者生活质量。

1. 现代康复保健技术

（1）运动疗法：是维持和恢复膝关节功能的有效方法，有助于维持或增加关节灵活性，改善功能，减轻疼痛，降低残疾率。运动疗法主要包括有氧运动、肌力增强训练、有氧运动与力量训练的结合运动、关节体操和太极拳等。

（2）物理因子疗法：主要是经皮神经电刺激（transcutaneous electrical nerve stimulation, TENS）。TENS 是一种安全、非侵入的通过皮肤在周围神经末梢进行感觉输入的低频电刺激疗法。其镇痛机制包括激活内源性镇痛效应，加快血液循环，清除致痛物质，提高镇痛效果。常用的理疗方法还包括超声波疗法、低能量激光疗法。

（3）作业疗法：治疗时应当在特别重视关节保护下使用技巧及训练原则，训练过程中充分利用膝及下肢能量节约技术，必要时在训练过程中使用膝保护具。主要进行平地行走训练及上下楼方法、沐浴、如厕、日常家务劳作等训练，以达到减少膝关节过度负重的训练目的。作业治疗重视关节保护技术的应用，要在消除或减轻重力的体位以及使用合适辅具的前提下进行 ADL 及日常工作训练。

（4）康复辅具：膝支具可保护膝关节，应选择在膝负重运动及外出时应用。严重者外出时可以轮椅代步，但在室内活动最好不使用膝支具。

（5）能量节约技术：可以保护病变关节，是防止关节进一步损害的主要方法。主要包括：避免同一姿势长时间负重；保持正确体位，以减轻对某一关节的负重；保持关节正常的对位对线；工作或活动的强度不应加重或产生疼痛；更换工作方式，以减轻关节应激反应。

2. 传统康复保健技术

（1）针灸：穴位取血海、梁丘、足三里、阴陵泉、阳陵泉、三阴交、太冲、悬中等。可以结合电刺激疗法，经皮穴位电刺激（transcutaneous electrical acupoint stimulation, TEAS）是中医循经取穴和电刺激相结合，通过周围传入神经向中枢神经系统传导冲动，使相关中枢产生兴奋，还可通过刺激外周神经诱发中枢神经进行功能重建，促进感觉运动功能的改善。

（2）推拿：具有疏通经络、行气活血、理筋整复等作用，手法以点、按、揉、推、关节活动等为主。对膝关节周围进行手法操作，可放松局部肌肉、舒筋通络、活血止痛。整复类手法被动活动患者的膝关节，可以调整膝关节的生物力线，滑利关节。

3. 饮食调养　综合临床表现，老年人膝骨关节炎可归属于"骨痹""骨痿""腰腿痛"等范畴。目前认为，老年人膝骨关节炎与年龄增长和退变有较大关系。年老体衰、肝肾亏虚、筋骨痿软、气血不足等都是发病的关键因素。中医食疗在临床上主要是根据老年人骨关节炎的不同证型辨证施膳。如肝肾亏虚型，运用枸杞羊肾粥、核桃补肾粥、杜仲山药粥；筋骨痿软型，主要用桑椹牛骨汤、山药甲鱼汤；气血不足型，主要用山药羊肉汤、当归生姜羊肉汤等。

4. 心理康复　心理康复方案主要包括家庭辅导、个体心理干预等。家庭辅导是邀请患者和照料者共同参加，通过角色扮演、心理情景剧等形式指导照料者全面理解、关心和支持患者，促进家庭成员间有效沟通，缓解家庭照料者和患者的心理负担，为患者营造温暖和谐的家庭康复氛围。个体心理干预分为积极认知干预和积极行为干预两部分。积极认知干预主要是帮助患者理解疾病表现，矫正消极思维方式，建立积极认知模式，提高康复依从性和信心。积极行为干预是指帮助患者塑造良好积极的行为模式，如通过冥想训练、音乐疗法、呼吸训练等技术，使患者身心放松，改善睡眠质量。

【社区与居家健康管理】

老年人骨关节炎的病程漫长，康复周期长，需要取得家庭的支持和帮助，并在医生指导下配合实施制订的治疗方案。告知患者会使得骨关节炎病情加重的因素，并在日常生活中尽量避免，如长时间行走、跑步等，减少上下楼梯以及长时间站立或跪蹲姿势等。膝关节是人体的承重关节，体重超重会增加关节压力，应指导患者控制体重。

知识拓展

关节活动度

关节活动度（ROM）又称关节活动范围，是指关节活动时可达到的最大弧度。关节活动范围分为主动活动范围和被动活动范围。主动活动范围是指作用于关节的肌肉随意收缩使关节运动时所通过的运动弧。被动活动范围是指由外力使关节运动时所通过的运动弧。关节活动度的测定是评定肌肉、骨骼、神经疾病损伤的基本步骤，是评定关节运动功能损害的范围与程度的指标。主要目的是：确定是否有关节活动受限，发现影响关节活动的原因；确定关节活动受限的程度；确定适宜的治疗目标，判定可能康复的程度；为选择适当的治疗方式、方法提供客观依据；客观测量关节活动范围的进展情况，以评价康复治疗、训练的效果；为患者及治疗师提供动力，为科研提供客观资料等。

第二节 颈椎病的康复保健

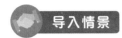 导入情景

某老年女性,65 岁。半年前无明显诱因出现颈部及左肩部疼痛,伴左前臂外侧放射痛,无肢体无力及二便障碍,无头晕及头痛。在当地医院行颈椎牵引及针灸治疗,疼痛明显缓解。近 1 个月来再次出现颈肩部疼痛,休息后疼痛可缓解。2 天前颈肩部疼痛加重,自觉左手拇指麻木感。经临床检查初步诊断为神经根型颈椎病。康复治疗方法以保守治疗为主。

工作任务

1. 说出该老年人颈椎病诊断的主要依据。

2. 根据颈椎病的分型及评定结果,为该老年人制订康复治疗方案。

3. 试述不同类型颈椎病的症状、体征和影像学检查结果。

4. 说出保证各项康复治疗安全性的措施。

【概述】

1. 定义 颈椎病是由于颈椎椎间盘退行性改变,包括膨出、突出、颈椎骨质增生、韧带增厚、变性、钙化等原因,累及周围神经、血管、脊髓、交感神经等组织结构并出现与影像学改变相应临床表现的疾病。根据不同组织结构受累出现的临床表现,颈椎病可分为颈型、神经根型、脊髓型、椎动脉型、交感神经型、混合型 6 个类型。

2. 危险因素与病因 本病多见于中老年人,但青少年发病率逐年增高,可能与生活中姿势不当和长期低头工作有关,如书写、看手机、电脑或睡眠枕头过高或过低等,较易引起颈椎周围肌肉疲劳或颈椎周围肌肉保护性痉挛,反复多次可以引起颈部不适感。如诱因继续存在,可进一步出现颈部韧带肥厚钙化、椎间盘退化、骨赘等病变,当病变的存在和在轻微外力的作用下,使局部韧带等软组织产生损伤,出现炎性反应,使神经根受刺激,或者韧带肥厚、骨赘等退变使椎间孔变窄,出现神经根受压时,即逐渐出现颈椎病的各种症状。第 5、6 颈椎及第 6、7 颈椎之间关节活动度较大,因而发病率较其他颈椎关节为高。

颈椎病多无明显外伤史,但也可因外伤而诱发。很多患者渐渐感到一侧肩、臂、手的麻木、疼痛,颈部后伸、咳嗽甚至增加腹压时疼痛可加重。部分患者可有头晕、耳鸣、耳痛、握力减弱及肌肉萎缩,此类患者的颈部常无疼痛感觉。

3. 临床表现

(1)颈型颈椎病:是症状最轻的颈椎病,患者主诉为经常出现"落枕",或枕部、颈肩部经常出现疼痛等异常感觉,可伴有相应的固定压痛点,影像学检查示颈椎生理曲度变直等颈椎退行性改变。需排除其他颈部疾病或其他疾病引起的颈部症状。

(2)神经根型颈椎病:是最常见的颈椎病,具有较典型的神经根症状,如手臂麻木、疼痛、上肢无力等,其范围与颈脊神经所支配的区域一致。体格检查可发现压颈试验或臂丛牵拉试验阳性。影像学检查所见与临床表现相符合。需排除颈椎以外病变(胸廓出口综合征、网球肘、腕管综合征、肩周炎、肱二头肌腱鞘炎及肺尖部肿瘤等)所致以上肢疼痛为主的疾患。

(3)脊髓型颈椎病:出现典型的颈脊髓损害的表现,是最严重的一型颈椎病,常常需要手术治疗,以四肢运动障碍、感觉及反射异常为主。影像学检查所见有明确的脊髓受压征象,并与临床症状相符。需排除肌萎缩侧索硬化症、椎管内占位、急性脊髓损伤、脊髓亚急性联合变性、脊髓空洞症、慢性多发性周围神经病变等。

(4)其他型颈椎病:临床表现为眩晕、视物模糊、耳鸣、手部麻木、听力障碍、心动过速、心前区疼痛等一系列交感神经症状。体检可出现旋颈试验阳性。影像学检查可见颈椎间盘退变。需排除眼源

性、心源性、脑源性及耳源性眩晕等其他系统疾病。

在诊断过程中,各种影像学征象对于颈椎病的诊断具有重要参考价值。但仅有影像学检查所见的颈椎退行性改变而无颈椎病临床症状者,不应诊断为颈椎病。具有典型颈椎病临床表现而影像学所见正常者,应注意排除其他疾病。

【康复评定】

1. 颈椎病的康复评定

(1)详细询问病史,了解患者的工作及生活情况,明确颈椎病的诱发因素,如工作性质、姿势、体育锻炼方式及生活习惯等。

(2)对患者有针对性地查体及安排影像学检查。

(3)根据检查完成诊断、鉴别诊断及分型。

(4)根据不同类型的颈椎病,有针对性地进行康复评定。

(5)根据评定结果制订适当的康复治疗计划,实施康复治疗。

(6)评定治疗效果,调整康复治疗方案。

(7)指导患者进行颈椎病的自我保健。

2. 颈椎病康复评定的主要内容 包括颈椎的活动范围、四肢肌力、感觉和反射、疼痛、日常生活活动能力、平衡及协调能力。根据颈椎病的临床表现,不同类型的颈椎病康复评定内容有所侧重:①神经根型主要是对疼痛感觉及肌力进行评定。②椎动脉型主要是对平衡及协调功能进行评定。③脊髓型需要评定的内较全面,如肌张力、肌力、感觉、关节活动度及自主神经功能等,可参考脊髓损伤的康复评定。

颈椎病的康复评定是制订康复治疗计划的依据,针对主要的功能障碍及其原因进行康复治疗才能取得理想效果。颈椎病的康复评定量表可使用巴氏指数、Berg 量表、AISA 评定、VAS 评定等。

【康复保健目标】

1. 减轻症状 通过康复治疗可减轻颈神经根、硬膜囊、椎动脉和交感神经的受压刺激,从而减轻症状。

2. 恢复功能 解除神经根粘连和水肿,缓解颈部、肩臂肌肉痉挛,达到恢复功能的作用。

3. 预防复发 患者通过治疗可以了解导致颈椎病的原因、配合康复治疗、纠正不良坐姿,预防复发。

【康复保健技术】

颈椎病大部分可以通过合理的康复治疗缓解临床症状。颈椎病的产生主要是长期的姿势不当和颈椎周围肌肉受力不均衡所致,积极改变生活方式和进行必要的颈椎功能锻炼是预防颈椎病的有效方法。

1. 现代康复保健技术

(1)运动疗法:适量的运动是预防、治疗颈椎病必要的方法,包括颈部牵伸运动、颈部肌力训练等。颈部牵伸运动主要是颈部椎体关节活动度锻炼,颈肩部肌力训练可以采取肌肉等长收缩的训练方式,如双手置于枕后部,头颈用力向后,双手对抗用力向前。颈椎部活动度主要是增加关节活动度及牵伸颈部肌肉,如在坐位或站位下做颈部前屈、后伸、侧屈、旋转等动作。注意动作应缓慢、适度。也可以应用传统功法锻炼,如习练太极拳、八段锦等。

(2)物理因子疗法:包括电疗、磁疗、红外线照射等。

(3)颈椎牵引疗法:颈椎牵引是康复治疗的有效方法,是颈椎病多模式保守治疗的重要手段。牵引治疗作用原理:牵引的力量可以分离颈椎和椎间关节,增加椎间盘间隙,扩大椎间孔,进而减轻椎间盘压力负荷;牵引可以缓解脊髓神经根的压迫,有利于神经根的水肿吸收;牵引可以延长椎管纵径,改善神经根和脊髓实质的血流量以及脑脊液循环;牵引可以改善脊柱曲度,恢复颈椎正常序列和小关节功能。

(4)颈椎圆枕:保持颈椎适当休息是治疗颈椎病的基础,卧床休息时枕头高度要适宜,圆枕的直径一般与本人的手掌的直径一致。

2. 传统康复保健技术

（1）针灸：通过刺激穴位，疏通经络，活血化瘀，调和气血，使经络通畅，气血调和，从而达到止痛的目的。穴位选取主要有风池、风府、天柱、肩井、肩外俞、秉风、天宗等。

（2）推拿：是临床治疗颈椎病的重要方法。应根据中医辨证及评估结果进行针对性的手法治疗，同时重视健康教育与运动康复，进行针对性的功能训练。推拿可纠正紊乱的椎间关系，改善局部血运，缓解肌肉痉挛，疏利关节，松解粘连，故对颈椎病的治疗有独到之处。多采用擦、按、揉、拿、擦、牵引、旋转等手法，穴位选择风池、肩井、肩中俞、肩外俞、曲池、手三里等。

3. 颈椎病预防　颈椎病的康复保健重在预防，特别是改变生活中不利于颈椎健康的活动姿势。通过自行活动锻炼，可以使多数颈椎病的症状在早期得到缓解，预后较好。康复治疗可以有效消除颈椎病产生的因素，解除肌肉痉挛，减轻炎性水肿，改善颈椎局部血液循环和颈椎椎体的动态和静态稳定平衡。教育患者正确认识该病，了解颈椎病与日常生活及工作密切相关，工作中不利于颈椎健康的一些活动姿势是引发颈椎病的主要因素，所以在工作、生活时颈部要保持正确的姿势。

【社区与居家健康管理】

在颈椎病的康复治疗过程中，一定要有针对性地对患者进行健康教育，教会患者避免做引起颈椎病发作的动作、姿势。在工作、生活时颈部要保持正确的姿势，电脑、电视应置于平视或略低的位置，枕头的高度以保持颈部生理弯曲为准，避免过高或过低，避免长时间低头、仰头及转头位。椎动脉型患者应尽量避免诱发头晕的体位。

第三节　肩周炎的康复保健

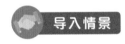

某老年女性，60 岁。半年前开始左肩关节疼痛，逐渐出现肩关节活动受限，穿衣、刷牙均感困难。无颈部疼痛及上肢麻木。肩关节 X 线检查未见异常。体检：左肩部广泛痛，肩关节前屈、后伸、旋转功能活动受限明显，左三角肌轻度萎缩，肌力正常。

工作任务

1. 明确肩周炎临床诊断、康复诊断、康复评定。

2. 为该老年人制订康复目标，包括康复近期目标和远期目标。

3. 为该老年人制订康复方案。

【概述】

1. 定义　肩关节及其周围软组织因退行性改变、劳损等，引起的肩部及关节活动受限，临床上常统称为肩关节周围炎，简称肩周炎，是颈肩部常见的一种病症，多见于中老年人。肩周炎多是由于盂肱关节囊进行性纤维化、挛缩引起的以肩关节疼痛、主被动活动范围逐渐丧失为主的一组临床症候群，由此导致的肩关节功能障碍可持续数月至数年。主要表现为肩关节囊及其周围韧带、肌腱和滑囊的慢性特异性炎症，至一定程度后逐渐缓解，最后完全复原。肩周炎是肩关节囊和关节周围软组织的一种退行性炎性疾病。临床特点为肩关节疼痛、活动受限，多伴有关节周围肌肉萎缩，由于 50 岁左右的人易患此病，故本病俗称"五十肩"，中医称"漏肩风""冻结肩""肩凝症"等。女性患病率略高于男性，体力劳动者多见。本病病程一般在 1 年以内，较长者可达 1~2 年。单侧发病多见，偶见双侧同时受累。

肩周炎早期以疼痛为主，后期以功能障碍为主。起初肩痛呈阵发性，多为慢性发作，以后逐渐加剧，为持续性钝痛或刀割样痛，严重者有触痛，疼痛可向颈背部和前臂放射，气候变化或劳累常使疼痛

233

加重。静息痛为本病的一大特点,患者不能向患侧卧位,甚至半夜痛醒。后期由于肩关节周围软组织粘连,疼痛减轻,肩关节活动受限明显,病情严重者不能梳头、洗脸、刷牙、穿衣等,甚至局部肌肉萎缩。体格检查可见肩关节周围软组织广泛压痛,关节各方向活动均可受限,以外展、上举、内外旋最为显著。

2. 危险因素与病因　肩周炎的发生主要包括肩内和肩外两大因素,肩内因素有慢性劳损、外伤、肩部受凉,肩外因素如颈椎病,心、肺、胆道疾病引起的长期肩部牵涉痛而继发肩周炎。软组织退行性变和无菌性炎症是本病的基本病理变化。中医认为,肩周炎与精血不足、感受风寒湿邪、外伤劳损有关。

肩周炎的发生率为 2%~5%,多为年龄 40~60 岁的女性,多累及非利手侧肩关节。20%~30% 肩周炎患者的对侧肩关节也会累及。原发性肩周炎生理机制目前仍然不完全清楚,继发性肩周炎一般均有明确的原因,但两种肩周炎的康复治疗方法并无区别。

肩周炎为自限性疾病,患者经过口服镇痛剂、心理康复、功能锻炼等方式,症状多可得到缓解和改善,最终都能恢复正常的肩关节活动范围。尽管如此,由于肩周炎病程长,疼痛和活动受限,给患者带来较大的痛苦,治疗方法虽多,但目前并无特效治疗方法,仍以预防和功能锻炼为主要应对方式。

3. 临床表现

（1）症状和体征:本病的主要症状是疼痛和肩关节功能活动受限,大致可分为 3 期,即急性期、慢性期、恢复期,各期之间无明显界限,病程长短不一,因人而异。急性期是肩周炎的早期,肩部多是自发性持续疼痛。疼痛多局限于肩关节的前外侧,可延伸到三角肌的抵止点,常涉及肩胛区、上臂或前臂。耸肩活动或肩内旋时疼痛加重。肌肉痉挛和疼痛导致逐渐出现肩关节活动范围减少,特别是外展和外旋受限最为显著。慢性期肩周炎的表现为肩痛逐渐减轻或消失,但肩关节挛缩僵硬逐渐加重,呈冻结状态。肩关节的各方向活动均比正常者减少,严重时肩肱关节活动完全消失,只有肩胛胸壁关节的活动。生活中梳头、穿衣、举臂、向后系带等日常动作均困难。病程长者可出现轻度肌肉萎缩,多见于三角肌、肩带肌。此期持续时间较久,通常为 2~3 个月。恢复期表现为肩痛消失,个别患者可有轻微的疼痛。肩关节慢慢松弛,关节的活动逐渐增加,外旋活动首先恢复,继为外展和内旋活动。恢复期的长短与急性期、慢性期的时间有关,冻结期越长,恢复期也越慢,病期短,恢复也快。

（2）影像学检查:X 线检查多呈阴性,对诊断无直接帮助,但可以排除骨关节疾病。

【康复评定】

1. 疼痛评定　治疗前、中和后期均用同样的方法进行疼痛评定。

2. 关节活动度评定　测量肩关节活动度,患者的患肩关节外展上举、后伸及内旋等活动范围均小于正常范围。应与健侧进行对照测量。肌力测定主要是针对与肩关节活动有关的肌肉。

3. 肩功能评定　比较常用的是康 - 默（Constant-Murley）肩功能评定法,包括疼痛（15 分）、日常生活活动（20 分）、关节活动度（40 分）和肌力（25 分）四个部分,共 100 分。其中 35 分（疼痛和日常生活活动）来自患者主诉的主观感觉,65 分（关节活动度和肌力）为客观检查,是一个全面、科学、简便的方法。

4. 日常生活活动能力评定　患肩需进行日常生活活动能力评定,如患者有无穿脱上衣困难,应了解受限程度;询问如厕、个人卫生和梳头、刷牙、洗澡等受限的程度,了解从事家务劳动如洗衣、切菜、做饭等受限的情况。

【康复保健目标】

老年人肩周炎的康复治疗目标在于缓解减轻肌肉、韧带、滑囊等肩关节周围软组织的痉挛、挛缩、粘连,以减轻和消除疼痛,最大限度地恢复肩关节的正常功能。

1. 急性发作期或早期　在采取一些镇痛措施的前提下,对患病的肩关节进行理疗、功能锻炼等康复治疗。

2. 慢性期 以功能锻炼和中医康复方法为主,配合适当理疗,促进肩关节功能恢复。

【康复保健技术】

肩周炎的治疗以保守治疗为主,根据疾病处于不同的阶段采用综合的康复治疗是取得满意疗效的关键。肩周炎的治疗主要有两个目的:缓解疼痛和恢复关节活动度。因肩周炎病程长、疗效慢,因此要鼓励患者树立信心,配合治疗,加强锻炼,增进疗效。

1. 现代康复保健技术

(1)运动疗法:指导患者做肩外展、前屈、后伸、旋后等动作。患者进行自我功能锻炼,可消除局部肌肉的紧张和痉挛,促进血液循环,增强肩关节周围肌肉和韧带的弹性,从而达到止痛和恢复肩关节功能的目的。由于锻炼时会引起患部疼痛,因此须消除患者的顾虑,说明运动疗法的重要性。

(2)作业疗法:安排患者每日多加锻炼。可做"手拉滑车""蝎子爬墙"等动作,当手指达到所能摸到的高度后,在墙上做好标记,每日循序渐进,增强患者练功的信心。

(3)物理因子疗法:常用方法有经皮神经电刺激、超声波疗法、低能量激光疗法等。采用超短波治疗可促进局部血液循环,增强组织的新陈代谢,促进神经和血管恢复,起到消炎止痛、解除粘连的作用,特别适用于肩关节疼痛期。中频电具有镇痛作用和促进血液循环作用。

2. 传统康复保健技术

(1)推拿:患者正坐,术者用右手的拇、示、中三指对握三角肌束,垂直于肌纤维方向拨动 5~6 次,再拨动痛点附近的冈上肌、胸肌各 5~6 次,再按摩肩前、肩后及肩外侧。然后术者左手扶住肩部,右手握患手做牵拉、抖动和旋转活动,最后帮助患肢做外展、内收、前屈、后伸等动作。施行以上手法时(除按摩外)会引起不同程度的疼痛,要注意用力适度,以患者能忍受为度。隔日治疗 1 次,10 次为 1 个疗程。

(2)针灸:取穴有肩髃、肩髎、肩外俞、巨骨、膈俞、曲池等。

3. 药物治疗 部分患者口服非甾体抗炎药能够减轻疼痛,特别是夜间痛,有利于睡眠。尽管如此,仍缺乏证据证明单独口服非甾体抗炎药对肩周炎的治疗作用。中医辨证用药也有较好的治疗作用,治宜补气血、益肝肾、温经络、祛风湿为主,可内服独活寄生汤或三痹汤等。体弱血亏较重者可用当归鸡血藤汤加减。急性期疼痛严重、肩关节触痛敏感、肩关节活动障碍者可外敷红花油等中成药。

【社区与居家健康管理】

由于锻炼时会引起患部疼痛,因此须消除患者顾虑,说明锻炼的重要性,要每日早晚多加锻炼。①梳头:用手自前向后、自对侧至同侧做梳头运动,以锻炼患肩外展,逐渐达到摸口程度。②揽腰:将两手在腰后相握,以健手拉患肢,使肩内旋、内收,逐渐增加摸背程度。③爬墙:面对墙壁,两手扶墙上举,每日记录能达到的高度,逐渐达到上举幅度两侧相等,锻炼肩胛活动。④太极云手:双手前后、左右摆动,然后患肢做自前向后、自后向前的画圆圈活动,各 3~5 次。肩关节的功能锻炼应每日循序渐进,每周对照 1 次,可以衡量肩外展的进展情况,以增强信心。

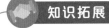

肩关节疼痛的常见疾病

并不是所有的肩关节疼痛就是肩周炎,将肩关节疼痛、有活动障碍的都称为肩周炎容易引起误诊。肩周炎应注意与以下疾病鉴别:颈椎病导致的肩部疼痛;肩关节周围组织结构病变导致的肩部疼痛,常见的有肩袖损伤、肩峰撞击综合征、冈上肌肌腱炎、肱二头肌长头肌腱炎、肩关节滑囊炎、肩胛上孔卡压综合征、肩关节不稳等。此外,心脏疾病如心肌梗死、心绞痛有时也会向左肩部放射,引起左肩部疼痛;胆囊疾病、胆结石、胆囊炎疼痛向右肩部放射,引起右肩部疼痛。

第四节　老年人常见骨折的康复保健

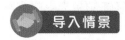 导入情景

某老年女性,78 岁。外伤致右髋部疼痛、畸形伴活动受限 2h 入院。诊断为右侧股骨转子间骨折。既往高血压病史 20 余年,6 年前行心内介入支架手术。医院手术后 1 周进行康复训练。

工作任务

1. 请为该老年人进行康复评定。

2. 为该老年人制订骨折的康复目标,包括近期目标和远期目标。

3. 掌握老年人常见骨折康复方案。

4. 如何为该老年人进行手术后康复训练? 说出康复训练的注意事项。

【概述】

随着我国人口老龄化,老年人骨质疏松性骨折越来越多。老年人的骨折发生率与年龄增长成正比。老年人对外界的反应性降低、迟钝、视力减弱、肌肉骨骼退化,平衡能力、协调能力、反应能力大打折扣;心血管系统的退化使自我保护能力变差,易受外伤而致骨折。跌倒是老年人骨折的主要原因,大部分老年人骨折均由跌倒引起;骨质疏松是老年人骨折的另一个主要原因。常见的骨折部位有股骨颈骨折、脊椎压缩性骨折、桡骨远端骨折、肱骨外科颈骨折等。

【康复评定】

骨折稳定性重建和骨折愈合是前提,肌肉力量、关节活动范围的恢复是功能发挥的保证,所以进行评定时,除了感觉功能、运动功能、日常生活活动能力之外,还要评价骨折稳定性和骨折愈合情况,同时也应该对骨折的临床特点及预后转归有所了解,才能有针对性地开展评定和治疗。

1. 运动功能　包括肢体各关节活动度、肌力评定;肢体长度及周径测量;对于具备站立行走能力者,还要评估平衡协调能力和步态。

2. 日常生活活动能力　下肢骨折患者重点评估步行、负重等功能,上肢骨折患者重点评估生活自理能力,如穿衣、洗漱、清洁卫生、进餐等。

3. 影像学评定　根据手术前后以及近期骨折部位 X 线检查结果,了解骨折对位对线、骨痂形成情况,评定是否有骨折的延迟愈合与不愈合、有无假关节、畸形愈合、有无感染、血管神经损伤、骨化性肌炎等。

4. 康复目标

(1) 将继发性损伤降到最低,能简单治疗就不复杂治疗。不管是手术治疗,还是保守治疗,目的都是尽可能减少损伤、疼痛对老年人的刺激,预防较严重的并发症发生。

(2) 必须以早期下地活动为主,早期功能锻炼、训练为主。在身体条件允许的情况下,尽可能早期考虑手术治疗,以利于早期进行康复训练。老年人多有基础性疾病,如长期卧床可能引起坠积性肺炎,进而导致心肺功能急剧下降,也会导致身体其他器官功能减退而危及生命。

【康复保健技术】

老年人骨折后,无论采用非手术治疗,还是手术治疗,都存在着骨折延迟愈合及骨折病的问题。骨折的治疗原则是积极采取有效的手术治疗方法,术后指导和鼓励早期下床活动,以提高老年人骨折愈合率,防止老年性骨折病的发生,同时注意因长期卧床引起的并发症。

1. 现代康复保健技术

(1) 非手术治疗的康复:根据骨折愈合的不同时期,康复分为三个阶段。

1) 第一阶段:伤后 2 周内,骨折已进行了适当的手法或牵引复位、石膏等外固定措施,受伤局部肿胀正逐渐消退,骨折端血肿逐渐吸收,纤维瘢痕和粘连也正在形成,肢体的消肿会影响外固定的可靠性,易致骨折再移位,需要及时更换外固定,必要时还需要再次复位。

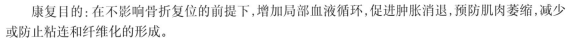

康复目的:在不影响骨折复位的前提下,增加局部血液循环,促进肿胀消退,预防肌肉萎缩,减少或防止粘连和纤维化的形成。

具体方式:抬高患肢,进行骨折远端的向心性按摩和主动活动。

主动活动:被固定区域肌肉做等长收缩活动,伤肢近端与远端未被固定关节进行主动或被动的关节活动度训练,健肢与躯干尽可能正常活动。

2)第二阶段:伤后 2 周至伤后 2~3 个月。此期局部肿胀已经消退,疼痛消失,软组织的损伤已趋于修复,骨折端日趋稳定,但外固定仍未拆除。

康复目的:巩固第一阶段成效,减轻肌肉的进一步萎缩,增加血液循环,促进骨折愈合。

具体方式:继续进行患肢肌肉的等长收缩、未固定关节的 ROM 活动,健肢与躯干尽可能正常活动。对被固定区域内的关节,每日取下外固定支具或石膏外固定,在健肢或康复治疗师的帮助下逐步进行 ROM 活动,治疗结束后仍然穿戴支具或石膏外固定予以保护。另外,可用各种透热疗法或红外线疗法促进消肿、改善循环,可用断续直流电或中频电疗法预防肌萎缩等。

3)第三阶段:从伤后 2~3 个月至 1 年以上。此期患者从骨折临床愈合到骨性愈合,骨折端已稳定并耐受一定的应力,外固定已拆除,患肢的肌肉和关节可以进行更大范围的训练。

康复目的:扩大关节各方向的活动范围,恢复肌力,增加肢体运动功能,促进生活和工作能力的最大限度恢复。

具体方式:运动疗法以改善关节活动度为主(如牵伸训练、关节松动术、持续功能牵引),加强肌力训练、上下肢功能训练(如上肢手功能训练,下肢渐行性负重、平衡和协调、步态训练等)。可辅以适当的理疗,必要时装配支具、手杖、轮椅等作为必要的功能辅助。

(2)手术后康复:老年人生理功能衰退、合并症多,长时间卧床和制动会增加围手术期并发症的风险,并对术后功能恢复造成不良影响。手术治疗骨折如能达到足够稳固的内固定,术后无须额外的外固定措施,可以明显加快康复的进程。

1)第一阶段:从术后第 1 周开始。进行肌肉等长收缩训练,并辅以其他的消肿措施。

2)第二阶段:从术后第 2 周开始。进行不负重的关节活动,由于没有外固定的限制,这种关节活动要求在数天内即接近正常关节的活动范围。

3)第三阶段:从术后第 3 周开始。开始下肢的部分负重行走和上肢的应力动作训练,为早日重返社会做准备。不累及关节的四肢长骨骨折基本都能达到上述要求,能使患者在术后 1~2 个月的时间内重返生活,并且一般不会出现邻近关节的明显功能障碍。

2. 传统康复保健技术 老年人骨折多是骨质疏松的并发症。老年人年老体衰、肝肾亏虚、筋骨痿软、气血不足等都是发病因素。中医在老年人骨折的治疗上主要是调畅情志和饮食治疗。

(1)调畅情志:老年人骨折后容易出现情绪症状,主要是由于骨折后行动不便引起情志不舒、气机郁滞所致。调畅情志主要是注重疏肝理气,使五脏气血阴阳调和,形神自安。

(2)饮食治疗:根据老年人骨折后的不同证型,选用不同的治疗方法。如肝肾亏虚型,用枸杞羊肾粥、核桃补肾粥、杜仲山药粥;筋骨痿软型,用桑椹牛骨汤、山药甲鱼汤;气血不足型,用山药羊肉粥、当归生姜羊肉汤等。

【社区与居家健康管理】

老年骨折患者大多为跌倒摔伤、居家疗养者,可在康复复查过程中发现存在不同程度的焦虑、抑郁、睡眠障碍等状况。老年人骨质疏松的发生影响骨折愈合,部分患者自我安全意识较差,造成骨折不愈合和再次骨折的发生;另外,患者在康复的过程中容易受到静脉血栓、局部肿胀、疼痛等因素影响。因此,对老年骨折患者进行健康教育,可有效预防焦虑、抑郁情绪,提高健康自我管理能力,改变不健康的生活习惯与行为方式,积极配合功能锻炼。指导患者及其家属掌握中医穴位按摩的技能、合理饮食,使患者保持积极乐观的心态。对老年人家庭中存在的安全隐患进行排除,如对有台阶的门口增加扶手、物品摆放避开过道等,以避免再次跌倒。

(谢明夫)

思考题

1. 老年人退行性骨关节炎有哪些特点?
2. 老年膝骨关节炎患者在社区和居家健康管理中应注意哪些事项?
3. 颈椎病的概念是什么? 常见的临床分型有哪些?
4. Constant-Murley 肩功能评定法包括哪些内容?

第十三章
数字内容

第十三章　呼吸循环系统常见疾病康复保健

学习目标

1. 掌握老年人冠心病、高血压、慢阻肺、坠积性肺炎等呼吸循环系统常见疾病的主要功能障碍和康复保健方法。
2. 熟悉老年人呼吸循环系统常见疾病的定义、常见并发症及康复评定与防治。
3. 了解老年人呼吸循环系统常见疾病的临床表现及治疗。
4. 建立老年人呼吸循环系统常见疾病的三级预防理念，制订康复保健计划。
5. 培养基于 SOAP 理念的老年人呼吸循环系统常见疾病康复保健的能力。

第一节　冠状动脉粥样硬化性心脏病的康复保健

导入情景

某老年女性，65 岁。以间断胸闷、胸痛 4 年，持续胸痛 1h 伴濒死感急诊入院，行经皮冠状动脉介入治疗。术后 20 天患者仍感疲乏气短，转入心脏康复中心进一步治疗。既往高血压病史 5 年余，规律服药，血压控制尚好。情绪低落，无运动习惯。入院诊断：冠心病，NYHA 心功能Ⅲ级；高血压。

工作任务
1. 请对该老年人进行康复保健指导。
2. 请对该老年人进行健康教育。

【概述】

1. 定义　冠状动脉粥样硬化性心脏病简称冠心病（coronary atherosclerotic heart disease，CHD），是指冠状动脉发生粥样硬化，引起管腔狭窄或闭塞，导致心肌缺血缺氧或坏死而引起的心脏病，又称缺血性心脏病。冠心病是威胁人类健康的主要疾病之一，发病率和死亡率随着年龄增长而增加。根据发病特点和治疗原则分为两大类：第一类是慢性冠状动脉疾病，包括稳定型心绞痛、缺血性心肌病和隐匿性冠心病等；第二类是急性冠状动脉综合征，包括不稳定型心绞痛、非 ST 段抬高型心肌梗死和 ST 段抬高型心肌梗死，也有的将冠心病猝死包括在内。

2. 危险因素与病因　冠心病是多种因素相互作用导致的，主要包括：①年龄，发病以 40 岁以上人群多见;②性别,男性多于女性;③血脂异常,是冠状动脉粥样硬化最重要的危险因素;④高血压;⑤吸烟;⑥糖尿病。次要危险因素有:肥胖,缺少体力活动,进食过多的动物脂肪、胆固醇、糖和钠盐,遗传,A型性格(如性情急躁、过度工作、竞争性过强)等。上述危险因素可损伤冠状动脉内膜,引起血小板黏附聚集和血栓形成,血浆中脂质侵入动脉壁,平滑肌细胞增生并吞噬脂质,最终发生动脉粥样硬化。

3. 临床表现

(1)心绞痛:是由于急性暂时性心肌缺血、缺氧所致的,以心前区或胸骨后紧束、压迫、烧灼、窒息感为主要症状,可向左肩部、左背部、左手臂、左下颌部、上腹部放射,一般持续2~3min,重者可达15min,伴有呼吸困难、出汗等不适感为特征的临床综合征。典型心绞痛发作时,大部分患者以R波为主的导联出现暂时性心肌缺血性ST段压低(≥0.1mV),偶尔有T波倒置,发作后数分钟内恢复原状。

(2)心肌梗死:是冠心病的危急症候,通常有心绞痛频繁发作和加重为基础。表现为:突发胸骨后或心前区剧痛,向左肩、左臂或他处放射,且疼痛持续0.5h以上,经休息和舌下含服硝酸甘油不能缓解;呼吸短促、头晕、恶心、多汗、脉搏细微、皮肤湿冷灰白、重病病容。部分患者唯一的表现是晕厥或休克。确诊心肌梗死须参考缺血性胸痛的病史、特征性心电图和血清心肌坏死标记物检测。心肌梗死特征性心电图包括宽而深的Q波、ST段抬高呈弓背向上型、T波倒置。

4. 老年人冠心病的特点(表13-1)

表13-1 老年人冠心病的特点

项目	特点
解剖特点	多支病变多见;钙化病变多见;血管扭曲多见
凝血功能	凝血因子升高;血液黏滞度增高;血小板活性增高
血流动力学改变	心肌肥厚多见;心脏后负荷增加;血管顺应性下降
并发症	脑血管疾病;肾功能不全;慢性阻塞性肺疾病
机体代谢特点	肝代谢功能下降;肌酐清除率下降;蛋白结合率下降

【康复评定】

1. 心电图运动试验　心电图运动试验可以发现静息状态下心电图不能反映出来的一些问题,可为制订运动治疗方案、决定药物治疗方案、判断预后提供依据。

(1)排除绝对禁忌证:运动试验应在医生监督下进行,先进行包括12导联ECG在内的全面的医学检查,排除有运动试验绝对禁忌证的患者。

(2)心电图运动试验的方法

1)上肢心电图运动试验:适用于各种原因导致下肢活动不便的患者。

2)下肢心电图运动试验:目前普遍采用活动平板试验和功率自行车试验。

(3)心电图运动试验方案

1)活动平板试验:包括布鲁斯(Bruce)方案和诺顿(Naughton)方案。Bruce方案为变速变斜率运动,是目前最常用的方案,较易达到预定心率,但对心功能差或重症患者不易耐受。改良的Bruce方案在此基础上降低了初始运动的强度。Naughton方案为恒速变斜率试验,总做功量较小,对重症者较适宜。

2)功率自行车试验:也是分级试验,其中蹬踏的速率通常为50~60转/min,蹬踏的阻力则每3min递增一次。

(4)心电图运动试验结果解释(表13-2)

(5)心电图运动试验的禁忌证和停止指征

表 13-2 基于 VO_2max 值的功能分类

功能分级	VO_2max	有氧运动能力
Ⅰ级	>20ml/（min·kg）	正常或轻度受损
Ⅱ级	16~20ml/（min·kg）	轻度至中度受损
Ⅲ级	10~15ml/（min·kg）	中度至重度受损
Ⅳ级	<10ml/（min·kg）	重度受损

1）禁忌证：①绝对禁忌证，包括急性心肌梗死、不稳定型心绞痛、严重心律失常、急性心包炎、心内膜炎、严重主动脉狭窄、严重左心室功能障碍、急性肺栓塞、急性严重心脏外疾病。②相对禁忌证，包括动脉或肺动脉高压、心动过速或心动过缓、中度瓣膜或心肌病变、电解质紊乱、肥大性心肌病变、精神疾病。

2）心电图运动试验的停止指征：运动产生胸痛、眩晕、头痛、晕厥、呼吸困难、乏力、出冷汗等；收缩压 >240mmHg，舒张压 >120mmHg；血压逐渐下降；ST 段升高或压低超过 3mm。

2. 6min 步行试验（6 minute walking test，6MWT） 6MWT 是通过测量个体用最快的速度步行 6min 所通过的距离来判断其心功能强度的一种检测手段，常用于心脏病患者的临床诊断和康复指导。

（1）方法：在平坦的地面划出一段长达 30.5m 的直线距离，两端各置一物作为标志。患者以尽可能快的速度在其间往返走动，监测人员每 2min 报时一次，并记录患者可能发生的气促、胸痛等不适。6min 后试验结束，统计患者的步行距离。如果患者必须在 6min 前停止，则让患者坐在椅子上休息并终止试验。注意准备硝酸甘油等抢救药品。标准身高体重的女性平均步行速度为 82~116m/min，男性为 96~133m/min。6MWT 通常在治疗干预前后进行，由相同的人员实施两次试验，除了报告客观增加的步行距离外，也应报告有显著改善的主观临床症状。

（2）禁忌证和停止指征：绝对禁忌证是近 1 个月内发作过不稳定型心绞痛或急性心肌梗死。相对禁忌证是静息状态心率 >120 次/min，收缩压 >180mmHg，舒张压 >100mmHg。如出现胸闷、胸痛、难以忍受的呼吸困难、下肢痉挛、步态蹒跚、面色苍白、出冷汗等情况，需终止测试。

3. 超声心动图运动试验 超声心动图运动试验是在心电图运动试验的基础上加做超声心动图检查，可提供休息和运动时室壁运动异常的信息。运动后的超声心动图比静态超声心动图更能获得潜在的信息，提高检查的敏感性。为了减少运动的干扰，可采取卧位踏车的方式，运动方案可参考心电图运动试验。

4. 心功能分级 根据美国纽约心脏病协会（NYHA）的心功能分级标准，将心功能分为四级（表 13-3）。

5. 康复治疗危险程度评定 美国纽约心脏病协会制订的冠心病危险分层标准对判断康复治疗的危险程度有指导意义（表 13-4）。

表 13-3 NYHA 心功能分级标准

分级	活动情况
Ⅰ级	患心脏疾病，但体力活动不受限制。平时一般活动不引起劳累、心悸、呼吸困难或心绞痛
Ⅱ级	患心脏疾病，体力活动轻度受限，休息时无自觉症状。平时一般活动下可出现劳累、心悸、呼吸困难或心绞痛
Ⅲ级	患心脏疾病，体力活动明显受限，休息时无自觉症状。低于平时一般活动即引起劳累、心悸、呼吸困难或心绞痛
Ⅳ级	患心脏疾病，不能从事任何体力活动，休息状态下也出现心力衰竭或心绞痛症状，任何体力活动均使症状加重

表 13-4　冠心病危险分层标准

危险等级	临床特征	活动准则	监测和指导
A 级	似健康人,运动无危险	除了基础原则外,无其他限制	不需要心电图和血压监测,不需要医学指导
B 级	有稳定型心脏病,参加剧烈运动的危险性较低,但高于 A 级。中等强度不增加危险性	根据专业人员制订的个人运动处方活动。无运动处方时,只可以进行步行运动	如果患者可以自我控制运动强度,则由医务人员指导,按运动处方活动,其他运动由非医务人员指导
C 级	有稳定型心脏病,参加剧烈活动危险性低,但不能自我调节运动或不能理解医生所建议的运动水平	根据专业人员制订的个人运动处方,可在经过基本心肺复苏技术训练的非医务人员或家属监护下运动	在按运动处方性运动时,需要医务人员的指导;在其他运动时,可由非医务人员指导,帮助协调运动水平
D 级	运动时有发生中度至高度并发症危险	必须有专业人员指定的针对性运动处方	在安全性确定之前,康复活动需连续监护。安全性必须在 12 次训练课以上才能确定。在安全性确定之前的康复活动应给予医学指导
E 级	活动受限的不稳定型心脏病	不做任何健身性活动	应集中力量治疗疾病,使其恢复 D 级以上。日常生活活动水平应该由主管医师确定

【康复保健目标】

冠心病的康复是在充分的药物治疗和必要的血管重建基础上,综合采用积极主动的身体、心理、行为和社会活动的训练与再训练,帮助患者缓解症状,改善心血管功能,在生理、心理、社会等方面达到理想状态,提高生活质量的过程。同时强调积极干预冠心病危险因素,阻止或延缓疾病的发展,减轻残疾和减少再次发作的危险。

【康复保健技术】

1. 现代康复保健技术　国际上将冠心病康复治疗分为三个时期。康复治疗基本原则包括个体化原则、循序渐进、持之以恒和兴趣性原则。

（1）Ⅰ期康复:是指急性心肌梗死或畸形冠脉综合征住院期康复,包括冠状动脉血管内成形术和冠状动脉分流术后早期康复,时间为 2 周以内。通过适当的运动,减少或消除患者绝对卧床所带来的不利因素,使患者逐渐恢复日常生活活动能力,达到低水平运动试验阴性,按正常节奏连续行走 100~200m 或上下 1~2 层楼而无症状体征。康复方案包括床上活动、呼吸训练、坐位训练、顺利排便、上下楼训练等。

1）床上活动:一般从床上的肢体活动开始,肢体活动从远端肢体的小关节活动开始。强调活动时呼吸自然平稳,没有任何憋气和用力的现象。

2）呼吸训练:主要指腹式呼吸。

3）坐位训练:病情稳定后第 1~2 天开始训练。开始坐时,可以把枕头或被子放在背后或将床头抬高,以后逐步过渡到无依托独立坐。

4）步行训练:从床边站立开始,克服直立性低血压。在站立无问题后,开始床边步行,以便在疲劳或自我感觉不适时能够及时上床休息。

5）顺利排便:保持大便通畅。床边放置简易的坐便器,取坐位大便,禁止蹲便或用力大便。

6）上下楼训练:是保证患者出院后在家庭活动安全的重要环节,必须保持非常缓慢的上楼速度。

患者在训练过程中无不良反应,运动或日常活动时心率增加小于 10 次/min,次日训练可以进入下一阶段。运动中心率增加 20 次/min 左右,则需要继续同一级别的运动。心率增加超过 20 次/min

或出现不良反应,则应退回前一阶段运动,甚至暂时停止运动训练。

（2）Ⅱ期康复:是指从患者出院到病情稳定为止,时间为 5~6 周。目标是逐步恢复日常生活活动能力。Ⅱ期康复是基于心肌梗死瘢痕形成需要 6 周左右的时间,在心肌瘢痕形成之前,患者病情仍然有恶化的可能,因此不宜进行强度大的活动。Ⅱ期康复活动内容包括散步、家庭卫生、做饭、园艺活动、附近购物、医疗体操等,逐渐增加耐力。在活动强度为最大心率的 40%~50% 时,活动时心率增加小于13~15 次 /min,一般无需医护监测。

（3）Ⅲ期康复:是指处于较长期稳定状态或过渡期过程结束的患者。冠心病的康复重点放在此期,以巩固康复成果,控制危险因素,改善或提高心血管功能和身体活动能力,最大限度地恢复患者的生活与工作。一般为 2~3 个月。自我锻炼应该持续终生,可以在康复中心完成,也可以在社区进行。康复方案包括有氧训练、力量训练、柔韧性训练、作业训练、医疗体操等。

1）运动方式:包括步行、登山、游泳、骑车、慢跑、打太极拳等。近年来肌力练习和循环力量训练是新的有氧训练的方法。

2）运动强度:训练时要求达到的基本训练强度称靶强度。靶强度一般是 40%~80% VO_2max（最大吸氧量）或代谢当量,或 70%~85% 最大心率,或 60%~80% 心率储备。

3）运动时间和频次:每次靶强度运动时间应达到 15~20min,每周运动 3~5 次。

4）运动量:合适的运动量应为运动时稍出汗,呼吸轻度加快但不影响对话,无持续的疲劳感和不适感。

2. 传统康复保健技术

（1）推拿:取穴膻中、心俞、厥阴俞、内关。手法有一指禅推法、揉法、按法、擦法。患者取坐位或仰卧位,以一指禅推法、指按法、指揉法在膻中、内关穴位操作,各 3min;掐揉内关穴同时配合深呼吸5min;横擦前胸部,以透热为度。患者取坐位或俯卧位,以一指禅推法、指按法、指揉法在心俞、厥阴俞穴位操作,各 3min;擦背部,以透热为度。

（2）耳穴疗法:主穴取神门、心、肾、内分泌,配穴取皮质下、肾上腺、交感、小肠。王不留行籽左右交替贴压,3 天调换一次,20 天为一疗程。

3. 饮食调养　冠心病患者饮食宜清淡,低盐、低脂、低胆固醇饮食,不可过饱,忌烟酒。生脉散茶:人参 5g、麦冬 5g、五味子 3g,沸水冲泡,代茶饮服。该茶具有益气生津、补气养心的功效。适用于气阴两虚、胸闷气短、口干乏力者。三七参茶:三七 5g、人参 3g,打碎沸水冲泡,频饮代茶。该茶具有益气养心、活血通络的功效。适用于气虚血瘀、胸部刺痛、气短乏力、口舌色暗者。

4. 心理康复　多数冠心病患者存在持续的焦虑、抑郁和恐惧等负性情绪,也是发生心血管不良事件的危险因素,不利于疾病的康复,因此应注重对患者的心理康复。①性格重塑,让患者了解 A 型性格的缺陷,鼓励其在日常生活中克制急躁、易怒的性格。②心理疏泄,指导患者在遇到心理问题时及时找专业人士或周围的亲朋好友诉说、宣泄。③广泛培养业余爱好,如钓鱼、园艺、编织等,心情躁怒时可将注意力转移到业余爱好中。

5. 药物治疗　冠心病发作时立即停止活动,药物治疗首选硝酸酯类药物,可扩张冠状动脉和周围血管,增加血供。硝酸甘油,0.3~0.6mg 舌下含化,1~2min 起效,约 30min 作用消失;若服药后 3~5min后疼痛未缓解,可再服 1 片,连用不超过 3 次,每次相隔 5min。对于发作频繁或含服硝酸甘油效果差的患者,可用硝酸甘油静滴。冠心病缓解期的药物治疗包括抗血小板聚集药、β- 受体阻滞剂、钙通道阻滞剂、硝酸酯类,以及中药复方丹参片、银杏叶提取物、麝香保心丸等。

【社区与居家健康管理】

1. 做好健康管理　除上述饮食调养以外,还需注意进食定时定量、少食多餐。戒烟酒,防便秘,必要时使用缓泻药帮助排便。适量体力活动,避免剧烈活动、竞技运动。保持乐观、平和的心情。无并发症的患者,心肌梗死后 6~8 周可恢复性生活。若性生活后感到胸痛、心悸持续 15min 或疲惫等情况,应有所节制。老年冠心病患者应在身体允许的情况下洗澡,水温控制在 40℃以下,水的深度是平脐或乳腺水平,洗澡时间不超过 20min,最好由家人陪伴,避免在应激状态下洗澡。

2. 积极控制危险因素　如高血压、高血脂、糖尿病等,遵医嘱服降血压、降血脂药、抗血小板聚集药,定期复查。

3. 用药指导　抗心绞痛药不可随意停药、增减药量。外出时随身携带急救药物备用。出现异常情况,应立即停止活动,舌下含服硝酸甘油等。若心绞痛发作频繁、程度加重、持续时间延长、硝酸甘油不能缓解者,须警惕心肌梗死,应立刻平卧休息,由他人紧急送医。

 知识拓展

冠心病患者二级预防的 ABCDE 方案

A：aspirin,阿司匹林或联合使用氯吡格雷抗血小板聚集；anti-anginal therapy,抗心绞痛治疗,如硝酸酯类制剂。

B：β-Blocker,β-受体阻滞剂；blood pressure control,控制血压。

C：cholesterol lowing,控制血脂水平；cigarette quitting,戒烟。

D：diet control,控制饮食；diabetes treatment,治疗糖尿病。

E：exercise,鼓励有计划的、适当的运动锻炼；education,患者及其家属健康教育,普及冠心病的知识。

第二节　高血压的康复保健

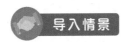 导入情景

　　某老年男性,60 岁。高血压病史 5 年,因头晕头痛 3 天入院,伴失眠多梦,每日饮酒抽烟,平素情绪急躁易怒,服药不规律,血压波动较大。血压 180/100mmHg,医嘱低盐饮食,10% 硝酸甘油静脉滴注,美托洛尔、依那普利口服。经过治疗,患者血压降至 135/85mmHg。

工作任务

1. 请对该老年人进行康复保健指导。

2. 请指导该老年人进行居家健康管理。

【概述】

1. 定义　高血压是一种以体循环动脉压升高为主要表现的临床综合征,分为原发性高血压和继发性高血压。本节所指高血压是原发性高血压,是病因未明、以动脉血压升高为主要表现的临床综合征。在非药物状态下,成人收缩压≥140mmHg 或（和）舒张压≥90mmHg,即为高血压。血压水平分类见表 13-5。

表 13-5　血压水平的定义和分类

类别	收缩压 /mmHg		舒张压 /mmHg
正常血压	<120	和	<80
正常高值	120~139	或（和）	80~89
高血压	≥140	或（和）	≥90
1 级高血压（轻度）	140~159	或（和）	90~99
2 级高血压（中度）	160~179	或（和）	100~109
3 级高血压（重度）	≥180	或（和）	≥110
单纯收缩期高血压	≥140	和	<90

注：当收缩压和舒张压分属不同级别时以较高分级为准。

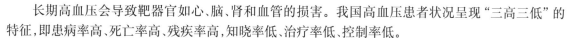

长期高血压会导致靶器官如心、脑、肾和血管的损害。我国高血压患者状况呈现"三高三低"的特征,即患病率高、死亡率高、残疾率高,知晓率低、治疗率低、控制率低。

2. 危险因素与病因　高血压与多种因素有关,是遗传和环境因素相互作用的结果。

(1)遗传因素:高血压具有明显的家族积聚性,约60%患者有家族史。其遗传可能存在主要基因显性遗传和多基因关联遗传方式。

(2)环境因素

1)饮食:饮食中高血压的相关因素有钠、钾、蛋白质、酒等。盐摄入越多,高血压的发生率也越高。低钾、高蛋白质饮食和过量饮酒也易致血压升高。

2)精神应激:如脑力劳动者、长期精神紧张、长期受环境噪声及不良视觉刺激者易患高血压。

3)其他因素:肥胖尤其是腹型肥胖者高血压发生率高。年龄、吸烟、服避孕药、阻塞性睡眠呼吸暂停综合征等与高血压发生有关。

3. 临床表现

(1)症状:大多数患者起病缓慢,缺乏特殊临床表现,导致诊断延迟,仅在测量血压时或发生心、脑、肾等并发症时才被发现。常见症状有头晕、头痛、疲劳、心悸等,也可出现视力模糊、鼻出血等较重症状。典型的高血压头痛在血压下降后即可消失。高血压患者还可以出现受累器官的症状,如胸闷气短、心绞痛等。

(2)体征:血压升高为主要体征,可有主动脉瓣区第二心音亢进及收缩期杂音。

(3)并发症:长期高血压可导致心、脑、肾等靶器官损害,表现出相应的症状。脑血管病表现为头痛、恶心、呕吐、意识障碍、肢体功能障碍等。心血管系统出现心力衰竭和冠心病等并发症。长期高血压可出现蛋白尿和肾功能损害的表现。另外,高血压可引起眼底病变、视力改变等。

4. 老年人高血压的特点　老年人高血压具有血压波动大、收缩期高血压增高、降压治疗不良反应多、易产生直立性低血压、对盐的耐受差等特点。

【康复评定】

1. 高血压诊断　由医护人员采用经核准的血压计测量患者安静休息坐位时右上臂肱动脉部位的血压。以未服用降压药物的情况下,非同日2次或2次以上血压的平均值为依据,收缩压≥140mmHg或(和)舒张压≥90mmHg即可诊断为高血压。也可以参考家中或院外自测血压,诊断标准为135/85mmHg。

2. 高血压危险分层评估　依据血压水平、是否合并其他心血管危险因素及靶器官损害程度,将高血压进行危险分层,分为低危、中危、高危和很高危(表13-6)。

表 13-6　高血压水平及危险分层

其他危险因素和病史	血压		
	1级高血压	2级高血压	3级高血压
无其他危险因素	低危	中危	高危
1~2个危险因素	中危	中危	很高危
≥3个危险因素,或靶器官损害	高危	高危	很高危
临床并发症或合并糖尿病	很高危	很高危	很高危

用于分层的其他心血管危险因素包括:①性别,男性>55岁、女性>65岁;②吸烟;③糖耐量受损(餐后2h血糖为7.8~11.0mmol/L)或(和)空腹血糖异常(6.1~6.9mmol/L);④血胆固醇(TC)≥5.7mmol/L,或低密度脂蛋白胆固醇>3.3mmol/L,或高密度脂蛋白胆固醇<1.0mmol/L;⑤早发心血管疾病家族史(一级亲属发病年龄<50岁);⑥腹型肥胖(腹围男性≥90cm,女性≥85cm),或体重指数(BMI)≥28。

用于分层的临床疾病包括脑血管疾病、心脏疾病、肾脏疾病、外周血管疾病、视网膜病变、糖尿病。

3. 6min 步行试验（6MWT）　用于评定老年高血压患者运动能力。

4. 职业能力评定　根据患者机体最大耗氧量、血压水平、血压控制情况、靶器官的功能状况等评估职业能力。

【康复保健目标】

高血压的康复治疗以有效控制血压、降低高血压的致残率及提高高血压患者的生活质量为目标。一般患者，应将血压降至 140/90mmHg 以下；对伴有糖尿病或慢性肾脏病的患者，应使其血压降至 130/80mmHg 以下；对于脑卒中及老年收缩期高血压患者，血压降低的水平要有所保留，一般要求收缩压在 140~150mmHg，舒张压低于 90mmHg（但不低于 65mmHg）。

【康复保健技术】

1. 现代康复保健技术　运动治疗适用于各级高血压的患者，是无糖尿病、无靶器官损害的 1 级高血压的主要治疗方法。2 级和 3 级高血压患者则需先将血压控制达标后再进行运动治疗。对老年高血压患者，要在监护和指导下进行运动治疗，应进行运动安全教育，注意把握运动频率和时间、运动强度、运动方式。

（1）运动频率和时间：老年高血压患者开始运动的时间要短，经过 6 周左右的适应阶段，过渡到每次 20~60min，每周 3~5 次。由于老年人个体差异较大，每次运动时间要根据身体状况、对运动的耐受程度、主观运动强度来定，以感受到"稍感费力"为宜。高血压患者运动可分准备活动期（5~10min）、持续活动期（30~40min）、放松活动期（5~10min）。

（2）运动强度：老年高血压患者运动时要保证有效的运动量，以达到治疗效果。运动强度应维持在中等以下，以运动后不出现过度疲劳或明显不适为宜。高血压患者运动中应注意的是，运动的目标是达到靶心率，计算公式为：靶心率=（220－年龄）×70%。若合并其他疾病难以达到靶心率，不应强求。如要求精确，则采用最大心率（220－年龄）的 60%~85% 作为运动适宜心率。患者主观运动强度为"稍感费力"。

（3）运动方式：可根据患者身体状况和气候条件等选择运动方式，应包括有氧、伸展及增强肌力练习三类。具体项目可选择有节奏、较轻松的运动，如打太极拳、步行、踏车、划船器、游泳、登梯、降压体操等，避免对抗性强的运动。运动前应了解心血管功能情况，进行相应检查，防止发生意外。

（4）运动中监护：老年高血压患者的运动应在医务人员的指导和监护下进行，应对患者和家属进行相关知识教育，掌握运动知识和方法及意外情况的处理。

2. 传统康复保健技术

（1）针灸：取穴三阴交、阴陵泉、太冲、照海、曲池、合谷、内关等。每次选用数穴，交替使用，7~10 天为 1 个疗程。

（2）拔罐：取穴三阴交、肝俞、太冲、照海、足三里、内关等，闪罐法，隔日或每日 1 次，10 天为 1 个疗程。

（3）刮痧：取穴百会、风府、风池、足三里、肝俞、肝俞、太冲、涌泉。先刮百会至风府、风池，20~30 次；再用刮板棱角刮肝俞、肾俞；最后刮足三里、太冲、涌泉。

（4）推拿按摩：从印堂向上至神庭穴，再从印堂沿眉弓至太阳穴；依次按揉印堂、晴明、头维、太阳主穴；从前额发际处拿至风池穴，做五指拿法；在头颞侧部施扫散法；指尖击前额部至头顶，按揉每穴 1min。按揉心俞、厥阴俞、肝俞、胆俞、肾俞、命门，自上而下捏脊 3 遍，自上而下掌推背部督脉 3 遍。

（5）耳穴埋籽：取降压沟、心、枕、额、神门、皮质下、肾上腺、交感等，3 天调换一次，20 天为 1 个疗程。

（6）传统功法：动作柔和，心境守静，经常练习有助于降压。

3. 饮食调养　限制钠盐饮食，每天钠盐摄入量应低于 6g，可增加钾盐含量。减少含钠盐调味品的使用量，少食咸菜、火腿等。减少脂肪总量和饱和脂肪酸含量，控制体重。限制动物脂肪、内脏、鱼子、软体动物、甲壳类食物。细嚼慢咽，避免过饱，防止便秘。选择有降压、降脂作用的食物，如芹菜、海藻、紫菜、黑木耳、山楂、荸荠、莲子、绿豆等。高血压患者可选食疗方有芹菜粥、夏枯草煲猪肉、天麻蒸乳鸽和菊槐绿茶饮等。

4. 心理康复　老年高血压患者心理多表现为紧张、易怒、情绪不稳，这些又是使血压升高的诱因。可通过改变自己的行为方式,培养对自然和社会环境的良好适应能力,避免情绪激动及过度紧张、焦虑,遇事冷静、沉着;当有较大的精神压力时,应设法释放,可向朋友、亲人倾吐,或参加轻松愉快的活动,将精神倾注于音乐或寄情于山水花草,使自己生活在最佳心理境界中,从而维持稳定的血压。

5. 药物治疗

(1)降压药的种类:包括利尿剂、β-受体阻滞剂、钙通道阻滞剂(CCB)、血管紧张素转换酶抑制剂(ACEI)和血管紧张素Ⅱ受体阻滞剂(ARB)五大类降压药。

1)利尿剂:常用噻嗪类、祥利尿剂和保钾利尿剂3类。噻嗪类最为常用。

2)β-受体阻滞剂:有心脏保护作用,宜用于心率较快的青中年高血压患者或高血压合并心绞痛患者。常用药物有比索洛尔、美托洛尔、阿替洛尔、普萘洛尔等。

3)钙通道阻滞剂:降压迅速,作用稳定,可用于各年龄、各种程度的高血压患者,尤其适用于老年收缩期高血压患者。常用药物有氨氯地平、硝苯地平、尼群地平、维拉帕米、地尔硫䓬等。

4)血管紧张素转换酶抑制剂:常用药物有卡托普利、依那普利、贝那普利。因其可逆转左心室肥厚,改善肾小球滤过率和肾血流量,故为伴有心力衰竭、糖尿病、肾脏损害及心肌梗死后高血压患者的首选药。

5)血管紧张素Ⅱ受体阻滞剂:常用药物有氯沙坦、缬沙坦、厄贝沙坦。该类药物通过对血管紧张素Ⅱ受体的阻滞,能较 ACEI 更完全地阻断血管紧张素的作用,适应证与 ACEI 相同,疗效好。

(2)降压药应用的基本原则:从小剂量开始,优先选择长效制剂,联合用药及个体化。降压治疗的益处主要是通过长期控制血压达到的,所以高血压患者需要长期降压治疗,尤其是高危和极高危患者。

【社区与居家健康管理】

1. 危险因素管理　主要是指改变生活方式,包括控制体重、合理膳食、戒烟限酒、适当运动、保持心理平衡等。

(1)控制体重:高血压患者的体重指数应控制在 24 以下。最有效的减重措施是控制能量摄入和增加体力活动。

(2)合理膳食,戒烟酒:高血压患者应尽量戒烟戒酒,低盐低脂饮食。多食新鲜蔬菜、水果,防止便秘。

(3)适当运动:特别是脑力劳动者应增加体力活动,这对控制血压极其有利。高血压患者增加体力活动前要了解自己的身体状况,以决定自己的体力活动的种类、强度、频度和持续时间。

(4)保持心理平衡:长期负性的心理会增加心血管病风险。高血压患者应保持稳定的情绪,必要时寻求专业的心理辅导。

2. 用药自我管理　向患者讲解高血压的基本知识、控制高血压的重要性。对于必须药物控制血压的患者,应纠正"尽量不用药"的错误倾向,定时服用降压药,不得随意减量或停药。可在医生指导下及时发现病情并予以调整,防止血压反跳。定期测量血压,1~2 周应至少测量一次。若条件允许,可自备血压计学会自测血压。定期随访,以有效控制血压并及时调整治疗方案。血压控制不满意或有不良反应时,立即就诊。

第三节　慢性阻塞性肺疾病的康复保健

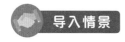

某老年男性,68 岁。反复咳嗽、咳痰 20 年,伴进行性呼吸困难 10 余年,3 天前受凉后咳嗽、咳痰伴喘息,痰量多且黏稠,不易咳出,来院就诊。既往吸烟史 25 年。查体:神志清楚,口唇发绀,桶状胸,肺部叩诊呈过清音,双肺闻及湿啰音。辅助检查:血气分析 PaO_2 48mmHg, $PaCO_2$ 65mmHg。诊断为慢性阻塞性肺疾病。

工作任务

1. 感染控制后,请为该老年人制订康复保健方案。

2. 病情缓解出院后,请对该老年人进行家庭氧疗的健康教育。

【概述】

1. 定义　慢性阻塞性肺疾病(chronic obstructive pulmonary disease,COPD)简称慢阻肺,是一种以持续气流受限为特征的肺部疾病,气流受限不完全可逆,呈进行性发展。COPD 是呼吸系统疾病中的常见病和多发病,患病率和病死率居高不下。2018 年中国慢阻肺流行病学调查结果显示,COPD 的患病率占 40 岁以上人群的 13.7%。由于本病可引起肺功能进行性减退,严重影响患者的活动和生活质量,造成较大的社会和经济负担。

2. 危险因素与病因

(1)吸烟:是最重要的环境发病因素,烟龄越长,吸烟量越大,COPD 患病率越高。

(2)大气污染、职业性粉尘及化学物质:有害气体和有害颗粒可损伤气道上皮细胞,使纤毛运动减退,巨噬细胞吞噬能力降低,导致气道净化功能下降。

(3)感染:是 COPD 发生发展的重要因素,主要是病毒、细菌和支原体等。

(4)其他:包括氧化应激、炎症机制、蛋白酶 - 抗蛋白酶失衡、自主神经功能失调等。

烟草、烟雾等有害气体吸入造成的慢性炎症是 COPD 发病机制的中心环节。它们不仅激活了炎症细胞,也导致了呼吸道的重构。此外,氧化 - 抗氧化失衡、蛋白酶 - 抗蛋白酶失衡及自主神经功能紊乱进一步加重了肺部炎症和气流受限。

3. 临床表现

(1)症状:①慢性咳嗽,清晨及晚间睡前较重,白天较轻。②咳痰,一般为白色黏液或浆液泡沫痰,偶可带血丝,清晨起床后排痰较多。③气短或呼吸困难,早期在较剧烈活动时出现,以后出现逐渐加重的呼吸困难,以致在日常活动甚至休息时也感到气短,生活不能自理,是 COPD 的标志性症状。晚期患者有体重下降、食欲减退等。

(2)体征:胸廓呈桶状,触觉语颤减弱,叩诊呈过清音,心浊音界缩小,肺下界和肝浊音界下降,听诊两肺呼吸音减弱,呼气延长,部分患者可闻及干湿啰音。

【康复评定】

1. 呼吸功能评估

(1)呼吸困难评定:一般采用改良英国医学研究委员会呼吸困难问卷(modified MRC dyspnea questionnaire,mMRC)(表 13-7)。

表 13-7　mMRC 问卷

分级	呼吸困难症状
0 级	剧烈活动时出现呼吸困难
1 级	平地快步行走或爬缓坡时出现呼吸困难
2 级	由于呼吸困难,平地行走时比同龄人慢或需要停下来休息
3 级	平地行走 100m 或数分钟后即需要停下来喘气
4 级	因严重呼吸困难而不能离开家,或在穿衣脱衣时即出现呼吸困难

(2)肺功能测试

1)用力肺活量(forced vital capacity,FVC):是指深吸气后以最大用力、最快速度所能呼出的气量。正常人在 3s 内可将肺活量几乎全部呼出。根据用力呼气肺活量描记曲线可计算出第 1、2、3 秒所呼出的气量及其所占 FVC 的百分率,分别为 83%、96%、99%。

2)第 1 秒用力呼气容积(forced expiratory volume in 1 second,FEV_1):是指尽力吸气后用最大

努力快速呼气第 1 秒能呼出的气体容积。正常值应大于 80%,可反映 COPD 的严重程度,并判断预后。当吸入支气管舒张剂后,FEV₁<80% 预计值且 FEV₁/FVC<70%,可确定为不完全可逆气流受限。

（3）肺功能分级:慢阻肺患者吸入支气管扩张剂后,根据 FEV_1 下降幅度进行气流受限的严重程度分级（表 13-8）。

表 13-8　COPD 气流受限严重程度的肺功能分级

肺功能分级	严重程度	FEV_1 占预计值的百分比 /%
1 级	轻度	≥80
2 级	中度	50~79
3 级	重度	30~49
4 级	极重度	<30

2. 运动能力评定

（1）活动平板或功率车运动实验:通过对运动时的呼吸气体进行分析,获得最大摄氧量（VO_2max）、最大心率、最大代谢当量（MET）、无氧阈（AT）、呼吸储备（BR）、呼吸商（RQ）、运动时间等指标,评定患者的运动能力。

（2）定量行走评定:对无法完成活动平板或功率车测试的患者,可进行 6min 或 12min 步行试验。

（3）呼吸肌力测定

1）最大吸气压（maximal inspiratory pressure, MIP）和最大呼气压（maximum expiratory pressure, MEP）:可反映吸气和呼气期间呼吸肌的最大能力,单位为 cmH_2O（$1cmH_2O \approx 0.098kPa$）。慢阻肺患者 MIP 较正常人低,MEP 测定可无明显变化。

男性:MIP ＝ 143 － 0.55 × 年龄,MEP ＝ 268 － 1.03 × 年龄

女性:MIP ＝ 104 － 0.51 × 年龄,MEP ＝ 170 － 0.53 × 年龄

2）跨膈压（transdiaphragmatic pressure, Pdi）和最大跨膈压（maximum transdiaphragmatic pressure, Pdimax）:跨膈压是腹内压和胸内压之间的差,反映膈肌收缩时产生的压力变化,通常取其吸气末的最大值。正常人最大跨膈压为 90~215cmH₂O。慢阻肺患者 Pdi 和 Pdimax 均下降。

（4）呼吸肌耐力（RME）:是指呼吸肌维持一定水平通气的能力或做功时对疲劳的耐受性。

1）最大自主通气（MVV）和最大维持通气量（MSVC）:最大自主通气是指以最快呼吸频率和最大呼吸幅度呼吸 1min 的通气量。正常男性约 104L,女性约 82L。最大维持通气量是指能够维持 15min 60%MVV 动作时的通气量。

2）膈肌张力 - 时间指数（diaphragm tension-time indfx, TTdi）:是反映呼吸肌耐力的良好指标。呼气时,膈肌做功＝膈肌收缩时的跨膈压 × 收缩持续时间。正常人平静呼吸时约为 0.02。

3）膈肌肌电图（EMG）:中位频率（FC）在 70~120 之间,高频成分（H）/ 低频成分（L）在 0.3~1.9 之间。

4）膈神经电刺激法:Pdi/Pdimax 在 17%~21% 之间。

5）呼吸形态的监测:正常呼吸形态是胸式或腹式呼吸。

3. 日常生活活动能力评定　对患者自我照顾、日常活动、家庭劳动、购物等进行评估,将慢阻肺患者日常生活活动能力由轻至重分为 6 级（表 13-9）。

4. 其他　还包括上下肢肌肉力量评估、心理状态评估、营养状态评估、生活质量评估等。

【康复保健目标】

COPD 的康复目标是改善顽固和持续的气道功能障碍和活动能力的减退,尽可能恢复有效的腹式呼吸,改善呼吸功能,提高呼吸效率,减少并发症,提高生活质量,降低住院率和病死率,延长生命。

表 13-9 日常生活活动能力气短临床评定

分级	临床特征
0 级	不影响日常生活,活动时无气短
1 级	较大量活动或运动时有气短
2 级	平地步行不气短,但上坡或快速步行时气短(同龄健康人不觉气短)
3 级	慢步行走不及百步就气短
4 级	说话、穿衣等轻微活动时即气短
5 级	安静时出现气短,无法平卧

【康复保健技术】

目前 COPD 患者何时开始康复尚无明确共识。一般 COPD 患者感染控制后就可以开始康复治疗。禁忌证是并发严重肺动脉高压、不稳定型心绞痛、近期心肌梗死、认知功能障碍、充血性心力衰竭、严重肝功能异常、癌症转移、脊柱及胸背部创伤等。

1. 现代康复保健技术

(1)运动疗法

1)运动方式:①耐力和肌力联合训练,是 COPD 运动训练的最好策略。对于心肺功能差的老年患者,早期进行床边主动和被动训练器支持下的关节活动及肌力训练,待心功能达到 3 级且肺功能达到 4 级,可选择轮椅座位上的康复踏车进行训练。如身体条件允许,可在跑步机上进行有氧训练。②下肢训练,包括平地步行、上下楼梯、骑功率自行车、踏旋器等,其中骑功率自行车、行走是最常见的训练方法。③上肢训练,包括手摇车、举重物、弹力带训练等。

2)训练强度:结合前期评估结果和康复目标来确定。一般运动时,先从低运动强度开始,循序渐进,逐渐增加负荷至高强度运动。对于功能储备低的患者,可从低于目标运动强度 10% 的运动量开始,调整时先增加运动时间,而不是调整运动强度和频率。无论运动强度的高低,训练时患者心率都应在安全范围内。运动后若无持续疲劳感,原有疾病、症状未加重,饮食、睡眠良好,即提示运动量适合。

3)运动时间、频率与周期:6~12 周的康复训练,每周 3 次,每次 15~45min,如能耐受,可增至 5~7次/周。鼓励患者坚持训练,防止运动功能重新受限。为了维持康复效果,把运动训练融合到日常生活中是很必要的。

4)运动编排:多采用连续训练的方法,由准备运动、靶强度运动、结束整理运动三部分组成。对于重度 COPD 或功能储备量低的患者,可采用运动 - 休息 - 运动或高 - 低运动强度交替的运动方式进行训练。

(2)呼吸肌训练与呼吸训练

1)呼吸肌训练:大多数 COPD 患者存在呼吸肌无力。但单纯的呼吸肌训练效果不好,应在全身运动的基础上增加呼吸肌训练。吸气肌训练可以采用阻力吸气法,呼气肌训练可采用卧位腹式呼吸抗阻训练和吹蜡烛法。

2)呼吸训练:指导患者完成并教会患者自我管理呼吸程序,包括腹式呼吸训练、缩唇呼吸训练和呼吸操训练。①腹式呼吸训练:吸气时放在腹部的手上抬,呼气时手自然下降。对于重度肺气肿患者,不宜采用腹式呼吸训练。②缩唇呼吸训练:吸气时用鼻吸气,呼气时口唇紧缩呼气,吸气和呼气的时间比为 1:2,以后逐渐达到 1:4。③呼吸操训练:自然放松站立,平静呼吸;身体稍后仰吸气,前倾时呼气;单举上臂吸气,双手压腹呼气;平举双上肢吸气,双臂下垂呼气;平伸上肢吸气,双手压腹呼气;抱头吸气,转体呼气;立位上肢上举吸气,下蹲呼气;用鼻吸气,腹部鼓起,缩唇呼气;平静呼吸。开始训练时每次 5~10min,一日 4~5 次,后逐渐增加至每次 20~30min,一日 3 次。有条件的康复中心可组织患者定时一起运动,以增强康复疗效。

（3）排痰训练：采用深吸气后用力将痰咳出的方法。还包括体位引流、胸部叩击等。

（4）物理因子疗法

1）超短波疗法：每日一次，15次为一个疗程。痰液黏稠不易咳出者不宜使用此方法。

2）中频电疗法：以肺俞穴为中心的中频电治疗，既可以改善因肺功能差而背部肌肉过分代偿引起的僵硬疼痛，同时又可通过穴位刺激直接改善肺功能。

3）直流电药物离子导入疗法：以氨茶碱或中药麻黄、蛤蚧等药物调制成正离子药液，通过直流电穴位皮肤导入，可有效改善肺部症状。

4）超声雾化吸入疗法：将抗菌药物和化痰剂通过超声震荡、雾化吸入。每日1~2次。

2. 传统康复保健技术

（1）针灸：体针取穴肺俞、定喘、脾俞、肾俞、膈俞、曲池、丰隆、足三里、天突、膻中等。灸法取大杼、肺俞、膏肓、天突、膻中、鸠尾，每次3~4穴，艾条灸10~15min或艾炷灸3~5壮，每天或隔天1次。

（2）穴位敷贴：延胡索、白芥子、甘遂、细辛研末，以生姜汁调成药饼。主穴取肺俞、大椎、定喘、风门，配穴取膈俞、膏肓、脾俞、肾俞、大杼、膻中、天突，每次取主穴和配穴2~3穴。每次敷贴1~5h，患者感到局部灼热痛痒时揭去药膏。

（3）穴位注射：多选定喘、肺俞、脾俞、肾俞穴进行穴位注射。

（4）传统功法康复：采用太极拳、八段锦等传统功法练习，不仅可以增加肌肉活动，提高机体抵抗力，也可改善呼吸循环功能。每次30min，每日1~2次。

（5）预防感冒的按摩操：①按揉迎香穴。②双手搓热，擦鼻两侧；③按太渊穴；④双手搓热，浴面拉耳；⑤捏风池穴。

3. 饮食调养　COPD患者采用高蛋白质、高脂肪、低碳水化合物饮食，每日适量补充各种维生素及微量元素。当BMI<21，近6个月无原因的体重下降10%，或1个月内下降5%时，应给予热量的补充。以口服营养液补充为宜，少量多餐，减少碳水化合物比例，再配合运动训练，达到增加体重的效果。体重维持以BMI在21~25之间为宜。中医食疗方可采用黄芪乌骨鸡、虫草炖老鸭、四仁鸡子羹和人参蛤蚧粥等，可有益气养肺、纳气平喘的功效。

4. 心理康复　COPD患者容易出现焦虑、悲观、抑郁等心理问题而不愿治疗或使治疗效果下降，应要充分认识并及时给予教育，帮助患者摆脱心理障碍，教会患者自我训练和自我放松的方法，增强战胜疾病的信心，提高生活质量。

5. 药物治疗　急性加重期患者主要采取抗生素治疗，严重者还应考虑使用糖皮质激素。稳定期采用支气管舒张药，如 β_2- 肾上腺素受体激动剂、抗胆碱药和茶碱类药物。祛痰、镇咳药常用溴己新，对年老体弱、痰量较多者应以祛痰为主，避免使用强烈镇咳剂如可待因，以免抑制咳嗽、加重呼吸道阻塞。

【社区与居家健康管理】

1. 做好健康教育工作　向患者及家属介绍COPD虽不可逆，但是通过积极预防和治疗可减少急性发作，改善呼吸功能，延缓病情。治疗和康复必须持之以恒。指导患者避免各种可使病情加重的因素，如预防呼吸道感染、积极戒烟、保持空气清新等。指导患者掌握正确的呼吸方式，养成良好的呼吸习惯。教会患者防感冒按摩操、冷水洗脸、体质训练等。教会患者呼吸运动锻炼技术、能量节约技术、家庭氧疗技术。

2. 能量节约技术　活动前先做好准备工作，将物品和资料放在适宜的地方，尽量选择左右运动，避免前后运动。日常生活用品放在随手可及的地方，避免不必要的弯腰、转身、举手、前伸等动作。移动物品时用双手贴近身体操作，活动时要连贯、缓慢进行，轻重交替，经常休息，以免疲劳。活动时要缩唇缓慢呼气。

3. 家庭氧疗　指导患者长期家庭氧疗，一般用鼻导管给氧，持续低流量、低浓度吸氧（氧流量1~2L/min、氧浓度28%~30%），吸氧时间每日超过15h，以改善患者症状，扩大活动范围，增加运动强度。使用指征为：① $PaO_2 \leqslant 55mmHg$ 或 $SaO_2 \leqslant 88\%$，有或没有高碳酸血症。② PaO_2 55~60mmHg 或 $SaO_2 < 89\%$，并有肺动脉高压、心力衰竭水肿或红细胞增多症（血细胞比容>0.55）。氧疗目的是使患者在静息状态下血氧分压 $PaO_2 \geqslant 60mmHg$ 或（和）血氧饱和度 SaO_2 升至90%。密切观察氧疗效果，若呼吸频率正常、心率减慢、发绀减轻、尿量增多、皮肤转暖、活动耐力增加，提示氧疗有效。

第四节　坠积性肺炎的康复保健

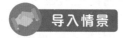

某老年女性,70 岁。股骨颈骨折行全髋关节置换术,术后卧床 1 个月余,3 天前出现发热、咳嗽、痰黏稠。血常规示白细胞增多和中性粒细胞比例增高,痰菌检查和痰培养阳性,肺部 X 线示双肺下部不规则小片状密度增高影。诊断为坠积性肺炎。医嘱:氧疗,抗生素、氨溴索输液。

工作任务

1. 试分析该老年人发生坠积性肺炎的病因。

2. 请为该老年人制订康复方案。

【概述】

1. 定义　坠积性肺炎旧称吸入性肺炎,是指患者由于疾病长期卧床,导致呼吸道分泌物难以咳出,沉积在肺底部或肺部体位最低处而导致的肺部感染性疾病。坠积性肺炎属于细菌感染性疾病,多为混合感染,以革兰氏阴性菌为主。致病菌对常用抗生素不敏感,导致肺部感染反复发作、长期不愈,是重症老年患者直接或间接死亡的原因。

2. 危险因素与病因

(1)年龄因素:老年人肺纤毛运动功能下降,咳嗽反射减弱,分泌物不易清除。

(2)长期卧床:不能自主改变体位,胸廓活动度降低,肺底易蓄积分泌物。

(3)人工气道的建立:危重患者借助气管切开或气管插管维持呼吸,破坏了呼吸道原有的屏障功能,增加细菌感染的概率。

(4)呼吸肌麻痹:昏迷、颅脑损伤、第 4 胸椎以上脊髓损伤等易导致呼吸肌麻痹,造成呼吸困难、变浅,加重肺底分泌物的蓄积。

(5)口腔不洁:细菌随着口腔分泌液移行至下呼吸道,导致坠积性肺炎的发生。

(6)其他:包括长期吸烟、慢性支气管炎病史、肺功能不全等。

本病常见于长期卧床的老年人,由于各器官生理功能减退,加之原发病的存在,上呼吸道黏液分泌增多,而主动翻身受限,导致痰液淤积于中小气管,易造成细菌感染而诱发坠积性肺炎。

3. 临床表现　主要表现为发热、咳嗽、痰液黏稠,尤以咳痰不利、痰液黏稠而致呛咳发生为主要特点。脑卒中患者多以突然发热为首发症状,肺底可闻及湿啰音及哮鸣音,甚至肺部下叶叩诊浊音。

4. 老年人坠积性肺炎的诊断特点　本病起病隐匿,临床表现不典型,易被原发病掩盖而导致漏诊及延误诊断。在诊断时除了症状与体征,还应关注以下几个方面。

(1)病史:一般有长期卧床病史,有脑卒中、骨折、脑损伤、严重消耗性疾病等。

(2)实验室检查:白细胞增多或中性粒细胞比例增高,痰菌检查和痰培养阳性。

(3)肺部 X 线:双侧或单侧肺下部不规则小片状密度增高影,边缘模糊。

【康复评定】

1. 重症肺炎　严重性取决于三个因素:局部炎症程度、肺部炎症的播散和全身炎症反应程度。2017 年美国胸科学会/美国感染疾病学会(ATS/IDSA)发布了成人社区获得性肺炎处理指南,重症肺炎包括主要标准和次要标准。

(1)主要标准:①需要有创机械通气;②感染性休克,需要血管收缩剂治疗。

(2)次要标准:①呼吸频率≥30 次/min;②氧合指数(PaO$_2$/FiO$_2$)≤250;③多肺叶浸润;④意识障碍/定向障碍;⑤氮质血症(BUN≥200mg/L);⑥白细胞减少(<4.0×10^9/L);⑦血小板减少(<10.0×10^9/L);⑧低体温(<36℃);⑨低血压,需要强力的液体补剂。

符合 1 项主要标准或 3 项以上次要标准者,可诊断为重症肺炎。

2. 呼吸功能和运动功能评定　评定内容包括肺功能评定、呼吸困难评定、活动平板或功率自行车运动试验等。

【康复保健目标】

老年人坠积性肺炎重在预防。一经确诊,就应及时进行治疗,结合抗生素控制病情,预防并发症发生。同时,重视开展康复保健技术,如体位引流、有效咳嗽、翻身拍背、注意吸痰、口腔清洁等,提升患者生活质量。

【康复保健技术】

1. 现代康复保健技术　对于病情较轻、生活完全自理和门诊治疗的老年人,鼓励并指导其有效咳嗽、咳痰,必要时使用体位排痰,辅助雾化吸入治疗。卧床患者应尽早翻身拍背、辅助排痰,以达到清理呼吸道的目的。同时做好室内通风,每次 30min,使空气清新。

(1)翻身拍背:适用于长期卧床、排痰无力者。每间隔 1~2h 翻身一次。拍背每小时 3~4 次。辅助患者侧卧位,左手扶患者肩膀,将五指指腹并拢,向掌心微弯曲呈伏碗状,以手腕力量从肺底自下而上、由外向内、迅速而有节律地叩击,每一肺叶叩击 1~3min,力度适中,以不使患者感到疼痛为宜。此外还有震动排痰器械,效果良好。

(2)吸痰:适用于排痰困难者。经口、鼻、气管插管或气管切开处进行负压吸痰。每次吸痰时间在 10s 内,最多连续不超过 2 次。

(3)雾化吸入治疗:适用于痰液黏稠者,有超声雾化吸入法和蒸汽吸入法。雾化液加入痰溶解剂、平喘药、抗生素等效果更佳。雾化剂温度在 35~37℃,时间 10~20min。

(4)上下肢运动:对清醒患者,鼓励其在非静脉输液治疗时下床活动,上肢进行徒手上举运动和扩胸运动。卧床患者可以进行主动的上下肢床上运动和被动的运动,尽可能保留肌肉的紧张度和功能,预防下肢静脉血栓。被动运动每天至少 2 次,每次至少 20min。

2. 传统康复保健技术

(1)艾灸:取穴大椎、肺俞、上脘、中脘、膈俞、足三里、孔最等。

(2)推拿:取穴太渊、膻中、中府、肺俞、肾俞、大肠俞、列缺、中脘、足三里等。咳嗽、咽痒、干咳者,可加少商、尺泽等。推拿手太阴肺经、手阳明大肠经、足阳明胃经、足太阴脾经、任脉、督脉等。

(3)耳穴埋籽:取穴支气管、肺、内分泌、神门、枕、脾、胃、大肠、交感等。

(4)针刺:取穴太渊、曲池、肺俞、天突、足三里、阴陵泉、关元等。乏力、怕冷、舌淡者,可加膈俞、肾俞、大肠俞;食欲差、大便稀溏、舌淡者,可加中脘、天枢;咳嗽、咳痰、舌淡者,可加大椎或定喘、膏肓等。

3. 饮食调养　多吃滋阴润肺、高热量、含维生素 A、维生素 C、高蛋白的易消化或半流质食物。忌辛辣刺激、海腥油腻之品。推荐雪梨、百合、花生、杏仁、白果、乌梅、小白菜、橘皮、紫苏、银耳、荸荠、莲藕等。中医食疗方蜂蜜雪梨、银花芦根汤、百合粥、鸭梨杏仁清热饮具有补虚润肺的作用。注意做好患者口腔清洁,同时预防误吸和反流。自主进食者进食时尽量采用坐位,饭后 1h 至少保持半坐位。鼻饲时也应保持半坐位,保持至喂食后至少 1h。床头备用开口器和吸引器,以便随时使用,预防窒息。

4. 心理康复　坠积性肺炎患者,尤其是经历机械通气和入住 ICU 者,容易产生恐惧和紧张情绪,应及时给予心理疏导。

5. 药物治疗　坠积性肺炎确诊后第一步是抗生素治疗。由于不能立即得到病原学检验结果,早期的经验性治疗格外重要。抗生素治疗以大剂量、长疗程、联合用药、静脉滴注为主,雾化吸入为辅。抗菌治疗前应尽可能做痰细菌培养试验和药物敏感试验,根据结果调整敏感抗生素。预防下肢静脉血栓和肺栓塞,应经常进行下肢肌肉主动或被动活动,使用下肢气压泵治疗,根据病情使用肝素抗凝治疗。润肺化痰的中药有橘红痰咳液、复方鲜竹沥口服液、川贝枇杷膏、养阴清肺丸、杏杷止咳颗粒、太和丸等。

【社区与居家健康管理】

增加休息时间,避免劳累。定时开窗通风,环境要清洁、安静、舒适,相对湿度为 50%~60%。通风时注意保暖,避免冷空气直吹或对流。注意预防上呼吸道感染,感冒流行时少去公共场所,加强耐寒锻炼,增强抵抗力。避免淋雨、受寒、酗酒、过劳等诱因。给予高蛋白、高热能、高维生素、易于消化的流质或半流质饮食,多饮水,保持大便通畅。积极治疗原发病,如慢性心肺疾病、糖尿病和口腔疾病等。如老年人肾功能不全,还应考虑控制蛋白质的摄入,可选择低蛋白饮食,既应满足蛋白质的需求,又避免加重肾脏的负担。

（张　迪）

思考题

1. 简述冠状动脉粥样硬化性心脏病的 I 期康复方案。
2. 如何做好高血压患者的社区与居家健康管理?
3. 如何指导慢性阻塞性肺疾病患者合理氧疗?
4. 如何做好坠积性肺炎患者的排痰?

第十四章　其他功能障碍的康复保健

第十四章
数字内容

 学习目标

1. 掌握老年人常见排尿和排便功能障碍和康复保健方法。
2. 熟悉老年人常见排尿和排便功能障碍的定义、常见并发症及康复评定与防治。
3. 了解老年人常见排尿和排便功能障碍的临床表现及治疗。
4. 建立老年人常见排尿和排便功能障碍的三级预防理念，制订康复保健计划。
5. 培养基于 SOAP 理念的老年人排尿和排便功能障碍的康复保健的能力。

第一节　排尿功能障碍的康复保健

【概述】

人体要完成储存与排出尿液，需要在大脑意识的控制下，神经系统及相关肌肉协调共同完成。正常人膀胱内的尿量达到 150~250ml 时开始出现尿意，当尿量达到 250~450ml 时引起反射性的排尿动作，膀胱逼尿肌收缩，尿道括约肌放松，尿液排出。凡造成膀胱功能异常、括约肌功能异常、尿道异常以及中枢神经控制异常，均可导致排尿功能障碍。

1. 定义　排尿功能障碍是指各种原因导致的排尿过程发生改变，最终出现尿潴留、尿失禁等情况。尿潴留是指膀胱内积有大量尿液而不能排出。按病因可分为梗阻性尿潴留、神经性尿潴留和肌源性尿潴留。按病程可分为急性尿潴留和慢性尿潴留。尿失禁是指由于膀胱括约肌损伤或神经功能障碍而丧失排尿自控能力，使尿液不自主流出。按照症状可分为真性尿失禁、充盈性尿失禁、急迫性尿失禁和压力性尿失禁等。排尿功能障碍严重损害患者的自尊心和自信心，影响患者的生活质量。

2. 危险因素与病因

（1）尿潴留

1）梗阻性因素：前列腺增生、尿道狭窄、膀胱或尿道结石、肿瘤等阻塞膀胱颈或尿道，导致阻力增加而发生尿潴留。

2）神经性因素：膀胱和尿道无器质性病变，而是由于膀胱感觉或运动神经受损导致尿潴留，如盆腔手术、多发性硬化症、脊髓损伤、糖尿病等。

3）肌源性因素：膀胱括约肌及逼尿肌无力，导致膀胱过度充盈。多发生于麻醉、饮酒过量等。

（2）尿失禁

1）尿道或膀胱出口的机械性梗阻：如前列腺炎、前列腺增生等。

255

2）排尿动力障碍所致动力性梗阻：如糖尿病所致末梢神经病变、脊髓损伤等原因导致的神经源性膀胱。

3. 临床表现

（1）急性尿潴留：表现为急性发生的膀胱胀满而无法排尿，常伴随由于明显尿意而引起的疼痛和焦虑。

（2）慢性尿潴留：表现为尿频、尿不尽感、下腹胀满不适，可出现充盈性尿失禁。超声检查提示膀胱残余尿量增多。

（3）尿失禁：表现为不自主的尿液排出，患者自觉局部有潮湿等不适感，合并感染时会阴部皮肤可有红肿甚至破溃。

1）真性尿失禁：又称完全性尿失禁，是指尿液连续从膀胱流出，膀胱呈空虚状态。常见于外伤、手术或先天性疾病引起的膀胱颈和尿道括约肌的损伤。

2）充盈性尿失禁：又称假性尿失禁，是指膀胱过度充盈而造成尿液不断溢出。常见于老年男性前列腺增生、糖尿病周围神经损伤、脑血管意外等。因膀胱处于麻痹状态，失去膀胱逼尿肌的收缩功能，不能完成正常的排尿动作。该类患者的膀胱呈膨胀状态。

3）急迫性尿失禁：是指有强烈的尿意后尿液不受控制而快速溢出，患者有十分严重的尿频、尿急症状。通常继发于膀胱的严重感染。

4）压力性尿失禁：腹压骤增时（如咳嗽、打喷嚏、上楼梯或跑步时）膀胱内压超过尿道阻力导致尿液溢出，常见于老年女性。

【康复评定】

1. 尿流动力学评价　尿流动力学评价是对下尿路功能状态定量评估的有效方法。常用的指标有尿流率、膀胱压力容积、尿道压力分布、括约肌功能等。

（1）尿流率：是指单位时间内排出的尿量。参数包括最大尿流率、尿流时间及尿量等。

（2）膀胱压力容积：包括膀胱内压、直肠内压（腹压）及逼尿肌压。

（3）尿道压力分布：主要参数包括最大尿道闭合压（男性 4.90~12.75kPa，女性 5.88~6.87kPa）、功能性尿道长度（男性为 5.4cm ± 0.8cm，女性为 3.7cm ± 0.5cm）。

2. 测定残余尿量　排尿后膀胱内残余的尿液称为残余尿。正常女性残余尿量不超过 50ml，男性不超过 20ml。若残余尿量大于 100ml，需要用导尿的方法帮助排出。测定残余尿量主要方法包括导管法和 B 超法。导管法是指排空膀胱后进行导尿，测定残余尿。B 超法是指排空膀胱后取平卧位，B 超测定残余尿的体积。

【康复保健目标】

改善患者的膀胱功能，提升患者的生活质量。

【尿潴留的康复保健技术】

1. 现代康复保健技术

（1）膀胱功能再训练：是根据学习理论和条件反射原理，通过患者的主观意识活动或功能锻炼改善膀胱的储尿和排尿功能。主要包括排尿行为训练、排尿意识训练、反射性排尿训练、代偿性排尿训练、肛门牵张训练。

1）排尿行为训练：指导患者养成定时排尿的习惯。具体做法：详细记录患者 3 天的排尿情况、排尿模式和日常习惯，确定排尿间隔时间，根据排尿模式在预定的时间内协助并提示患者排尿，直到达到 4h 排尿一次的理想状态。

2）排尿意识训练（意念排尿）：患者在留置导尿期间应进行排尿意识训练。每次开放尿管前 5min 指导患者全身放松，想象在适宜的环境，如一个安静、宽敞的卫生间，听着潺潺的流水声，试图自己排尿，然后由陪同人员缓缓放尿。该方法早期应由医务人员指导，待患者掌握后由患者与照护人员配合完成，医务人员做好检查和督促。

3）反射性排尿训练：通过手法刺激外感受器引发逼尿肌的收缩，训练排尿条件反射，如刺激患者下腹部、大腿内侧、阴茎体部或会阴部等引发排尿的部位，配合温水冲洗、听流水声等措施刺激排尿。

4）代偿性排尿训练：通过增加腹压、压迫膀胱达到排尿目的。适用于逼尿肌和括约肌活动均不足的患者，膀胱出口梗阻、膀胱输尿管反流、颅内高压、心功能不全等患者不宜采用此种方法。克雷德（Crede）手法治疗：用拳头由脐部深按，向耻骨方向滚动，以避免耻骨上加压导致尿液反流，引起肾盂积水。瓦氏（Valsalva）屏气法也可以增加腹压至 50cmH$_2$O 以上。

5）肛门牵张训练：目的是使肛门外括约肌松弛，从而引起尿道括约肌松弛，可改善尿潴留症状，适用于盆底肌痉挛患者。方法：先缓慢牵张肛门，使盆底肌放松，再用 Valsalva 屏气法排空膀胱。

（2）导尿术

1）间歇性导尿：分为无菌间歇性导尿和清洁间歇性导尿。无菌间歇性导尿主要在住院期间使用。清洁的定义是导尿物品干净清洁，用清水清洗会阴部和尿道口，操作时用肥皂或洗手液按七步洗手法洗净双手。清洁间歇性导尿不需要无菌消毒，居家也可以进行，可增强患者康复的信心。清洁间歇性导尿，每 4~6h 导尿 1 次，或者根据摄入量制订，每日 2~3 次。导尿时膀胱容量最好在 400~500ml，残余尿少于 80ml 时可停止导尿。或每日 1 次导尿，以帮助清除残余尿沉渣。

2）留置导尿：为术后或疾病早期常用的方法，容易引起菌尿，待病情稳定后应尽早去除导尿管。若存在流出道梗阻，则仍需持续导尿。一般脊髓损伤后 4~6 周采用留置导尿，并在拔除导尿管后观察 5~6h，以了解膀胱功能变化情况。留置导尿时要严格遵守无菌原则，定期更换导尿管和集尿袋。增加液体出入量，保持足够的尿流，减少尿沉淀。集尿袋注意排空，以避免尿液反流入膀胱，但也不能持续保持集尿袋开放而使膀胱失去充盈机会。

（3）电刺激治疗：采用经皮电刺激或直肠内刺激治疗。

2. 传统康复保健技术　采用针刺阴陵泉、足三里、三阴交、关元、中极、水道等穴位。在患者膀胱前壁、底部轻柔按摩数十次，手指点压关元、气海、中极等穴位，同时嘱患者用力，以逼出尿液。

3. 饮食调养　膀胱湿热者，忌食肥甘厚腻、辛辣之品，推荐西瓜汁、荸荠汁、生梨汁等。肝郁气滞者，饮食应清淡，忌饮酒。肾阳衰惫者，加强营养，忌食生冷之物，可食用桂心粥、杜仲炖腰花等。

4. 心理康复　患者常因尿潴留而感到紧张、焦虑。应关心患者，告知膀胱功能训练的重要性，取得信任和配合，减少依赖心理。

5. 药物治疗　根据膀胱类型选用合适的药物。增加膀胱内压以促进排尿，可采用抗胆碱能药物，如氨基甲酰甲基胆碱。降低膀胱出口阻力，可使用 α - 受体阻滞药松弛尿道内括约肌，氯苯氨丁酸松弛尿道外括约肌。

【尿失禁的康复保健技术】

1. 现代康复保健技术

（1）膀胱功能再训练

1）排尿习惯训练和排尿意识训练：基本方法同尿潴留。

2）延时排尿：对于膀胱逼尿肌过度活跃而产生的尿急症状和反射性的尿失禁患者，可使用此法。部分患者在逼尿肌不稳定收缩启动前可感觉尿急，此时收缩括约肌阻断尿流出现，最终中断逼尿肌的收缩。治疗目标是让患者形成 3~4h 的排尿间歇，避免尿失禁的发生。

3）盆底肌训练：又称凯格尔法，主要应用于压力性尿失禁或以压力性尿失禁为主的混合性尿失禁。患者在不收缩下肢、腹部、臀部肌肉的情况下自主收缩盆底肌（会阴及肛门括约肌），每次动作维持 5~10s，重复 10~20 遍，每日 3 次。可结合生物反馈治疗，能改善盆底部肌肉功能。

（2）导尿术：对长期尿失禁患者，可依病情给予导尿，基本方法同尿潴留。

（3）物理因子疗法：超短波疗法，采用微热量或无热量置于下腹前后，每次治疗 10~15min，每日 1 次，10 次为 1 个疗程。

2. 传统康复保健技术　针灸，取穴肾俞、膀胱俞、三阴交、关元、中极等。

3. 饮食调养　尿失禁患者忌辛辣刺激食物，避免饮酒，宜食用瘦肉、新鲜蔬菜和水果。

4. 心理康复　患者常因排尿失去控制而焦虑、自卑、羞愧。应尊重、理解患者，消除不良情绪，树立康复信心。当尿意过强时，可采用听音乐、看书等转移注意力。

5. 药物治疗　对膀胱原因的尿失禁患者，必要时可以使用抗胆碱能药物、肾上腺能激动药等。对出口松弛患者，可给予 α - 受体激动剂等，促进尿道肌肉收缩。经保守治疗无效者可考虑手术治疗。

【社区与居家健康管理】

发生排尿功能障碍,应做好液体出入量控制训练,建立定量饮水和定时排尿计划。每天坚持进行尿道括约肌控制力训练。养成良好的饮食习惯和生活方式,避免精神紧张。在膀胱功能再训练期间,男性可采用阴茎套型集尿装置,女性可用固定于阴唇周围的乳胶集尿装置、尿垫或成人尿不湿等辅助集尿。保持局部皮肤清洁、干燥,经常用温水冲洗会阴,被服勤洗勤换,防止皮炎的发生。

第二节　排便功能障碍的康复保健

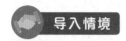 导入情境

某老年女性,70 岁。10 余年来大便不通畅,虽有便意,临厕努挣乏力,汗出气短,便后疲乏,大便并不干硬,面色㿠白,神疲气怯,舌淡苔白脉细。辨证为虚秘。宜益气养血润肠。

工作任务

1. 请根据辨证,为该老年人制订便秘的中医康复方案。

2. 指导该老年人进行直肠功能训练。

【概述】

1. 定义　老年人排便功能障碍主要表现为便秘,少数人大便失禁。便秘是指排便困难、排便次数减少(每周少于 3 次)且粪便干硬,便后无舒畅感。调查显示,约 1/3 老年人出现便秘,以功能性便秘多见。长期卧床老年人便秘发生率高达 80%。大便失禁是指粪便及气体不受控制,不由自主地流出肛门外,常同时存在便秘和尿失禁。多见于 65 岁以上的老年人,女性多于男性。

2. 危险因素与病因

(1)便秘的病因

1)功能性便秘:①生理因素,老年人直肠敏感性下降,腹腔、盆底肌肉、肛门内外括约肌肌力减弱。②饮食过于精细,饮水量不足。③久卧或活动量减少。④精神心理因素,导致条件反射障碍或高级中枢对副交感神经抑制加强,抑制排便。⑤其他,如滥用泻药,排便时压抑便意等。

2)器质性便秘:①结肠、直肠阻塞性疾病,如直肠肿瘤、肠缺血;神经性疾病,如帕金森病、脑血管意外、痴呆症;内分泌疾病,如甲状腺功能减退。②药物不良反应,如吗啡类药物、抗胆碱能药、钙剂、抗抑郁药、抗组胺药等。

(2)大便失禁的病因:除了衰老导致的感觉下降和肌力下降等生理因素外,大便失禁还与中枢神经系统病变、肛门、直肠因素有关。脑血管意外、阿尔茨海默病和脊髓病变影响了排便反射弧的建立,使支配肛门、直肠的神经功能发生障碍。手术或外伤造成肛管直肠环和括约肌损伤;肛门直肠脱垂引起肛门松弛和直肠下部感觉减退。

3. 临床表现

(1)便秘:排便次数每周少于 3 次,严重者长达 2~4 周才排便一次。排便费力,便后无畅快感,甚至引起肛门疼痛或撕裂。严重者粪便坚硬如羊粪。部分患者有食欲减退、腹胀、下腹不适或疲乏等症状。

(2)大便失禁:表现为不同程度的排便和排气失控,轻者对排气和液体性粪便难以控制,弄脏内裤;重者对固体性粪便亦无控制能力,表现为频繁地排出粪便。

【康复评定】

1. 病史　了解患者排便功能障碍开始的时间、起病情况、病程长短、诱发和缓解因素。了解排便相关因素如心理因素、环境因素、排便习惯、饮食、年龄、活动、疾病等。

2. 排便情况

(1)排便时间:每周排便次数、排便间隔时间,努力排便时间占排便时间是否大于 25%。

(2)排便量及性状:观察粪便颜色与性状,有无柏油样便、鲜血便、黏液脓血便等异常。便秘者至

少粪便量的 25% 为硬粪块。

（3）气味：食肉者臭味重,阿米巴痢疾粪便呈鱼腥臭味,直肠癌合并感染时呈恶臭味。

3. 肠道动力评定

（1）结肠通过时间：主要有放射性方法和核素类方法。放射性方法是让患者口服一定数量的不透 X 线的标志物,然后间隔一段时间进行腹部 X 线摄片,可计算出全结肠及各节段的转运时间。核素类方法是将放射性核素标记液态物灌入盲肠,或口服定位在盲肠,进行结肠闪烁扫描,从而测算结肠的充盈和各段的通过时间。

（2）结肠动力：采用便携式 24h 动态压力监测仪或液体灌注导管静态测压系统。对结肠测压的图形可通过测算单位时间内的收缩频率、收缩波的平均幅度、持续时间等动力指标进行分析。结肠无力患者结肠的收缩幅度和频率均有所降低。

（3）直肠肛管测压：定量评估直肠感觉、顺应性以及肛门括约肌的功能。包括肛门括约肌最大自主性收缩压、排便压力静息压、直肠肛门抑制性反射和直肠容量感觉阈值等。在大便失禁时,肛门静息压和最大压力均下降。

4. 腹部情况　进行腹部体格检查,视诊腹部外形有无膨隆,有无肠形及蠕动波;触诊有无压痛、反跳痛,有无腹部包块;叩诊腹部鼓音情况;听诊有无肠鸣音异常等。

5. 心理量表评定　常用的有症状自评量表、焦虑自评量表、抑郁自评量表、老年抑郁量表等。

6. 社会参与能力评定　可选用功能活动问卷、社会功能缺陷筛选表等。

【康复保健目标】

提升患者的直肠功能,重建排便习惯,提升患者的生活质量。

【便秘的康复保健技术】

1. 现代康复保健技术

（1）重建排便习惯：根据个人以往的排便习惯,保持在每天的同一时间进行排便,以便于建立条件反射。由于早餐后或早晨起床后胃结肠反射最强,此时排便为最佳时间。

（2）直肠功能训练

1）腹式呼吸：指导患者用鼻吸气,注意力放在腹部,用力吸气时腹部慢慢隆起,呼气时腹部收紧,循环 20 次。

2）腹部顺时针按摩：患者仰卧位,双膝屈曲,左手掌平按在腹壁上,所有指尖上翘,右手扣在左手上,绕肚脐顺时针方向反复按摩,使腹部下陷约 1cm,直至出现肠蠕动或腹部皮肤出现轻微红晕。每次按摩 10~15min。

3）桥式运动：嘱患者仰卧,双腿屈曲,双臂平放于身体两侧,以脚掌及肩部支撑,靠腹肌及盆腔肌的力量将臀部及腰腹部抬起离床,持续 5s 左右还原,重复 10~15 次。

4）脊柱提捏：患者侧卧位,露出背部,肌肉放松。操作者先用双手拇指及示指夹起腰椎两旁的皮肤、肌肉,再用示指及中指在前导引,拇指往前推,一松一紧,慢慢往肩颈部有规律地捏,从下往上捏 2 遍,再从骶尾部顺脊柱方向由下向上轻拍打按摩 2 次。

5）提肛运动：患者侧卧位,像忍大便一样将肛门上提,然后放松,接着再往上提,一提一松反复进行 10~15 次。

6）促进直结肠反射建立：患者侧卧位,暴露肛门,操作者戴双层手套,示指或中指涂润滑油后缓缓插入直肠,在不损伤直肠黏膜的前提下沿直肠壁做环形运动并缓慢牵伸肛管,在 3 点、6 点、9 点、12 点处缓慢牵拉,每次刺激时间 1min,间隔 2min 后可以再次进行。

7）嘱患者试解大便。

（3）物理因子疗法

1）干扰电疗法：患者坐位或卧位,用 4 块电极,有乙状结肠和降结肠两种位置放置方法。电极采取交叉放置,频差 0~5Hz 治疗 10min,再改用频差 0~100Hz 治疗 10min,每日 1 次,20 次为 1 疗程。乙状结肠位置：左下腹外下和腰骶部中间;耻骨联合外上和下腰部左侧。降结肠位置：左下腹下部和左腰部;左下腹上部和左骶部。

2）音频电疗法：采用 2 块电极,放在脐左右两侧,频率 2 000Hz,调制中频电,电流强度以腹部有明显跳动感为宜,每次治疗 20min,每日 1 次,10 次为 1 个疗程。

3)低频电疗法:选用 2 块电极,放在腰骶部(阳极)和下腹部(阴极),选用三角波,频率 0.5Hz,电流强度以腹部有明显肌肉收缩为宜,每次治疗 10min,每日 1 次,20 次为 1 个疗程。

4)肌电生物反馈:适用于功能性排便障碍患者。将电极放置在骨盆肌肉对应的皮肤上,治疗时在观察屏幕上向患者展示其肛门外括约肌和盆底肌的肌电活动,要求患者改变以往的排便动作,学会排便时放松盆底,使外括约肌松弛。

2. 传统康复保健技术

(1)艾灸:取穴天枢、大肠俞、上巨虚等。气秘加中脘、行间、太冲。虚秘加肺俞、脾俞、足三里。冷秘加肾俞、命门、神阙。

(2)推拿:选取中脘、天枢、气海、大巨、足三里、三阴交为主,采用点法、揉法、拨法、摩法,每日一次,每次 15min,每周 5 次。

(3)拔罐:选取天枢、气海、关元、足三里、脾俞、肾俞、三阴交、照海等,可先在上述各穴用艾条温和灸 10~15min 后拔罐,留罐 15min,每日 1 次,10 次为 1 个疗程。

(4)耳穴埋籽:选取直肠下段、大肠,王不留行籽贴敷在所选取的耳穴。每日自行按压 5 次,每次每穴按压 30s,4 天更换 1 次,左右耳交替。

(5)传统功法:如习练太极拳、五禽戏、八段锦等,可达到改善临床症状的目的。

3. 饮食调养 基本原则是进食高纤维素膳食,每日饮水 2000ml 左右。推荐有润肠通便作用的食物,如核桃仁、芝麻、松子、柏子仁、香蕉、蜂蜜等。弛缓性便秘者,多食用产气食物,如萝卜、豆类、甘薯。梗阻性便秘者,以肠外营养为主要营养方式。痉挛性便秘者,应采用低渣饮食,多喝水,并食用蜂蜜等润滑肠腔。

4. 心理康复 便秘时患者常出现痛苦、烦躁、紧张、焦虑等情绪反应,应在采取帮助排便措施的同时,分析引起此次便秘原因,做好心理疏导,树立信心。

5. 药物治疗 温和的渗透性泻药有乳果糖、山梨醇,通过阻止肠腔水分吸收,使肠内容物体积增大,促进肠蠕动。容积性泻药如甲基纤维素,适用于饮食过于精细者,在通便的同时还可起到控制血糖、血脂的作用。肛门外用润滑剂有液体石蜡、开塞露等。中药有火麻仁丸等。对于难治性结肠无力患者,可采用结肠次全切和回肠直肠吻合术,用以恢复肠道的节律性运动并减轻腹胀。

【大便失禁的康复保健技术】

1. 现代康复保健技术

(1)重建排便习惯:在固定时间排便,有粪便嵌顿时手工解除。对固体性大便失禁患者,每天餐后甘油灌肠,并鼓励其增加活动时间。

(2)物理因子疗法

1)超短波疗法:患者仰卧位,电极采用腹部和腰背部对置,剂量用 Ⅰ~Ⅱ 级,每次治疗 15min,每日 1 次,20 次为 1 个疗程。

2)超声波疗法:沿升结肠至乙状结肠移动,选用脉冲超声波,剂量为 1~2W/cm²,每次 8min,然后再从第 8 胸椎至第 2 腰椎脊柱两侧进行治疗,1~1.5W/cm²,每次 8min,每日 1 次,20 次为 1 个疗程。

3)温热疗法:可选用蜡疗、红外线治疗等。

(3)生物反馈治疗:对因直肠括约肌异常导致的大便失禁通常有效。对有意愿、能理解指导和尚有直肠感觉者,疗效较满意。不适用于完全失去神经支配的患者。

(4)盆底肌锻炼(凯格尔法):收缩肛门,每次 10s,放松间歇 10s,连续 15~30min,每日数次,坚持 4~6 周,可改善大便失禁。

2. 传统康复保健技术 对末梢神经损伤所致的大便失禁,可行针灸治疗,取穴长强、百会、足三里、承山等。

3. 饮食调养 进食浓米汤、白米粥、软面条等。对存便能力降低的老年人,应限制摄入富含纤维素的食物,避免进食产气食物和有腹泻作用的食物。

4. 心理康复 大便失禁常造成患者焦虑、恐惧、尴尬,感到自卑和忧郁,希望得到理解和帮助。应尊重理解患者,主动给予心理安慰与支持,帮助树立信心,配合治疗护理。

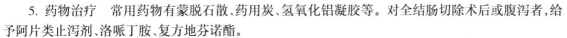

5. 药物治疗 常用药物有蒙脱石散、药用炭、氢氧化铝凝胶等。对全结肠切除术后或腹泻者,给予阿片类止泻剂、洛哌丁胺、复方地芬诺酯。

【社区与居家健康管理】

指导患者及家属树立信心,坚持重建排便习惯,进行直肠功能训练或盆底肌锻炼等。大便失禁患者注意保持局部皮肤清洁、干燥,被服勤洗勤换,防止失禁性皮炎和慢性压力性损伤的发生。

 知识拓展

老年人防治便秘的饮食要点

1. 多摄入富含膳食纤维的食物,如蔬菜、水果、海带、豆类、粗粮等,促进肠蠕动。
2. 摄入充足的水分。每日晨起饮一杯温开水或蜂蜜水,促进排便。
3. 酌情适量多食产气食物,如萝卜、洋葱、蒜苗、红薯等,可增加肠蠕动。
4. 适当进食富含油脂的干果,如瓜子仁、核桃、芝麻、花生等,利于通便。
5. 少食刺激性食物,包括浓茶、咖啡、辛辣油腻煎炸食物。

（张　迪）

思考题

1. 如何指导患者进行清洁间歇性导尿?
2. 膀胱功能再训练包括哪些内容?
3. 如何指导便秘患者的饮食调养?
4. 如何指导患者进行直肠功能训练?

实训一 推 拿

【实训目的】

1. 掌握推拿的操作方法。

2. 掌握推拿的注意事项。

【实训准备】

治疗巾、活络油。

【实训方法】

1. 教师讲解、示教。

2. 学生相互或自身实体操作,教师巡视指导。

3. 小结。

【操作流程】

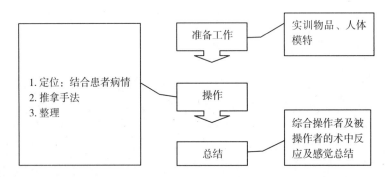

【注意事项】

注意被操作者的反应,预防推破皮肤。

【实训评价】(实训表 1)

实训表 1 推拿实训评分表

考核内容		操作要求	分值	评分说明	得分
实训准备	治疗巾、活络油	器材准备正确、充分	10	按操作要求完成给满分;若器材准备不够或错误,酌情扣分	

续表

考核内容		操作要求	分值	评分说明	得分
实训操作	1. 准备	1. 定位	10	操作步骤完整规范的为优,给满分;有遗漏或错误者,按良(80%~90%)、中(60%~80%)、差(<60%)酌情扣分	
	2. 操作	2. 推拿手法运用正确	15		
	3. 术后	3. 推拿动作要领掌握到位	15		
		4. 推拿时间把握准确	10		
		5. 推拿手法顺序准确	10		
		6. 整理	10		
综合评价	1. 熟悉程度	程序正确	5	态度差者,酌情扣分	
	2. 实训态度	动作规范	5		
		操作熟练	5		
		态度认真	5		

实训二 艾 灸

【实训目的】

1. 熟悉艾绒的比例及品质,了解艾的制作方法。

2. 掌握直接灸的操作方法。

3. 掌握艾灸的注意事项。

【实训准备】

艾绒、酒精灯、75% 乙醇、碘伏、消毒棉签、治疗车、方盘、弯盘、生活垃圾桶等。

【实训方法】

1. 教师讲解、示教。

2. 学生相互或自身实体操作,教师巡视指导。

3. 小结。

【操作流程】

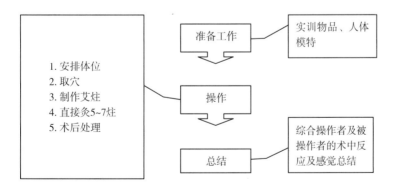

【注意事项】

1. 严格消毒,注意无菌操作。

2. 注意被操作者的反应,预防烧伤、烫伤等意外情况及不良反应。

【实训评价】（实训表2）

实训表2　艾灸实训评分表

考核内容		操作要求	分值	评分说明	得分
实训准备	艾绒、酒精灯、75%乙醇、碘伏、消毒棉签、治疗车、方盘、弯盘、生活垃圾桶	器材准备正确、充分	10	按操作要求完成给满分；若器材准备不够或错误,酌情扣分	
实训操作	1. 准备 2. 操作 3. 术后	1. 安排体位 2. 取穴 3. 制作艾炷 4. 直接灸5~7炷 5. 术后处理	10 10 20 20 10	操作步骤完整规范的为优,给满分;有遗漏或错误者,按良(80%~90%)、中(60%~80%)、差(<60%)酌情扣分	
综合评价	1. 熟悉程度 2. 实训态度	程序正确 动作规范 操作熟练 态度认真	5 5 5 5	态度差者,酌情扣分	

实训三　艾　条　灸

【实训目的】

1. 熟悉艾绒的比例及品质,了解艾的制作方法。

2. 掌握温和灸、回旋灸、雀啄灸等艾条灸的操作方法,掌握艾灸盒的使用方法,了解雷火神针等操作方法。

3. 掌握艾灸的注意事项。

【实训准备】

艾条、艾灸盒、酒精灯、75%乙醇、碘伏、消毒棉签、治疗车、方盘、弯盘、生活垃圾桶等。

【实训方法】

1. 教师讲解、示教。

2. 学生相互或自身实体操作,教师巡视指导。

3. 小结。

【操作流程】

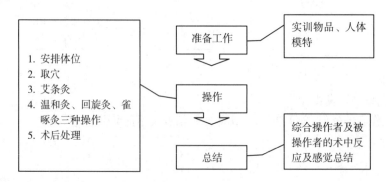

【注意事项】

1. 严格消毒,注意无菌操作。

2. 注意被操作者的反应,预防烧伤、烫伤等意外情况及不良反应。

【实训评价】（实训表 3）

实训表 3　艾条灸实训评分表

考核内容		操作要求	分值	评分说明	得分
实训准备	艾条、艾灸盒、酒精灯、75% 乙醇、碘伏、消毒棉签、治疗车、方盘、弯盘、生活垃圾桶	器材准备正确、充分	10	按操作要求完成给满分；若器材准备不够或错误，酌情扣分	
实训操作	1. 准备 2. 操作 3. 术后	1. 安排体位	10	操作步骤完整规范的为优，给满分；有遗漏或错误者，按良（80%~90%）、中（60%~80%）、差（<60%）酌情扣分	
		2. 取穴	10		
		3. 艾条灸	10		
		4. 温和灸、回旋灸、雀啄灸三种操作	30		
		5. 术后处理	10		
综合评价	1. 熟悉程度 2. 实训态度	程序正确	5	态度差者，酌情扣分	
		动作规范	5		
		操作熟练	5		
		态度认真	5		

实训四　闪罐和留罐

【实训目的】

1. 熟悉玻璃罐、竹罐、抽气罐等不同罐的组成及优缺点。

2. 掌握玻璃罐的火罐拔罐的操作方法。

3. 掌握闪罐、留罐等操作方法。

4. 掌握拔罐的注意事项。

【实训准备】

玻璃罐、竹罐、抽气罐、止血钳、棉球、点火棒、酒精灯、75% 乙醇、碘伏、消毒棉签、治疗车、方盘、弯盘、生活垃圾桶等。

【实训方法】

1. 教师讲解、示教。

2. 学生相互或自身实体操作，教师巡视指导。

3. 小结。

【操作流程】

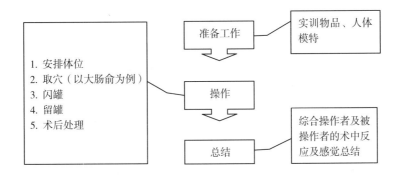

【注意事项】

1. 严格消毒,注意无菌操作。

2. 注意被操作者的反应,预防烧伤、烫伤等意外情况及不良反应。

【实训评价】(实训表 4)

实训表 4　拔罐(以闪罐、留罐示例)实训评分表

考核内容		操作要求	分值	评分说明	得分
实训准备	玻璃罐、竹罐、抽气罐、止血钳、棉球、点火棒、酒精灯、75% 乙醇、碘伏、消毒棉签、治疗车、方盘、弯盘、生活垃圾桶	器材准备正确、充分	10	按操作要求完成给满分;若器材准备不够或错误,酌情扣分	
实训操作	1. 准备 2. 操作 3. 术后	1. 安排体位 2. 取穴(以大肠俞为例) 3. 闪罐 4. 留罐 5. 术后处理	10 10 20 20 10	操作步骤完整规范的为优,给满分;有遗漏或错误者,按良(80%~90%)、中(60%~80%)、差(<60%)酌情扣分	
综合评价	1. 熟悉程度 2. 实训态度	程序正确 动作规范 操作熟练 态度认真	5 5 5 5	态度差者,酌情扣分	

实训五　刮　痧

【实训目的】

1. 熟悉刮痧板的各种规格、材质。

2. 掌握刮痧的操作方法。

3. 掌握刮痧的注意事项。

【实训准备】

刮具(如牛角刮板等)、治疗碗内盛少量清水、刮痧油、75% 乙醇、消毒棉签、治疗车、方盘、弯盘、医用垃圾桶等。

【实训方法】

1. 教师讲解、示教。

2. 学生相互或自身实体操作,教师巡视指导。

3. 小结。

【操作流程】

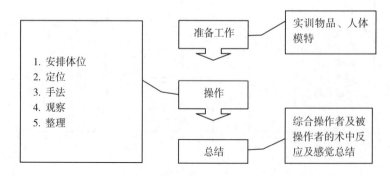

【注意事项】

1. 严格消毒,注意无菌操作。

2. 注意被操作者的反应,预防刮破皮肤。

【实训评价】(实训表5)

实训表5　刮痧实训评分表

考核内容		操作要求	分值	评分说明	得分
实训准备	刮具(如牛角刮板等)、治疗碗内盛少量清水、刮痧油、75%乙醇、消毒棉签、治疗车、方盘、弯盘、医用垃圾桶等	器材准备正确、充分	10	按操作要求完成给满分;若器材准备不够或错误,酌情扣分	
实训操作	1. 准备 2. 操作 3. 术后	1. 安排体位	10	操作步骤完整规范的为优,给满分;有遗漏或错误者,按良(80%~90%)、中(60%~80%)、差(<60%)酌情扣分	
		2. 定位	10		
		3. 刮治手法正确	10		
		4. 刮治方向符合要求	10		
		5. 刮至局部皮肤出现发红或红紫色痧点,刮治时间合理	10		
		6. 观察	10		
		7. 整理	10		
综合评价	1. 熟悉程度 2. 实训态度	程序正确	5	态度差者,酌情扣分	
		动作规范	5		
		操作熟练	5		
		态度认真	5		

实训六　平　衡　训　练

【实训目的】

1. 熟悉平衡功能的分级。

2. 掌握平衡训练的常用方法。

3. 熟悉平衡训练的注意事项。

【实训准备】

1. 物品　治疗床,必要时备毛毯、屏风。

2. 器械　平衡训练仪、平行杠、平衡板、滚筒、球等。

3. 环境　能够摆放1张治疗床的整洁卫生的实验实训室,实训时需注意环境的安静、灯光的充足等。

【实训方法与结果】

(一)实训方法

1. 同学分组,两人一组,一人模拟患者,一人模拟治疗师。环境准备:温度、湿度适宜,地面防滑干燥。

2. 操作者准备　仪表端正,着装整洁,戴口罩,洗手。

3. 操作步骤

(1)核对确认患者床号、姓名、诊断、医嘱(模拟医嘱)。

（2）评估、解释、嘱患者准备,确认环境安全。

（3）选取合适体位,注意保暖,预防坠床。

（4）无器械的平衡训练

1）桥式运动:患者仰卧位,双手放于体侧,或双手交叉十指相握,胸前上举,注意患手拇指放在最上面,以对抗拇指的内收和屈曲;下肢屈曲,支撑于床面,将臀部抬离床面,尽量抬高,即完成伸髋、屈膝、足平踏于床面的动作。

2）抛接球训练:治疗师在患者的各个方向向患者抛球,患者接到球后再抛给治疗师,如此反复。

（5）简易设备平衡训练

1）平行杠内训练:患者可于平行杠内进行坐位及站立位训练。当姿势不稳时扶住平行杠,避免摔倒。训练时治疗师可站于平行杠外侧给予指导。

2）训练球训练

A. 球上双腿负重训练:患者坐于球上,治疗师位于患者对面,双手扶住患者肩部,让患者左右轻晃训练球,使双腿负重,治疗师也可用膝部挤压训练球轻轻产生震动,可增强患者本体感觉的反馈。平衡性提高后,可逐渐将重心前移,使下肢均匀负重。

B. 球、滚筒训练:患者坐于球上,治疗师位于患者对面给予一定支撑,健侧下肢支撑体重,患足放在球或滚筒上,治疗师用足将球或滚筒滚动,患侧下肢随之完成屈伸运动。随后患足支撑,健足屈伸。

（6）仪器平衡训练:患者立于平衡训练仪的传感平台上,按照显示屏幕上的要求,分别完成睁眼、闭眼及双足、单足等平衡训练。根据患者完成的数据,也可进行患者的平衡功能评定,及时了解患者的平衡功能状态。

（7）整理用物,洗手。

（8）记录。

（二）实训结果

1. 写出平衡训练的方法和注意事项。

2. 根据实训过程中的收获和问题,写出自己的心得体会。

实训七　日常生活活动能力训练

【实训目的】

1. 掌握偏瘫患者穿衣、进食、床上翻身、卧坐转移、床和轮椅转移、坐站转移等日常生活活动训练技术。

2. 掌握日常生活活动能力训练的目的和注意事项。

3. 在医护人员指导下,能够独立为偏瘫患者进行规范的日常生活活动能力训练。

4. 培养学生良好的职业道德和团队合作精神。

【实训器材】

治疗床、治疗凳、治疗桌、开衫衣、牙刷、牙膏、毛巾、洗脸盆、轮椅等。

【实训方法与结果】

（一）实训方法

1. 教师讲解实训的目的和要求,并示范操作步骤,强调操作要点。

2. 学生两人一组,一人模拟患者,一人模拟照护人员,仪表端正,着装整洁,戴口罩,洗手。

3. 治疗前,跟患者沟通交流并交代注意事项,确定患者体位,确定照护人员体位。

4. 治疗中,根据教师讲解的操作要点,轮流操作练习偏瘫患者的穿衣、进食、床上翻身、卧坐转移、床和轮椅转移、坐站转移等日常生活活动训练技术。

5. 治疗后,询问患者的感觉,并给予相应的解释和处理。

6. 教师在学生实训操作的整个过程中进行巡视指导和纠错。

7. 教师随堂技能考核,随机选取部分学生,按照操作流程进行考核,并纳入平时的成绩中。

8. 小组讨论,教师总结。

(二)实训结果

1. 写出日常生活活动能力训练的操作要点和注意事项。

2. 根据实训过程中的收获和问题,写出自己的心得体会。

实训八　知　觉　训　练

【实训目的】

1. 掌握失认症、失用症、单侧忽略的训练方法。

2. 掌握知觉的分类和训练的注意事项。

3. 在医护人员指导下,能独立为患者进行规范的知觉训练。

4. 培养学生良好的职业道德和团队合作精神。

【实训器材】

治疗凳、治疗桌、有颜色的图片、照片、砂纸、丝绸、毛巾、餐具、玩具类家具等。

【实训方法与结果】

(一)实训方法

1. 教师讲解实训的目的和要求,并示范操作步骤,强调操作要点。

2. 学生两人一组,一人模拟患者,一人模拟照护人员,仪表端正,着装整洁,戴口罩,洗手。

3. 治疗前,跟患者沟通交流并交代注意事项,确定患者体位,确定照护人员体位。

4. 治疗中,根据教师讲解的操作要点,轮流操作练习失认症、失用症、单侧忽略的训练方法。

5. 治疗后,询问患者的感觉,并给予相应的解释和处理。

6. 教师在学生实训操作的整个过程中进行巡视指导和纠错。

7. 教师随堂技能考核,随机选取部分学生,按照操作流程进行考核,并纳入平时的成绩中。

8. 小组讨论,教师总结。

(二)实训结果

1. 写出知觉训练的操作要点和注意事项。

2. 根据实训过程中的收获和问题,写出自己的心得体会。

实训九　助行器训练

【实训目的】

1. 掌握手杖和腋杖的步态训练。

2. 掌握手杖和腋杖步态训练过程的注意事项。

3. 在医护人员指导下,能独立为患者进行规范的助行器步行训练。

4. 培养学生良好的职业道德和团队合作精神。

【实训器材】

手杖、腋杖。

【实训方法与结果】

(一)实训方法

1. 教师讲解实训的目的和要求,并示范操作步骤,强调操作要点。

2. 学生两人一组,一人模拟患者,一人模拟照护人员,仪表端正,着装整洁,戴口罩,洗手。

3. 治疗前,跟患者沟通交流并交代注意事项,确定患者体位,确定照护人员体位。

4. 治疗中,根据教师讲解的操作要点,轮流进行手杖三点步行、两点步行和腋杖摆至步、摆过步、四点步、三点步、两点步的训练。

5. 治疗后,询问患者的感觉,并给予相应的解释和处理。

6. 教师在学生实训操作的整个过程中进行巡视指导和纠错。

7. 教师随堂技能考核,随机选取部分学生,按照操作流程进行考核,并纳入平时的成绩中。

8. 小组讨论,教师总结。

（二）实训结果

1. 写出助行器训练的操作要点和注意事项。

2. 根据实训过程中的收获和问题,写出自己的心得体会。

［1］王平,汪洋,蔡涛.老年康复[M].武汉:华中科技大学出版社,2020.

［2］石学敏.针灸学[M].北京:中国中医药出版社,2017.

［3］孙广仁,郑洪新.中医基础理论[M].9版.北京:中国中医药出版社,2012.

［4］王琦,李英帅.中医体质学研究与应用[M].北京:中国中医药出版社,2012.

［5］胡玲,刘清国.经络腧穴学[M].2版.上海:上海科学技术出版社,2018.

［6］陈书敏.运动治疗技术[M].北京:中国中医药出版社,2018.

［7］张琦.运动治疗技术[M].北京:人民卫生出版社,2019.

［8］章稼,王于领.运动治疗技术[M].3版.北京:人民卫生出版社,2020.

［9］张维杰,吴军.物理因子治疗技术[M].3版.北京:人民卫生出版社,2019.

［10］燕铁斌.物理治疗学[M].3版.北京:人民卫生出版社,2018.

［11］闵水平,孙晓莉.作业治疗技术[M].3版.北京:人民卫生出版社,2020.

［12］窦祖林.作业治疗学[M].3版.北京:人民卫生出版社,2018.

［13］王左生,王丽梅.言语治疗技术[M].2版.北京:人民卫生出版社,2014.

［14］王艳梅.老年护理学[M].3版.北京:人民卫生出版社,2018.

［15］王拥军,潘华山.运动医学[M].2版.北京:人民卫生出版社,2018.

［16］潘华山,王艳.运动医学[M].北京:中国中医药出版社,2017.

［17］励建安,黄晓琳.康复医学[M].北京:人民卫生出版社,2016.

［18］周秉文.颈肩痛[M].北京:人民卫生出版社,2005.

［19］陈建尔,甄德江.中国传统康复技术[M].2版.北京:人民卫生出版社,2015.

［20］胡荣,史铁英,李健芝等.内科护理学[M].3版.北京:人民卫生出版社,2018.

［21］郭声敏,刘鹏飞,冯利.康复护理学[M].北京:中国科学技术出版社,2020.

［22］无锡市老龄工作委员会,无锡市康复医学会.实用老年康复指南[M].北京:人民卫生出版社,2015.

［23］桑德春,贾子善.老年康复学[M].北京:北京科学技术出版社,2016.

［24］罗清平,林咸明.老年中医保健师实务培训[M].北京:高等教育出版社,2017.

［25］张邵岚,王红星.常见疾病康复[M].3版.北京:人民卫生出版社,2019.

［26］左舒颖,倪青.肥胖症的中医非药物治疗思路与方法[J].北京中医药,2018,37(8):755-758.

［27］刘国良,罗邦尧,周北凡等.肥胖症[J].中国实用内科杂志,2003,23(9):513-524.

［28］何成奇.内外科疾病康复学[M].2版.北京:人民卫生出版社,2013.

［29］陈之罡,李惠兰.中国传统康复治疗学[M].北京:华夏出版社,2013.

［30］谢湘华.高脂血症的运动疗法[J].中华物理医学与康复杂志,2002,24(10):60-62.